CB047334

Prática em Medicina do Sono

Thieme Revinter

Prática em Medicina do Sono

Hélio Fernando de Abreu, MD
Graduado em Medicina pela Escola de Medicina da Santa Casa de Misericórdia de Vitória (EMESCAM)
Mestre em Otorrinolaringologia pela Universidade Federal do Rio de Janeiro (UFRJ)
Especialista em Otorrinolaringologia pela Associação Médica Brasileira (AMB) e Associação Brasileira de Otorrinolaringologia e Cirurgia Cérvico-Facial (ABORL-CCF)
Especialista em Medicina do Sono pela Associação Médica Brasileira (AMB) e Associação Brasileira de Otorrinolaringologia e Cirurgia Cérvico-Facial (ABORL-CCF)
Coordenador da Câmara Técnica de Otorrinolaringologia do Conselho Regional de Medicina do Estado do Rio de Janeiro (Cremerj)
Responsável pela Câmara Técnica de Neurofisiologia Clínica e Neurologia do Conselho Regional de Medicina do Estado do Rio de Janeiro (Cremerj)
Diretor de Cursos e Eventos da Sociedade de Otorrinolaringologia do Estado do Rio de Janeiro (SORL-RJ)
Secretário da Sociedade Latinoamericana de Rinologia e Cirurgia Plástica Facial – Gestão: 2017-2018
Diretor da Clínica Otosono (Otorrinolaringologia e Distúrbios do Sono)
Presidente da Sociedade de Otorrinolaringologia do Estado do Rio de Janeiro (SORL-RJ) – Gestão: 2005-2006
Ex-Professor e Chefe da Disciplina de Otorrinolaringologia da Universidade Unigranrio
Ex-Professor de Otorrinolaringologia da Universidade Federal Fluminense (UFF)

Thieme
Rio de Janeiro • Stuttgart • New York • Delhi

Dados Internacionais de Catalogação na Publicação (CIP)

AB162p

Abreu, Hélio Fernando de
    Prática em Medicina do Sono/Hélio Fernando de Abreu – 1. Ed. – Rio de Janeiro – RJ: Thieme Revinter Publicações, 2021.

    456 p.: il; 16 x 23 cm.
    Inclui Índice Remissivo e Bibliografia.
    ISBN   978-65-5572-033-4
    eISBN 978-65-5572-034-1

    1. Medicina do sono. 2. Sono – Distúrbios, Síndrome e tratamento. I. Abreu, Hélio Fernando de II. Título.

CDD: 616.849
CDU: 616.8-009.836

Contato com o autor:
helioronco@gmail.com

© 2021 Thieme. Todos os direitos reservados.

Thieme Revinter Publicações
Rua do Matoso, 170
Rio de Janeiro, RJ
CEP 20270-135, Brazil
http://www.ThiemeRevinter.com.br

Thieme USA
http://www.thieme.com

Capa: © Thieme
Imagem da Capa: capa feita usando a imagem a seguir:
woman sleep workplace
© upklyak/br.freepik.com

Impresso no Brasil por BMF Gráfica e Editora Ltda.
5 4 3 2 1
ISBN 978-65-5572-033-4

Também disponível como eBook:
eISBN 978-65-5572-034-1

Nota: O conhecimento médico está em constante evolução. À medida que a pesquisa e a experiência clínica ampliam o nosso saber, pode ser necessário alterar os métodos de tratamento e medicação. Os autores e editores deste material consultaram fontes tidas como confiáveis, a fim de fornecer informações completas e de acordo com os padrões aceitos no momento da publicação. No entanto, em vista da possibilidade de erro humano por parte dos autores, dos editores ou da casa editorial que traz à luz este trabalho, ou ainda de alterações no conhecimento médico, nem os autores, nem os editores, nem a casa editorial, nem qualquer outra parte que se tenha envolvido na elaboração deste material garantem que as informações aqui contidas sejam totalmente precisas ou completas; tampouco se responsabilizam por quaisquer erros ou omissões ou pelos resultados obtidos em consequência do uso de tais informações. É aconselhável que os leitores confirmem em outras fontes as informações aqui contidas. Sugere-se, por exemplo, que verifiquem a bula de cada medicamento que pretendam administrar, a fim de certificar-se de que as informações contidas nesta publicação são precisas e de que não houve mudanças na dose recomendada ou nas contraindicações. Esta recomendação é especialmente importante no caso de medicamentos novos ou pouco utilizados. Alguns dos nomes de produtos, patentes e design a que nos referimos neste livro são, na verdade, marcas registradas ou nomes protegidos pela legislação referente à propriedade intelectual, ainda que nem sempre o texto faça menção específica a esse fato. Portanto, a ocorrência de um nome sem a designação de sua propriedade não deve ser interpretada como uma indicação, por parte da editora, de que ele se encontra em domínio público.

Todos os direitos reservados. Nenhuma parte desta publicação poderá ser reproduzida ou transmitida por nenhum meio, impresso, eletrônico ou mecânico, incluindo fotocópia, gravação ou qualquer outro tipo de sistema de armazenamento e transmissão de informação, sem prévia autorização por escrito.

DEDICATÓRIA

Aos meus filhos Mariana e Rafael.
Ao amigo e mestre, José Antonio Pinto.
Aos grandes Otorrinolaringologistas *in memoriam*: Carlos Alberto Valadão de Abreu, irmão e amigo; Marco Elizabetski, amigo irmão; e Moacir Tabasnik, amigo irmão.

AGRADECIMENTO

Agradeço a todos colaboradores que dedicaram seu tempo, seu conhecimento e sua experiência na elaboração minuciosa dos capítulos desta nossa obra.

Agradeço a toda equipe da Editora Thieme Revinter pelo apoio incansável no trabalho editorial e inserindo nossos vídeos *on-line* de maneira pioneira sobre tratamentos clínicos e cirúrgicos.

APRESENTAÇÃO

O bem mais precioso do mundo é o conhecimento, e a obra *Prática em Medicina do Sono* transmite a experiência didática de mais de 30 anos do autor em conjunto com seus brilhantes colaboradores na área do sono normal e nos seus distúrbios do sono com seus exames complementares, desde registros polissonográficos até exames dinâmicos com imagens como a Sonoendoscopia.

Temos aqui um time de pesquisadores e professores da área médica e biomédica que de maneira prática, atualizada e contextualizada exprimem suas experiências de forma manuscrita, e, de forma pioneira no Brasil, apresentam vídeos disponibilizados *on-line*, demonstrando os tratamentos clínicos e cirúrgicos dos distúrbios do sono. Este livro nos brinda com capítulos especiais sobre sono na criança, na mulher, na alimentação e na voz. Por toda sua gama de informações originais tornar-se-á uma referência dentre estudantes, residentes, otorrinolaringologistas, neurologistas, pneumologistas, psiquiatras, pediatras, cirurgiões craniomaxilofaciais, cirurgiões bucomaxilofaciais, nutrólogos, cirurgiões dentistas e fonoaudiólogos interessados na fascinante área do sono.

COLABORADORES

ANTÔNIO FAGNANI FILHO
Cirurgião-Dentista Formado pela Faculdade de Odontologia de Araçatuba da Universidade Estadual Paulista (FOA/Unesp)
Especialista em Ortopedia Funcional dos Maxilares pelo Conselho Federal de Odontologia (CFO)
Pós-Graduação em Ortodontia e Ortopedia Facial pelo Comando da Aeronáutica –
Centro Técnico Aeroespacial
Professor-Assistente dos Cursos de Especialização e de Atualização em Ortopedia Funcional dos Maxilares do NEOM-SP
Coordenador do Núcleo de Estudos dos Distúrbios do Sono e do Simpósio sobre Ronco e Apneia do Sono de Araçatuba

ARTURO FRICK CARPES
Otorrinolaringologista
Cirurgião Craniomaxilofacial
Médico do Sono
Doutor em Ciências pela Faculdade de Medicina da Universidade de São Paulo (FMUSP)

DANIEL SALGADO KÜPPER
Mestre e Doutor em Otorrinolaringologia pela Faculdade de Medicina de Ribeirão Preto da Universidade de São Paulo (FMRP-USP)
Médico-Assistente do Ambulatório de Distúrbios Respiratórios do Sono do Hospital das Clínicas da USP (HCRP-USP)

DANILO ANUNCIATTO SGUILLAR
Mestre e Doutorando em Medicina do Sono pela Universidade Federal de São Paulo (Unifesp)
Médico Responsável pelo Departamento de Distúrbios Respiratórios do Sono do Hospital Estadual Mario Covas da Faculdade de Medicina do ABC
Médico Assistente do Hospital Beneficência Portuguesa de São Paulo
Residência Médica em Otorrinolaringologia

EDILSON ZANCANELLA
Médico Otorrinolaringologista
Certificado em Medicina do Sono pela AMB
Mestre em Otorrinolaringologia pela Universidade de São Paulo (USP)
Doutor em Medicina Translacional pela Escola Paulista de Medicina da Universidade Federal de São Paulo (EPM/Unifesp)
Pós-Doutor em Medicina Coletiva pela Universidade Estadual de Campinas (Unicamp)
Coordenador do Serviço e Distúrbios do Sono da Divisão de Otorrinolaringologia do Hospital das Clínicas da Unicamp

EDUARDO LEITE DE OLIVEIRA PADILHA
Residente do Segundo Ano em Otorrinolaringologia do Hospital Edmundo Vasconcelos, SP

ERIC THULER, MD
Especialista em Otorrinolaringologia pela Universidade de São Paulo (USP)
MBA em Gestão de Negócios em Saúde
PhD em Ciências da Saúde

FABIO AUGUSTO WRINCLER RABELO
Otorrinolaringologista e Médico do Sono
Título de Especialista em Otorrinolaringologia pela Associação Brasileira de Otorrinolaringologia e Cirurgia Cérvico-Facial (ABORL-CCF)
Doutor em Ciências Médicas pela Universidade de São Paulo (USP)

FÁBIO DE AZEVEDO CAPARROZ
Otorrinolaringologista pela Associação Brasileira de Otorrinolaringologia e Cirurgia Cérvico-Facial (ABORL-CCF)
Certificação em Medicina do Sono pela Associação Médica Brasileira (AMB)
Doutor em Ciências (Otorrinolaringologia) pela Escola Paulista de Medicina da Universidade Federal de São Paulo (EPM/Unifesp)

FERNANDO OTO BALIEIRO
Otorrinolaringologista
Especialista em Medicina do Sono pela Associação Brasileira de Otorrinolaringologia e Cirurgia Cérvico-Facial (ABORL-CCF) e pela Associação Brasileira de Medicina do Sono (ABMS)
Coordenador do Laboratório de Sono do Hospital Edmundo Vasconcelos, SP

GIOVANA DIAFÉRIA
Mestre e Doutora em Ciências pela Universidade Federal de São Paulo (Unifesp)
Coordenadora dos Cursos em Fonoaudiologia do Sono no Instituto do Sono de São Paulo
Coordenadora do Departamento de Fonoaudiologia da Associação Brasil Parkinson
Certificada em Fonoaudiologia do Sono pela Associação Brasileira do Sono (ABS)
Professora do Curso de Especialização do Centro de Estudos da Voz (CEV)
Professora do Curso de Pós-Graduação em Medicina do Sono do Hospital Albert Einstein, SP

GIULIO CESARE PINNOLA
Médico do Setor de Neurofisiologia da Rede SARAH de Hospitais, Brasília

HELOISA DOS SANTOS SOBREIRA NUNES
Otorrinolaringologista
Médica do Sono
Médica Assistente da Residência do Núcleo de Otorrinolaringologia e Cirurgia de Cabeça e Pescoço de São Paulo

JEFERSON SAMPAIO d'ÁVILA
Professor da Universidade Federal de Sergipe (UFS)
Ex-Presidente da Academia Brasileira de Laringologia e Voz
Membro Honorário da Fundação Mexicana da Voz
Mestre pela Pontifícia Universidade Católica do Rio de Janeiro (PUC-Rio)
Doutor pela Universidade de São Paulo (USP)
Pós-Doutor pela Universidade de Lisboa, Portugal

JOSÉ ALEXANDRE PORTINHO
Professor de Nutrologia da Faculdade de Ciências Médicas IPEMED
Doutor e Mestre em Ginecologia pela Universidade Federal do Rio de Janeiro (UFRJ)

JOSÉ ANTONIO PINTO
Otorrinolaringologista
Cirurgião de Cabeça e Pescoço
Médico do Sono
Diretor do Núcleo de Otorrinolaringologia e Cirurgia de Cabeça e Pescoço de São Paulo
Chefe do Serviço de Otorrinolaringologia do Hospital São Camilo Pompéia, SP

LUCIANA BALESTER MELLO DE GODOY
Otorrinolaringologista pelo Núcleo de Otorrinolaringologia e Cirurgia de Cabeça e Pescoço de São Paulo
Título de Especialista em Medicina do Sono pela Associação Brasileira do Sono (ABS) e Associação Médica Brasileira (AMB)
Doutor em Ciências pela Universidade Federal de São Paulo (Unifesp)
Otorrinolaringologista no Hospital Universitário Pedro Ernesto da Universidade Estadual do Rio de Janeiro (HUPE/UERJ)

MARCIA PRADELLA-HALLINAN
Neurologista pela Universidade Federal do Rio de Janeiro (UFRJ)
Neuropediatra e Mestre em Ciências pela Université Catholique de Louvain, Bélgica
Doutora em Ciências, Especialização em Medicina do Sono e Acupuntura pela Universidade Federal de São Paulo (Unifesp)
Pesquisadora da Associação Fundo de Incentivo à Pesquisa (AFIP)
Responsável pelo Setor de Tratamento de Doenças Neuromusculares da AFIP
Médica do Setor de Medicina do Sono do Hospital Sírio-Libanês

MARCIO LUCIANO DE SOUZA BEZERRA
Mestre em Neurologia pela Universidade Federal Fluminense (UFF)
Membro Titular da Academia Brasileira de Neurologia (ABN) e da Sociedade Brasileira de Neurofisiologia Clínica (SBNC)
Especialista em Transtornos do Sono pela Associação Médica Brasileira (AMB) e pela Associação Brasileira do Sono (ABS)

MARCO ANTÔNIO CARDOSO MACHADO
Doutor em Ciências da Saúde pela Universidade Federal de São Paulo (Unifesp)
Professor Afiliado da Disciplina de Neurologia da Escola Paulista de Medicina da Unifesp
Coordenador da Odontologia do Sono no Ambulatório de Sono/Setor Neuro-Sono da Unifesp
Ex-Presidente da Associação Brasileira de Odontologia do Sono

MARIA LIGIA JULIANO
Ortodontista e Ortopedista Facial
Doutora em Ciências da Saúde pela pela Universidade Federal de São Paulo (Unifesp)
Ortodontista e Ortopedista Facial
Professora Afiliada da Disciplina de Neurologia da Escola Paulista de Medicina da Unifesp
Membro do Departamento do Sono da Criança e Adolescente da Sociedade de Pediatria de São Paulo

MARIANA LUSTOZA DE ABREU
Graduada em Medicina pela Fundação Técnico-Educacional Souza Marques
2° Tenente Médica do Exército Brasileiro

MARIANE SAYURI YUI, MD, PHD
Otorrinolaringologista pela Universidade de São Paulo (USP)
Especialista em Medicina do Sono pelo Hospital Samaritano, SP

MICHEL BURIHAN CAHALI
Doutor e Professor Colaborador da Disciplina de Otorrinolaringologia da Faculdade de Medicina da Universidade de São Paulo (FMUSP)
Responsável pelo Setor de Medicina do Sono da Clínica de Otorrinolaringologia do Hospital das Clínicas da Faculdade de Medicina da Universidade de São Paulo (HCFMUSP)
Responsável pelo Setor de Medicina do Sono do Serviço de Otorrinolaringologia do Hospital do Servidor Público Estadual de São Paulo

MICHELE DOMINICI
Médicos do Setor de Neurofisiologia da Rede SARAH de Hospitais, Brasília

MILA CUNHA
Especialista em Fisioterapeuta Respiratória pela Universidade Gama Filho, RJ
Aperfeiçoamento Multidisciplinar em Sono pelo Centro Universitário Salesiano (Unisa) e pelo Instituto do Sono
Serviço e Distúrbios do Sono da Divisão de Otorrinolaringologia do Hospital das Clínicas da Universidade Estadual de Campinas (Unicamp)

NINA PANCEVSKI
Fonoaudióloga, Professora de Canto e Preparadora Vocal em Programas como: The Voice Brasil, The Voice Kids, Popstar
Jornalista pela Pontifícia Universidade Católica do Rio de Janeiro (PUC-Rio)
Nutricionista pelo IBMR
Formada em Artes Cênicas pela Universidade Federal do Estado do Rio de Janeiro (Unirio)
Ballet Clássico pelo Theatro Municipal do Rio de Janeiro
Fonoaudióloga pela Universidade Estácio de Sá
Mestre em Fonoaudiologia/Voz pela Universidade Veiga de Almeida

PATRÍCIA SOUZA BASTOS
Médica do Setor de Neurofisiologia da Rede SARAH de Hospitais, Belo Horizonte

PEDRO PILEGGI VINHA
Cirurgião-Dentista pela Universidade de São Paulo (USP)
Pós-Doutor em Apneia do Sono pela USP
Doutor em Ciências da Saúde, Área do Conhecimento Apneia Obstrutiva do Sono pela USP
Especialista em Ortopedia Funcional dos Maxilares e em Ortodontia pelo Conselho Federal de Odontologia (CFO)
Especialista em Ortodontia pelo Centro Técnico Aeroespacial
Coordenador dos Cursos de Atualização e Especialização em Ortopedia Funcional dos Maxilares – NEOM-SP/FACSETE
Coordenador do Curso de Apneia do Sono para Cirurgião-Dentista NEOM-SP

QUEDAYR EDNA TOMINAGA
Otorrinolaringologista pela Universidade de São Paulo (USP)
Especialista em Medicina do Sono pelo Hospital Samaritano, SP

RAFAEL DE ANDRADE BALSALOBRE
Mestre em Ciências da Saúde pela Universidade Federal de São Paulo (Unifesp)
Doutorando em Ciências da Saúde pela Unifesp
Especialista em Ortodontia
Certificação em Odontologia do Sono pela Associação Brasileira do Sono

RAIMUNDO NONATO DELGADO RODRIGUES
Professor Adjunto da Faculdade de Medicina da Universidade de Brasília (UnB)
Especialista em Transtornos do Sono pela Associação Médica Brasileira (AMB) e pela Associação Brasileira do Sono (ABSONO)

RENATA C. DI FRANCESCO
Professora Livre-Docente da Disciplina de Otorrinolaringologia da Faculdade de Medicina da Universidade de São Paulo (FMUSP)
Médica Assistente-Doutora da Divisão de Clínica Otorrinolaringológica do Hospital das Clínicas da FMUSP
Responsável pela Otorrinolaringologia Pediátrica

RENATO HELLER
CREMERS 7428 - Medicina do Sono - Otorrinolaringologia
Residência Médica em Otorrinolaringologia no Hospital Ernesto Dornelles
Pós-Graduação no Serviço do Prof. Michel Portmann da Université de Bordeaux II – Bordeaux, França
Título de Especialista em Otorrinolaringologia pela Associação Média Brasileira (AMB) e pela Associação Brasileira de Otorrinolaringologia e Cirurgia Cérvico-Facial (ABORL-CCF)
Fellow do Instituto do Sono da Universidade Federal e São Paulo (Unifesp)
Fellow do Serviço de Medicina Interna do Departamento de Medicina do Sono da Winnipeg University – Manitoba, Canadá
Fellow do Serviço de Neurologia do Hospital de Clínicas de Porto Alegre da Universidade Federal do Rio Grande do Sul (HCPA/UFRGS)
Membro Efetivo da ABORL-CCF
Membro da SBSONO
Membro da ASSOGOT/RS

RENATO STEFANINI
Médico Otorrinolaringologista pela Universidade Federal de São Paulo (Unifesp)
Mestre em Ciências pela Unifesp
Doutor em Medicina pela Unifesp
Certificação em Medicina do Sono pela ABS e pela AMB

SILVANA BOMMARITO
Especialista em Distúrbios da Comunicação Humana pela Escola Paulista de Medicina da Universidade Federal de São Paulo (EPM-Unifesp)
Especialista em Voz pelo Centro de Estudos da Voz – CEV
Mestre e Doutora em Distúrbios da Comunicação Humana pela EPM-Unifesp
Docente do Curso de Fonoaudiologia da EPM-Unifesp
Coordenadora do Núcleo de Investigação Fonoaudiológica em Motricidade Orofacial e Responsável pelo Serviço Ambulatorial dos Distúrbios Respiratórios do Sono do Curso de Graduação em Fonoaudiologia da EPM-Unifesp

STELLA MARCIA AZEVEDO TAVARES
Médica Neurofisiologista Clínica Responsável pelo Setor de Polissonografia do Departamento de Neurofisiologia Clínica do Hospital Israelita Albert Einstein (HIAE), São Paulo

VANIER DO SANTOS JR. MD
Otorrinolaringologista pela Faculdade de Ribeirão Preto da Universidade de São Paulo (USP)

SUMÁRIO

MENU DE VÍDEOS xv

PARTE I
INTRODUÇÃO

1 INTRODUÇÃO À MEDICINA DO SONO 3
José Antonio Pinto

2 O SONO NORMAL 9
Hélio Fernando de Abreu

3 NOVA CLASSIFICAÇÃO DOS DISTÚRBIOS DO SONO 15
Fábio de Azevedo Caparroz

PARTE II
DIAGNÓSTICO DOS DISTÚRBIOS DO SONO

4 SÍNDROME DA APNEIA OBSTRUTIVA DO SONO 27
José Antonio Pinto ▪ Heloisa dos Santos Sobreira Nunes ▪ Hélio Fernando de Abreu

5 INSÔNIA 49
Marcio Luciano de Souza Bezerra ▪ Raimundo Nonato Delgado Rodrigues

6 SONOLÊNCIA DIURNA EXCESSIVA: CAUSAS E DIAGNÓSTICO DIFERENCIAL ... 57
Renato Heller

7 DISTÚRBIOS DO SONO RELACIONADOS COM RITMOS CIRCADIANOS 75
Danilo Anunciatto Sguillar ▪ Fábio de Azevedo Caparroz

8 DISTÚRBIOS RELACIONADOS COM O MOVIMENTO E COMPORTAMENTO DO SONO ... 79
Michele Dominici ▪ Giulio Cesare Pinnola ▪ Patrícia Souza Bastos

PARTE III
EXAMES COMPLEMENTARES DOS DISTÚRBIOS DO SONO

9 POLISSONOGRAFIA 119
Raimundo Nonato Delgado Rodrigues ▪ Marcio Luciano de Souza Bezerra

10 TESTE DE LATÊNCIAS MÚLTIPLAS DO SONO 143
Stella Marcia Azevedo Tavares

11 CEFALOMETRIA 147
Rafael de Andrade Balsalobre ▪ Marco Antônio Cardoso Machado ▪ Maria Ligia Juliano

12 VIDEONASOFIBROLARINGOSCOPIA 157
Fernando Oto Balieiro ▪ Eduardo Leite de Oliveira Padilha

13 SONOENDOSCOPIA 163
Fabio Augusto Wrincler Rabelo ▪ Hélio Fernando de Abreu ▪ Daniel Salgado Küpper
Mariana Lustoza de Abreu

PARTE IV
TRATAMENTO DOS DISTÚRBIOS DO SONO

14 SÍNDROME DA APNEIA DO SONO – TRATAMENTO COM APARELHOS INTRAORAIS 177
Pedro Pileggi Vinha ▪ Antônio Fagnani Filho

15 SÍNDROME DA APNEIA DO SONO – TRATAMENTO COM APARELHOS PRESSÓRICOS .. 199
Edilson Zancanella ▪ Mila Cunha

16 SÍNDROME DA APNEIA DO SONO – CIRURGIAS DA FARINGE 213
Danilo Anunciatto Sguillar ▪ Renato Stefanini

17 SÍNDROME DA APNEIA DO SONO – FARINGOPLASTIA LATERAL 223
Michel Burihan Cahali

18 SÍNDROME DA APNEIA DO SONO – FARINGOPLASTIAS E VARIANTES 229
José Antonio Pinto ▪ Heloisa dos Santos Sobreira Nunes ▪ Luciana Balester Mello de Godoy

19 SÍNDROME DA APNEIA DO SONO – CIRURGIA DE BASE DE LÍNGUA 233
José Antonio Pinto ▪ Arturo Frick Carpes

20 SÍNDROME DA APNEIA DO SONO – CIRURGIAS ESQUELÉTICAS 255
Arturo Frick Carpes

21 SÍNDROME DA APNEIA DO SONO – CIRURGIA ROBÓTICA TRANSORAL NO TRATAMENTO CIRÚRGICO DA APNEIA OBSTRUTIVA DO SONO 317
Eric Thuler ▪ Fabio Augusto Wrincler Rabelo ▪ Mariane Sayuri Yui ▪ Quedayr Edna Tominaga
Vanier do Santos Jr.

PARTE V
MISCELÂNEA

22 DISTÚRBIOS DO SONO EM CRIANÇAS 333
Renata C. Di Francesco

23 DISTÚRBIOS NÃO RESPIRATÓRIOS DO SONO COMUNS
NA PRÁTICA CLÍNICA EM PEDIATRIA 339
Marcia Pradella-Hallinan

24 INFLUÊNCIA DO SONO NA ALIMENTAÇÃO E OBESIDADE 349
José Alexandre Portinho ▪ Hélio Fernando de Abreu

25 O SONO NAS FASES DE VIDA DA MULHER 363
José Alexandre Portinho

26 SONO E VOZ
Seção I ▪ ABORDAGEM OTORRINOLARINGOLÓGICA 373
Jeferson Sampaio d'Avila

Seção II ▪ ABORDAGEM FONOAUDIOLÓGICA 376
Nina Pancevski

27 AVALIAÇÃO E TRATAMENTO FONOAUDIOLÓGICO
NOS DISTÚRBIOS RESPIRATÓRIOS DO SONO 383
Giovana Diaféria ▪ Silvana Bommarito

ÍNDICE REMISSIVO 409

MENU DE VÍDEOS

Vídeo	QR Code	Vídeo URL
Vídeo 7-1 Faringoplastia expansora (Sorrenti e Piccin 2013).		https://www.thieme.de/de/q.htm?p=opn/cs/20/11/13071025-becbf79e
Vídeo 7-2 Radiofrequência de palato (Coblation).		https://www.thieme.de/de/q.htm?p=opn/cs/20/11/13071026-2fce3b8b
Vídeo 13-1 Fechamento laterolateral de orofaringe, as custas de hipertrofia de tonsilas palatinas, com queda de língua e fechamento anteroposterior de hipofaringe.		https://www.thieme.de/de/q.htm?p=opn/cs/20/11/13071027-3241117c
Vídeo 13-2 Fechamento de palato no sentido anteroposterior, sem fechamento laterolateral.		https://www.thieme.de/de/q.htm?p=opn/cs/20/11/13071028-11f2d647
Vídeo 13-3 Queda de língua anteroposterior, levando ao estreitamento de coluna aérea pelo colapso de epiglote empurrada pela língua.		https://www.thieme.de/de/q.htm?p=opn/cs/20/11/13071029-a0701550

Vídeo	QR Code	Vídeo URL
Vídeo 13-4 Fechamento circunferencial de região de hipofaringe. Observe epiglote em forma de U. Provavelmente fraturada e refeita a sua forma devido ao colapso circular.		https://www.thieme.de/de/q.htm?p=opn/cs/20/11/13071030-2d4bb8b7
Vídeo 13-5 Fechamento laterolateral de orofaringe as custas de tonsilas palatinas, associado a colpaso laterolateral de epiglote. Esse fechamento de epiglote se deve, provavelmente, a fratura da mesma pelo polo inferior de tonsilas palatinas.		https://www.thieme.de/de/q.htm?p=opn/cs/20/11/13071031-40dcdd3f
Vídeo 13-6 Fechamento circunferencial de região de palato – pior prognóstico para cirurgia palatal.		https://www.thieme.de/de/q.htm?p=opn/cs/20/11/13071032-fe11a5f9
Vídeo 13-7 Colapso de epiglote no sentido laterolateral.		https://www.thieme.de/de/q.htm?p=opn/cs/20/11/13071033-96313094
Vídeo 13-8 Queda de epiglote e fechamento anteroposterior. Queixa comum de sufocação em pacientes intolerantes a CPAP. Epiglote funciona como uma válvula.		https://www.thieme.de/de/q.htm?p=opn/cs/20/11/13071034-6c1733b0
Vídeo 17-1 Cirurgia de faringoplastia lateral.		https://www.thieme.de/de/q.htm?p=opn/cs/20/11/13071035-11a642e7
Vídeo 18-1 Identificação e dissecção do músculo constritor superior da faringe.		https://www.thieme.de/de/q.htm?p=opn/cs/20/11/13071036-769c8ca1

Vídeo	QR Code	Vídeo URL
Vídeo 18-2 O músculo palatofaríngeo é seccionado para obter um túnel através da musculatura palatina que alcança o hâmulo do processo pterigoide.		https://www.thieme.de/de/q.htm?p=opn/cs/20/11/13071037-c101acf8
Vídeo 18-3 O retalho do músculo palatofaríngeo é elevado através do túnel palatino e fixado à musculatura palatina com sutura de Vicryl 3.0, próximo ao hâmulo ipsilateral do processo pterigoide.		https://www.thieme.de/de/q.htm?p=opn/cs/20/11/13071003-6aebac72
Vídeo 18-4 Indicação de faringoplastia lateral mostrando o palato em web com colapso retropalatal anteroposterior. Avaliação no 15º pós-operatório com avanço anteroposterior do palato ampliando o processo retropalatal.		https://www.thieme.de/de/q.htm?p=opn/cs/20/11/13071004-c3fd1fe9
Vídeo 18-5 Glossectomia de linha média via transoral com coblation. Ressecçao da região retrolingual e sutura mediana parcial com Vicryl 3.0.		https://www.thieme.de/de/q.htm?p=opn/cs/20/11/13071005-fe538740
Vídeo 18-6 Ressecção de base da lingua através de microlaringoscopia com *laser* CO_2.		https://www.thieme.de/de/q.htm?p=opn/cs/20/11/13071006-38be2932
Vídeo 27-1 Bocejo sonorizado.		https://www.thieme.de/de/q.htm?p=opn/cs/20/11/13071007-172e70ab
Vídeo 27-2 Treino da musculatura lingual com uso do afilador lingual.		https://www.thieme.de/de/q.htm?p=opn/cs/20/11/13071008-12bf8ed3

Vídeo	QR Code	Vídeo URL
Vídeo 27-3 Treino da musculatura do orbicular dos lábios contra resistência com uso da bexiga.		https://www.thieme.de/de/q.htm?p=opn/cs/20/11/13071009-8d1d5f98
Vídeo 27-4 Treino da musculatura do orbicular de lábios e ponta da língua com uso da sonda uretral sem válvula número 4.		https://www.thieme.de/de/q.htm?p=opn/cs/20/11/13071010-805bd081
Vídeo 27-5 Treino da musculatura do palato mole com emissão da vogal /a/ com som longo e após com som intermitente da vogal /a/.		https://www.thieme.de/de/q.htm?p=opn/cs/20/11/13071021-e8b3479a
Vídeo 27-6 Treino da musculatura do palato mole com língua encostando no assoalho da boca e erguendo o palato mole.		https://www.thieme.de/de/q.htm?p=opn/cs/20/11/13071022-db795248
Vídeo 27-7 Treino dos músculos supra-hióideos.		https://www.thieme.de/de/q.htm?p=opn/cs/20/11/13071023-6daecd3d
Vídeo 27-8 Treino dos músculos supra-hióideos, orbicular dos lábios e do palato mole.		https://www.thieme.de/de/q.htm?p=opn/cs/20/11/13071024-66d0ff47

Parte I Introdução

INTRODUÇÃO À MEDICINA DO SONO

CAPÍTULO 1

José Antonio Pinto

INTRODUÇÃO

Quando constatamos, hoje, as inúmeras pessoas que sofrem de distúrbios do sono, perguntamo-nos: aonde estavam elas anos atrás, ou estamos diante de uma nova entidade clínica produto da vida moderna? Revisando a literatura médica nos últimos 50 anos, verificamos que raras citações são feitas, a maioria relacionando a sonolência excessiva associada à obesidade. Peretz Lavie, neurofisiologista israelense, chama a atenção de como uma síndrome como a apneia obstrutiva do sono com sintomas tão óbvios (ronco, paradas respiratórias, sonolência diurna) passou despercebida a tantas gerações de médicos? Em um sabático ano (1984), Lavie mergulhou na biblioteca da Faculdade de Medicina de Harvard e encontrou mais de 900 artigos médicos sobre **sono** com 316 referências à "sonolência excessiva".[1]

Desde Hipócrates (400 a.C.), encontramos descrições de pessoas com ruídos respiratórios, agitação e crises de sufocação durante o sono. John Cheyne, em 1818, foi quem primeiro descreveu um distúrbio respiratório do sono, com respiração irregular e paradas respiratórias. O *post-mortem* demonstrou hipertrofia cardíaca com invasão gordurosa. Stokes, em 1854, descreveu quadro similar. Hoje, este tipo de respiração periódica, comum em pacientes cardíacos, é conhecida como respiração de Cheyne-Stokes. Nesta mesma época, vários médicos ingleses, como Broadbent, Caton, Morrison, descreveram casos de parada respiratória durante o sono, culminando com a descrição do presidente da *Clinical Society of London*, Christopher Health, que chamou a atenção para a similaridade de pacientes obesos e sonolentos com o personagem Joe (Fig. 1-1), o menino obeso, do livro The PickwickPapers, de Charles Dickens, publicado em 1835.[2] Joe, baseado na figura real de Dickens, inspirou o professor de Medicina de Oxford, Sir William Osler, a cunhar o termo *Pickwickiano* para descrever pacientes obesos e sonolentos.[3] Ainda no século XIX (1869), William Hammond publica Sleepand Derangements, em que usa a frase *persistent wakefulness* para descrever o que hoje chamamos de insônia. Gelineau (1880) usa o termo narcolepsia para descrever uma doença com sono irresistível. William Wells, em 1898, faz a associação de obstrução nasal e sonolência excessiva diurna, descrevendo criança respiradora-oral, com distúrbio do sono e de comportamento. Na primeira metade do século XX, há um grande hiato na literatura médica a respeito dos distúrbios respiratórios do sono, relacionando-se a sonolência excessiva diurna a doenças especificas ou lesões do sistema nervoso central, como a narcolepsia, a doença do sono africana causada pelo mosquito Tsé-tsé e a encefalite letárgica. Avanços importantes foram acontecendo com a descrição de Hans Berger em 1929, registrando o eletroencefalograma por meio da atividade elétrica

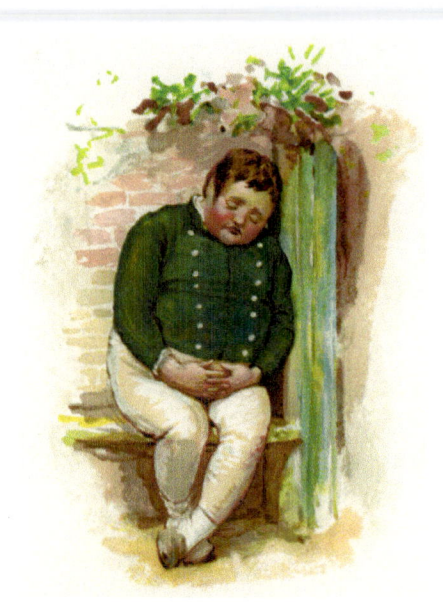

"Well," said Sam, "of all the cool boys ever I set eyes on,
this here young gen'tm'n
is the coolest. "Come, vake up, young dropsy!"

Pickwick Papers.

Fig. 1-1. Fat Joe (C. Dickens).

cortical e identificando o ritmo alfa, representando um grande avanço objetivo na descrição da fisiologia do sono. Loomis, em 1934, descreveu o que chamamos hoje de *non rapid eye movement*, conhecido como sono NREM. Nathaniel Kleitman (Fig. 1-2), na Universidade de Chicago, conduziu importantes estudos no aperfeiçoamento dos registros do sono e na sua pesquisa, culminando, em 1953, com a descoberta do sono REM (*rapid eye movement*)

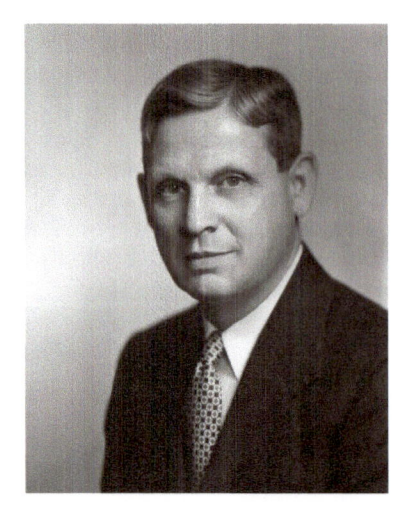

Fig. 1-2. Nathaniel Kleitman.

juntamente com seu aluno Eugene Aserinsky.[4] Observaram, por meio de eletrodos próximos aos globos oculares, constituindo o eletro-oculograma, movimentos oculares rápidos associados ao sono profundo e aos sonhos. Pelas suas pesquisas, Kleitman é considerado o **pai da moderna Medicina do Sono**. Burwell redefiniu a síndrome de Pickwick como a combinação de obesidade e sonolência excessiva, considerando-a como o resultado do aumento da concentração de gás carbônico no sangue.[5]

Em 1960, Kuhl e Jung da Universidade de Freiburg, Alemanha, explicaram os distúrbios respiratórios dos pacientes pickwickianos como resultado da disfunção do centro respiratório cerebral.[6] A escola de Marselha, com Gastaut e Duron estudando estes pacientes com sensores de fluxo nasal e também os movimentos de tórax, atribui o problema a um bloqueio de vias aéreas.[7] Entusiasmados com a descoberta do sono REM, Lugaresi e Cocagna, neurologistas da Universidade de Bologna, montaram um pequeno laboratório de pesquisa em sono, que se diga era um banheiro adaptado para uso a noite em pacientes e de dia servia aos médicos do hospital.[8] Em seus primeiros estudos, descreveram a síndrome das pernas inquietas, chamando-a de mioclonia noturna, descartando a hipótese de tratar-se de um distúrbio epiléptico. Em 1967, organizaram, em Bologna, o primeiro encontro científico sobre distúrbios do sono, reunindo os mais importantes pesquisadores do mundo, como William Dement e Allan Rechtschaffen dos Estados Unidos, Henri Gastaut e Pierre Passouant da França, Ian Oswald da Escócia, Yasuo Hishikawa do Japão, e outros. A conferência de Bologna representou a pedra angular no campo da medicina do sono e seus participantes tornaram-se figuras-chave no estudo do sono e seus distúrbios.

Nesta época, Kuhlo realizou a primeira traqueostomia para tratar um paciente pickwikiano em coma, que, após o procedimento, recuperou-se completamente de sua apneia obstrutiva e da sonolência excessiva diurna.[9] Este fato representa o marco inicial no tratamento cirúrgico dos distúrbios respiratórios do sono. Neste mesmo ano, Rechtschaffen e Kales produziram um manual para escore do sono, por meio de seus estágios, utilizado por mais de 40 anos.

William Dement estabeleceu, em 1970, na Universidade de Stanford, a primeira clínica de distúrbios do sono nos Estados Unidos e constituiu uma revolução no pensamento médico. A ele se juntou Christian Guilleminault, vindo da França, cuja carreira teve um efeito decisivo na medicina do sono nos Estados Unidos e no mundo todo. Até o início de 1970, consideravam-se os distúrbios respiratórios do sono como ocorrendo somente em obesos. Guilleminault (Fig. 1-3) e Dement provaram que a obesidade não era pré-requisito

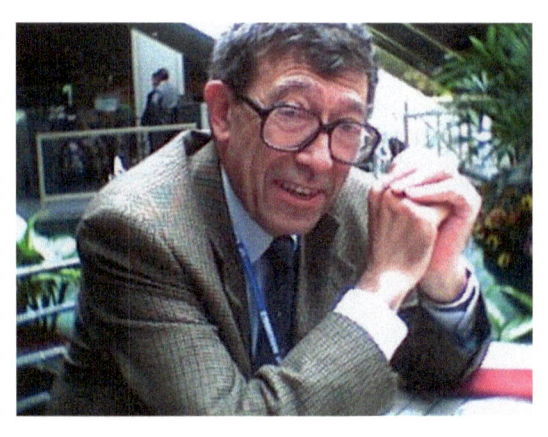

Fig. 1-3. Christian Guilleminault.

e que mesmo pacientes magros apresentavam distúrbios respiratórios do sono. Em 1973, publicaram artigo envolvendo 250 pacientes com diferentes características e no qual o termo **síndrome da apneia do sono** foi pela primeira vez usado.[10] Essa definição estava de acordo com os achados no laboratório, mostrando paradas respiratórias em pacientes sadios. Neste grupo, incluindo um número igual de homens e mulheres, dos 35 com apneia do sono havia somente uma mulher.

Dados epidemiológicos foram surgindo e mostraram a prevalência dos distúrbios respiratórios do sono na população em geral, sendo clássica a pesquisa realizada por Lugaresi, na República de San Marino, entrevistando 5.713 habitantes, dos quais 45% roncavam ocasionalmente e 25% roncavam diariamente, já mostrando a relação ronco e hipertensão arterial.[11] Partinem, na Finlândia, chegou às mesmas conclusões, constatando que um em cada quatro adultos ronca frequentemente. Porém, a pesquisa que representa um marco na história da SAOS foi realizada pela epidemiologista Terry Young, da Universidade de Wisconsin, que selecionou 602 funcionários públicos que foram submetidos a polissonografia noturna, dos quais 355 foram definidos como **roncadores** e 247 como **não roncadores**.[12] Os resultados mostraram que 9% das mulheres e 24% dos homens entre 30 e 60 anos tinham SAOS, considerando-se o critério de IAH > 5. Com IAH > 5 associado à sonolência excessiva diurna, a prevalência foi de 4% em homens e 2% em mulheres. Publicado em 1993 no *New England Journal of Medicine*, este trabalho de Young é o mais citado na literatura médica sobre o assunto e o editorial desta edição, considerando-a um problema de saúde pública, deu à síndrome relevância especial na comunidade médica.

As pesquisas na compreensão do colapso noturno das VAS e seus mecanismos respiratórios e neurais constituem ainda desafios a todos os profissionais que se envolvem no estudo desta complexa síndrome. Os riscos e consequências relacionadas com o aparelho cardiovascular, as alterações neurológicas, metabólicas e comportamentais, fazem da SAOS uma doença multidisciplinar em que várias áreas médicas possam estar envolvidas. Isto inclui o clínico geral, o pneumologista, o neurologista, o endocrinologista, o dentista e, em especial, o otorrinolaringologista e o cirurgião craniomaxilofacial.

A evolução do tratamento da SAOS passou por várias fases. Além da traqueostomia, Ikematsu, 1964, no Japão, realizou os primeiros procedimentos no tratamento do ronco, cabendo a Quesada e Perelló,[13] na Espanha, a primeira padronização da ressecção parcial do palato mole, aperfeiçoada por Fujita, 1981, por meio da uvulopalatofaringoplastia, mundialmente difundida.[14] Coincide também esta data com o aparecimento do CPAP (*Continuous Positive Airway Pressure*), desenvolvido na Austrália por Sulivan.[15]

Dentre os vários distúrbios do sono, a apneia obstrutiva juntamente com a insônia foram sempre condições dominantes, porém, somente em 1979, surge a primeira classificação dos distúrbios do sono. Atualmente, após a 3ª. Classificação Internacional de Distúrbios do Sono – ICSD 2014, estão enquadradas:

- Insônia;
- Distúrbios respiratórios do sono;
- Distúrbios centrais de hipersonolência;
- Distúrbios do ritmo circadiano;
- Parassonias;
- Distúrbios de movimento relacionados com o sono, outros distúrbios do sono.[16]

Hoje a Medicina do Sono é reconhecida mundialmente e tem inúmeras sociedades médicas e multiprofissionais internacionais e nacionais. Em nosso país, temos a

Sociedade Brasileira do Sono, a Sociedade Brasileira de Medicina do Sono e o Departamento de Medicina do Sono da Associação Brasileira de Otorrinolaringologia e Cirurgia Cérvico-Facial – ABORL-CCF.

O início da pesquisa do sono no Brasil deve-se ao Prof. Cesar Timo-Iaria, professor emérito da Faculdade de Medicina da Universidade de São Paulo, considerado o pai da neurociência, que, em 1970, descreveu o sono REM (com sonhos) em roedores, demonstrando que o sono do rato tem os mesmos estágios eletrográficos do sono do ser humano. O Prof. Timo-Iaria formou os nossos primeiros pesquisadores na área do sono. Em 1992, funda-se o Instituto do Sono, ligado ao Departamento de Psicobiologia da Universidade Federal de São Paulo, sob a direção do Prof. Sergio Tufik, importante centro de pesquisas em Medicina do Sono.

Os estudos atuais deixam cada vez mais evidente a importância do sono para a saúde, mostrando como podemos prevenir as comorbidades resultantes dos distúrbios do sono. A profundidade dos estudos levou ao Prêmio Nobel de Medicina 2017, mostrando, na área da Cronobiologia, como nossos relógios circadianos são regulados por um pequeno grupo de genes, que trabalha ao nível celular individual. Estudos em moscas revelaram o trabalho molecular detalhado do relógio circadiano.

Dentre as especialidades que mais se desenvolveram em relação aos distúrbios do sono, a atuação da Otorrinolaringologia foi preponderante pela interpretação dos estudos do sono, a correlação da visão endoscópica do colapso faríngeo e do esqueleto facial. A avaliação do colapso noturno pode ser avaliada hoje por métodos topodiagnósticos mais precisos, como o estagiamento de Friedman e o estudo do sono induzido por drogas (DISE, sonoendoscopia). A melhor compreensão anatômica das VAS trouxe novos procedimentos cirúrgicos reconstrutivos, muitas vezes em níveis múltiplos, levando a melhores resultados cirúrgicos.

A ABORL-CCF criou, em 2006, o 1º. Curso da Academia Brasileira de Ronco e Apneia, mudando, em 2008, o nome para Departamento Científico em Medicina do Sono da ABORL-CCF, instituindo, então, o 1º. Curso de Habilitação em Polissonografia, que atualmente constitui Curso de Medicina do Sono. Hoje, em sua XIIa. Edição, entre 2008-2009, após intenso trabalho entre várias especialidades, a Associação Médica Brasileira (AMB) criou a área de atuação em Medicina do Sono, envolvendo a Otorrinolaringologia, a Pneumologia, a Neurologia, a Psiquiatria, a Clínica Médica e a Pediatria. Atualmente são realizadas provas anuais para a obtenção de titulação em Medicina do Sono, já havendo, em nosso país, cerca de 400 médicos titulados. Serviços universitários, como na USP, UNIFESP e UNICAMP, oferecem residência (*fellowship*), com duração de um ano, em Medicina do Sono, para quem tenha terminado residência nas especialidades afins.

A Medicina do Sono evolui rapidamente na pesquisa, na ciência e na tecnologia, tornando-se cada vez mais abrangente, envolvendo, além da Medicina e da Odontologia, áreas correlatas como a Fisioterapia, a Fonoaudiologia, a Psicologia, e outras áreas afins, visando sempre dar aos nossos pacientes novos horizontes nos intrigantes caminhos dos mistérios do sono.

REFERÊNCIAS BIBLIOGRÁFICAS

1. Lavie P. Restless nights – Understanding snoring and sleep apnea. New Haven: Conn, Yale University Press; 2003.
2. Dickens C. The posthumous papers of the Pickwick club. Londres: Chapman & Hall; 1837.
3. Osler W. The principles and practice of medicine. New York: Appleton; 1906.
4. Aserinsky E, Kleitman N. Regulary occurring periods of eye motility and concomitant phenomena during sleep. Science 1953;118:273-274.

5. Burwell CS, Robin ED, Whaley RD, et al. Extreme obesity associated with alveolar hypoventilation – a Pickwick syndrome. Am J Med 1956;21:811-818.
6. Jung R, Kuhlo W. Neurophysiology studies of abnormal night sleep in the Pickwickian syndrome; in Akert K, Bally C, Shade JP (eds). Progress in brain research: sleep mechanisms. Amsterdam: Elsevier;1965;18:14-159.
7. Gastaut H, Tassinari CA, Duron B. Polygraphic study of the episodic diurnal and nocturnal manifestations of the Pickwickian syndrome. Brain Res 1966;1:167-186.
8. Lugaresi E, Coccagna G, Petrella A, et al. Il disturbo de sonno e del respire nella syndrome de Pickwick. SistNerv 1968;1:38-50.
9. Kuhlo W, Dool E, Franck MC. Erfolgreiche behandlungeines pickwick-syndrome durch eine dauertrachealkanule. Deutsch Med Wochenschr. 1969;94:1286-90.
10. Guilleminault C, Dement W. 235 cases of excessive day time sleepness. Diagnoses and tentatives classification. J NeurolSci 1977;31:13-27.
11. Lugaresi E, Cirignotta F, Piana G. Some epidemiological data on snoring and cardiocirculatory disturbances. Sleep 1980;3:221-24.
12. Young T, Palm M, Dempsey J. The occurrence of sleep-disordered breathing among middle-aged adults. New England Journal of Medicine 1993;328:1230-35.
13. Quesada P, Pedro-Botet J, Fuentes, et al. Ressección parcial del paladar blando como tratamiento del síndrome del síndrome de hipersomnia y respiración periódica de los obesos. ORL Dips 1977:81-88.
14. Fujita S, Conway W, Zorick F, et al. Surgical correction of anatomic abnormalities in obstructive sleep apnea syndrome: uvulopalatopharyngoplasty. Otolaryngol Head Neck Surg 1981;89:923-34.
15. Sullivan CE, Issa FG, Berthon-Jones M, et al. Reversal of obstructive sleep apnea by continuous positive airway pressure applied through the nares. Lancet 1981;1(8225):862-65.
16. Sateia M. International classification of sleep disorders - third edition: highlights and modifications. Chest. 2014 Nov;146(5):1387-1394

O SONO NORMAL

CAPÍTULO 2

Hélio Fernando de Abreu

INTRODUÇÃO

O sono é um estado fisiológico, reversível, temporário, e essencial para o ser humano e outros animais. Nos adultos humanos, tem uma duração média de 8 horas, correspondendo a um terço de nossas vidas, porém, para nos manter vivo, basta 3 a 5 horas de sono por cada 24 horas. Nos recém-nascidos, observamos 16-18 horas de sono, que diminui para 12-13 horas depois de um ano de idade e cai muito depois dos 65 anos de vida (Quadro 2-1 e Fig. 2-1). Não é um momento passivo, pelo contrário, temos regulações hormonais (maior produção de GH, produção de melatonina, produção de leptina que é o hormônio da saciedade), metabólicas, bioquímicas e de temperatura, além de mecanismos neurofisiológicos e do ritmo do ciclo vigília-sono (dependendo de núcleos de centros hipotalâmicos e núcleos do tronco cerebral). Durante o sono, temos o armazenamento de glicose

Quadro 2-1 Alterações de Sono nas Diferentes Idades

Idade	Alterações previsíveis do sono
Sono fetal	▪ 80% de "sono ativo" em 30 semanas
Recém-nascidos	▪ 16-18 horas de sono ▪ Sono tranquilo ▪ Sono indeterminado ▪ Estabelecimento do principal período de sono noturno durante 3-4 meses
Um ano	▪ 12-13 horas + 2 cochilos ▪ 30% de sono REM
Dois anos	▪ 10-12 horas + cochilo(s) ▪ 25% de sono REM (fixo)
Segunda década	▪ Declínio acentuado na atividade OL (amplitude) ▪ Declínio mais gradual no SWS sobre a vida adulta ▪ Outros estágios permanecem relativamente fixos
Adultos idosos > 65 anos	▪ Redução do sono noturno ▪ Aumentos dos cochilos ▪ Aumento da dificuldade de permanecer adormecido ▪ Sono mais leve

REM: movimento rápido dos olhos; OL: (FALTA); SWS: (FALTA).

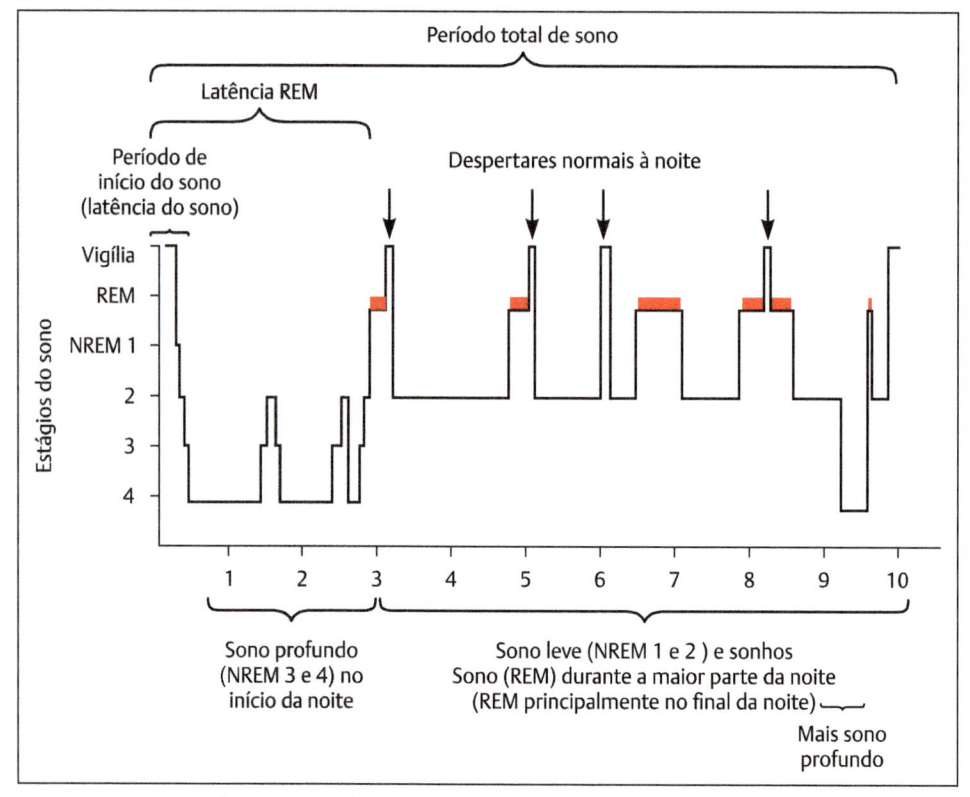

Fig. 2-1. Hipnograma do sono normal.

e de energia, consolidação da memória, dentre outros. Para termos um sono normal, é essencial a presença de três fatores básicos e individuais (qualidade, quantidade e ritmo circadiano frequente). Muitos fatores podem afetar o sono, como doenças, medicamentos, exercícios noturnos, e, na maioria das pessoas, alimentação com cafeína, álcool, além de privação de sono por trabalho em turnos. Nos animais, é impressionante a diferença da quantidade de sono de cada espécie, variando de 20 horas nos morcegos, passando por 13 horas nos gatos, 6 horas nos ratos e menos de 2 horas nos cavalos.

ESTÁGIOS DO SONO

O sono normal é formado por 4 **fases de sono**. São elas: N1, N2, N3 que compõem o sono NREM (*Non Rapid Eye Movement*) e o sono REM (*Rapid Eye Movement*), além da vigília (até 5% da noite), alternando-se em cada 80 a 120 minutos.

Após a vigília, temos o sono NREM cuja indução se dá pela inibição dos neurônios gabaérgicos do núcleo pré-óptico ventrolateral, seguido do sono REM que tem ligação com os núcleos tegmental dorsolateral e tegmental pedunculopontino do tronco cerebral. O sono NREM é responsável pela recuperação física, desenvolvimento cerebral do feto, crescimento das crianças, restauração das células cerebrais. O sono NREM ocupa 75 a 80% do tempo total do sono (Fig. 2-2). Vamos as características dos estágios deste sono:

CAPÍTULO 2 ▪ O SONO NORMAL

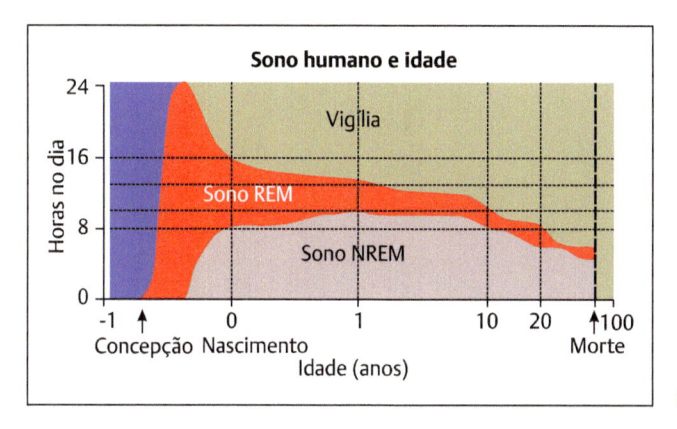

Fig. 2-2. Sono e a idade.

- *Estágio nº 1*: sono superficial, fase de transição entre a vigília (Fig. 2-3) e o sono (Fig. 2-4), representa em torno de 2 a 5% do total de sono. No EEG (Fig. 2-5), temos baixa voltagem, ondas pontiagudas do vértice, atividade teta e, no EMG, vemos atividade tônica e atividade EMG média-elevada. Redução da pressão sanguínea e da frequência cardíaca. EOG (SREM): movimentos oculares lentos;
- *Estágio nº 2 (Fig. 2-6)*: ondas cerebrais mais lentas e com maior amplitude gradualmente (padrão teta), fusos do sono (origem talâmica) e complexos **k**, de origem espontânea, talâmica ou cortical no EEG, assim como baixa voltagem e frequência mista. Esta fase dura de 45 a 55% do sono total. No EMG, atividade tônica, atividade baixa e, no EOG, SREM ocasional;[1]

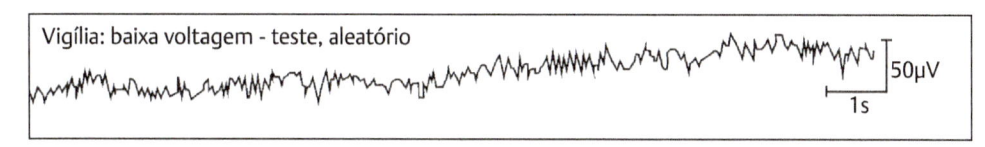

Fig. 2-3. Características das frequências do eletroencefalograma nos estágios do sono: vigília.[1]

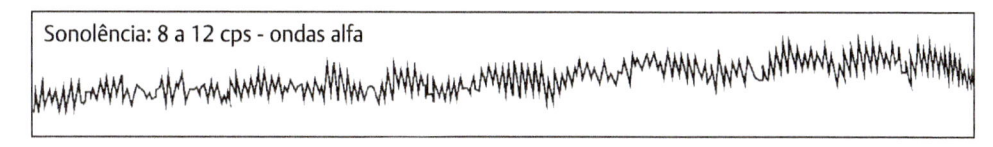

Fig. 2-4. Características das frequências do eletroencefalograma nos estágios do sono: sonolência.[1]

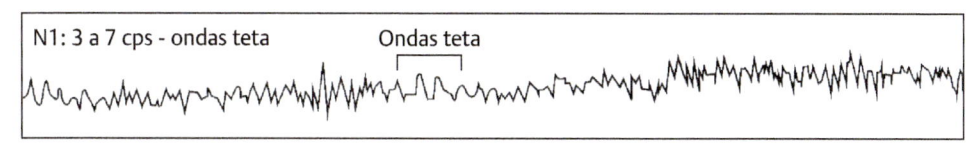

Fig. 2-5. Características das frequências do eletroencefalograma nos estágios do sono: N1: 3 a 7 cps.[1]

N2: 12 a 14 cps - fusos de sono e complexos K

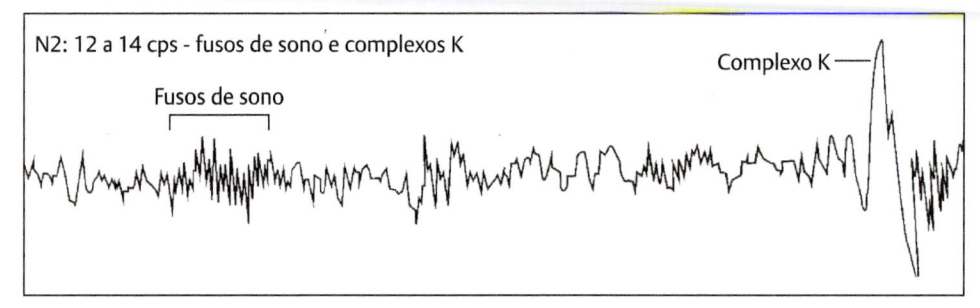

Fusos de sono

Complexo K

Fig. 2-6. Características das frequências do eletroencefalograma nos estágios do sono: fusos do sono e complexos k.[1]

- *Estágio n° 3 (Fig. 2-7):* sono de ondas lentas em decorrência de sistemas somados: adenosina, GABA, peptídeos e serotoninas (atividade EEG com ondas enormes, ondas delta), sono recuperador com sonhos difusos. No EMG, atividade tônica, atividade EMG baixa e, no EOG, neurônios-espelho no EEG. A duração desta fase varia de 15 a 20%; notamos a diminuição do fluxo de sangue, menos gasto de glicose;[2]
- *Sono REM (Fig. 2-8):* esta fase corresponde de 20 a 25%, predomina na segunda metade do sono e aparece 4 a 5 vezes por noite com diferentes durações. E é dividido em duas partes: tônico e fásico. É primariamente conduzido por neurônios colinérgicos do tronco encefálico nos núcleos pedunculopontino e tegmento laterodorsal, atividade muscular do ouvido médio, movimentos da língua, variabilidade cardiovascular, poiquilotermia, ingurgitamento vaginal, aumento da tumescência peniana.[1] Caracteriza-se por movimentos oculares rápidos no EOG, e, no EEG, ondas em dente de serra e ondas ponto-genículo-occipitais. EMG com contrações musculares episódicas, sonhos vívidos, detalhados.[3] No sono REM, por causa da liberação de monoaminas que

Sono delta: (N3) ½ a 2 cps - ondas delta > 75µV

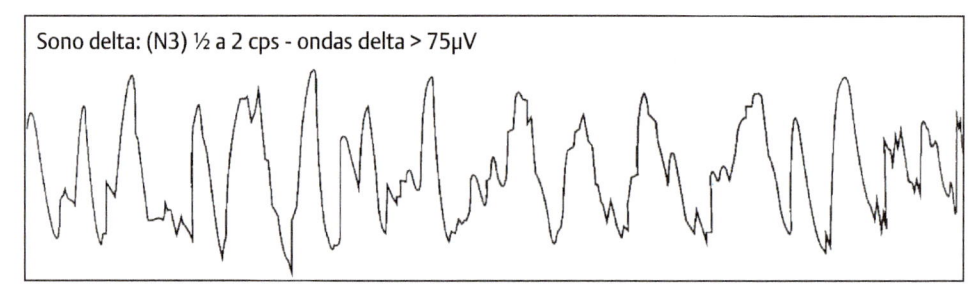

Fig. 2-7 Características das frequências do eletroencefalograma nos estágios do sono: sono delta (N3).[1]

Sono REM: baixa voltagem - teste aleatório com ondas serrilhadas

Ondas em "dente de serra"

Ondas em "dente de serra"

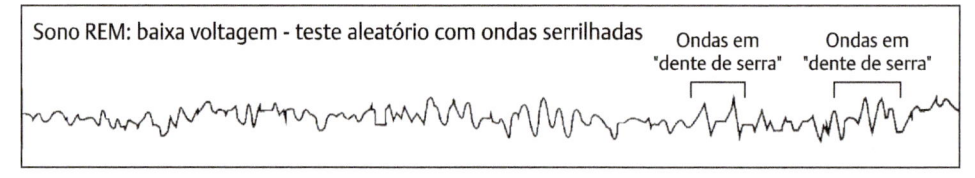

Fig. 2-8. Características das frequências do eletroencefalograma nos estágios do sono: sono REM.[1]

promove a recuperação dos neurotransmissores, teremos a fixação da memória, da atenção, do aprendizado, do humor, e é importante nas funções corticais e também nas funções cognitivas mais complexas.

COMPORTAMENTO DAS FUNÇÕES FSIOLÓGICAS DURANTE O SONO

No aparelho digestivo, temos diminuição da pressão do esfíncter esofagiano, maior produção de secreção ácida gástrica, menor fluxo salivar, menor movimento do intestino grosso. Em relação ao coração, temos queda da pressão e redução da frequência no sono NREM. Os hormônios, TSH e GH, têm valor alto no início do sono, enquanto a prolactina, a aldosterona e o cortisol estão no ápice pela manhã.[4]

SISTEMAS E DESENCADEADORES DO SONO

São três os sistemas neurotransmissores:

1. *Adenosina*: que inibe o sistema nervoso central;
2. *Gaba*: inibindo o sistema reticular ativador ascendente;
3. *Serotonina*: que atua no sono de ondas lentas através do núcleo dorsal da rafe.

Temos o conhecido mecanismo circadiano que tem periodicidade em torno de 24 horas; nosso ciclo sono-vigília é sincronizado com claro-escuro.[5] A melatonina é um hormônio com função cronobiológica, produzida na ausência da luz pela glândula pineal, que transforma o triptofano em serotonina que, em seguida, é transformada em melatonina, e temos, então, o sono mediado por receptores do núcleo supraquiasmático (Fig. 2-8).[6]

REFERÊNCIAS BIBLIOGRÁFICAS

1. Kriger MH, et al. Atlas Clínico de Medicina do Sono 2015:75-76;80-83.
2. Hipólide DC. Bases neurais do ciclo de vigília e sono. In: Tufik S. Medicina e biologia do sono. Barueri, SP: Manole; 2008. p. 34-47.
3. Kriger MH, Roth T, Dement WC. Principles and practice of sleep medicine. 4th ed. 2005. p. 13-4.
4. Spiegel K, Follenius M, Simon C, et al. Prolactin secretion and sleep. Sleep 1994;17:20-7.
5. Araújo JF. Ritmo circadiano. In: Pinto Jr. LR. Diretrizes para o diagnóstico e tratamento da insônia. Rio de Janeiro: Elsevier; 2008. p. 35-8.
6. Pinto Jr LR, Sebra ML, Tufik S. Different criteria of sleep latency and the effect of melatonin on sleep consolidation. Sleep 2004;27:1089-92.

NOVA CLASSIFICAÇÃO DOS DISTÚRBIOS DO SONO

CAPÍTULO 3

Fábio de Azevedo Caparroz

INTRODUÇÃO

A Classificação Internacional dos Distúrbios do Sono, em 2014, recebeu sua terceira atualização.[1] A primeira classificação foi descrita em 1979, e, anos mais tarde, em 2011, após o crescimento dos estudos e das descobertas na área da medicina do sono, ganhou sua segunda versão (ICSD-2). Ela baseou-se em forças-tarefas e estudos científicos de grupos de sono ao redor do mundo que chegaram às informações relevantes para se estabelecer os diagnósticos. Os critérios foram estipulados por revisores das respectivas sociedades internacionais, com base nas recomendações da Academia Americana de Medicina do Sono (*American Academy of Sleep Medicine* – AASM). Na ICSD-3, assim como ocorreu na segunda classificação internacional, os diagnósticos pediátricos foram integrados aos diagnósticos maiores, exceto a apneia obstrutiva do sono, que ainda descreve a classificação dos adultos de modo separado das crianças. Uma das maiores mudanças na terceira classificação foi a forma de se classificar insônia: crônica e de curta duração. Dentre as hipersonias, o manual trouxe uma novidade na classificação da narcolepsia: ela foi dividida em tipo I e tipo II. Dentro dos distúrbios respiratórios, há agora a descrição da apneia central emergente e um novo diagnóstico: o distúrbio do sono associado à hipoxemia. Os sintomas isolados e as variações da normalidade, como o ronco primário e a catatrenia, passaram a ficar dentro dos diagnósticos maiores e não em capítulos separados, como eram descritos na classificação de 2011.

As grandes seções da classificação internacional dos distúrbios do sono incluem: insônias, distúrbios respiratórios do sono, hipersonias, distúrbios do ritmo circadiano, parassonias, distúrbios do movimento relacionados ao sono e outros distúrbios do sono. Serão comentados brevemente a seguir.

INSÔNIAS

As insônias são divididas, atualmente, em:

- Insônia crônica;
- Insônia de curta duração.

A classificação antiga, ICSD-2, contemplava a diferenciação entre insônia primária e secundária. Além disso, subdividia a insônia em muitos tipos diferentes: insônia psicofisiológica, idiopática, de ajuste, higiene inadequada do sono, paradoxal, entre outras. Na prática, a inclusão do paciente em uma dessas categorias exclusivamente era muito difícil, e, muitas vezes, existia um *overlap* entre os diferentes diagnósticos, bem como havia uma dificuldade em se estabelecer se a insônia era primária ou secundária a algum outro fator, por exemplo. Por esse motivo, na classificação atual (ICSD-3, 2014), a insônia foi agrupada somente em insônia crônica e insônia de curta duração, sem a distinção de ser primária ou secundária. A insônia crônica é composta por critérios como: dificuldade para iniciar ou manter o sono ou, ainda, despertar precoce. Na classificação, além desses, são também colocados critérios como dificuldade em ir para a cama no horário convencional ou dificuldade em se iniciar o sono sem um parente ou um cuidador próximo. O paciente frequentemente relata fadiga, cansaço, dificuldade de concentração e atenção durante o dia, sonolência e alterações no humor. Esses sintomas ocorrem pelo menos três vezes por semana e devem estar presentes por pelo menos três meses. As insônias primárias e secundárias, descritas anteriormente pela ICSD-2, estão contidas na descrição da insônia crônica, como já mencionado. A insônia de curta duração contempla os mesmos critérios clínicos da insônia crônica, porém com duração dos sintomas menor do que três vezes por semana e três meses. Como variação da normalidade, há indivíduos que prolongam o tempo na cama, chamados de "excesso de tempo na cama", mas que não exibem sintomatologia diurna, e os dormidores curtos, indivíduos que dormem menos do que 6 horas por noite sem prejuízo diurno.

DISTÚRBIOS RESPIRATÓRIOS DO SONO

Os distúrbios respiratórios do sono são divididos em:

- Apneia obstrutiva do sono;
- Apneia obstrutiva do sono, adultos;
- Apneia obstrutiva do sono, crianças.
- Apneia central do sono:
  - Apneia central do sono com respiração de Cheyne-Stokes;
  - Apneia central decorrente de doenças médicas sem respiração de Cheyne-Stokes;
  - Apneia central em razão de alta altitude;
  - Apneia central em razão de uso de medicamentos ou substâncias;
  - Apneia central primária;
  - Apneia central da infância;
  - Apneia central da prematuridade;
  - Apneia central emergente.
- Alterações do sono em razão de hipoventilação:
  - Síndrome da obesidade e hipoventilação;
  - Síndrome da hipoventilação alveolar central congênita;
  - Hipoventilação de início tardio com disfunção hipotalâmica;
  - Hipoventilação alveolar central idiopática;
  - Hipoventilação em razão de uso de medicamentos ou substâncias.
  - Hipoventilação em razão de doenças médicas.
- Hipoxemia associada ao sono:
  - Hipoxemia do sono.
- Sintomas isolados ou variação da normalidade:
  - Roncos;
  - Catatrenia.

Os destaques da atualização dos distúrbios respiratórios do sono são a manutenção da distinção do diagnóstico da apneia obstrutiva do sono entre adultos e crianças, a introdução dos diagnósticos de apneia central da infância e prematuridade dentro do diagnóstico maior, e a introdução da apneia emergente do sono, antigamente conhecida como apneia complexa.

O diagnóstico de apneia central emergente é caracterizado quando há eventos predominantemente obstrutivos em uma polissonografia prévia, mas com a persistência ou emergência de eventos centrais após o uso do CPAP, mesmo tendo resolvido os eventos obstrutivos. É importante mencionar que os eventos centrais, mesmo que emergentes nesse caso, não podem ser explicados por outros distúrbios que possam causar apneias centrais, por exemplo, insuficiência cardíaca. Como em todos os diagnósticos de síndrome de apneia central, também na apneia central emergente, o IAH (índice de apneia-hipopneia) na polissonografia é maior do que 5, e mais de 50% dos eventos são centrais em relação aos obstrutivos.

Já as hipoventilações são marcadas por aumento da pCO2 determinada por capnografia ou por gasometria, sendo a síndrome da obesidade e hipoventilação a única patologia, dentre todas, que possui aumento da pCO2 mesmo com o paciente em vigília. Na síndrome de hipoventilacão central alveolar congênita, antigamente chamada síndrome de Ondine, há uma disfunção autonômica caracterizada pela perda do controle autonômico da ventilação, em consequência da mutação do gene *PHOX2B*. Normalmente é diagnosticada em neonatos com cianose e hipotonia, mas pode ser diagnosticada em adultos com mutações menores. Nesses casos, o diagnóstico pode ser suspeitado, por exemplo, em uma dificuldade ventilatória permanente após anestesia geral ou a um estresse ventilatório. A traqueostomia pode ser um tratamento de escolha. Cabe ressaltar também o novo diagnóstico de "hipoxemia associada ao sono", quando a saturação de oxigênio durante a polissonografia for menor ou igual a 88% nos adultos ou menor ou igual a 90% nas crianças, com duração maior ou igual a 5 minutos. Destaca-se como variante da normalidade a catatrenia, que, na ICSD-2, era classificada como parassonia. Ela foi incluída nos distúrbios respiratórios do sono, pois frequentemente se manifesta como "grunhidos" ou ruídos incaracterísticos durante o sono REM ao final da expiração.

HIPERSONIAS

As hipersonias são divididas em:

- Narcolepsia tipo I;
- Narcolepsia tipo II;
- Hipersonia idiopática;
- Síndrome de Kleine-Levin;
- Hipersonia em razão de doenças médicas;
- Hipersonia em razão de uso de medicamentos ou substâncias;
- Hipersonia associada a doenças psiquiátricas;
- Síndrome do sono insuficiente.

Sintomas isolados ou variação da normalidade: dormidores longos. Destaca-se a classificação de narcolepsia tipo I e tipo II. A cataplexia está normalmente presente na narcolepsia tipo I e ausente na narcolepsia tipo II. A baixa concentração de hipocretina no liquor está presente na narcolepsia tipo I, o que não ocorre na narcolepsia tipo II. Uma novidade dessa classificação foi considerar um episódio de sono REM nos primeiros 15 minutos da polissonografia que antecede o teste múltiplo da latência do sono (TMLS) para a soma de 2 ou mais sonos REM. Além disso, a média das latências foi fixada em menor ou igual a 8 minutos durante o TMLS, seja para a narcolepsia tipo I ou II. A hipersonia idiopática, por sua vez, é composta por menos de 2 sonos REM no TMLS, mas a média das latências normalmente encontrada é menor ou igual a 8 minutos. Já a síndrome de Kleine-Levin é caracterizada por episódios de agudização e remissão de hipersonolência em associação com distúrbios cognitivos, psiquiátricos e comportamentais. Durante os episódios, os pacientes podem dormir de 16 a 20 horas, e esse padrão de hipersonia pode durar em média 10 dias (até 80 dias), com uma média de uma crise ao ano. Pode ocorrer irritabilidade, confusão mental e hipersexualidade durante os episódios. A prevalência estimada é pequena, com poucos mais de 500 casos relatados na literatura.

Sintomas como paralisia do sono e alucinações hipnagógicas podem estar presentes nas narcolepsias e na hipersonia idiopática. Como variação da normalidade, destacam-se os dormidores longos: indivíduos que dormem acima de 10 horas por noite e não preenchem nenhum outro critério para outras patologias.

DISTÚRBIOS DO RITMO CIRCADIANO

Os principais sintomas desses distúrbios, de forma geral, são dificuldade em iniciar e/ou manter o sono, e sonolência excessiva diurna (SED). Os distúrbios do ritmo circadiano subdividem-se nos seguintes:

- Atraso de fase;
- Avanço de fase;
- Padrão irregular de sono-vigília;
- Distúrbio do ciclo sono-vigília diferente de 24 horas;
- Distúrbio dos trabalhadores de turno;
- Distúrbio do *jet lag*;
- Distúrbios do ritmo circadiano não especificados.

Atraso de Fase

O distúrbio do atraso de fase, ou síndrome da fase atrasada do sono, é o mais comum. É caracterizado pelo atraso em iniciar o sono, em habitualmente pelo menos 2 horas, além de dificuldade de despertar em horários convencionais ou socialmente determinados. É mais comum em adolescentes e adultos jovens. A fototerapia pela manhã pode ser útil no tratamento.

Avanço de Fase

Já o distúrbio de avanço de fase, ou síndrome da fase avançada do sono, é mais comum nos indivíduos com idade mais avançada, caracterizado por um despertar precoce e uma dificuldade em se manter acordado em horários desejados ou nos que antecedem o tempo convencional de se deitar. Nesse caso, o tempo de início e término do sono dá-se habitualmente 2 horas antes do horário convencional.

Padrão Irregular de Sono-Vigília

No padrão irregular do sono-vigília, o paciente não possui um período maior de sono como o habitual, apenas pequenos períodos distribuídos irregularmente ao longo do dia. As queixas características são de insônia no período noturno e sonolência excessiva durante o dia. As doenças neurodegenerativas, como Parkinson e Alzheimer, são fatores de risco para esse distúrbio. O distúrbio do ciclo sono-vigília diferente de 24 horas, por sua vez, era chamado na classificação antiga como distúrbio de livre-curso. Como o próprio nome já diz, é caracterizado por períodos de sono e despertar que vão progressivamente avançando em horário a cada dia, com um ritmo circadiano ligeiramente superior a 24 horas. É o distúrbio de ritmo circadiano mais característico de pessoas privadas de estímulos visuais, por exemplo.

Distúrbio dos Trabalhadores de Turno

No distúrbio dos trabalhadores de turno, por sua vez, há caracteristicamente uma redução do tempo total de sono – de uma, até quatro horas. Está associado a um período de trabalho o qual coincide com o período habitual do sono. É mais comum entre os trabalhadores com turnos noturnos completos, mas também entre trabalhadores que iniciam seu turno entre às 4 e 7 da manhã e os de turnos alternados durante a noite. O distúrbio ocorre independente das tentativas de melhorar as condições para o sono durante o dia. Os pacientes queixam-se de insônia e sonolência excessiva diurna, além de apresentarem diminuição da atenção e produtividade no trabalho.

Jet Lag

O distúrbio do sono do tipo *jet lag* é caracterizado por um desalinhamento entre o ritmo endógeno e o ambiente, após uma mudança de pelo menos dois fusos horários. Quando vários fusos horários são cruzados, o *jet lag* é menor em viagens para o oeste, pois o relógio biológico deverá ser atrasado nesse caso. A adaptação é mais difícil quando há menos sincronizadores ambientais, como no inverno e dias com menos luminosidade. Os fatores predisponentes são privação de sono antes da viagem, consumo excessivo de cafeína ou álcool durante a viagem, possibilidade de sono durante a viagem e chegada ao destino antes do meio-dia em viagem para o leste cruzando 10 fusos horários. Entre os sintomas encontram-se insônia (maior em viagens para o leste), sonolência excessiva diurna (maior em viagens para o oeste), desorientação, confusão mental, tontura, hiporexia, cefaleia, entre outros.

Distúrbios do Ritmo Circadiano Não Especificados

Os distúrbios do ritmo circadiano não especificados são aqueles secundários a uma desordem psiquiátrica, neurológica ou clínica. Também são comuns em pacientes com doenças neurodegerativas, como Parkinson ou Alzheimer.

PARASSONIAS

Parassonias são definidas como eventos físicos ou comportamentos indesejáveis que ocorrem durante o sono. Elas englobam movimentos complexos durante o sono, além de emoções, percepções, sonhos e atividade do sistema nervoso autônomo. Podem ocorrer no sono não REM, no sono REM e nas transições sono-vigília.

Sono Não REM

As parassonias do sono não REM podem ser divididas em:

- Despertares confusionais;
- Sonambulismo;
- Terrores noturnos;
- Distúrbio da alimentação – ou do comer-beber – relacionado ao sono (*sleep related eating disorder*).

Esse último distúrbio passou do item **outras Parassonias** na ICSD-2 para ser incluído nas parassonias do sono não REM nessa última classificação. Todos esses distúrbios compartilham padrões genéticos e familiares semelhantes, e fisiopatologia semelhante, consistindo em despertares parciais do sono profundo, além de fatores desencadeantes semelhantes, como privação do sono e/ou fatores de estresse. Os olhos normalmente permanecem abertos durante esses episódios de parassonias. O paciente pode ser de difícil despertar durante o episódio e, quando despertado, normalmente fica em um estado de confusão. Normalmente ocorrem em crianças, tendo resolução espontânea até a puberdade, mas podem persistir em alguns casos.

Despertares Confusionais
Os despertares confusionais iniciam-se com o paciente na cama. Normalmente o paciente senta-se na cama com o despertar e inicia um estado de confusão temporoespacial.

Sonambulismo
O sonambulismo, quando presente, tipicamente é iniciado com um episódio de despertar confusional. O paciente com sonambulismo apresenta-se com uma fala lentificada, desorientado no espaço e no tempo, e normalmente responde de forma confusa a perguntas se solicitado. Há amnésia anterógrada e retrógrada. Apesar disso, o paciente pode parecer estar acordado em alguns momentos.

Terrores Noturnos
Já nos terrores noturnos, por sua vez, o paciente tem despertares com choros ou gritos e comportamento típico de medo intenso, com manifestações autonômicas associadas (taquicardia, taquipneia, midríase, aumento do tônus muscular e diaforese). Normalmente se senta na cama e é difícil despertá-lo.

Distúrbio da Alimentação
No distúrbio do comer-beber relacionado ao sono, há perda parcial ou total da consciência durante o episódio de alimentação, com dificuldade em relembrá-lo após. Além disso, há risco de lesão corporal ou comportamentos potencialmente perigosos enquanto o paciente procura por comida ou pela cozinha. O paciente pode procurar inconscientemente por padrões diferentes e potencialmente danosos de comidas (alimentos crus), ou até substâncias tóxicas (produtos de limpeza, por exemplo).

Sono REM
As parassonias do sono REM, por sua vez, subdividem-se em:

- Distúrbio comportamental do sono REM;
- Paralisia isolada recorrente do sono;
- Pesadelos.

Distúrbio Comportamental do Sono REM
No distúrbio comportamental do sono REM, o paciente apresenta vocalização relacionada ao sono e comportamentos motores complexos, tipicamente durante o sono REM. O diagnóstico pode ser auxiliado por uma polissonografia documentada por vídeo. Nesse distúrbio, há períodos em que o sono REM não apresenta atonia muscular, e a EMG mostra

excesso de atividade fásica durante o sono REM, ou um tônus muscular aumentado. Nesse distúrbio, o indivíduo pode repetir comportamentos motores presentes no sonho (como perseguir ou lutar com um animal, por exemplo), com potencial risco de lesão física a ele ou ao cônjuge. Há uma associação entre o distúrbio comportamental do sono REM e doenças neurodegenerativas, como Parkinson e Alzheimer.

Paralisia Isolada Recorrente do Sono

A paralisia isolada recorrente do sono é caracterizada por uma inabilidade recorrente em mover o tronco e membros durante o início do sono ou durante o despertar. Os episódios podem durar de segundos a minutos, causando ansiedade e medo ao adormecer. Alucinações podem acompanhar os pacientes em 25 a 75% dos casos (podendo ser visuais, auditivas ou táteis, ou a sensação de uma presença no quarto). As alucinações podem ocorrer antes, durante ou depois dos episódios de paralisia. A privação de sono e os ciclos irregulares repetidos de sono-vigília foram identificados como fatores predisponentes para esse distúrbio. O distúrbio normalmente se inicia na adolescência, sem consequências graves à saúde do paciente. Há um diagnóstico diferencial importante com paralisia periódica hipocalêmica.

Pesadelos

Por fim, no distúrbio dos pesadelos (também uma parassonia do sono REM), há a ocorrência de episódios repetitivos e longos de sonhos com memória vívida que envolve ameaça à integridade física, segurança ou sobrevivência do indivíduo. No despertar, a pessoa rapidamente fica consciente e bem orientada. Há prejuízo social e/ou ocupacional do paciente, podendo causar distúrbios do humor, resistência ao sono (ansiedade antecipatória), prejuízo cognitivo e distúrbios comportamentais. Há associação com o distúrbio de *stress* pós-traumático. Em 60 a 75% dos casos, ocorre em crianças, normalmente dos 3 aos 6 anos.

Outras Parassonias

Outras parassonias incluem a *exploding head syndrome* (sensação de barulho súbita ou sensação de explosão durante o sono que desperta o indivíduo), alucinações relacionadas ao sono, enurese noturna (por definição da parassonia, em pacientes maiores de 5 anos em um período maior que 3 meses), as secundárias a distúrbios clínicos ou uso de substâncias (como agentes sedativos-hipnóticos) e as não classificadas em outra parte (quando não se encaixam nos critérios diagnósticos dos distúrbios aqui listados).

DISTÚRBIOS DO MOVIMENTO RELACIONADOS AO SONO

São caracterizados por movimentos simples, normalmente estereotipados, que perturbam a manutenção do sono ou seu início. A queixa de sonolência excessiva diurna (SED) ou o distúrbio do sono durante a noite são pré-requisitos para o diagnóstico.

Os distúrbios do movimento incluem:

- Síndrome das pernas inquietas (SPI)
- Distúrbio do movimento periódico dos membros inferiores (PLMD – *Periodic Leg Movement Disorder*);
- Cãibras noturnas relacionadas ao sono;
- Bruxismo relacionado ao sono;
- Distúrbio de movimento rítmico relacionado ao sono;
- Mioclonia benigna do sono da infância;
- Mioclônus proprioespinal no início do sono;

- Distúrbios de movimento relacionados a uma desordem clínica, ao uso de substâncias e não classificados em outra parte (cada um em uma categoria à parte).

Síndrome das Pernas Inquietas (SPI)

Na síndrome das pernas inquietas (SPI) ou síndrome de Willis-Ekbom, há um distúrbio neurológico do movimento caracterizado por uma urgência em mover as pernas, normalmente acompanhada por uma parestesia ou sensação de desconforto em membros inferiores, a qual é aliviada com o movimento. Os sintomas interferem no sono e na qualidade de vida. O termo **pernas inquietas** é inadequado, uma vez que de 21-57% dos pacientes descrevem sensações nos braços e pescoço. A prevalência varia em 5 a 10% em estudos europeus. No Brasil, a prevalência foi estimada em 6,4%. Relaciona-se com sexo feminino e idade, bem como história familiar positiva, gravidez e deficiência de ferro (ferritina menor que 50 mg/dL). Há também associação com insuficiência renal crônica, privação de sono, neuropatia periférica, dor crônica, uso de cafeína, tabagismo e álcool. Alguns medicamentos podem precipitar ou agravar os sintomas, como anti-histamínicos sedativos, antagonistas dopaminérgicos e alguns antidepressivos, com exceção da bupropiona. O tratamento pode ser feito com agonistas dopaminérgicos. Um índice elevado de PLMs na polissonografia é um critério de suporte para diagnóstico, uma vez que a associação entre SPI e PLMs é comum, mas não necessária, para a confirmação. Vale salientar que **pernas inquietas** – no sentido da síndrome – e **movimentos de membros inferiores** ou PLMs são, portanto, conceitos diferentes.

Distúrbio do Movimento Periódico dos Membros Inferiores

No distúrbio do movimento periódico dos membros inferiores, há o achado polissonográfico típico (4 ou mais movimentos em sequência de movimentos de membros inferiores, com duração de 5 a 90 segundos), com uma frequência > 5 /hora em crianças e > 15/hora em adultos, com prejuízo ao sono noturno (fragmentação), ou sonolência excessiva diurna (SED), ou seja, prejuízo funcional ao indivíduo. A presença de insônia ou hipersonia com PLMs não é suficiente para se estabelecer o diagnóstico do distúrbio. Os movimentos periódicos de membros inferiores (PLMs) são comuns, podendo ser secundários a SAOS, narcolepsia ou distúrbio comportamental do sono REM, por exemplo. O distúrbio dos movimentos periódicos dos membros inferiores (PLMD), entretanto, é de ocorrência rara. Nesse caso, a relação causa-efeito entre o prejuízo funcional e do sono deve ser estabelecida, e as outras causas de PLMs devem ser excluídas.

Cãibras Noturnas

As cãibras noturnas relacionadas ao sono são condições comuns, e já foi postulado que quase todo adulto acima de 50 anos já apresentou um episódio durante a vida. Fatores predisponentes são *diabetes mellitus*, esclerose lateral amiotrófica, doença vascular periférica, hipocalemia, hipocalcemia e hipomagnesemia, além de outros distúrbios metabólicos. As contrações são tipicamente aliviadas pelo alongamento dos grupos musculares.

Bruxismo

No bruxismo relacionado ao sono, por sua vez, há a presença de um ranger de dentes de forma regular durante o sono. O paciente pode apresentar dor em ATM ou região de mandíbula pela manhã em razão do esforço realizado durante a noite, cefaleia temporal ou ainda distúrbios de maloclusão dentária pela manhã. A polissonografia não é condição essencial ao diagnóstico, mas idealmente pode-se fazer uma PSG de noite inteira com documentação de áudio e vídeo, além de eletrodo massetérico na eletroneuromiografia, para se confirmar a suspeita.

Durante o sono, as contrações musculares da mandíbula são frequentemente repetidas com o tempo e são chamadas de atividades musculares mastigatórias rítmicas (RMMA). Essas contrações podem ter dois tipos de traçados eletromiográficos: uma série de atividades repetitivas (contrações musculares fásicas – durando de 0,25 a 2 segundos), ou contrações mastigatórias isoladas sustentadas (contrações musculares tônicas – durando mais do que 2 segundos). A maioria dos episódios de RMMA ocorre em associação com despertares durante o sono. Podem ocorrer em qualquer estágio do sono, mas são mais comuns nos estágios N1 e N2 (80% dos episódios). É importante salientar que não há relação direta entre o grau de severidade do bruxismo – visto pelo número de episódios de contrações durante a PSG – e o surgimento de sinais e sintomas. Nesse sentido, o paciente pode apresentar sintomas que trazem prejuízo funcional, mesmo nos casos leves, na polissonografia.

Distúrbio de Movimento Rítmico
No distúrbio de movimento rítmico relacionado ao sono, o paciente apresenta movimentos repetitivos, estereotipados e rítmicos, envolvendo grandes grupos musculares. Há prejuízo do sono normal do paciente ou prejuízo funcional do indivíduo durante o dia. É tipicamente observado em crianças. O paciente pode apresentar movimentos bruscos de todo o tronco (*body rocking*) ou movimentos súbitos da cabeça em direção ao travesseiro (*head banging*), com risco de lesão corporal. Menos comumente, o paciente pode rolar subitamente na cama de um lado para o outro (*body rolling*). A duração dos episódios é variável, mas normalmente é menor que 15 minutos. A cessação dos movimentos pode ocorrer pelo próprio ambiente ou quando os pacientes são interrompidos pela fala de um interlocutor.

Mioclonia Benigna do Sono da Infância
No mioclônus benigno da infância, há um movimento de mioclonia repetitivo em neonatos e bebês até 6 meses de idade tipicamente, envolvendo membros, tronco ou o corpo todo. Esses movimentos ocorrem somente durante o sono e cessam abruptamente quando o bebê é acordado. Há um diagnóstico diferencial importante com epilepsia.

Mioclonia Proprioespinal no Início do Sono
Já a mioclonia proprioespinal do início do sono é um distúrbio caracterizado por mioclonias no início do sono, principalmente em abdômen, tronco e pescoço, que tipicamente aparecem enquanto o paciente tenta iniciar o sono. O distúrbio é mais comum em adultos e em homens, e pode acarretar dificuldade e má qualidade do sono.

Distúrbios de Movimento Relacionados a uma Desordem Clínica, ao Uso de Substâncias e Não Classificados em outra Parte
Por fim, na classificação dos distúrbios de movimento, há os distúrbios relacionados a uma condição clínica (normalmente condições neurológicas), os distúrbios relacionados ao abuso de substâncias (por exemplo, neurolépticos) e os distúrbios de movimentos sem especificação (que não se encaixam em outros diagnósticos).

Como sintomas isolados e variantes do normal, encaixam-se o mioclônus fragmentado excessivo, o tremor hipnagógico de pé e a ativação alternada da musculatura de pernas (ALMA), e, por fim, os abalos do início do sono ou abalos hipnagógicos.

O primeiro consiste em um achado polissonográfico muito comum, caracterizado por pequenos movimentos do canto da boca, movimentos dos dedos das mãos ou pés, ou mesmo sem movimentos visíveis de maneira geral. É um fenômeno do sono NREM que lembra as contrações tônicas vistas tipicamente no sono REM. São definidos como movimentos eletromiográficos muito rápidos (normalmente de 75 a 150 ms), isolados, assimétricos e assíncronos, de amplitude muito variável. Não causam repercussão clínica ou prejuízo do sono.

No tremor hipnagógico de pé e na ativação mucular de membros inferiores, há um movimento rítmico de pés e dedos dos pés, que ocorre na transição entre a vigília e o sono (estágios N1 e N2). A ativação muscular de membros inferiores – *Alternate Leg Muscle Ativation* (ALMA) – consiste em uma ativação rápida do músculo tibial anterior em uma perna com ativação muscular similar alternada na outra perna, durante o sono ou durante os despertares. São manifestações eletromiográficas semelhantes e que podem estar contidas uma dentro da outra, normalmente sem repercussão clínica, a não ser que os episódios tenham uma frequência muito elevada. Alguns pacientes com distúrbio comportamental do sono REM, PLMs ou uso de antidepressivos podem apresentar ALMA na polissonografia. Normalmente esses movimentos respondem ao uso de Pramipexol.

Por fim, nos abalos do início do sono ou abalos hipnagógicos, o paciente apresenta contrações súbitas e rápidas de todo o corpo ou parte dele durante o início do sono. Normalmente consistem de uma só contração assimétrica. Podem ser desencadeados espontaneamente ou por estímulos – auditivos, como bater de palmas, estalar de dedos, ou somatossensoriais, como a sensação de estar caindo. Uma prevalência de 60 a 70% já foi reportada, no entanto, com frequência esporádica, afetando ambos os sexos e todas as idades. Pode estar relacionada com o consumo excessivo de cafeína ou outros estimulantes, atividade física prévia extenuante, privação do sono e estresse.

OUTROS DISTÚRBIOS DO SONO

Os distúrbios do sono que não se encaixam nas outras categorias são listados aqui. Isso pode ser devido ao fato de que muitos distúrbios na prática clínica apresentam um *overlap* com uma ou mais categorias.

A classificação anterior dos distúrbios do sono (ICSD-2) incluía nessa seção o distúrbio de ambiente do sono (*Enviromental Sleep Disorder*). Há muita controvérsia se realmente essa condição poderia ser incluída como um distúrbio do sono propriamente dito. Era definido como uma dificuldade em iniciar e/ou manter o sono como um resultado direto do fator ambiente. Esse fator poderia ser um estímulo físico (ruído, temperatura, luz), parassonia do parceiro atrapalhando o sono, ou uma demanda social (ter que cuidar de um idoso ou um bebê durante a noite). Hospitalização era um fator citado como desencadeante desse distúrbio. Ao contrário da insônia, não há um fator psicológico envolvido. Na ausência do estímulo, o sono é normal. Entretanto, esse diagnóstico é pouco aplicado na prática clínica. Além disso, para alguns autores, esses tipos de estímulos que podem atrapalhar o sono simplesmente entram no conceito de higiene do sono, não caracterizando um distúrbio propriamente dito.

REFERÊNCIA BIBLIOGRÁFICA

1. Darien IL. International classification of sleep disorders. 3th ed. American Academy of Sleep Medicine; 2014.

Parte II Diagnóstico dos Distúrbios do Sono

SÍNDROME DA APNEIA OBSTRUTIVA DO SONO

José Antonio Pinto ▪ Heloisa dos Santos Sobreira Nunes
Hélio Fernando de Abreu

INTRODUÇÃO

A apneia obstrutiva do sono (AOS) é caracterizada pelo colapso recorrente parcial ou total das vias aéreas superiores durante a noite. O diagnóstico de apneia do sono é feito por meio do exame de polissonografia, evidenciando um índice de apneia/hipopneia acima de 5 em adultos e acima de 1 em crianças, porém o diagnóstico do sítio exato de obstrução é um desafio, e diversos exames têm sido desenvolvidos para avaliar a via aérea para o tratamento mais adequado possível, individualizando cada caso.

A avaliação do paciente com síndrome da apneia obstrutiva do sono (SAOS) deve se iniciar na anamnese, perguntando ao paciente sobre a qualidade do sono, qualidade de vida, hábitos alimentares, estilo de vida, atividade física e rendimento laboral. É comum que os pacientes venham à consulta com o parceiro, que é quem alerta sobre o problema do ronco e/ou apneia, e não é incomum trazerem vídeos ou gravações do ronco do paciente. Todas essas informações são importantes para a avaliação inicial e devem ser sempre levadas em conta no diagnóstico da SAOS. Diversos questionários para a SAOS têm sido utilizados, como o Berlim e Epworth que sugerem a presença da apneia do sono e da sonolência excessiva diurna. Recentemente aplicativos de *smartphones* têm sido usados como uma ferramenta de fácil acesso, porém ainda faltam estudos comprovando a sua real eficácia. O exame de polissonografia é o padrão ouro no diagnóstico e deve ser solicitado para todos os pacientes com suspeita da SAOS. Com a polissonografia positiva para apneia, deve-se partir para os exames que avaliam a anatomia de cada paciente e o sítio de obstrução.

Muitos estudos demonstram uma boa correlação entre os resultados da polissonografia domiciliar (tipo III) e no laboratório (tipo I) para o diagnóstico da SAOS.

A precisão da avaliação diagnóstica para classificar o sítio de obstrução das vias aéreas superiores melhorou muito com a introdução da Sonoendoscopia, na qual o otorrinolaringologista pode propor estratégias terapêuticas adaptadas para os diferentes tipos de colapso. O objetivo é sempre individualizar cada paciente e propor um tratamento com alternativas ao CPAP, como procedimentos cirúrgicos ou outros dispositivos.

Neste capítulo, falaremos sobre os métodos diagnósticos disponíveis atualmente para a SAOS.

QUADRO CLÍNICO

As queixas mais frequentes nos pacientes adultos com AOS, comparados com os não apneicos, são presença de ronco, sufocamento noturno e sonolência excessiva diurna (SED). Listamos, no Quadro 4-1, os principais sintomas diurnos e noturnos relacionados com a SAOS.

Quadro 4-1. Principais Sintomas Associados a SAOS (Retirado do Livro Ronco e Apneia de José Antonio Pinto)

Sintomas diurnos	Sintomas noturnos
▪ Hipersonia diurna	▪ Pausas respiratórias
▪ Cansaço crônico	▪ Roncos
▪ Transtorno de humor	▪ Despertares bruscos com asfixia
▪ Cefaleia matutina	▪ Sono agitado
▪ Depressão, ansiedade	▪ Sono não reparador
▪ Perda de memória	▪ Movimentos anormais durante o sono
▪ Diminuição da libido	▪ Nictúria e enurese
▪ Impotência sexual	▪ DRGE
	▪ Sialorreia, boca seca

DRGE: doença do refluxo gastroesofágico.

EXAME FÍSICO

Em alguns pacientes, a inspeção da face pode revelar a patologia, como nos casos de hipotireoidismo e acromegalia. A inspeção também pode fornecer indicações quanto às anormalidades fisiológicas.

Segundo Kryger, uma hiperpigmentação na fronte, assemelhando-se à acantose *nigricans*, pode estar presente em pacientes portadores de apneia do sono (crianças ou adultos) que durmam sentados, com a fronte apoiada num antebraço sobre a mesa. Isto é encontrado com frequência em pacientes com apneia grave, por ser esta a única posição em que eles conseguem dormir (Fig. 4-1).

Em muitos casos, a apneia do sono evidencia-se ao primeiro encontro com o paciente. Por exemplo, pálpebras pendentes sugerem sonolência. Pálpebras frouxas foram associadas à apneia do sono (Fig. 4-2a). Sobrancelhas arqueadas pode ser um sinal de que a paciente está tentando abrir as pálpebras (Fig. 4-2b).

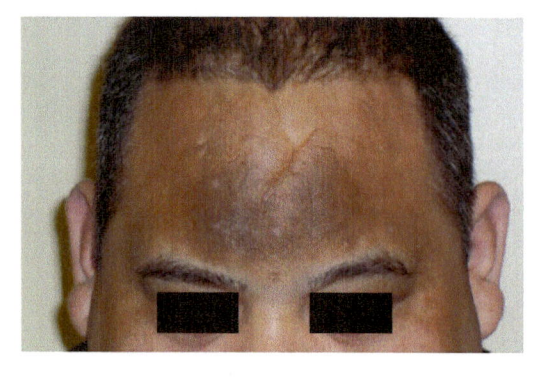

Fig. 4-1. Hiperpigmentação da fronte em paciente com SAOS.

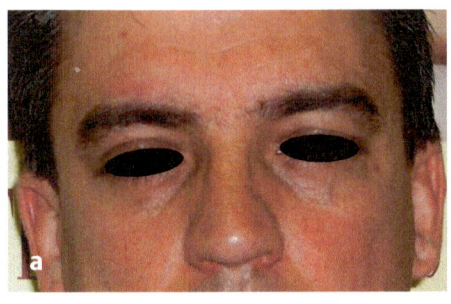

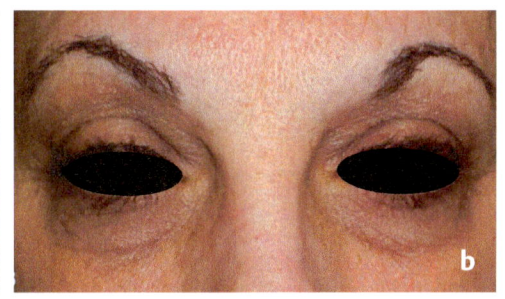

Fig. 4-2. Pacientes com SAOS. (a) Palpebras pendentes. (b) Sobrancelhas arqueadas.

Os achados mais relevantes do exame físico nos pacientes adultos com ronco/SAOS são: obesidade, alterações no esqueleto craniofacial e as alterações anatômicas na via aérea superior (VAS).

As alterações craniofaciais mais relacionadas com a SAOS são aquelas decorrentes da hipoplasia da maxilar e/ou mandibular, que podem ser visualizadas por exame físico e confirmadas por cefalometria (Fig. 4-3).

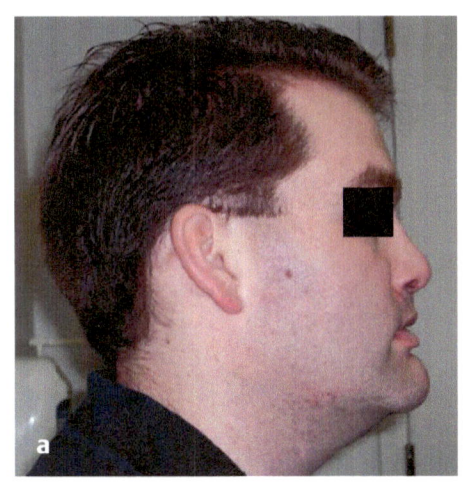

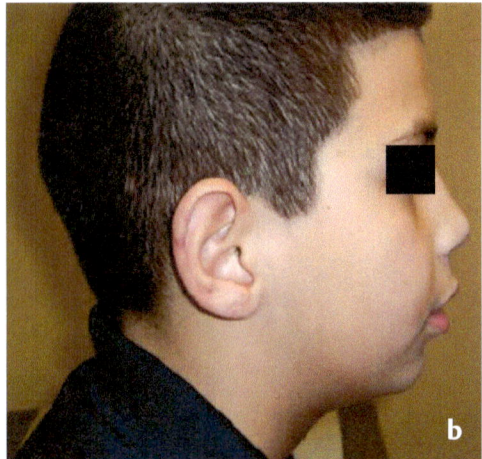

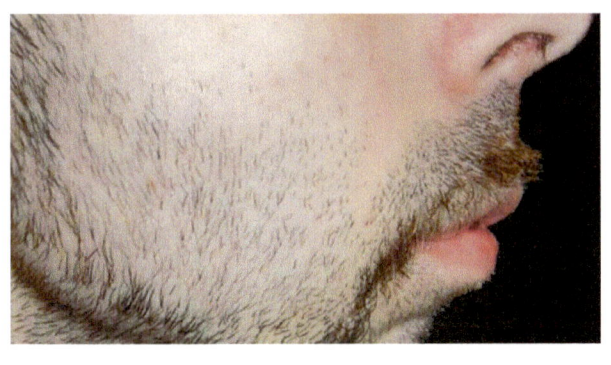

Fig. 4-3. (a) Insuficiência maxilar. (b, c) Hipoplasia de mandíbula: frequentemente o paciente deixa a barba crescer para disfarçar e corrigir a simetria.

Várias alterações anatômicas sobre a VAS são descritas em pacientes com AOS, sendo os achados mais frequentes as alterações nasais, tonsilas palatinas hiperplásicas, índice de Mallampati modificado classes III e IV (Fig. 4-4a), alterações em palato mole, úvula e pilares tonsilares (Fig. 4-4b). A combinação do IMC, índice de Mallampati modificado e presença de anormalidade anatômica da faringe estão relacionados com presença e gravidade da AOS segundo a classificação proposta por Friedman.

A medida da circunferência cervical é um fator robusto de predição estatística de apneia obstrutiva, ainda que mais em homens que em mulheres. Muitos pacientes obesos com apneia do sono têm uma circunferência cervical de pelo menos 43 cm no sexo masculino e 38 cm no sexo feminino.

Circunferência abdominal maior que 95 cm em homens e maior que 85 cm em mulheres bem como IMC maior que 30 kg/m² **são características presentes em pacientes com SAOS.**

O sucesso do tratamento depende de uma avaliação inicial minuciosa, de acordo com Friedman (Quadro 4-2), e pode-se prever o sucesso das cirurgias palatais a partir da relação de Mallampati, tonsilas faríngeas e IMC.

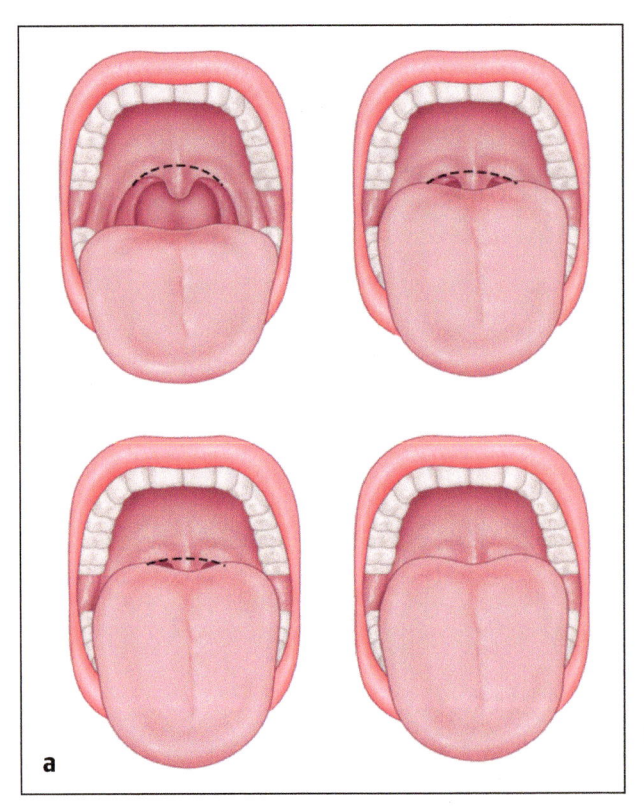

Fig. 4-4. (a) Classificação de Mallapmati modificada. *(Continua.)*

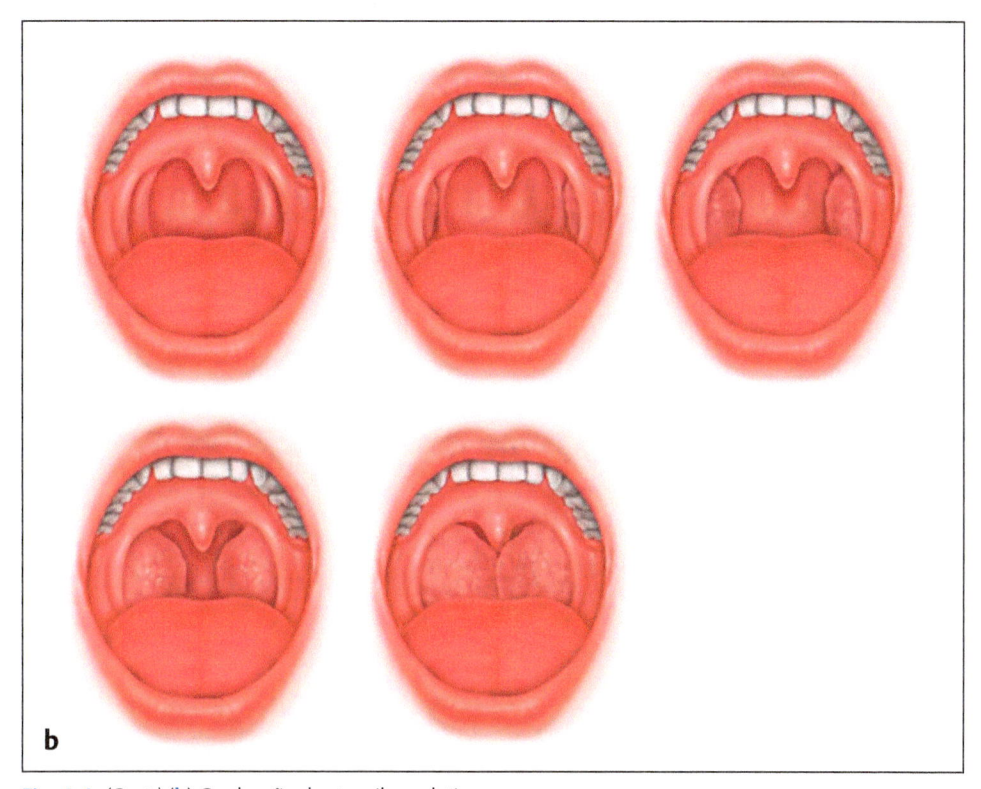

Fig. 4-4. *(Cont.)* (**b**) Graduação das tonsilas palatinas.

Pacientes no estágio I possuem uma chance de sucesso em 80% com a cirurgia de uvulopalatofaringoplastia isolada. No estágio II e III, as chances de sucesso aumentam quando a cirurgia palatal é combinada a de base de língua. Já pacientes no estágio IV não são candidatos à cirurgia palatal e de base de língua.

Recentemente pesquisas sobre o fenótipo da apneia abriram uma nova janela para o diagnóstico da SAOS, mas necessitam-se mais pesquisas.

Quadro 4-2. Classificação de Friedman para Pacientes com SAOS

Estágio	Mallampati	Tonsila palatina	IMC
I	I, IIa, IIb	3 ou 4	< 40
II	I, IIa, IIb	0, 1 ou 2	< 40
	III ou IV	3 ou 4	< 40
III	III ou IV	0, 1 ou 2	< 40
IV Malformação craniofacial	I-IV	0-4	> 40

QUESTIONÁRIOS

Uma ferramenta importante para avaliar a qualidade do sono e de vida são os questionários introduzidos recentemente na prática clínica, como, por exemplo, a escala de sonolência de Epworth (ESE) (Fig. 4-5). A ESE, com validação brasileira por Bertolazi, tem grande importância na identificação de SED (ESE > 10), auxiliando no rastreamento de pacientes com SAOS, principalmente quando associada a outros parâmetros clínicos. Pacientes com pontuação ESE maior que 10 têm risco 2,5 vezes maior de ter AOS comparados aos de teste normal. O Questionário de Berlim (QB) auxilia no rastreamento de pacientes com alto risco de AOS, mas sozinho não permite diagnóstico de certeza (Fig. 4-6). Apesar da prevalência de ESE >10 aumentar com a gravidade da AOS, menos de 50% dos pacientes com SAOS moderada a grave apresentam ESE maior que 10.

O questionário STOP-Bang (Fig. 4-7) identifica os pacientes com alto risco para SAOS e apresenta maior validade metodológica, com precisão razoável e recursos fáceis de usar. Tem validação na língua portuguesa por Fonseca *et al*. Consiste em oito questões envolvendo ronco, cansaço, fadiga, sonolência, IMC, pressão arterial, idade, circunferência cervical e gênero.

Escala de sonolência de EPWORTH (ESS-BR)

Nome:_____
Data:_____ Idade (anos)_____

Qual a probabilidade de você cochilar ou dormir, e não apenas se sentir cansado, nas seguintes situações? Considere o modo de vida que você tem levado recentemente. Mesmo que você não tenha feito algumas destas coisas recentemente, tente imaginar como elas o afetariam. Escolha o número mais apropriado para responder cada questão.

0 = nunca cochilaria
1 = pequena probabilidade de cochilar
2 = probabilidade média de cochilar
3 = grande probabilidade de cochilar

Situação	Probabilidade de cochilar			
Sentado e lendo	0	1	2	3
Assistindo TV	0	1	2	3
Sentado, quieto, em um lugar público (por exemplo, em um teatro, reunião ou palestra)	0	1	2	3
Andando de carro por uma hora sem parar, como passageiro	0	1	2	3
Sentado quieto após o almoço sem bebida de álcool	0	1	2	3
Em um carro parado no trânsito por alguns minutos	0	1	2	3

Obrigado por sua cooperação

Fig. 4-5. Escala de Sonolência de Epworth em português do Brasil.

Annexo 1   Questionário de Berlim

Altura _____ m   Peso _____ kg   Idade _____   Sexo Masculino/Feminino

Escolha a resposta correcta para cada questão

Categoria 1:
1. Ressona?
   a. Sim
   b. Não
   c. Não sei

Se ressona:

2. O seu ressonar é:
   a. Ligeiramente mais alto do que a sua respiração
   b. Tão alto como quando fala
   c. Mais alto do que quando fala
   d. Tão alto que pode ser ouvido noutras divisões da casa

3. Com que frequência ressona?
   a. Quase todos os dias
   b. 3-4 vezes por semana
   c. 1-2 vezes por semana
   d. 1-2 vezes por mês
   e. Nunca ou quase nunca

4. O seu ressonar alguma vez incomodou outras pessoas?
   a. Sim
   b. Não
   c. Não sei

5. Alguma pessoa notou que parava de respirar durante o sono?
   a. Quase todos os dias
   b. 3-4 vezes por semana
   c. 1-2 vezes por semana
   d. 1-2 vezes por mês
   e. Nunca ou quase nunca

Categoria 2
6. Com que frequência se sente cansado ou fatigado depois de uma noite de sono?
   a. Quase todos os dias
   b. 3-4 vezes por semana
   c. 1-2 vezes por semana
   d. 1-2 vezes por mês
   e. Nunca ou quase nunca

7. Durante o dia, sente-se cansado, fatigado ou sem capacidade para o enfrentar?
   a. Quase todos os dias
   b. 3-4 vezes por semana
   c. 1-2 vezes por semana
   d. 1-2 vezes por mês
   e. Nunca ou quase nunca

8. Alguma vez "passou pelas brasas" ou adormeceu enquanto guiava?
   a. Sim
   b. Não

Se respondeu sim

9. Com que frequência é que isso ocorre?
   a. Quase todos os dias
   b. 3-4 vezes por semana
   c. 1-2 vezes por semana
   d. 1-2 vezes por mês
   e. Nunca ou quase nunca

Categoria 3
10. Tem tensão arterial alta?
    a. Sim
    b. Não
    c. Não sei

Pontuação do Questionário de Berlim:

Categoria 1: itens 1, 2, 3, 4 e 5
Item 1 – se a resposta foi sim – 1 ponto
Item 2 – se a resposta foi c ou d – 1 ponto
Item 3 – se a resposta foi a ou b – 1 ponto
Item 4 – se a resposta foi a – 1 ponto
Item 5 – se a resposta foi a ou b – 2 pontos

Categoria 1 é positiva se a pontuação é maior ou igual a 2 pontos

Categoria 2: itens 6, 7 e 8 (item 9 deve ser considerado separadamente)
Item 6 – se a resposta foi a ou b – 1 ponto
Item 7 – se a resposta foi a ou b – 1 ponto
Item 8 – se a resposta foi a – 1 ponto

Categoria 2 é positiva se a pontuação é maior ou igual a 2 pontos

Categoria 3 é positiva se a reposta ao item 10 é sim ou se o índice de massa corporal (IMC) do doente é superior a 30 kg/m^2

Doente de alto risco para SAOS: duas ou mais categorias com pontuação positiva
Doente de baixo risco para SAOS: nenhuma ou apenas uma categoria com pontuação positiva

Fig. 4-6. Tradução do Questionário de Brelim.

QUESTIONÁRIO STOP-Bang

- **roncoS?**
Você ronca alto (alto o bastante para ser ouvido através de portas fechadas ou seu parceiro cutuca você por roncar à noite)?
( ) Sim ( ) Não

- **faTigado?**
Você frequentemente sente-se **cansado, fatigado ou sonolento** durante o dia (por exemplo, adormecendo enquanto dirige)?
( ) Sim ( ) Não

- **Observado?**
Alguém já **observou** você **parar de respirar** ou **engasgando/sufocando** durante o sono?
( ) Sim ( ) Não

- **Pressão?** Você tem ou está sendo tratado por **pressão alta?**
( ) Sim ( ) Não

- o**B**esidade com índice de massa corporal (IMC) maior que 35 kg/m²?
Índice de massa corporal (IMC) maior que 35 kg/m² ?
( ) Sim ( ) Não

- Id**A**de
Idade maior que 50 anos?
( ) Sim ( ) Não

- circu**N**ferência de Pescoço
(medida na altura do "pomo-de-adão")
Para homens: circunferência cervical, maior ou igual a 43 cm.
Para mulheres: circunferência cervical maior ou igual a 41 cm.
( ) Sim ( ) Não

- **G**ênero
Sexo masculino?
( ) Sim ( ) Não

Critérios de pontuação para a população geral:
- Baixo risco de apneia obstrutiva do sono (AOS): Sim para 0-2 questões
- Intermediário risco de AOS: Sim para 3-4 questões
- Alto risco de AOS: Sim para 5-8 questões
ou "Sim" para 2 ou mais das 4 questões iniciais (STOP) + gênero masculino
ou "Sim" para 2 ou mais das 4 questões iniciais (STOP) + IMC > 35 kg/m²
ou "Sim" para 2 ou mais das 4 questões iniciais (STOP) + circunferência cervical ≥ 43 cm para homens ou ≤ 1cm para mulheres

Fig. 4-7. Tradução do Questionário STOP-Bang.

FOSQ – 10

O FOSQ-10, proposto por Chung et al., é um questionário ainda sem validação na língua portuguesa, autoadministrado e específico para avaliar o impacto da sonolência excessiva nas atividades diárias (Fig. 4-8). Diversos estudos recentes demonstram ser mais uma excelente ferramenta para triagem da SAOS.

Questionário sobre a qualidade de vida - FOSQ modificado

Q1. Você tem dificuldade em se concentrar por estar com sono ou cansado?
 (1) Sim, muito (2) Sim, médio (3) Sim, pouco (4) Não

Q2. Você tem dificuldade em se lembrar de coisas por estar com sono ou cansado?
 (1) Sim, muito (2) Sim, médio (3) Sim, pouco (4) Não

Q3. Você tem dificuldade em dirigir um carro por curtas distâncias (menos de 300 km) por ficar com sono?
 (1) Sim, muito (2) Sim, médio (3) Sim, pouco (4) Não

Q4. Você tem dificuldade em dirigir um carro por longas distâncias (mais que 300 km) por ficar com sono?
 (1) Sim, muito (2) Sim, médio (3) Sim, pouco (4) Não

Q5. Você tem tido probemas em sair de casa para visitar familiares ou amigos por estar com sono ou cansado?
 (1) Sim, muito (2) Sim, médio (3) Sim, pouco (4) Não

Q6. Você tem tido problemas de relacionamento com a familia, amigos ou colegas de trabalho por estar com sono ou cansado?
 (1) Sim, muito (2) Sim, médio (3) Sim, pouco (4) Não

Q7. Você tem dificuldade em assistir TV por ficar com sono ou cansado?
 (1) Sim, muito (2) Sim, médio (3) Sim, pouco (4) Não

Q8. Você tem dificuldade em fazer atividades à noite por estar com sono ou cansado?
 (1) Sim, muito (2) Sim, médio (3) Sim, pouco (4) Não

Q9. Você tem dificuldade para iniciar as atividades pela manhã por estar com sono ou cansado?
 (1) Sim, muito (2) Sim, médio (3) Sim, pouco (4) Não

Q10. Você tem tido mudança de humor por estar com sono ou cansado?
 (1) Sim, muito (2) Sim, médio (3) Sim, pouco (4) Não

Fig. 4-8. Questionário FOSQ-10 adaptado utilizado em nosso serviço.

POLISSONOGRAFIA

A polissonografia (PSG) deve ser solicitada em todos os pacientes com suspeita clínica de SAOS. O diagnóstico de apneia obstrutiva do sono depende dos seguintes critérios de acordo com o ICS3:

A) Presença de um ou mais dos seguintes:
- O paciente apresenta sonolência, sono não reparador, fadiga ou insônia;
- O paciente acorda com sufocamento, engasgos ou respiração ofegante;
- O parceiro de cama ou outros observam e relatam ronco, pausas na respiração ou os dois durante o sono do paciente;
- O paciente tem diagnóstico de hipertensão, distúrbio de humor, distúrbio cognitivo, doença coronariana, acidente vascular cerebral, insuficiência cardíaca congestiva, fibrilação atrial ou diabetes tipo 2.

B) Polissonografia ou monitorização portátil do sono demonstrando:
- Cinco ou mais eventos respiratórios predominantemente obstrutivos (apneias mistas, obstrutivas, hipopneias ou despertar relacionado com esforço respiratório (RERA)) por hora de sono durante a polissonografia ou teste ambulatorial portátil.

C) Polissonografia ou monitorização portátil demonstrando:
- Quinze ou mais eventos predominantemente obstrutivos (apneia, hipopneia, RERA) por hora de sono durante a polissonografia ou monitorização portátil.

Tendo em vista que o diagnóstico da apneia do sono depende do exame polissonográfico, é importante que o otorrinolaringologista tenha o conhecimento básico na interpretação deste exame que vai muito além do índice de apneia/hipopneia (IAH).

A polissonografia consiste nos seguintes dispositivos:

- Eletroencefalograma;
- Eletro-oculograma;
- Eletromiograma;
- Eletrocardiograma;
- Termistor, termopar e cânula nasal;
- Cinta torácica e abdominal;
- Oxímetro de pulso;
- Microfone;
- Câmera.

O laudo deve conter as seguintes estatísticas:

- Tempo Total Registro – TTR – mínimo 06 horas;
- Tempo Total Sono – TTS;
- Eficiência (TTS/TTR):
  - \> 85% é o ideal.
- Latências:
  - *NREM*: 15 a 20 minutos (varia com a idade);
  - *REM*: 70 a 90 minutos.
- Tempo total acordado após início do sono;
- Tempo em cada estágio;
- Porcentagem do TTS em cada estágio:
  - Estágio W (acordado) – < 5 % TTS
  - Estágio N1 (NREM1) – 2 a 5%
  - Estágio N2 (NREM2) – 45 a 55%
  - Estágio N3 (NREM3) – 13 a 23%
  - Estágio R (REM) – 20 a 25%.
- Eventos respiratórios:
  - Número de apneias, índices, saturação.
- Ronco;
- Posição;
- Micro-despertares;
- Número e índices;
- Normal entre 10 e 15/hora;
- Eventos cardíacos: Frequência, arritmias;
- Movimentos dos membros;

- PLMS, índice associado a microdespertar;
- Resumo com a descrição dos achados;
- Alteração EEG;
- Alteração ECG;
- Comportamentos.

De acordo com o IAH, é possível classificar a SAOS em 3 níveis:

- IAH-normal ou ronco primário: < 5 eventos por hora;
- SAOS leve: IAH entre 5 e 15;
- SAOS moderada: entre 15 e 30;
- SAOS acentuada ou grave: > 30;

O monitoramento portátil (MP) foi introduzido como substituto da polissonografia na avaliação diagnóstica de pacientes com suspeita de SAOS. Parâmetros práticos para a sua aplicação e avaliação foram relatados na literatura. No entanto, a MP não permite uma avaliação de estágios do sono e sua relação com os distúrbios do sono.

Durante a prática clínica diária, no manejo da SAOS ou de pacientes suspeitos, o otorrinolaringologista frequentemente lida com pacientes submetidos a PSGs, realizadas em centros de sono não credenciados, nem sempre coerentes entre si, em face de uma oportunidade limitada de repetir os estudos do sono.

Um relatório final de boa qualidade PSG/MP deve sempre incluir todos os principais vestígios poligráficos exibidos em uma única figura, o hipnograma, o qual permite a análise de dois importantes traços úteis para a avaliação das SAOS representados pela avaliação oximétrica e os traços da posição do corpo.

A PSG/MP permite informações confiáveis sobre o padrão de dessaturação, uma boa avaliação da gravidade do distúrbio respiratório do sono (número e intensidade dos eventos de dessaturação) e da relação entre os eventos de dessaturação com a posição do corpo e estágios do sono. Com o hipnograma, é possível o diagnóstico da apneia posicional. Nos pacientes com apneia posicional, o padrão de dessaturação é claramente relacionado com a posição supina quando a colapsabilidade das vias aéreas superiores aumenta por conta do aumento da pressão crítica negativa endofaríngea.

O otorrinolaringologista deve sempre avaliar a consistência da informação derivada da análise polissonográfica em relação aos sinais e sintomas reclamados pelo paciente e o diagnóstico final do centro de sono. Em caso de resultados duvidosos, o paciente deve ser enviado de volta ao laboratório do sono para futuras investigações.

No caso de resultados duvidosos de MP, uma PSG completa deve ser considerada.

Durante o sono REM, são observados os piores eventos apneicos por conta da atonia muscular da via aérea superior e redução significativa dos quimiorreceptores neste estágio do sono. Se há a suspeita de apneia de forma cíclica a cada 90-120 minutos, a polissonografia portátil está contra indicada e, deve-se realizar uma polissonografia em laboratório do sono.

Tipos de Estudos Polissonográficos

Podem ser divididos em categorias:

- Polissonografia tipo 1 e 2;
- Estudos com canais limitados (tipo 3 e 4).

Em relação à duração:

- Noite inteira;
- *Split-night*;
- Duração restrita.

Em relação ao monitoramento:

- Com técnico;
- Sem técnico.

Tipo 1
Está incluída na rotina: duas derivações de eletroencefalograma (EEG), eletro-oculograma bilateral (EOG), eletromiografia submentoniana (EMG), eletrocardiograma (ECG), atividade muscular tibial anterior bilateral, saturação de O_2 arterial, microfone, movimentos toracoabdominais, fluxo nasal (pressão nasal e termistor) e posição.

Outras variáveis podem ser adicionadas, como vídeo, CO_2 transcutâneo e pressão esofágica (para avaliar o esforço respiratório). A do tipo 1 é um estudo realizado no laboratório do sono. Distingue eventos centrais de obstrutivos, determina os efeitos da posição do corpo no sono, permite o reconhecimento de alguns diagnósticos alternativos (por distúrbio do movimento periódico dos membros, parassonias REM e não REM) e pode sugerir outros distúrbios (por exemplo, narcolepsia, restrição crônica do sono em decorrência da perturbação do ritmo circadiano). Fornece informações sobre a fragmentação do sono e despertares que são importantes na gênese dos sintomas diurnos decorrentes de alterações de eventos respiratórios.

Tipo 2
É um dispositivo de PSG portátil que é locado por um técnico em polissonografia. Ele registra um mínimo de sete canais, incluindo EEG, EOG, EMG, ECG ou frequência cardíaca, fluxo aéreo, esforço respiratório e saturação de oxigênio. Este tipo de monitorização permite o estadiamento do sono e, consequentemente, cálculo do IAH. É configurado de forma a permitir os estudos em casa.

Pacientes que não são candidatos para estudos de diagnóstico tipo 2:

- Fatores relacionados com o paciente:
  - Neuropsicológicos:
    - Déficit intelectual grave (isso também pode ser um problema para estudos do tipo 1);
    - Doença neuromuscular;
    - Dificuldade de comunicação grave.
  - Incapacidade física grave com atendimento inadequado do cuidador;
  - Ambiente doméstico inadequado – vários fatores precisam ser considerados, incluindo nível de ruído, interações entre parceiros/família, distância do laboratório de sono e a segurança de qualquer equipe de atendimento.
- Fatores relacionados com o distúrbio do sono:
  - Parassonias/detecção de convulsões que requerem câmera infravermelha ou EEG estendido;
  - Necessidade de monitoramento de CO_2 transcutâneo;
  - Confirmação de vídeo sobre os aspectos posicionais.

Tipo 3

Estudo do sono de canal limitado (tipo 3 e 4) têm um número mais restrito de parâmetros medidos, geralmente uma combinação de variáveis respiratórias incluindo saturação arterial de O_2, esforço respiratório e fluxo aéreo. Em geral, o estadiamento do sono é omitido nestes estudos.

Estudos do tipo 3 têm pelo menos 4 variáveis monitoradas: oximetria mais esforço respiratório (peito, abdômen ou ambos), fluxo de ar (nasal ou oral por pressão ou termistor), posição do corpo, movimento da mandíbula, ECG, tonometria (um marcador de controle autonômico), actigrafia e som (detecção de vibração ou gravação de som verdadeira).

Tonometria também está disponível (marcador de controle autonômico e, assim, sono) como adjunto à oximetria. É necessário equipamento descartável (por exemplo, WatchPAT).

A tecnologia da tonometria arterial periférica mede a variação do volume vascular na extremidade do dedo, avaliando o tônus vascular em resposta ao sistema nervoso simpático. Dispositivos, como o WatchPAT (registrado), consistem em oximetria de pulso, microfone, tonometria arterial periférica, posição e actigrafia. Tem demonstrado ser uma ferramenta muito eficiente para o diagnóstico ambulatorial da apneia obstrutiva do sono com alta acurácia para apneia moderada a grave.

Tipo 4

O estudo do tipo 4 é aquele que incorpora apenas um ou dois parâmetros medidos, por exemplo, saturação de oxigênio, frequência cardíaca ou fluxo de ar.

Limitações da oximetria, com frequência, são observadas em cardiopatias e pacientes neurológicos. Outras limitações incluem falta de dados posicionais e do tempo na cama em vez do tempo real de sono. Questionários preenchidos pelo paciente e parceiro de cama em relação às estimativas de tempo de sono, posição do corpo e presença de ronco podem ajudar a complementar os dados registrados a partir de estudos do tipo 4.

Pacientes com contraindicação para os tipo 3 e 4:

- Populações com baixa probabilidade de pré-teste de SAOS moderada a grave;
- Pacientes que relatam sintomas sugestivos de uma condição diferente do sono;
- Respiração desordenada que exigirá monitorização mais extensiva, parassonias, narcolepsia, distúrbios periódicos dos movimentos dos membros e epilepsia noturna;
- Pacientes com qualquer um dos seguintes casos (hipoventilação noturna ou apneia central do sono provável):
  - Doença neuromuscular;
  - DPOC grave ou doença pulmonar restritiva;
  - Hipóxia e/ou hipercapnia em repouso ou necessidade de terapia com oxigênio suplementar;
  - Obesidade mórbida e/ou suspeita de síndrome de hipoventilação da obesidade;
  - Doença cardiovascular significativa, isto é, hospitalização recente por IAM, angina instável, insuficiência cardíaca descompensada;
  - Uso crônico de narcótico.
- Incapacidade de realizar oximetria durante a noite em ambiente não monitorado. Por exemplo, doença psiquiátrica significativa ativa.

NASOFIBROLARINGOSCOPIA

Há anos esse exame é realizado pelos otorrinolaringologistas como uma ferramenta para avaliar o sítio de obstrução da SAOS.

A avaliação da cavidade nasal a partir da válvula nasal, septo nasal, cornetos inferiores e médios é de vital importância para diagnosticar o estreitamento das fossas nasais na passagem do ar. É importante ainda a presença de massas ou pólipos nasais que possam obstruir a passagem do ar. A presença de hipertrofia da tonsila faríngea pode ser avaliada também por este método.

Na região da orofaringe e da hipofaringe, podem ser avaliados hipertrofia das tonsilas palatinas, alongamento da úvula, formato da epiglote e hipertrofia linfoide da base da língua.

Neste estudo, deve ser sempre adicionada a manobra de Müller, que consiste em tampar as fossas nasais com o endoscópio já na hipofaringe e solicitar que o paciente puxe o ar com força. Com essa manobra, a intenção é simular a pressão negativa na via aérea superior durante o sono e avaliar o sítio de obstrução. A manobra de Müller deve ser feita em posição sentada e também com o paciente deitado em posição supina. É classificada de acordo com o tipo e grau de colapso tanto na orofaringe quanto na hipofaringe, e graduada conforme a classificação de Fujita (Fig. 4-9). O fechamento pode ser concêntrico, anteroposterior ou laterolateral.

Este método tem sido utilizado por muitos anos, mas novos estudos apontam não ser o método mais fisiológico para localização exata do sítio de obstrução da via aérea superior. Com o advento da sonoendoscopia, o sono pode ser simulado de forma mais fisiológica e o sítio de obstrução avaliado com melhor precisão do que em um paciente acordado.

SONOENDOSCOPIA

Em 1978, Borowiecki introduziu a sonoendoscopia durante um sono fisiológico para entender melhor o complexo mecanismo da obstrução da via aérea durante a apneia do sono, entretanto a endoscopia do sono não é aplicável na rotina diagnóstica, pois envolve muita dedicação e um longo tempo de exame. Posteriormente, Croft e Pringle relataram a endoscopia com sedação que permitia uma melhor tolerância do paciente ao exame e uma avaliação mais criteriosa. Evidências demonstram que os achados da sonoendoscopia

Tipo I
(orofaringe)

Tipo II
(ORO+HIPO)
(A) Predominância de orofaringe
(B) Predominância de hipofaringe

Tipo III
(hipofaringe)

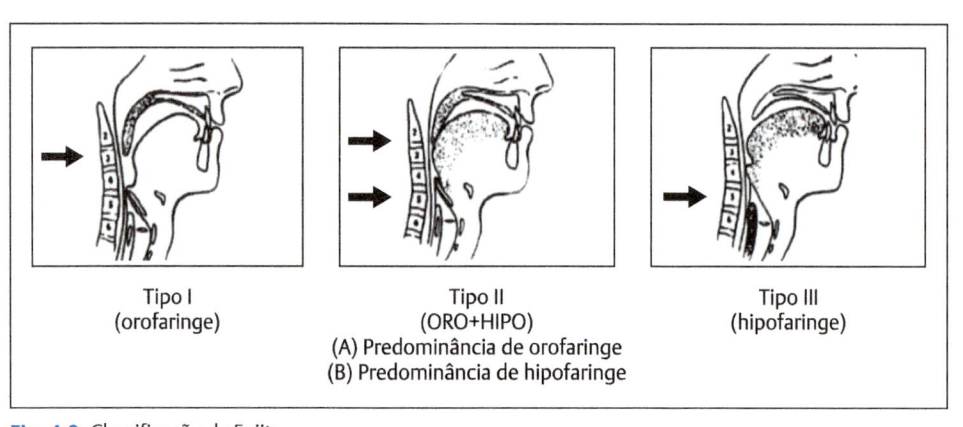

Fig. 4-9. Classificação de Fujita.

estão relacionados com melhores resultados no tratamento, pois é uma ferramenta de grande valor na seleção dos pacientes. Em 2014, foi publicado o *European Position Paper on Drug-Induced Sedation Endoscopy* com o intuito de padronizar o exame e, posteriormente, atualizado em 2017.

Indicações

A sonoendoscopia deve ser realizada em pacientes selecionados que necessitem de uma melhor avaliação dinâmica da patência da via aérea. Ela está indicada em pacientes com dificuldade de aderência ao CPAP, pacientes que já foram submetidos a procedimento cirúrgico e mantêm sintomas residuais da SAOS e pacientes candidatos ao uso de aparelho intraoral, e, mais recentemente, para a titulação do CPAP.
ContraindicaçõesA sonoendoscopia deve ser realizada apenas em pacientes com risco anestésico aceitável. Contraindicações absolutas são ASA 4, gravidez e alergia ao propofol ou outras drogas utilizadas durante o exame. Contraindicação relativa pode incluir a obesidade mórbida.

Técnica

A sonoendoscopia deve ser realizada em ambiente seguro para realização de anestesia geral, como, por exemplo, um centro cirúrgico, sala de endoscopia ou sala com equipamentos básicos para anestesia, como *kit* de ressuscitação e monitorização em caso de emergência. O ambiente deve ser silencioso e escuro.

É necessário um monitoramento anestesiológico padrão, como saturação de oxigênio, eletrocardiograma, pressão arterial e endoscópio flexível (o menor possível). A bomba de infusão deve ser utilizada para avaliar a profundidade da anestesia. O BIS (*bispectral index*) deve ser utilizado ou o CSI (índice de estado cerebral) se o BIS não estiver disponível. O ideal para realização da sonoendoscopia é um BIS entre 50 e 70, relacionado com o nível apropriado de sedação para o procedimento, no entanto, mais pesquisas são necessárias sobre a validação do uso de índices de eletroencefalograma durante a sonoendoscopia, bem como o monitoramento polissonográfico em tempo real.

O procedimento deve ser iniciado com o paciente em posição supina, mas deve-se perguntar ao paciente qual a posição que piora o ronco e iniciar o exame nesta posição. No decorrer do exame, deve-se mudar o paciente para posição lateral.

Durante o exame, pode ser locado o aparelho intraoral para avaliar essa modalidade de terapêutica. É recomendado simular o avanço da mandíbula e a abertura vertical da boca, porém deve-se atentar para não avançar demais na mandíbula.

As drogas mais utilizadas para alcançar a sedação mais próxima do sono fisiológico são o propofol e o midazolam, e alguns autores combinam essas drogas com ketamina e remifentanil. Outra opção para sedação é a dexmedetomidina. A maioria das pesquisas que comparam o sono fisiológico com a sedação foi realizada com o propofol ou midazolam, evidenciando que esses agentes não alteram o IAH de forma significativa. A adição do remifentanil ao propofol pode aumentar a dessaturação dos pacientes. De acordo com a última atualização do DISE European Position Paper, a droga padrão para a sedação, na sonoendoscopia, é o propofol via bomba de infusão, mas, caso a bomba não esteja disponível, pode-se realizar a infusão em *bolus*. A maioria dos pacientes alcança uma sedação adequada com uma concentração de 3,22 µg/mL. Caso o paciente não caia no sono com esta dose, deve-se aumentar gradativamente a dose em 2 µg/mL a cada 2 minutos até que o paciente inicie o ronco e o colapso da via aérea seja observado. Caso a bomba de infusão não esteja disponível, pode ser realizado o uso do propofol em *bolus*, iniciando com uma dose de 30-50 mg e aumentando 10 mg a cada 2 minutos ou 1 mg/kg, aumentando a dose para 20 mg a cada 2 minutos.

Deve-se observar o paciente durante pelo menos dois ciclos (sequência de roncos obstrutivos com presença de dessaturação) ou um minuto, podendo durar mais tempo por causa das manobras necessárias durante o exame. A monitorização do nível de sedação durante o procedimento deve ser realizada com auxílio do BIS ou CSI. O BIS deve estar entre 80 e 60 durante o procedimento para a obtenção de um nível de sedação ideal.

Existem diversas classificações para avaliar os sítios de obstrução da via aérea. A mais aceita é a classificação de VOTE que deve ser pesquisada durante o exame de sonoendoscopia (Fig. 4-10 e Quadro 4-3):

A) No nível da transição da coana para o palato mole (vélum);
B) Na transição do palato mole para a orofaringe;
C) No nível da base da língua na transição da língua com a epiglote.

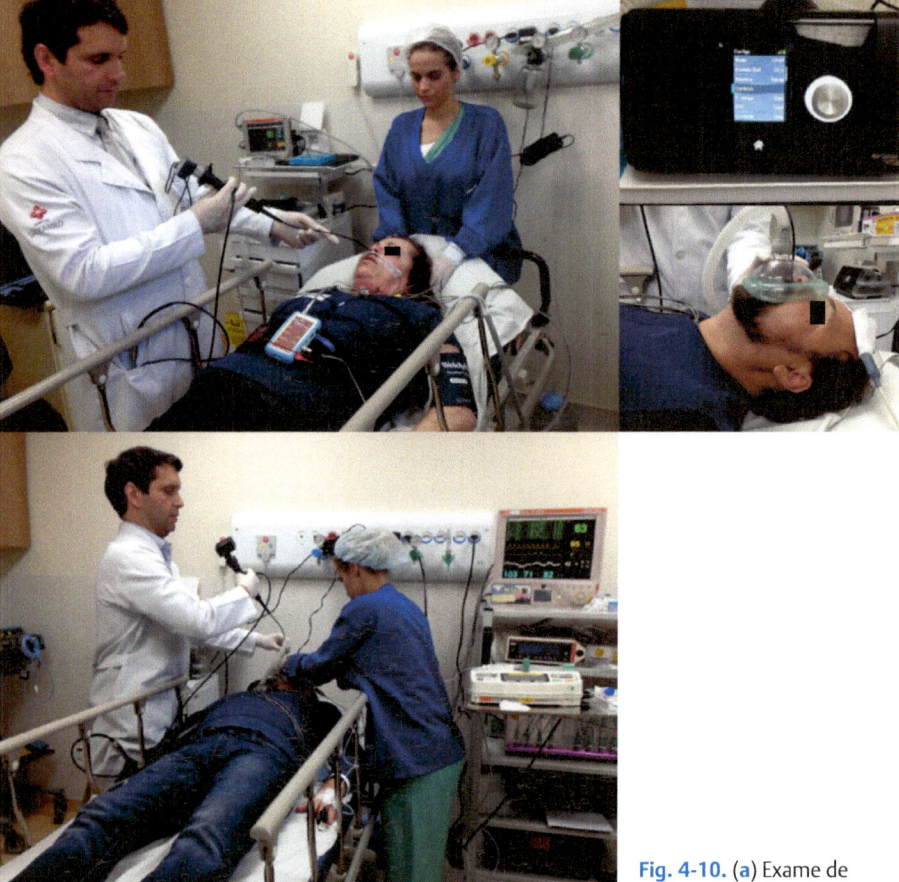

Fig. 4-10. (a) Exame de Sonoendoscopia (fornecido pelo Dr. Arturo Carpes). *(Continua.)*

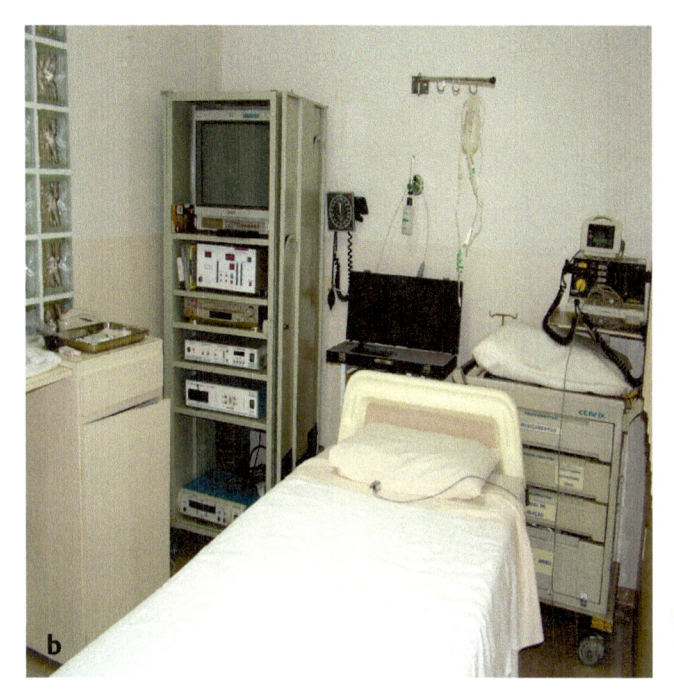

Fig. 4-10. *(Cont.)* (**b**) Disposição da sala para realização da sonoendoscopia.

Quadro 4-3. Classificação VOTE

Nível	Grau de obstrução[a]	Direção		
		Antero Posterior	Lateral	Concêntrico
Véu (palato)				
Orofaringe				
Base da língua				
Epiglote				

[a] 0: sem obstrução, sem vibração, < 50%; 1: obstrução parcial (vibração, 50-75%); 2: obstrução completa (colapso, > 75%); X: não visualizado.

CEFALOMETRIA

O estudo cefalométrico é utilizado para avaliar o estreitamento da via aérea em todos os seus níveis, desde a rinofaringe até a hipofaringe. Sua maior utilização e de maior benefício é o estudo das estruturas ósseas da face, principalmente o crescimento anteroposterior da maxila e da mandíbula. A cefalometria não está necessariamente indicada em todos os pacientes com SAOS, porém, naqueles pacientes cujo exame físico apresenta indícios de desproporção ortognática, ou, ainda, nos pacientes com apneia grave com indicação de cirurgia craniofacial, este exame é necessário (Fig. 4-11).

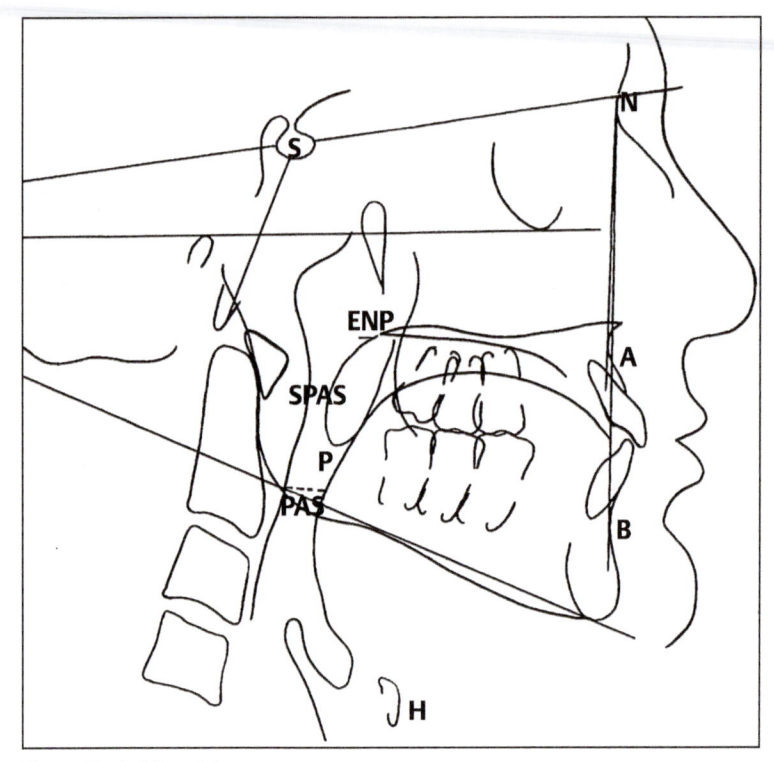

Fig. 4-11. Cefalometria.

Consiste em uma telerradiografia lateral da face e do pescoço, possibilitando tanto a visualização das estruturas esqueléticas, dos tecidos moles da faringe e da face como também a permeabilidade das vias aéras superiores.

EXAMES DE IMAGEM

Nas primeiras investigações usando videoendoscopia, Rojewski *et al.* concluíram que pacientes com AOS tem **anatomia desproporcional,** consistindo de um palato mole alongado, base da língua grande e deficiência mandibular (Abramson). Outros investigadores analisaram cefalogramas laterais, e demonstraram uma diminuição do espaço da via aérea posterior e rebaixamento do hioide para o plano mandibular em pacientes com AOS. Entretanto, essas imagens bidimensionais não refletem com precisão a anatomia da via aérea tridimensional (3D). Mais recentemente, a tomografia computadorizada (TC) 3D tem sido utilizada para caracterizar a anatomia das vias aéreas em pacientes com AOS (Fig. 4-12).

A tomografia computadorizada e principalmente a ressonância magnética permitem uma excelente avaliação nos diversos planos anatômicos (axial, coronal e sagital) do local do eventual sítio de obstrução, permitindo uma melhor abordagem cirúrgica.

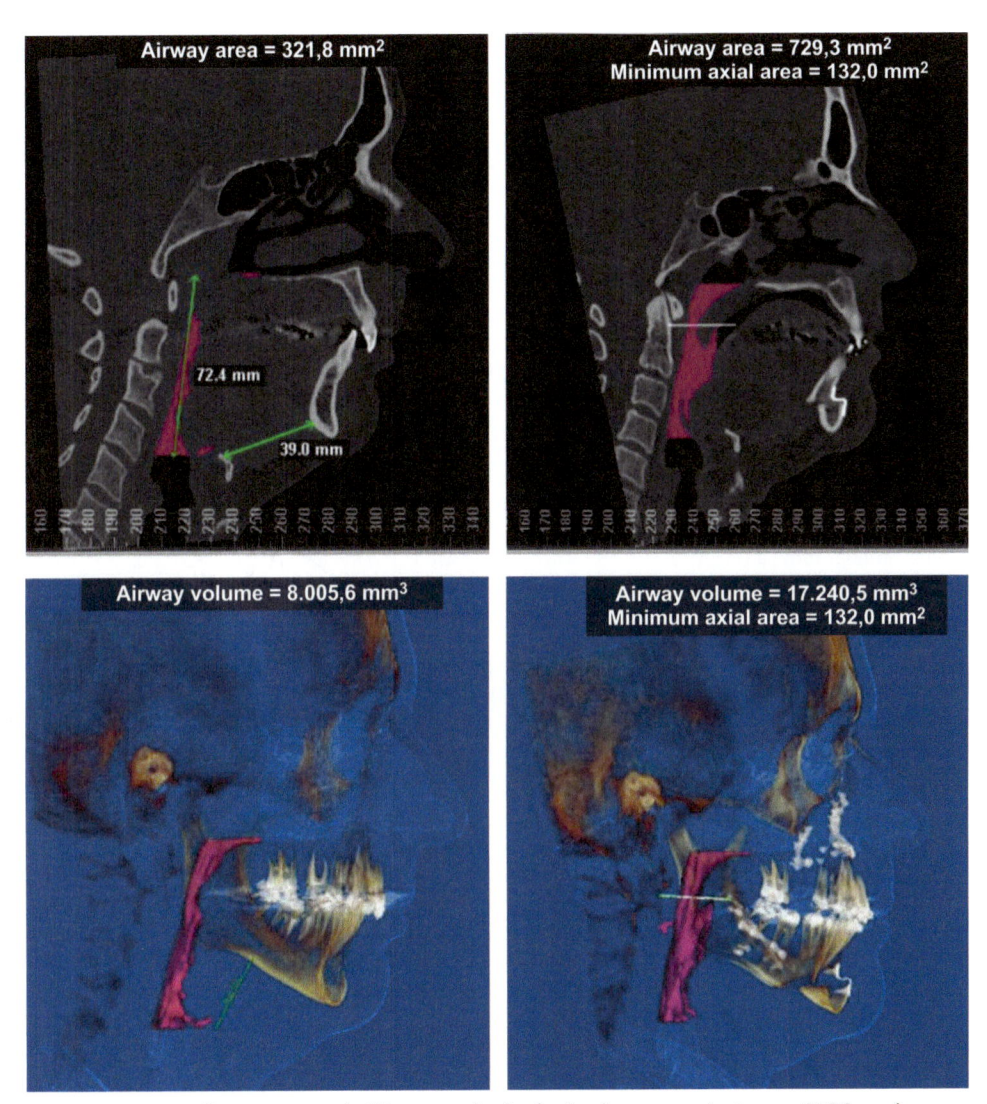

Fig. 4-12. Tomografia com protocolo 3D para avaliação da via aérea em paciente com SAOS – pré e pós-operatório de cirurgia ortognática.

APLICATIVOS

Recentemente, com a introdução dos *smartphones* em nosso dia a dia, surgiram alguns aplicativos para acompanhar e medir o ronco e a noite de sono. Estes aplicativos foram projetados para gravar o ronco, medir os horários, intensidade e duração do ronco, e, até mesmo, permitir a documentação do posicionamento durante o sono. É comum que alguns pacientes venham à consulta com arquivo de áudio ou vídeo que comprove o ronco. Até o momento, existe um número restrito de publicações sobre o assunto. Programadores de *software* desenvolveram uma série de aplicativos que, muitas vezes, tem mínima participação do médico especialista. Uma recente revisão nos aplicativos de ronco demonstrou que esta ferramenta é muito útil e de extrema aplicabilidade na rotina clínica para avaliação e acompanhamento do paciente. O recurso mais importante é a capacidade de exibir graficamente os eventos durante a noite. Em comparação com dados polissonográficos, demonstram excelentes valores preditivos positivos para os aplicativos.

BIBLIOGRAFIA

Abramson Z, Susarla S, August M, et al. Three-dimensional computed tomographic analysis of airway anatomy in patients with obstructive sleep apnea. J Oral Maxillofac Surg 2010;68(2):354-62.

Berry R, Brooks R, Gamaldo C, et al. AASM Scoring Manual Updates for 2017 (Version 2.4). 2019.

Bertolazi AN, Fagondes SC, Hoff LS, et al. Validação da escala de sonolência de Epworth em português para uso no Brasil. Jornal Brasileiro de Pneumologia Brasília 2009 Set;35(9):877-83.

Camacho M, Robertson M, Abdullatif J, et al. Smartphone apps for snoring. 2019.

Chiu HY, Chen PY, Chuang LP, et al. Diagnostic accuracy of the Berlin questionnaire, STOP-BANG, STOP, and Epworth sleepiness scale in detecting obstructive sleep apnea: a bivariate meta-analysis. (Phenotyping the pathophysiology of obstructive sleep apnea using polygraphy/polysomnography: a review of the literature). Sleep Medicine Reviews 2017;36:57-70.

Chung F, Yegneswaran B, Liao P, et al. STOP Questionnaire a tool to screen patients for obstructive sleep apnea. Anesthesiology. The Journal of the American Society of Anesthesiologists 2008;108(5):812-21.

De Vito A, Llatas MC, Ravesloot MJ, et al. European position paper on drug-induced sleep endoscopy: 2017 update. Clinical Otolaryngology 2018;43(6):1541-52.

De Vito A, Llatas MC, Vanni A, et al. European position paper on drug-induced sedation endoscopy (DISE). Sleep and Breathing 2014;18(3):453-65.

Drummond M, Caetano MP, Severo M, et al. Tradução do Questionário de Berlim para língua Portuguesa e sua aplicação na identificação da SAOS numa consulta de patologia respiratória do sono. Revista Portuguesa de Pneumologia 2011;17(2).

Fonseca LBDM, Silveira EA, Lima NM, Rabahi MF. STOP-Bang questionnaire: translation to Portuguese and cross-cultural adaptation for use in Brazil. Jornal Brasileiro de Pneumologia 2016;42(4):266-72.

Friedman M, Ibrahim H, Joseph NJ. Staging of obstructive sleep apnea/hypopnea syndrome: a guide to appropriate treatment. The Laryngoscope 2004;114(3):454-9.

Friedman M, Salapatas AM, Bonzelaar LB. Updated Friedman staging system for obstructive sleep apnea. In sleep-related breathing disorders. Karger Publishers 2017;80:41-8.

Fujita S. Pharyngeal surgery for obstructive sleep apnea and snoring. Snoring and Obstructive Sleep Apnea 1994;77-96.

Johns MW. A new method for measuring daytime sleepiness: the Epworth sleepiness scale. Sleep 1991;14(6):540-5.

Kryger MH, Alon Y, Avidan, Berry R. Atlas clínico de medicina do sono. Elsevier Brasil; 2015.

Ouayoun MC, Chabolle F, De Vito A, et al. International consensus (ICON) on the ENT role in diagnosis of obstructive sleep apnea syndrome. European Annals of Otorhinolaryngology, Head and Neck Diseases. 2018;135(1):S3-S6.

Pinto JA, de Godoy LBM, Ribeiro RC, et al. Accuracy of peripheral arterial tonometry in the diagnosis of obstructive sleep apnea. Brazilian Journal of Otorhinolaryngology 2015;81(5):473-8.

Pinto JA, de Mello Godoy LB, Marquis VWPB, et al. Anthropometric data as predictors of obstructive sleep apnea severity. Brazilian Journal of Otorhinolaryngology 2011;77(4):516-21.

Pinto JA, Ribeiro DK, Cavallini AFDS, et al. Comorbidities associated with obstructive sleep apnea: a retrospective study. International Archives of Otorhinolaryngology 2016;20(2):145-50.

Pinto JA. Ronco e apneia do sono. Rio de Janeiro: Revinter; 2000.

Rahavi-Ezabadi S, Amali A, Sadeghniiat-Haghighi K, Montazeri A. Adaptation of the 10-item functional outcomes of sleep questionnaire to Iranian patients with obstructive sleep apnea. Quality of Life Research 2016;25(2):337-41.

Riley Robert, et al. Cephalometric analyses and flow-volume loops in obstructive sleep apnea patients. 1983;6(4):303-11.

Sateia Michael J. International classification of sleep disorders - third edition: highlights and modifications. Chest. 2014;146(5):1387-94.

INSÔNIA

CAPÍTULO 5

Marcio Luciano de Souza Bezerra
Raimundo Nonato Delgado Rodrigues

INTRODUÇÃO

A proposta deste capítulo não será a de apresentar todo o universo da insônia, mas informar aos leitores informações básicas sobre alguns aspectos desta condição.

As referências históricas da insônia datam de milhares de anos, mas a investigação científica da etiologia e patogênese da insônia se desenvolveu lentamente. Vários fatores podem explicar isso, incluindo a heterogeneidade dos sintomas da insônia, a ausência de um fenótipo definido de forma objetiva e a discrepância entre o autorrelato e as medidas objetivas do sono usando a polissonografia.

O termo insônia pode-se referir a um sintoma, mas também se refere a transtornos, conforme definido em vários sistemas de diagnóstico; portanto, utilizamos dois sistemas de classificação: Classificação Internacional dos Transtornos do Sono 3 (ICSD-3)[1] e o Diagnóstico e Estatístico dos Transtornos Mentais V (DSM-5).[2] Portanto, o DSM-5 define o distúrbio da insônia como experiência subjetiva de dificuldade para iniciar o sono, manter o sono e/ou despertar matinal, por pelo menos três noites por semana durante três meses consecutivos, enquanto há oportunidade adequada para o sono. As queixas também não são adequadamente explicadas por outros problemas mentais ou físicos. O ICSD-3 a define como sendo uma dificuldade persistente para iniciação, duração, consolidação e qualidade de sono, apesar das condições serem adequadas e oportunas, resultando em disfunção diurna.

EPIDEMIOLOGIA

A prevalência de insônia na população em geral varia entre 8 e 40%, dependendo da definição utilizada. Estimativas baseadas na população indicam que cerca de um terço dos adultos relata sintomas de insônia, 9-12% experimentam sintomas diurnos adicionais, 15% estão insatisfeitos com o sono e aproximadamente 6-10% satisfazem os critérios diagnósticos para uma síndrome de insônia.[3]

A insônia é um problema de saúde muito comum que afeta entre 6 e 33% da população, embora dependa dos critérios de classificações.[4]

Estudos que avaliaram a incidência anual da insônia encontraram taxas de 3 a 5% ao ano.[5] Alguns estudos sugeriram que as mulheres com sintomas de insônia têm uma probabilidade 2 vezes maior de procurar ajuda de profissionais de saúde do que os homens com sintomas de insônia. Esta diferença de sexo nos comportamentos de busca de ajuda pode ser devida à gravidade dos sintomas e/ou comorbidade mental.[6]

CONSEQUÊNCIAS

A insônia é um importante problema de saúde pública, pois está associada a reduzido desempenho ocupacional, aumento do absenteísmo no trabalho, maiores custos com a saúde e pior qualidade de vida.[7] Juntamente com as queixas subjetivas de falta de sono, a maioria dos pacientes com insônia também relata prejuízos significativos no funcionamento diurno, envolvendo fadiga e dificuldades com atenção e concentração, memória e realização de tarefas. Vários estudos também demonstraram a existência de correlatos da insônia de curta duração, com outras condições clínicas, como depressão e risco cardiovascular. No entanto, existe o fenótipo da insônia com sono curto que está associado a hipertensão, depressão, diabetes, prejuízo no desempenho das atividades comportamentais e maior risco de mortalidade.[8]

ETIOLOGIA

Indivíduos que têm dificuldade em lidar com uma situação estressante ou aqueles que relatam ser pacientes leves habituais têm uma propensão elevada para desenvolver insônia crônica. Há uma alta taxa de associação entre insônia e transtornos psiquiátricos, como depressão, ansiedade e transtorno de estresse pós-traumático. Problemas médicos comórbidos, como síndrome das pernas inquietas, dor crônica, doença do refluxo gastroesofágico (DRGE), problemas respiratórios e imobilidade, estão associados ao risco de insônia crônica. Questões de desenvolvimento durante a infância, como, por exemplo, ansiedade de separação, podem predispor uma criança a desenvolver problemas de sono. Pessoas com certos traços de personalidade, como perfeccionismo, ambição, neuroticismo, baixa extroversão e suscetibilidade à depressão e à preocupação, têm maior probabilidade de desenvolver insônia ao longo do tempo. A insônia também é mais comumente vista em indivíduos com estresse psicossocial, como a interrupção da vida familiar, o divórcio, a morte de um cônjuge e abuso de álcool ou substâncias.

FISIOPATOLOGIA

Os fatores genéticos responsáveis pela privação do sono foram isolados de **moscas drosófilas** (*ins-l flies*), que tinham características semelhantes à insônia humana. Os genes associados à insônia são Apolipoproteína (Apo) E4, PER3 4/4, HLA-DQB1*0602, GENE CLOCK HOMOZIGOTOo 3111C/C CLOCK e o alelo curto (s-) do 5-HTTLPR.

Os fatores moleculares responsáveis pela regulação do sono-vigília incluem os produtos químicos que promovem o despertar, como a orexina, catecolamina e histamina, e substâncias químicas promotoras do sono, como GABA, serotonina, adenosina, melatonina e prostaglandina D2. O aumento da emissão neuronal mediada pela orexina na área promotora da vigília e a inibição da área promotora do sono (núcleo pré-óptico ventrolateral e núcleo pré-óptico mediano) é um dos possíveis mecanismos que contribuem para a insônia (modelo de troca de sono).[9]

AVALIAÇÃO
Trabalho de Laboratório

O teste laboratorial pode fornecer dados de apoio para avaliar as condições médicas subjacentes que podem estar associadas à insônia. O trabalho inicial de laboratório deve incluir testes de função da tireoide, hemoglobina glicosilada, hemograma completo, estudos de ferro sérico, testes de função hepática e testes de função renal.

Questionários

Questionários de autoavaliação e escalas de avaliação são úteis para documentar os distúrbios do sono e a qualidade do sono. Os mais utilizados são a Escala de Sonolência de Epworth (de 0 a 24, com uma pontuação de mais de 10 indicando sonolência diurna) e o Índice de Qualidade do Sono de Pittsburgh (escore de sono inferior a 5).[10,11]

Registros do Sono/Diário

Registros/diários do sono são formas confiáveis e econômicas de avaliar o ciclo vigília-sono em um indivíduo. Os registros do sono são mantidos por 2 a 4 semanas e também incluem documentação sobre consumo de álcool e cafeína, atividades na hora de dormir e cochilos diurnos. Os registros do sono são usados para determinar o tempo total de sono (TST), a vigília após o início do sono (WASO), a eficiência do sono (SE) e os distúrbios do ritmo circadiano. A única grande limitação associada ao registro do sono é a confiabilidade e a validade de sua documentação.[12]

Actigrafia

O actígrafo de pulso é um dispositivo não invasivo usado para registrar a atividade motora grossa durante o dia e o sono. Os vários parâmetros do sono avaliados por actigrafia são duração total do sono, vigília após o início do sono (WASO), latência do sono e cochilos diurnos. Uma das limitações associadas a esse dispositivo é que ele não pode acessar os movimentos periódicos dos membros (PLM) ou o padrão respiratório anormal na insônia, caso em que a polissonografia é indicada para avaliar os outros distúrbios do sono associados à insônia.[13]

Polissonografia

A polissonografia (PSG) é o método diagnóstico da medicina do sono para avaliação e diagnóstico, que pode ser realizado por meio de diferentes abordagens e tipos de estudo.

Sobre as abordagens tem-se:

A) PSG assistida, padrão ouro;
B) PSG assitida utilizando avaliação cardiorrespiratória;
C) PSG não assistida em que se utiliza aparelhos portáteis com registro de múltiplas variáveis;
D) PSG não assitida em que se utiliza aparelhos portáteis para moniorização cardiorrespiratória.

Sobre os tipos de estudos tem-se:

A) PSG de noite inteira;
B) PSG com regulação da pressão do aparelho de pressão contínua nas vias aéreas (CPAP);
C) O *split-night* que é a combinação da avaliação diagnóstica e regulação do CPAP numa mesma noite, para evitar a retestagem em pacientes com quadro clínico grave.

O padrão mínimo exigido para o registro assitido consiste na monitorização dos parâmetros neurofisiológicos: EEG, EOG, EMG submentoniano e eletromiograma do músculo tibial anterior, e dos parâmetros cardiorrespiratórios (fluxo aéreo, esforço respiratório, eletrocardiograma e oximetria).

No padrão mínimo utilizado para estagiamento do sono, faz-se necessária a utilização do EEG, EOG e EMG da região submentoniana.

O EEG utliza um total de 4 derivações (C_3-A_2, C_4-A_1, F_z-A_1, O_1-A_1) para a caracterização dos grafoelementos cerebrais constituintes do sono. Os eletrodos são colocados conforme o sistema internacional 10-20 de colocação dos eletrodos.

O EMG é necessário para o registro dos movimentos oculares rápidos dos olhos, para a caracterização do sono REM e para o registro dos movimentos oculares rotatórios durante a transição do sono para vigília, para auxiliar no estagiamento da fase 1 do sono não REM. Utilizam-se dois eletrodos de superfície, sendo um colocado a 1 cm lateralmente e 1 cm acima de um canto externo de um olho, e o outro eletrodo é colocado 1 cm lateralmente e a 1 cm abaixo do outro olho.

O EMG submentoniano é um parâmetro utilizado para estagiamento do sono REM, em que são colocados de 2 a 3 eletrodos de superfície na região submentoniana.

O EMG do músculo tibial anterior é realizado com rotina para o diagnóstico do movimento periódico dos membros durante o sono.

Todos os pacientes foram para a cama em seus horários habituais e tiveram um mínimo de 7 horas de PSG, e, no serviço em que foram realizados os exames, o aparelho é o digital Braintech da marca EMSA.

A monitorização respiratória durante a PSG faz-se pela combinação do registro do fluxo de ar e pelo esforço respiratório. O fluxo de ar pode ser avaliado diretamente (pneumotacógrafo) ou pela variação da resistência de um semicondutor entre o ar expirado e o ar ambiente (termistor). O esforço respiratório é recomendável a utilização da monitorização do esforço torácico e abdominal, pois o fluxo ventilatório depende do movimento do fole ventilatório. Para isso, utilizamos as cintas torácicas e abdominais para avaliações das alterações do volume ventilatório.

A oximetria permite a avaliação contínua não invasiva da saturação de oxigênio no sangue arterial por transmissão de luz. Os sensores são colocados no dedo da mão ou na orelha.

O eletrocardiograma verifica alterações na frequência e no ritmo cardíaco. Utilizam-se eletrodos de superfície no tórax na derivação D2.

Avalia-se a monitorização do ronco por meio de microfones colocados na região cervical anterior.

TRATAMENTO/MANEJO
Terapêutica Não Farmacológica
Terapia Cognitiva Comportamental para Insônia (TCCi)
A terapia cognitiva comportamental é uma excelente opção terapêutica no manejo da insônia. A TCCi efetiva pode mostrar melhora significativa na latência do início do sono (SOL), na vigília após o início do sono (WASO) e no tempo total de sono (TTS). Estudos demonstraram que a TCCi é superior à farmacoterapia no tratamento da insônia. Normalmente é oferecida em 6 sessões durante 6 a 8 semanas por enfermeiro de cuidados de saúde, terapeuta do sono, assistente de médico ou mesmo assistente social. As sessões incluem educação do sono, técnicas de relaxamento, terapia de restrição do sono, terapia de controle de estímulo, terapia cognitiva e comportamental. A TCCi pode ser oferecida mesmo em sessões de grupo em que pessoas com queixas semelhantes são agrupadas. Ela também pode ser fornecida por meio da *telehealth* (videoconferência) ou versões baseadas na internet que são benéficas para aqueles que estão hesitantes em visitar um terapeuta pessoalmente. SHUTi é um programa de TCCi baseado na internet, *on-line*, comprovado pela insônia. *Sleep Ninja* é um aplicativo para *smartphone*, que oferece TCCi pelo telefone.[9] No entanto, a principal limitação dessas versões baseadas na *web* é que é necessário muito

autoencorajamento para acompanhar toda a duração dos programas regularmente. Outra limitação do programa de TCCi é a falta de terapeutas eficientes para administrar a terapia de forma eficaz, juntamente com um apoio financeiro limitado, que restringe ainda mais os pacientes dos benefícios do programa.[14]

Dentre os diversos recursos à disposição do profissional de TCCi podemos mencionar:

A) *Técnicas de higiene do sono*: a higiene do sono inclui educar os pacientes sobre modificações no estilo de vida, como limitar os cochilos diurnos, evitar o jantar noturno ou a ingestão noturna de álcool, cafeína ou fumo. Também envolve encorajá-los a adotar uma dieta saudável, regime de exercícios e manter horários regulares de sono e vigília. O índice de higiene do sono e as escalas de consciência e prática de higiene do sono podem ser usados para avaliar a higiene do sono. No entanto, a higiene do sono sozinha é ineficaz no manejo dos pacientes com insônia crônica e deve ser usada com outros aspectos da terapia comportamental cognitiva;
B) *Técnica de restrição de tempo no leito*: essa terapia depende da limitação do número de horas de sono, com a ideia de que um tempo de sono reduzido pode melhorar o impulso do sono e resultar em um sono consolidado. Esta terapia pode aumentar as chances de sonolência diurna em decorrência da perda de sono associada à terapia. Com base nos resultados, o total de sono noturno pode ser gradualmente estendido mais tarde;
C) *Técnicas de controle de estímulos*: o paciente deve ser aconselhado a restringir os comportamentos mal-adaptativos, como comer ou ler na cama, o uso noturno de dispositivos digitais na cama, e ir dormir só quando estiver com muito sono;
D) *Técnicas de relaxamento*: a prática regular de exercícios respiratórios, meditação ou ioga pode ajudar a melhorar o padrão de sono e reduzir a ansiedade e o estresse subjacentes.

Terapêutica Farmacológica
Drogas que Atuam nos Receptores GABA-A

Os agonistas dos receptores das benzodiazepinas (BZD) e das não benzodiazepinas (BzRA ou não BZD) atuam ambos nos locais do receptor de GABA, exercendo assim efeitos sedativos, ansiolíticos, relaxantes musculares e hipnóticos. Uma diferença significativa entre os dois grupos é a afinidade do receptor em relação aos diferentes subtipos da subunidade alfa do GABA. Embora todos os BZD tenham afinidade semelhante com vários subtipos de subunidades alfa, o BzRA tem afinidade variável com diferentes subtipos de subunidades alfa. Por exemplo, zolpidem, zopiclona e zaleplon têm maior afinidade com a subunidade alfa-1 e menor afinidade com a subunidade alfa-2 e alfa-3; enquanto que, o eszopiclone tem maior afinidade com a subunidade alfa-2 e alfa-3 do receptor GABA. Os efeitos adversos associados ao BZD, como o rápido desenvolvimento de tolerância, o risco de abuso ou dependência, a ocorrência de insônia rebote após a suspensão da droga e comprometimento cognitivo, limitam ainda mais o uso de BZD sobre BzRA.

O agonista do receptor benzodiazepínico (não BZD ou BzD) tornou-se disponível nos Estados Unidos em 1992 e, desde então, tem sido usado para o controle da insônia. Os agonistas do receptor de benzodiazepina são rapidamente absorvidos, sendo relativamente de curta duração (em comparação com os benzodiazepínicos), e têm perfis de efeitos colaterais relativamente melhores. Eles são eficazes no tratamento da insônia do início do sono, na insônia da manutenção do sono ou em ambos.[15,16]

O zolpidem liga-se seletivamente ao subtipo alfa-1 do receptor GABA-A. Tem uma meia-vida curta de 2,2 horas e está disponível em formulação de liberação imediata de doses de 5 e 10 mg, que são eficazes para o tratamento de insônia de curta duração. A forma de liberação controlada (CR) está disponível na dosagem de 6,25 mg e 12,5 mg para início do sono e insônia de manutenção do sono. Uma forma sublingual (doses de 3,5 mg em homens e 1,75 mg em mulheres) está disponível para o tratamento de despertares no meio da noite (MOTN) e dificuldade em retornar ao sono, e deve ser usada se houver um mínimo de mais 4 horas de tempo de sono pretendido. Os efeitos adversos associados ao zolpidem são dores de cabeça, quedas, sonolência e amnésia anterógrada.

O eszopiclone ajuda a melhorar a eficiência do sono, o funcionamento diurno e a redução da latência do sono com a vigília após o início do sono. É utilizado para o tratamento da insônia do início do sono (2 mg) e da insônia para manutenção do sono (3 mg). Atua no subtipo de receptores alfa-2 e alfa-3 dos receptores GABA-A, exercendo, assim, o efeito ansiolítico e antidepressivo respectivamente e, portanto, é eficaz no controle da insônia com depressão comórbida ou transtorno de ansiedade generalizada. Efeitos adversos comuns associados à eszopiclona são gosto metálico desagradável, dor de cabeça, tontura e sonolência.

Drogas Agindo sobre Receptores de Melatonina

A melatonina é um hormônio natural produzido pela glândula pineal. O sistema circadiano no hipotálamo e o núcleo supraquiasmático regula os níveis desse hormônio durante o dia e a noite. Melatonina está disponível ao balcão e é aprovada pela Food and Drug Administration (FDA) para o tratamento da insônia, especialmente em adultos mais velhos. A dose de 2 a 8 mg é eficaz no tratamento dos distúrbios do sono-vigília do ritmo circadiano. No entanto, a comida pode atrasar a absorção de melatonina, e um intervalo deve ser mantido entre a última refeição do dia e a ingestão de melatonina.

Ramelteon diminui a latência do sono, atuando nos receptores de melatonina MT1 e MT2 no núcleo supraquiasmático com maior afinidade que a própria melatonina. Uma dose de 8 mg é recomendada pela FDA para o tratamento da insônia do início do sono. Ele exerce efeitos adversos mínimos, incluindo sonolência, fadiga e tontura.

Drogas que Atuam como Antagonista do Receptor de Orexina

O suvorexante é um antagonista duplo do receptor de orexina (receptor OX1 e OX2) que neutraliza o despertar noturno mediado pela orexina/hipocretina. É eficaz em doses de 5, 10, 15 e 20 mg para o manejo do início do sono e insônia de manutenção do sono. Uma dose de 15 e 20 mg mostrou melhora no tempo total de sono e uma redução na latência do início do sono. No entanto, a FDA não recomenda uma dose maior de 30 ou 40 mg de suvorexant em razão de preocupações de segurança, como um aumento do risco de dificuldade de dirigir no dia seguinte, aumento de sonolência diurna e sintomas semelhantes à narcolepsia (alucinações hipnogógicas e hipnopômpicas, cataplexia e sonhos vívidos). Além disso, suvorexant é contraindicado.

Antidepressivos Sedativos

Alguns antidepressivos com poder sedativo, como a amitriptilina, trazodona, doxepina, mirtazapina e agomelatina, são utilizados no tratamento de insônia, sobretudo se associada à depressão. Tais substâncias apresentam mais frequentemente ação em receptores histaminérgicos, serotoninérgicos e alfa 1 adrenérgicos.

As dosagens utilizadas quando prescritos no tratamento da insônia, porém, costumam ser inferiores às recomendadas para o tratamento da depressão, particularmente para a amitriptilina, trazodona e doxepina. Em geral, provocam redução na latência do sono e dos despertares noturnos. Não são, todavia, a primeira escolha no tratamento da insônia.

Há de se ter atenção a efeitos adversos, sobretudo com os colinérgicos, tais como sedação diurna e ganho de peso, mormente quando for usada amitriptilina.

A agomelatina, por outro lado, é um antidepressivo que também apresenta função agonista melatoninérgica, favorecendo, dessa maneira, a sincronização do ritmo vigília-sono e a melhora da qualidade do sono em deprimidos com insônia.[17,18] A experiência prática com esta substância, no entanto, ainda está a dever em termos de eficácia.

REFERÊNCIAS BIBLIOGRÁFICAS

1. International classification of sleep disorders. 3rd ed. American Academy of Sleep medicine ICSD-3.
2. American Psychiatry Association Diagnostic and Statistical Manual of Mental Disorders. 5th ed. Washington, DC: American Psychiatry Association; 2013.
3. Sleep disorders medicine: basic science, technical considerations, and clinical aspects/[edited by] Sudhansu Chokroverty. 3rd ed.
4. Morin CM, LeBlanc M, Daley M, et al. Epidemiology of insomnia: prevalence, self-help treatments, consultations, and determinants of help-seeking behaviors. Sleep Med 2006;7:123-30.
5. Breslau N, Roth T, Rosenthal L, et al. Sleep disturbance and psychiatric disorders: a longitudinal epidemiological study of young adults. Biol Psychiatry 1996;39(6):411-8.
6. Suh S, Cho N, Zhang J. Sex Differences in Insomnia: from Epidemiology and Etiology to Intervention. Curr Psychiatry Rep. 2018 Aug 9;20(9):69.
7. National Institutes of Health. NIH state of the science statement on manifestations and management of chronic insomnia in adults. J Clin Sleep Med 2005;1:412-21.
8. Kryger M, Roth T, Dement W. Principles and Practice of Sleep Medicine. 6th ed. Philadelphia: Elsevier; 2017.
9. Kaur H, Bollu PC. StatPearls [Internet]. Treasure Island (FL): Stat Pearls Publishing; 2018 Aug 31.
10. Levenson JC, Kay DB, Buysse DJ. The pathophysiology of insomnia. Chest 2015 Apr;147(4):1179-92.
11. Johns MW. Sleepiness in different situations measured by the Epworth Sleepiness Scale. Sleep 1994 Dec;17(8):703-10.
12. Buysse DJ, Reynolds CF, Monk TH, et al. Quantification of subjective sleep quality in healthy elderly men and women using the Pittsburgh Sleep Quality Index (PSQI). Sleep 1991 Aug;14(4):331-8.
13. Carney CE, Buysse DJ, Ancoli-Israel S, et al. The consensus sleep diary: standardizing prospective sleep self-monitoring. Sleep 2012 Feb 1;35(2):287-302.
14. Vallières A, Morin CM. Actigraphy in the assessment of insomnia. Sleep 2003 Nov 1;26(7):902-6.
15. Morin CM, Vallières A, et al. Cognitive behavioral therapy, singly and combined with medication, for persistent insomnia: a randomized controlled trial. JAMA 2009 May 20;301(19):2005-15.
16. Pottie K, Thompson W, Davies S, et al. Deprescribing benzodiazepine receptor agonists: Evidence-based clinical practice guideline. Can Fam Physician 2018 May;64(5):339-51.
17. Becker PM, Somiah M. Non-benzodiazepine receptor agonists for insomnia. Sleep Med Clin 2015 Mar;10(1):57-76.
18. Bacellar A, Ribeiro Pinto L. III Consenso Brasileiro de Insônia. Omnifarma-SP 2013;93-9.

SONOLÊNCIA DIURNA EXCESSIVA: CAUSAS E DIAGNÓSTICO DIFERENCIAL

Renato Heller

INTRODUÇÃO

A sonolência diurna é definida como excessiva (SDE) quando causa uma queixa subjetiva ou interfere no seu cotidiano.[1] A Classificação Internacional de Distúrbios do Sono, 3ª edição (ICSD3)[2] define a SDE[3] como a incapacidade de manter a vigília e atenção durante a maior parte do dia com o surgimento do sono de forma não intencional, ou em situações impróprias, por pelo menos três meses.[4]

Ballu PC et al[5] caracterizam a hipersonia como um estado de excessiva sonolência que pode resultar num prejuízo funcional, comprometendo a sua *performance*.

Um sintoma frequentemente associado à SDE é a fadiga que se refere a subjetiva falta de energia do ponto de vista físico ou mental. Pode-se apresentar como uma dificuldade de iniciar ou manter uma atividade ou diminuição da concentração, memória e equilíbrio emocional.[6-10]

Chokroverty[11] inclui entre as manifestações cardinais de hipersonolência:

- Sonolência diurna excessiva;
- Adormecer em lugares e situações impróprias;
- Fadiga diurna, incapacidade de concentração;
- Ausência de alívio após o sono noturno;
- Comprometimento cognitivo e motor;

A **SDE é um sintoma e não constitui um diagnóstico específico,** podendo apresentar-se, segundo a Academia Americana de Medicina do Sono, na forma leve (p. ex., vendo TV), moderada (p. ex., em uma conferência) ou severa (p. ex., dirigindo).[12]

A SDE é frequentemente associada a doenças respiratórias, privação do sono, doenças do ritmo circadiano e outras causas de distúrbios noturnos do sono. Entretanto, apenas quando estas condições ou causas forem excluídas, o diagnóstico de doenças causadas por hipersonolência central poderão ser consideradas (Quadro 6-1).[13-17]

Quadro 6-1. Doenças Médicas e Doenças Psiquiátricas que Podem Causar Queixas de Sonolência Diurna Excessiva[16,17]

- Insuficiência cardíaca congestiva
- Asma brônquica
- Cifoescoliose (doenças neuromusculares, espondilite, síndrome de Marfan)
- Anormalidades endócrinas (aumento de GH, hipotireoidismo, *diabetes mellitus*)
- Insuficiência renal crônica
- Tumores cerebrais
- Acidente vascular cerebral
- Traumatismo cranioencefálico
- Epilepsia
- Telangiectasia hemorrágica hereditária
- Doenças infecciosas (HIV, doença de Lyme, tripanossomíases)
- Encefalopatias
- Fibromialgias
- Síndrome da fadiga crônica
- Esquizofrenia
- Doenças do humor (depressão)
- Doenças conversivas
- Doenças facticiosas
- Doenças somáticas
- Doenças genéticas

EPIDEMIOLOGIA

Aproximadamente 65% da população mundial têm algum tipo de distúrbio do sono, algumas noites, todos os meses. Em outro estudo realizado pela National Sleep Foundation em 2008, entre 1.000 pessoas, 14% apresentaram SDE ao menos em alguns dias.

AVALIAÇÃO CLÍNICA

A avaliação clínica é primordial. A maioria das causas podem ser identificadas:[18-20]

- Anamnese e história:
  - Higiene do sono, estilo de vida;
  - Diário do sono;
  - Companheiro de quarto.
- Exame físico:
  - Nariz, faringe, região cervical;
  - Obesidade.
- Escala de sonolência de Epworth.[21]
- Investigação:
  - Polissonografia;
  - Teste de latência múltipla do sono;
  - Teste de manutenção da vigília.
- Outras investigações:
  - Pesquisa de DQB1*0602;
  - Nível de hipocretina no liquor.

A identificação do problema e a compreensão da etiologia subjacente é a chave para o tratamento no momento adequado e para a obtenção dos melhores resultados.[22]

Devida à alta prevalência de algumas doenças, mais de uma delas podem estar presentes em um paciente com SDE.

O exame físico no paciente com SDE é inespecífico, mas pode ajudar quando da presença de alterações referentes a doenças subjacentes e ou comorbidades.[23]

O teste de sonolência de Epworth pode ser útil como ferramenta de diagnóstico da sonolência do paciente por meio de um questionário com oito situações de sono, onde escores maiores de 10 são compatíveis com SDE.

TESTES ADICIONAIS
Polissonografia
A polissonografia é recomendada na avaliação de SDE quando houver suspeita de apneia obstrutiva do sono, doenças respiratórias do sono, movimentos periódicos dos membros inferiores, narcolepsia, outras hipersonias centrais e epilepsia.[24]

Teste de Latência Múltipla do Sono
O teste de latência múltipla do sono é indicado quando ocorre a suspeição clínica de narcolepsia. Este teste não é rotineiramente indicado.[25]

Teste de Manutenção da Vigília
O teste de manutenção da vigília mede a capacidade do paciente em manter-se alerta e acordado. É mais utilizado para avaliação da resposta ao tratamento da SDE.[26]

QUESTIONÁRIO SOBRE A SONOLÊNCIA DIURNA EXCESSIVA
1. A sonolência ocorre somente quando o paciente está sedentário ou quando está ativo?
2. A sonolência ocorre durante situações que comprometem o paciente?
3. O que ocorre durante a noite e na manhã seguinte?
4. Como se manifesta a relação sono-vigília?
   A) Atraso de fase?
   B) Avanço de fase?
5. Perguntar sobre fatores associados.
6. Determinar efetivamente sonolência ou fadiga.

CAUSAS
As causas são numerosas e múltiplos fatores podem contribuir em um mesmo paciente. Entre as causas mais comuns de SDE devemos citar a privação do sono ou sono insuficiente, uso de medicamentos, comorbidades médicas e doenças psiquiátricas.[27]

Privação do Sono ou Sono Insuficiente
É uma entidade caracterizada por SDE que resulta da privação do sono. Apesar de a prevalência ser desconhecida, a experiência clínica mostra a alta frequência entre adolescentes e adultos jovens, principalmente pelo estilo de vida. Pacientes com sono insuficiente queixam-se de SDE, sestas involuntárias, *blackouts* e prejuízos cognitivos. A privação do sono ou sono insuficiente constitui-se no principal diagnóstico diferencial de todas as doenças com hipersonia.[28,29]

Síndrome da Apneia Obstrutiva do Sono e Outros Sintomas além da SDE[16,30-32]
- Diurnos:
  - Esquecimento;
  - Alterações de comportamento;
  - Diminuição da libido, impotência;
  - Cefaleia matinal;
  - Amnésia retrógrada.

- Noturnos:
  - Ronco alto;
  - Microdespertares;
  - Apneia testemunhada;
  - Atividades motoras anormais;
  - Refluxo gastroesofágico;
  - Noctúria (enurese em crianças);
  - Insônia em alguns pacientes;
  - Sudorese noturna excessiva.

Os achados físicos nos pacientes com síndrome da apneia obstrutiva do sono podem incluir obesidade (70%), aumento da massa corporal e aumento da circunferência cervical.[33]

Convém lembrar que alguns pacientes podem apresentar úvula alargada e edemaciada, alterações do palato, aumento de volume de amígdalas e adenoides, retrognatia, micronagtia, policitemia, hipertensão arterial sistêmica, arritmias cardíacas e insuficiência cardíaca.

Narcolepsia

A apresentação clínica é bastante variável, mas, em geral, estão presentes:

- Sonolência diurna excessiva;
- Cataplexia;
- Paralisia do sono;
- Alucinações hipnagógicas e hipnopômpicas;
- Sono noturno alterado (diminuição da latência do sono)[16]

O pico de incidência é entre os 10 e 25 anos e a sonolência diurna é o primeiro sintoma a aparecer, sendo a cataplexia manifestada em torno de um ano após o primeiro episódio. Na narcolepsia, estão presentes alterações do sono REM e períodos de SOREMP (**Sono REM Precoce**). Os ataques de sonolência manifestam-se de forma irresistível e incontroláveis.[34]

Aproximadamente 25% dos pacientes com narcolepsia tem apneia obstrutiva do sono e 5 a 30% dos pacientes narcolépticos tem depressão.

A narcolepsia pode existir em diferentes formas, com ou sem cataplexia, ou como consequência de outra patologia (narcolepsia secundária). Ela pode ser dividida em narcolepsia tipo 1 (NT1) (com cataplexia) ou narcolepsia tipo 2 (NT2) (sem cataplexia).[35,36]

A cataplexia é um breve momento de redução do tônus muscular precipitada por fatores desencadeantes de origem emocional. A mesma pode não estar presente em todos os pacientes com narcolepsia tipo 1 e está intimamente ligada a baixos níveis de hipocretina no liquor. A narcolepsia com cataplexia está estritamente associada com HLA subtipos DR 2/DR B1*1501 e HLA DO B1*0602, o que sugere uma relação de autoimunidade. É importante identificar que se o teste de HLA for negativo, os níveis de hipocretina no liquor serão normais.[37]

A narcolepsia tipo 1 caracteriza-se por apresentar deficiência hipotalâmica de hipocretina. O diagnóstico diferencial da narcolepsia tipo 1 (NT1) inclui todas as doenças com SDE (narcolepsia tipo 2, hipersonia idiopática, síndrome de Klein-Levin, hipersonia relacionada a causas médicas, desordens psiquiátricas, uso de substâncias e sono insuficiente).

Ataques de queda, surtos epilépticos, episódios psicogênicos e ataques isquêmicos transitórios podem ser indevidamente diagnosticados como cataplexia.

Convém ressaltar que pacientes com privação de sono, trabalhadores de turno ou com hipersonias secundárias podem apresentar resultados no teste de latência múltipla do sono compatíveis com o diagnóstico de narcolepsia.

A presença de HLA tem uso limitado no diagnóstico da NT1, considerando que 85 a 95% dos pacientes carregam geneticamente o HLA DQ B1*0602. Entretanto, considerando que 98% dos pacientes com baixo nível de hipocretina são de DQ B1*0602 positivo, a presença pode ser importante no diagnóstico elucidativo.[38]

Critérios Diagnósticos de Narcolepsia com Cataplexia (ICSD-3)[39-43]

- Paciente refere queixa de SDE ocorrendo quase que diariamente por pelo menos três meses;
- Presença de cataplexia;
- Diagnóstico confirmado pela polissonografia e teste de latência múltipla do sono, sendo este exame caracterizado no narcoléptico por apresentar latência do sono menor do que 8 minutos e 2 ou mais SOREMP;
- Diminuição do nível hipocretina no liquor menor ou igual a 110 pg/mL ou 1/3 do valor normal.

Causa de Narcolepsias Secundárias

- Lesões que afetam o hipotálamo;
- Traumatismo cranioencefálico;
- Esclerose múltipla;
- Distrofia miotônica;
- Doença de Parkinson;
- Síndrome de Prader-Willi;
- Encefalite paraneoplásica;
- Doença de Neimann-Pick tipo C;
- Sarcoidose;
- Síndrome de Coffin-Lowry.

Deve ser feito o diagnóstico diferencial com a síndrome da apneia obstrutiva do sono, retirada medicamentosa abrupta, alcoolismo e privação de sono REM.

Hipersonia Idiopática (HI)

Entre as doenças que apresentam SDE é importante destacar a síndrome idiopática do sistema nervoso central. O quadro clínico caracteriza-se por apresentar os seguintes sinais e sintomas:[44,45]

- SDE (12 a 15% dos pacientes);
- Sestas longas não repousantes, com pequenos intervalos acordado. O sono é mais consistente e menos irresistível do que na narcolepsia;
- Paciente tem sono normal sem apneia;
- Não ocorrem ataques de sonolência;
- Despertar problemático, torpor matinal;
- Sono prolongado (mais de 10 horas, sono não reparador);
- Ocorre entre os 15 e 30 anos.

A polissonografia não apresenta distúrbio respiratório do sono. O teste de latência múltipla do sono apresenta hipersonolência com redução da latência para o início do sono (menor do que 8 minutos). Encontramos menos de 2 SOREMP.[46]

A HI diferencia-se da narcolepsia pela sua baixa resposta aos estimulantes (anfetaminas, metilfenidato). A narcolepsia sem cataplexia não é muito diferente da hipersonia idiopática sem tempo longo de sono (outra variedade), exceto pela presença de 2 ou mais SOREMP no teste de latência múltipla do sono.[47]

É fundamental observar que na HI o nível de hipocretina no liquor quase sempre é normal.[17]

Doença de Klein-Levin

Entre as doenças intermitentes que podem causar sonolência excessiva, devemos mencionar a doença de Klein-Levin, cujos sinais e sintomas são:[48]

- Ataques recorrentes de sonolência com breves intervalos entre os períodos de sono e vigília, e os ataques podem ter duração de 15 a 21 horas;
- Alterações do convívio social, com manifestações de apatia e irritabilidade;
- Ingestão de alimentos de forma compulsiva e com voracidade;
- Modificações do comportamento sexual;
- Predomínio do sexo masculino (78% casos) com maior incidência em torno dos 15 anos;
- Primeiro ataque é desencadeado por infecção em cerca de 72% dos casos;
- O diagnóstico diferencial deve ser feito com doença neoplásica e inflamatória do diencéfalo.

Hipersonia Decorrente de Medicação ou Substâncias Ilícitas

Pacientes com este distúrbio têm excessivo sono noturno, SDE ou aumento do tempo das sestas, que são atribuídos a medicamentos sedativos, álcool, abuso de drogas ou retirada abrupta de drogas, tais como anfetamina. Os medicamentos sedativos levam a um estado de calma ou redução da atividade nervosa, que resulta em sonolência diurna excessiva (SDE). Estes medicamentos incluem benzodiazepínicos, não benzodiazepínicos hipnóticos, drogas ansiolíticas, alguns antidepressivos, anti-histamínicos de primeira geração, antipsicóticos, drogas antiepiléticas, opiáceos, anticolinérgicos e relaxantes musculoesqueléticos (Quadro 6-2).

O pramipexole e o ropinirole são agonistas dopaminérgicos que podem causar SDE. Entre as substâncias de abuso que podem causar SDE temos:[49]

- Abuso de álcool;
- Benzodiazepínicos;
- Barbitúricos;
- Opiáceos;
- *Cannabis*.

Quadro 6-2. Classes de Medicamentos que Produzem como Efeito Adverso Sonolência Diurna[50-52]

Classes de medicamentos	Drogas
Medicamentos hipnóticos	- Triazolam - Zaleplon - Zolpidem - Eszopiclone - Ramelteon - Suvorexant
Sedativos	- Anti-histamínicos - Anticolinérgicos - GABA agonistas - Opiáceos
Drogas de abuso	- Álcool - *Cannabis* - Opiáceos
Anti-hipertensivos	- Bloqueadores alfa-1 adrenérgicos - Agonistas alfa-2 adrenérgicos - Bloqueadores beta-adrenérgicos
Antiepiléticos	- Carbamazepina - Ácido valproico
Agentes antiparkinsonianos	- Levodopa - Agonistas dopaminérgicos (Ropinerole)
Relaxantes musculoesqueléticos	- Baclofeno
Antipsicóticos	- Quetiapina - Olanzapina - Haloperidol

Movimentos Periódicos dos Membros Inferiores e Pernas Inquietas

São produtores de SDE. A polissonografia é mandatória. É importante ressaltar que a síndrome da apneia obstrutiva do sono, narcolepsia, uremia e mioclonias secundárias ao uso de medicamentos podem minimizar o diagnóstico.

Doenças Endócrinas

A SDE, tem sido associada a diversas doenças endocrinológicas em parte por causa da concomitância com a apneia obstrutiva do sono.[53]

Hipotireoidismo

Diversos estudos têm demonstrado que a apneia obstrutiva do sono é mais prevalente entre pacientes com hipotireoidismo. Entretanto, os efeitos primários do hipotireoidismo no sono são concretos, com melhora significativa com estimulantes tiroídeos.

Acromegalia

Doenças respiratórias do sono são comuns em acromegálicos e estão relacionadas às alterações faciais e orofaciais secundárias da patologia.

Diabetes
A apneia obstrutiva do sono parece promover o desenvolvimento de *diabetes mellitus* e vice-versa.

Doenças Neurológicas
Acidente Vascular Cerebral (AVC)
Sonolência e fadiga são comuns após AVC, e são indicativos de mal prognóstico. Outro fator desencadeante importante é apneia obstrutiva do sono, sendo observado em 60% dos casos. Medicamentos sedativos têm sido associados a pobre recuperação do AVC e devem ser evitados quando possível.[54-59]

Tumores
Tumores que afetam o hipotálamo e o mesencéfalo podem causar SDE, pois afetam o sistema promotor da vigília. Dor de cabeça matinal pode ocorrer, mas não é um sintoma específico.

Esclerose Múltipla (EM)
Os pacientes com esclerose múltipla são particularmente afetados com SDE. Os pacientes com EM têm alta prevalência de apneia obstrutiva do sono, síndrome das pernas inquietas e, consequentemente, aumento da SDE. Os paraefeitos dos medicamentos aumentam o quadro de sonolência.[60,61]

Neurossarcoidose
A sarcoidose tem particular predileção pela base do crânio e hipotálamo e o envolvimento destas regiões produz profunda sonolência em aproximadamente 10% dos casos, associada a hiperfagia, polidipsia e variações da temperatura corporal.[62]

Doenças Neurodegenerativas
Doença de Parkinson
Comumente associada à SDE, podendo apresentar-se de forma acentuada, semelhante à narcolepsia. Outro fator marcante da sonolência em pacientes com doença de Parkinson são os paraefeitos dos medicamentos, além de comorbidades com doenças desencadeadoras de alterações do sono, como a apneia obstrutiva do sono (AOS).[63,64]

Doença de Alzheimer
Ocorrem alterações do ritmo circadiano e SDE.

Encefalites e Síndromes Pós-Infecciosas
Tripanossomíase africana ou doença do sono é caracterizada pela profunda insônia e intensa sonolência diurna na fase de reprodução do protozoário no sistema nervoso central. Febre, dor articular, crescimento de linfonodos precedem as alterações do sono.[65]

Doenças Neuromusculares
Distrofia Miotônica
A SDE é um achado clínico importante na distrofia miotônica mesmo em vigência da apneia central e da AOS. Pacientes com distrofia miotônica podem apresentar SOREMPs semelhantes da narcolepsia.

Esclerose Lateral Amiotrófica
Em um estudo com 126 pacientes, 26% apresentaram sonolência com alterações na escala de Epworth.

Miastenia Gravis
Presença de SDE, provavelmente associada a distúrbios respiratórios do sono.

Enxaquecas
Pacientes com enxaqueca podem ter uma prevalência de SDE até mesmo quando livres da dor de cabeça. Alguns medicamentos profiláticos de enxaqueca podem produzir sonolência.[66-70]

Doenças Neurogenéticas
Apesar das doenças neurogenéticas serem raras individualmente, coletivamente representam um número significativo de doenças que produzem SDE.

Como exemplos de outras doenças neurogenéticas com SDE podemos citar:

- Prader-Willi;[71]
- Niemann-Pick tipo C;[72]
- Síndrome de Moebius;
- Síndrome de Williams;
- Síndrome de Smith Magenis.

Encefalopatias Metabólicas
As desordens metabólicas secundárias a disfunção dos órgãos podem resultar em sonolência com sintomas de grau leve à encefalopatia acentuada, inclusive com coma.

Disfunção Hepática
Os distúrbios do sono incluem tanto a insônia como a SDE como sintomas iniciais que precedem outras manifestações neurológicas, tais como severa sonolência, alterações psicomotoras e alterações de movimento. A SDE está presente na hepatopatia crônica mesmo na ausência da encefalopatia.[73]

Insuficiência Renal
A SDE é comum em pacientes com insuficiência renal crônica e tem sua origem por múltiplos fatores, entre eles AOS. Aproximadamente 50% dos pacientes em hemodiálise são afetados pela síndrome das pernas inquietas.

Doenças Médicas (Doenças Sistêmicas)
Doença Cardiovascular
A SDE está presente em várias doenças cardiovasculares, frequentemente relacionadas com distúrbios respiratórios do sono, com ênfase para AOS, principalmente em pacientes obesos ou com síndrome metabólica.

A insuficiência cardíaca está associada a grande prevalência de apneia central e respiração padrão *Cheyne-Stockes*.

Doenças Respiratórias
A doença pulmonar obstrutiva crônica pode estar associada à profunda dessaturação de oxigênio. A hipóxia e hipercapnia secundária desencadeiam lesão cerebral e hipersonolência. Além da SDE, os pacientes podem queixar-se de cefaleia matinal.[74]

Outro fator potencial de SDE em pacientes com doença respiratória é a tosse crônica, que desencadeia a fragmentação do sono e inflamação sistêmica.

Inflamação Sistêmica
A citoxinas inflamatórias e prostaglandinas são fatores predisponentes de sonolência.[75]

Doenças Reumatológicas
Fadiga e SDE, relacionadas com acentuado quadro inflamatório, são queixas comuns em pacientes com doenças reumatológicas.

Dores articulares e reduzida atividade física contribuem para produzir fragmentação do sono e, secundariamente, SDE.

Doenças Hematológicas
Deficiência de Ferro
A deficiência de ferro está, com frequência, relacionada com a síndrome das pernas inquietas e ao movimento periódico dos membros, os quais interferem no sono, resultando em SDE.

Doenças das Células Falciformes
A apneia obstrutiva do sono e outras formas de doenças respiratórias do sono ocorrem frequentemente em pacientes com doença das células falciformes. Além da SDE, a apneia pode piorar os episódios de dor aguda e doença cardiopulmonar crônica.[76]

Os pacientes com hemocromatose e trombocitopenia primária queixam-se de SDE.[77]

Doenças Infecciosas e Parasitárias
Infecções Causadas pelo Vírus Epstein-Barr
No período seguinte a contaminação da mononucleose infecciosa, os pacientes referem intensa astenia e aumento do tempo de sono, com dificuldade para despertar, sugerindo um quadro de hipersonia idiopática. Este tipo de hipersonia transitória está presente também em outras doenças virais, tais como pneumonia viral, hepatite viral, síndrome de Guillian-Barré e encefalite viral.

Síndrome da Imunodeficiência Adquirida (AIDS)
Estudos confirmam que pacientes HIV positivos sofrem de SDE. Darko *et al.* comprovaram que pacientes infectados com HIV dormem significativamente mais, fazem sestas com maior frequência e têm maior dificuldade para acordar comparativamente a pacientes não infectados.

Tripanossomíase Africana (Doença do Sono)
É uma doença regional grave que ocorre no oeste e centro da África, causando alterações no sono e despertar, inclusive com a perda do ciclo cicardiano e a presença de SOREMPs.

Doenças Ginecológicas
A sonolência excessiva, quando associada ao período menstrual, não apresenta alterações na polissonografia, sendo difícil o diagnóstico. É fundamental a diferenciação de distúrbios do hipotálamo.

A mulher grávida frequentemente refere SDE. O sono é geralmente fragmentado, tendo como fatores desencadeantes as alterações hormonais e respiratórias do sono e a dor. A fragmentação do sono pode persistir após o parto independente dos cuidados com o recém-nascido.

Úlcera Péptica e Refluxo
Num estudo feito com 2.500 indivíduos, que não apresentavam AOS ou narcolepsia, a úlcera péptica foi a doença mais associada à sonolência em 50% dos pacientes.

O refluxo gastresofágico pode causar microdespertares, que não são identificados na polissonografia de rotina, sendo obrigatória para o correto diagnóstico a phmetria esofágica.

Álcool
A SDE pode ocorrer pelo uso abusivo de álcool (sonolência do bêbado). A suspeição ocorre quando há perda do *sensorium*, do julgamento, comportamento impróprio, percepção obnubilada e capacidade motora preservada. O diagnóstico diferencial deve ser feito com sonambulismo, epilepsia, histeria e retirada súbita de medicamento.

Estados Psicofisiológicos e Doenças Psiquiátricas
A SDE também está presente associada a estados psicofisiológicos e doenças psiquiátricas (Quadro 6-3), como:

- *Stress*;
- Rompimento do ciclo sono-vigília;
- Problemas familiares;
- Conflitos de amizade;
- Aumento de tempo na cama;
- Sestas recorrentes;
- Doenças depressivas e afetivas.

Há vários sintomas associados e, entre eles, podemos encontrar:

- Aumento de apetite;
- Aumento da fadiga;
- Diminuição da concentração.

Em relação ao exame de polissonografia, observamos:

- Diminuição da latência do sono REM;
- Diminuição da latência do sono (menor do que 60 minutos);
- Diminuição do sono de ondas lentas.

Quadro 6-3. Principais Diagnósticos Diferenciais na SDE

Doenças	Elementos essenciais	Diagnósticos diferenciais – achados associados	PSG	Teste de latência múltipla do sono
Narcolepsia	• SDE • Cataplexia • Paralisia do sono • Alucinações hipnagógicas e hipnopômpicas	• Ataques recorrentes e incontroláveis de sono • Sestas repousantes	• Latência do sono menor que 10 minutos • Latência do sono REM menor que 20 minutos • Fragmentação do sono REM • Perda do tônus muscular • Aumento da proporção do estágio 1 do sono NREM	• Latência do sono menor que 5 minutos • 2 ou mais SOREMPs
Hipersonia idiopática	• SDE constante e recorrente • Sono noturno prolongado durante o dia • Dificuldade para despertar • Piora em situações relaxantes • Presente de 6 a 12 meses	• Sestas prolongadas • Sestas não repousantes • Ataques de sono precedidos de sonolência diferentes da narcolepsia • Pouca resposta aos medicamentos estimulantes	• Qualidade e quantidade do sono normal • Ausência de alterações do sono REM	• Latência do sono pode estar reduzida (menos de 2 SOREMPs)
Apneia obstrutiva do sono	• SDE • Ronco alto • Episódios de hipopneia e apneia • Microdespertares com movimentos corporais • Sono não reparador	• Súbitos despertares a noite • Severidade relacionada com o peso • Refluxo gastroesofágico • Alterações de humor • Arritmias cardíacas • Hipertensão • Cefaleia matinal	• Mais de 5 apneias/hipopneias • Braditarquicardia associada à apneia/hipopneia • Dessaturação da oxi-hemoglobina • Microdespertares durante a noite	• Latência do sono menor de 10 minutos • SOREMPs podem estar presentes

(Continua.)

Quadro 6-3. *(Cont.)* Principais Diagnósticos Diferenciais na SDE

Doenças	Elementos essenciais	Diagnósticos diferenciais – achados associados	PSG	Teste de latência múltipla do sono
Síndrome do sono insuficiente (Privação do sono)	▪ Persistente incapacidade para dormir bem a noite e manter-se acordado durante o dia ▪ Voluntária, embora não intencional ▪ Privação crônica do sono ▪ Tempo de sono menor do que o esperado para faixa etária	▪ SDE ▪ Atividades diárias prejudicadas ▪ Alterações de humor	▪ Redução da latência do início do sono ▪ Alta eficiência do sono (sono maior do que 85%) ▪ Arquitetura do sono preservada ▪ Tempo de sono prolongado na polissonografia (às vezes maior do que em casa)	▪ Latência do sono de 5 a 8 minutos
Hipersonia recorrente (Kline-Levin)	▪ SDE ▪ Sonolência diurna no mínimo de 18 horas por dia ▪ SDE recorrente pelo menos um mês a cada 12 meses ▪ Duração de 3 a 90 dias	▪ Predominância do sexo masculino ▪ Voracidade ▪ Maior apetite sexual (hipersexualidade) ▪ Não urina na cama	▪ Alta eficiência do sono ▪ Redução da latência do sono ▪ Redução da latência do sono REM ▪ Redução do estágio 3 do sono NREM	▪ Latência do sono menor do que 10 minutos ▪ SOREMPs podem estar presentes
Doença dos movimentos periódicos dos membros	▪ SDE ou insônia ▪ Movimentos repetitivos ▪ Movimentos estereotipados dos membros (p. ex., extensão do hálux, flexão do tornozelo, joelho ou quadril)	▪ Frequentes microdespertares ▪ Sono agitado	▪ Repetitivos episódios de contração muscular (0,5-5 s) com intervalos de 20-40 segundos ▪ Microdespertares	▪ Latência entre 5 a 10 minutos
Pseudonarcolepsia	▪ Simulação dos sintomas sem a doença	▪ Simulação para usar as drogas ▪ Distúrbios psiquiátricos	▪ Movimento ocular ▪ Simulação do sono REM ▪ PSG normal	▪ Menos de 2 SOREMP ▪ Latência do sono normal

Distúrbios do Ritmo Circadiano

Os distúrbios do ritmo circadiano podem ser um fator gerador de distúrbios do sono, entre eles a sonolência diurna excessiva ou insônia.

São importantes por causa de sua alta frequência. Geralmente ocorrem quando há dessincronização entre os ritmos coordenados pelo relógio biológico e o padrão do ciclo sono-vigília desejado ou imposto socialmente.

Fatores desencadeantes:

- *Jet Lag*;
- Trabalho em turno;
- Síndrome do atraso da fase do sono;
- Síndrome do avanço da fase do sono;
- Ciclo sono-vigília irregular.

A latência do sono REM é significativamente menor na narcolepsia do que na AOS, e a presença de dois ou mais SOREMPs não é patognomônica nem específica da narcolepsia, pois pode ocorrer também na AOS, privação do sono e suspensão abrupta de medicamentos supressores de sono REM (Quadro 6-4).

Quadro 6-4. Principais Achados no Teste de Latência Múltipla do Sono

Narcolepsia	- Latência do sono menor do que 5 minutos - Mais de 2 SOREMPs
Apneia obstrutiva do sono	- Latência do sono menor do que 5 minutos
Desordem psiquiátrica (depressão)	- Latência maior do que 10 minutos
Hipersonolência idiopática do sistema nervoso central	- Latência entre 5 e 10 minutos
Movimentos periódicos dos membros inferiores	- Latência entre 5 e 10 minutos
Privação do sono	- Latência entre 5 e 10 minutos

REFERÊNCIAS BIBLIOGRÁFICAS

1. Chervin RD. Sleepiness, fatigue, tiredness, and lack of energy in obstructive sleep apnea. Chest 2000;118:372-79.
2. American Academy of Sleep Medicine. International classification of sleep disorders. 3rd ed. Darien, IL: American Academy of Sleep Medicine; 2014.
3. American Academy of Sleep Medicine. International classification of sleep disorders. In: Diagnostic and coding manual. 3rd. Westchester, IL: American Academy of Sleep Medicine; 2014.
4. Consensus Conference Panel. In: Watson NF, Badr MS, et al. Recommended amount of sleep for a healthy adult: a joint consensus statement of the American Academy of Sleep Medicine and Sleep Research Society. J Clin Sleep Med 2015;11:591.
5. Ballu PC, Goyal M, Sahota P. Sleep deprivation. Sleepy or sleepless. Springer 2015:75-89.
6. Ohayon MM. From wakefulness to excessive sleepiness: what we know and still need to know. Sleep Med Rev 2008;12:129-41.
7. Chotinaiwattarakul W, O'Brien LM, Fan L, Chervin RD. Fatigue, tiredness and lack of energy improve with treatment for OSA. J Clin Sleep Med 2009;5:222.

8. Young TB. Epidemiology of daytime sleepiness: definitions, symptomatotogy and prevalence. J Clin Psychiatry 2004;65;S.16:12.
9. Chaudhuri A, Behan PO. Fatigue in neurological disorders. Lancet 2004;363(9413):978-88.
10. Shen J, Barbera J, Shapiro CM. Distinguishing sleepiness and fatigue: focus on definition and measurement. Sleep Med Ver 2006;10(l):63-76.
11. Chokroverty S. Approach to the patient with sleep complaints. In: Chokroverty S. Sleep disorders medicine. 3rd ed. Saunders Elsevier; 2009. p. 255-74.
12. Oksenberg A, Arons E, Nasser K, et al. Severe obstructive sleep apnea: sleepy versus nonsleepy patients. Laryngoscope 2010;120:643-48.
13. Young T, Palta M, Dempsey J, et al. The occurrence of sleep-disordered breathing among middle-aged adults. N Engl J Med 1993;328:1230-35.
14. The Report of an American Academy of Sleep Medicine Task. Sleep-related breathing disorders in adults: recommendations for syndrome definition and measurement techniques in clinical research. Sleep 1999;22:667-89.
15. Hirshkowitz M, Sharafkhaneh A. Evaluating sleepiness. In: Principles and practice of sleep medicine. Elsevier 2017;e3:1651-8.
16. Thorpy M. Current concepts in the etiology, diagnosis and treatment of narcolepsy. 1389-9457. Sleep Med 2001;2:5-17.
17. Billiard M, Sonka K. Idiopathic hypersomnia. Sleep Med Rev 2016;29:23-33.
18. Friedman M, Tanyori H, La Rosa M, et al. Clinical predictors of obstructive sleep apnea. Laryngoscope 1999;109:1901-07.
19. Cluydts R, De Valck E, Verstraeten E, Theys P. Daytime sleepiness and its evaluation. Sleep Med Ver 2002;6(2): 83-96.
20. Murray BJ. A practical approach to excessive daytime sleepiness: a focused review. Can Respir J 2016;2106:4215938.
21. Johns MW. A new method for measuring daytime sleepiness: the Epworth sleepiness scale. Sleep 1991;14:540-5.
22. Chervin RD. Use of clinical tools and tests in sleep medicine. In: Kryger MH, Roth T, Dement WC, editors. Principles and pratice of sleep medicine. St Louis: Elsevier Sanders; 2011. p. 666.
23. Palermo TM, Kiska R. Subjective sleep disturbances in adolescents with chronic pain: relationship to daily functioning and quality of life. J Pain 2005;6:201-7.
24. Littner M, Hirshkowitz M, Kramer M, et al. Practice parameters for using polysomnography to evaluate insomnia: an update. Sleep 2003;26:754-60.
25. Carskadon MA, Dement WC, Mitler MM, et al. Guidelines for the multiple sleep latency test (MSLTE): standard measure of sleepiness. Sleep 1986;9:519.
26. Littner MR, Kushida C, Wise M, et al. Practice parameters for clinical use of the multiple sleep latency test and the maintenance of wakefulness test. Sleep 2005;28:113.
27. Baldwin CM, Kapur VK, Holberg CJ, et al. Associations between gender and measures of daytime somnolence in the Sleep Heart Health Study. Sleep 2004;27:305.
28. Levine B, Roehrs T, Zorick F, et al. Daytime sleepiness in young adults. Sleep 1988;11:39-46.
29. Van Den Hoed J, Kraemer H, Guilleminault C, et at. Disorders of excessive daytime somnolence: polygraphic and clinical data for 100 patients. Sleep 1981;4:23-37.
30. Gasa M, Tamisier R, Launois SH, et al. Residual sleepiness in sleep apnea patients treated by continuous positive airway pressure. J Sleep Res 2013;22:389.
31. Mediano O, Barceló A, de la Peña M, et al. Daytime sleepiness and polysomnographic variables in sleep apnea patients. Eur Respir J 2007;30:110.
32. Epstein LJ, Kristo D, Strollo PJ Jr, et al. Clinical guideline for the evaluation, management and long-term care of obstructive sleep apnea in adults. J Clin Sleep Med 2009;5:263.
33. Stoohs RA, Philip P, Andries D, et al. Reaction time performance in upper airway resistance syndrome versus obstructive sleep apnea syndrome. Sleep Med 2009;10:1000-04.
34. Berkowski JA, Shelgikar AV. Disorders of excessive daytime sleepiness including narcolepsy and idiopathic hypersomnia. Sleep Med Clin 2016;11:365-78.

35. Van der Heide A, Lammers GJ. Narcolepsy. In: Thorpy MS, Billard M, editors. Sleepiness, causes, consequences and treatment. Cambridge University Press 2017:111-25.
36. Sonka K, Susta M, Billiard M. Narcolepsy with and without cataplexy, idiopathic hypersomnia with and without long sleep time: a cluster analysis. Sleep Med 2015;16:225-31.
37. Andlauer O, Moore H, Joullier L, et al, Nocturnal rapid eye movement sleep latency for identifying patients with narcolepsy/hypocretin deficiency. JAMA Neurol 2013;70:891-902.
38. Dauvilliers Y, Baumann CR, Carlander B, et al. CSF hypocretin-I levels in narcolepsy, Kleine-Levin syndrome, and other hypersomnias and neurological conditions. J Neurol Neurosurg Psychiatry 2003;74:1667-73.
39. Thorpy MJ, Krieger AC. Delayed diagnosis of narcolepsy: characterization and impact. Sleep Med 2014;15:502-7.
40. Abad VC, Guilleminault C. New developments in the management of narcolepsy. Nat Sci Sleep 2017;9:39-57.
41. Thorpy M, Zhao CG, Dauvilliers Y. Management of narcolepsy during pregnancy. Sleep Med 2013;14:367-76.
42. Baumann CR, Mignot E, Lammers GJ, et al. Challenges in diagnosing narcolepsy without cataplex: a consensus statement. Sleep 2014;37:1035-42.
43. Ohayon MM, Black J, Lai C, et al. Increased mortality in narcolepsy. Sleep. 2014;37:439-44.
44. Vernet C, Arnulf I. Idiopathic hypersomnia with and without long sleep time: a controlled series of 75 patients. Sleep 2009;32:753-9.
45. Billard M, Dawilliers Y. Idiopathic hypersomnia, Klein-Levin syndrome and symptomatic hypersomnias. In: Chokroverty MH, Strambi LF. Oxford text book off sleep disorders. Oxford University Press; 2017. p. 131-43.
46. Vernet C, Arnulf I. Idiopathic hypersomnia with and without long sleep time: a controlled series of 75 patients. Sleep 2009;32:753-9.
47. Lammers GJ. Narcolepsy with cataplexy. In: Chokroverty MH, Strambi LF. Oxford text book off sleep disorders. Oxford University Press; 2017. p. 119-29.
48. Arnulf F. Klein-Levin Syndrome. In: Thorpy MS, Billard M, editors. Sleepiness, causes, consequences and treatment. Cambridge University Press; 2017. p. 136-45.
49. Roehrs T, Roth T. Sleep, sleepiness, sleep disorders and alcohol use and abuse. Sleep Med Rev 2001;5:287-97.
50. Doghramji K, Jangro WC. Adverse effects of psychotropic medications on sleep. Psychiatr Clin North Am 2016;39(3):487-502.
51. Alberti S, Chiesa A, Andrisano C, et al. Insomnia and somnolence associated with second-generation antidepressants during the treatment of major depression: a meta-analysis. J Clin Psychopharmacol 2015;35(3):296-303.
52. Roth T. Effects of excessive daytime sleepiness and fatigue on overall health and cognitive function. J Clin Psychiatry 2015;76(9):e1145.
53. Steiger A. Sleep in endocrine disorders. In: Chokroverty MH, Strambi LF. Oxford text book off sleep disorders. Oxford University Press; 2017. p. 423-8.
54. Bassetti CL, Milanova M, Gugger M. Sleep-disordered breathing and acute ischemic stroke: diagnosis, risk fators, treatment, evolution and long-term clinical outcome. Stroke 2006;37:967.
55. Sutter R, Rüegg S, Tschudin-Sutter S. Seizures as adverse events of antibiotic drugs: A systematic review. Neurology 2015;85:1332.
56. Chaudhuri A, Behan PO. Fatigue in neurological disorders. Lancet 2004;363:978-88.
57. Happe S. Excessive daytime sleepiness and sleep disturbances in patients with neurological diseases: epidemiology and management. Drugs 2003;63(24):2725-37.
58. Guilleminault C, Brooks SN. Excessive daytime sleepiness: a challenge for the practising neurologist. Brain 2001;124(Pt 8):1482-91.
59. Bonanni E, Maestri M, Coscio ED, Murri L. Excessive daytime sleepiness in neurological disorders. In: Silvestri R, editor. Sleep disorders in neurology. Hauppauge: Nova Science Publishers; 2012. p. 59-69.

60. Moreno-López C, Santamaría J, Salamero M, et al. Excessive daytime sleepiness in multiple system atrophy (SLEEMSA study). Arch Neurol 2011;68:223.
61. Vercoulen JHMM. The measurement of fatigue in patients with multiple sclerosis. Arch Neurol 1996;53(7):642.
62. Bosse-Henck A, Koch R, Wirtz H, Hinz A. Fatigue and excessive daytime sleepiness in sarcoidosis: prevalence, predictors and relationships between the two symptoms. Respiration 2017;94:186.
63. Amara AW, Chahine LM, Caspell-Garcia C, et al. Longitudinal assessment of excessive daytime sleepiness in early Parkinson's disease. J Neurol Neurosurg Psychiatry 2017;9:e107278.
64. Arnulf I. Excessive daytime sleepiness in parkinsonism. Sleep Med Rev 2005;9(3):185-200.
65. Lundkvist GB, Kristensson K, Bentivoglio M. Why trypanosomes cause sleeping sickness. Physiology (Bethesda) 2004;19:198.
66. Güven B, Güven H, Çomoglu SS. Migraine and Yawning. Headache 2018;58:210.
67. Kristoffersen ES, Stavem K, Lundqvist C, Russell MB. Excessive daytime sleepiness in secondary chronic headache from general population. J Headache Pain 2017;18:85.
68. Stavem K, Kristiansen HA, Kristoffersen ES, et al. Association of excessive daytime sleepiness with migraine and headache frequency in the general population. J Headache Pain 2017;18(1):35.
69. Kristoffersen ES, Stavem K, Lundqvist C, Russell MB. Excessive daytime sleepiness in chronic migraine and chronic tension-type headache from the general population. Cephalalgia. 2018;38(5):993-7.
70. Lucchesi C, Sassi AN, Siciliano G, Gori S. Fatigue is increased in episodic migraine without aura patients. Headache. 2013;53(7):1163-5.
71. Ghergan A, Coupaye M, Leu-Semenescu S, et al. Prevalence and phenotype of sleep disorders in 60 adults with Prader-Willi Syndrome. Sleep 2017;40.
72. Vankova J, Stepanova I, Jech R, et al. Sleep disturbances and hypocretin deficiency in Niemann-Pick disease type C. Sleep 2003;26:427.
73. Newton JL, Gibson GJ, Tomlinson M, et al. Fatigue in primary biliary cirrhosis is associated with excessive daytime somnolence. Hepatology 2006;44:91.
74. Le Guen Y, Gagnadoux F, Hureaux J, et al. Sleep disturbances and impaired daytime functioning in outpatients with newly diagnosed lung cancer. Lung Cancer 2007;58:139.
75. Murphy PJ, Badia P, Myers BL, et al. Nonsteroidal anti-inflammatory drugs affect normal sleep patterns in humans. Physiol Behav 1994;55:1063.
76. Sharma S, Efird JT, Knupp C, et al. Sleep disorders in adult sickle cell patients. J Clin Sleep Med 2015;11:219.
77. Newton JL, Reese JA, Whatson SI, et al. Fatigue in adult patients with primary immune thrombocytopenia. Eur J Haematol 2011;86:420.

DISTÚRBIOS DO SONO RELACIONADOS COM RITMOS CIRCADIANOS

Danilo Anunciatto Sguillar ▪ Fábio de Azevedo Caparroz

INTRODUÇÃO

Os ritmos biológicos são processos fisiológicos que ocorrem nos seres vivos com o intuito de promover a adaptação às ocorrências cíclicas da natureza como o dia e a noite e diferentes estações do ano. O ciclo sono-vigília é uma dessas adaptações ao ritmo claro-escuro e ocorre mesmo sem pistas temporais, visto que indivíduos cegos continuam expressando ritmos endógenos, o que demonstra que esses ritmos ocorrem de forma independente. A luz é o principal estímulo ambiental sincronizador – ou classicamente chamada de *zeitgeber*, **fornecedor do tempo ou temporizador**, em uma tradução adaptada do alemão. Há também sincronizadores não luminosos, como os horários rígidos de refeições, a atividade motora e as atividades sociais de forma geral.

Existem três tipos de ritmo:

1. Ultradianos;
2. Infradianos;
3. Circadianos.

Os eventos nos ritmos ultradianos ocorrem em uma frequência menor que 20 horas, como, por exemplo, as frequências cardíaca e respiratória. Os eventos nos ritmos infradianos ocorrem em uma frequência maior do que 28 horas, como, por exemplo, os ciclos menstruais, que possuem período maior que 1 dia. Já o ritmo que se repete a cada 24 horas, aproximadamente, é denominado de ritmo circadiano. A duração do ritmo circadiano nos humanos foi inicialmente considerada de 25 horas, mas estudos mais precisos têm apontado valores próximos de 24,3 horas.

A produção de melatonina, cortisol, hormônio do crescimento (GH), débito urinário e o próprio ciclo sono-vigília são exemplos de ritmos circadianos. Por sua vez, a secreção dos hormônios supracitados também tem influência direta e indireta no ciclo sono-vigília. A principal área responsável pelo ciclo sono-vigília é o núcleo supraquiasmático (NSQ), localizado no hipotálamo, superiormente ao quiasma óptico. Desde a década de 1970, detectou-se que lesões no NSQ conduziam a perda da ritmicidade circadiana em variáveis como frequência cardíaca e secreção do cortisol, além do ciclo sono-vigília.

O NSQ divide-se em duas regiões bem distintas: ventrolateral, com neurônios responsivos ao VIP (peptídeo intestinal vasoativo) e à estimulação luminosa, e dorsomediana, com neurônios responsivos à arginina-vasopressina e menos responsivos à estimulação luminosa.

A luz atua no núcleo supraquiasmático ventral por meio de uma via conhecida como via retino-hipotalâmica (VRH). É dessa forma que a luz inibe a produção de melatonina. Essa via é constituída por axônios de células ganglionares da retina.

Pesquisas recentes têm apontado para a estimulação de genes e transcrição de proteínas que ocorrem no núcleo supraquiasmático e também em outros tecidos em resposta à estimulação luminosa. Em ratos, por exemplo, a luz provoca uma rápida ativação do gene Per1 e Per2 e transcrição de mPer1 e mPer2 (**Per** vem do gene *Period,* descoberto na *Drosophila*). Dessa forma, descobriu-se que a luz, quando administrada no início da noite, causa um atraso de fase em decorrência da elevação de mPer1 e mPer2. Quando a luz é administrada no fim da noite, por sua vez, acaba causando um avanço de fase pela elevação da expressão dos mesmos genes.

O NSQ possui relações com regiões do sistema nervoso central (SNC) que regulam o ciclo sono-vigília. O hipotálamo dorsomedial, por exemplo, parece ativar os neurônios produtores de orexina (ativadores da vigília), inativando, ao mesmo tempo, outro núcleo conhecido como ventrolateral pré-óptico (VLPO), responsável pela promoção do sono. Dessa forma, o NSQ pode ser considerado um promotor da vigília quando é estimulado.

Como já mencionado anteriormente, o NSQ tem influência direta na regulação do ciclo sono-vigília, mas também tem influência indireta no mesmo ciclo por meio da regulação circadiana dos hormônios que possuem relação ou influência no sono. O cortisol, por exemplo, é baixo no princípio do sono noturno e tem pico de secreção ao acordar pela manhã. A produção do GH também está fortemente relacionada com o sono. A quantidade de GH secretada durante o sono corresponde a cerca de 2/3 do total secretado em 24 horas, enquanto a privação do sono diminui ou suprime a secreção de GH. A produção ocorre em pulsos principalmente na primeira metade da noite, no início do sono de ondas lentas. A melatonina, por sua vez, tem sua produção quase que exclusivamente durante a noite, quando a luz é quase inexistente, com pico por volta das 4 horas da manhã. Neste momento, ocorre o decréscimo da temperatura, coincidindo com os níveis altos do hormônio.

Outro exemplo de hormônio com ritmo circadiano é a prolactina (PRL), produzida pela hipófise anterior. Em humanos, esse hormônio é secretado principalmente na segunda metade da noite. Em pacientes com prolactinoma, por exemplo, o sono de ondas lentas está seletivamente aumentado, o que mostra que o hormônio em grandes quantidades pode também modular o sono.

NEUROTRANSMISSORES DO CICLO SONO-VIGÍLIA

As hipóteses para a manutenção da vigília associam redes neurais ascendentes que se projetam do tronco encefálico, tálamo, hipotálamo e prosencéfalo basal ao córtex, produzindo a ativação cortical que faz o indivíduo permanecer acordado.

Há diversos neurotransmissores envolvidos na ativação cortical, dentre eles à acetilcolina, presente na formação reticular (rede de células e fibras no tronco cerebral), no tálamo, prosencéfalo basal e córtex. Além do importante papel de ser um indutor da ativação cortical, a acetilcolina está ligada à ativação do sono REM (por isso denominada de neurotransmissor REM-*on*). Além dela, glutamato, glicina e GABA (ácido gama-aminobutírico) são também considerados neurotransmissores REM-*on*. A noradrenalina, que, por sua vez, está presente no *locus coeruleus*, prosencéfalo e córtex cerebral, além da dopamina, encontrada na substância negra e na área tegmental ventral, e a serotonina, presente em ponte e bulbo, são também responsáveis pela ativação cortical e o estado de alerta. A histamina é um potente neurotransmissor que participa da ativação cortical encontrada em neurônios do hipotálamo posterior. Por não exercerem atividade durante o sono REM, noradrenalina, dopamina, serotonina e histamina são denominadas de neurotransmissores REM-*off*.

Além dos neurotransmissores, existem alguns neuropeptídios que participam da ativação cortical, dentre eles as hipocretinas ou orexinas, exclusivamente sintetizados na área peri-fornical da região tuberal do hipotálamo. As hipocretinas, além do estado de vigília, exercem funções como reguladoras do comportamento alimentar, atividade motora e funções neuroendócrinas. A redução da hipocretina está ligada à narcolepsia.

O sono inicia com ativação do sistema parassimpático e o sistema ativador é **desligado**. Neurônios localizados no hipotálamo anterior, região pré-óptica e núcleo do trato solitário são responsáveis por esta ativação parassimpática. Portanto, o estado de sono, em linhas gerais, consiste na inibição de áreas de ativação cortical como tronco cerebral, tálamo, hipotálamo e prosencéfalo basal, mediado principalmente pelo neurotransmissor GABA. Acredita-se que a serotonina também esteja envolvida na indução de sono: uma das hipóteses é que o acúmulo de serotonina ao longo da vigília possa facilitar o início do sono. Já a adenosina é o produto químico da ativação celular que ao longo do dia se acumula, gerando a sensação de cansaço e sonolência que marca o início do processo do sono. No organismo, existem outras substâncias que se ligam à chamada pressão do sono: opiáceos, hormônio estimulante de melanócitos, somatostatina, GH, insulina e interleucinas.

SÍNDROME DO ATRASO E AVANÇO DE FASE
Síndrome do Atraso de Fase

A síndrome do atraso de fase do sono (SAFS) é um distúrbio do ritmo circadiano que se caracteriza pelo fato da pessoa dormir em horário além do convencionalmente estabelecido. De forma crônica, a pessoa dorme muito tarde, geralmente depois da uma ou duas horas da manhã e tende a acordar mais tarde, após às 10 horas da manhã. A prevalência varia de 0,3 a 0,17% na população em geral e os mecanismos de disparo não são bem conhecidos, porém aventa-se a influência de rotinas exaustivas de trabalho, viagens frequentes com alterações de fusos horários, baixa exposição à luz pela manhã e uso de computadores, *tablets* e celulares, próximo ao horário de dormir. De forma fisiológica, o adolescente apresenta atraso de fase do sono e pode sofrer consequências da privação de sono caso estude no período da manhã. A privação de sono, em curto prazo, pode gerar alterações de concentração, humor e memória, desencadeando dificuldades sociais importantes.

O diagnóstico pode ser feito com base em diário de sono e actigrafia, com aferição de pelo menos 7 dias consecutivos, além de uma polissonografia de noite inteira que deve ser solicitada no intuito de descartar distúrbios respiratórios do sono. Quando se trata de SAFS, patologias clínicas e/ou psiquiátricas devem ser afastadas, além do que uma boa anamnese deve ser capaz de excluir má higiene do sono, onde hábitos indevidos antecipatórios ao sono podem explicar o porquê do paciente ir para cama muito tarde, sem patologia alguma envolvida.

O tratamento é fundamentado inicialmente em orientação à exposição de luz. Expor-se à luz nas primeiras horas da manhã e evitar os estímulos luminosos à noite podem antecipar o início do sono. Orienta-se evitar exercícios físicos no período noturno, além de evitar refeições à base de carboidratos. O uso de melatonina para esses indivíduos é uma boa alternativa terapêutica, porém a literatura médica ainda não estabeleceu uma dose padrão, tampouco horário de administração. As publicações variam de 1 a 6 horas antes do horário habitual de ir para cama com doses variando de 0,1 a 10 mg.

Síndrome do Avanço de Fase

A síndrome do avanço de fase do sono (SAFS), por sua vez, é outro distúrbio do ritmo circadiano, caracterizado quando o paciente dorme cronicamente várias horas antes do desejado ou do socialmente estabelecido como **normal**. Em outras palavras, a pessoa tende a dormir cada vez mais cedo e acordar cada vez mais cedo. A incidência aumenta com a idade e, por isso, torna-se muitas vezes difícil diferenciar a tendência fisiológica de uma condição patológica. Por isto, é um distúrbio que pode ser subdiagnosticado, com prevalência estimada em torno de 1% apenas. A falta de atividades sociais ou a diminuição delas, o que ocorre com o próprio envelhecimento, pode ser um fator contribuinte, em decorrência da falta de mecanismos sincronizadores, além de fatores genéticos envolvidos. Já foi descrita uma mutação no gene hPer (um dos vários **gene-relógios** já identificados) em uma família com avanço de fase, com padrão autossômico dominante.

Os sintomas incluem a sonolência excessiva diurna (SED), fadiga e o despertar precoce, e, por isso, há um diagnóstico diferencial importante com depressão. Os diários de sono e a actigrafia podem auxiliar no diagnóstico. A polissonografia basal de noite inteira pode auxiliar no diagnóstico diferencial com distúrbios respiratórios do sono.

O tratamento principal consiste em fototerapia, com exposição à luz principalmente no final da tarde e entre às 20 e 23 horas, com melhora subjetiva dos sintomas. Alguns trabalhos também mostram a possibilidade de se administrar baixas doses de melatonina no início da manhã, mas com risco de aumentar a sonolência do indivíduo durante o restante do dia.

CONCLUSÃO

Há uma regulação extremamente precisa e interligada em nosso organismo envolvendo o ritmo circadiano do ciclo sono-vigília, dos quais participam hormônios, neurotransmissores, neuropeptídeos específicos, além da expressão de genes e proteínas específicas sensíveis à estimulação luminosa. O núcleo supraquiasmático (NSQ), localizado no hipotálamo, é considerado a região responsável por interligar o nosso relógio biológico, ao passo que e a luz é considerada a principal, mas não a única, sincronizadora (ou *zeitgeber*) desse relógio. Distúrbios do ritmo circadiano devem ser criteriosamente avaliados e bem conduzidos para que o indivíduo estabeleça uma rotina de sono adequada para os padrões normais da sociedade, evitando a privação de sono que sabidamente gera consequências como alterações comportamentais em curto prazo e distúrbios cardiovasculares em longo prazo.

BIBLIOGRAFIA

Czeisler CA, Duffy JF, Shanahan TL, et al. Stability, precision, and near-24hour period of the human circadian pacemaker. Science 1999;25(284)2177-81.
Czeisler CA, Khalsa SBS. The human circadian timing system and sleep-wake regulation. Principles and practice of sleep medicine. Philadelphia: WB Saunders; 2000. p. 353-70.
Haddad FML, Gregório LC. Manual do residente: medicina do sono. Ed. Manole; 2017.
Paiva T, Andersen ML, Tufik S. O sono e a medicina do sono. Ed. Manole; 2014.
Takahashi JS, Zatz M. Regulation of circadian rhythmicity. Science 1982;2178:1104-11.
Tufik S. Medicina e biologia do sono. Ed. Manole; 2008.

DISTÚRBIOS RELACIONADOS COM O MOVIMENTO E COMPORTAMENTO DO SONO

CAPÍTULO 8

Michele Dominici ▪ Giulio Cesare Pinnola
Patrícia Souza Bastos

INTRODUÇÃO

As bases neurofisiológicas do sono mantêm o corpo em repouso, com redução do tônus muscular, até a atonia em fase de sono REM, intercaladas de forma cíclica e interrompidas por alguns breves despertares, sem maiores repercussões comportamentais durante o período dormido.

Algumas pessoas, porém, queixam-se ou são observadas com movimentos e comportamentos anormais durante o sono. A análise e identificação de sua etiologia nem sempre é fácil e, por aparentarem-se inócuos, muitas vezes não são devidamente valorizados por profissionais de saúde.

Atualmente, a classificação internacional dos distúrbios do sono (ICSD-3) diferencia estes eventos em parassonias (durante estágio REM ou NREM), distúrbios do movimento do sono relacionados (síndrome de pernas inquietas, movimentos periódicos de membros em sono, distúrbio dos movimentos rítmicos em sono, bruxismo sono-relacionado, mioclonia proprioespinhal do início do sono, mioclonia benigna da infância em sono) e eventos neurológicos ou médicos em sono (crises epilépticas sono-relacionadas ou movimentos em sono associados ou consequentes a eventos respiratórios).

A polissonografia, com eletroencefalografia completa (sistema 10-20) e monitorização por vídeo, é capaz de identificar estas alterações e diferenciá-las, tornando sua terapêutica específica.

Neste capítulo, abordaremos os principais distúrbios de comportamento e movimento, associados ao sono e suas terapêuticas.

PARASSONIAS NREM

As parassonias NREM são consideradas estados dissociativos neurofuncionais entre NREM e vigília, sugestivas de uma imaturidade na regulação destes dois estados funcionais, pela alta prevalência na infância (em torno de 30%) e, ao persistirem na vida adulta (prevalência entre 1 e 4%), uma falha nesta regulação. A relação genética fica mais evidente pelo aumento da prevalência quando um genitor a teve (47%) e, em 67%, quando ambos eram afetados.[1]

São consideradas transtornos do despertar, pois ocorrem advindas, em sua maioria, do estágio de sono mais profundo (N3), associadas a um despertar e com maior probabilidade de ocorrerem em situações de despertar predisponentes (movimentos periódicos de pernas, apneias obstrutivas, ambientes ruidosos etc.), mas também quando há situações de maior condução homeostática ao aprofundamento do sono, aumentando o seu limiar de despertar (privação prévia de sono, drogas que promovam a sedação).

Desta forma, as manifestações comportamentais das parassonias NREM são de despertares com desorientação, amnésia do evento e estado mental confuso. Ocorrem esporadicamente e tendem a regredir espontaneamente na vida adulta, em sua maioria.

As principais parassonias NREM são o sonambulismo, o despertar confusional e o terror noturno, ocorrendo predominantemente no primeiro terço da noite, quando o estágio N3 é mais predominante.

O sonambulismo manifesta-se por um comportamento ambulante, podendo iniciar próximo aos 3 anos e com pico de incidência aos 10, sendo manifestações mais simples, como deambular sem propósito, até comportamentos mais complexos e de risco, como dirigir automóvel ou sair sem roupas adequadas para fora de casa. Geralmente não respondem a comandos, e despertá-los de forma forçada não é recomendado, a não ser que algum risco esteja evidente. Predomina no primeiro terço da noite e ocorre advindo de um estágio N3.

Em adultos, outros transtornos do sono podem estar associados ao sonambulismo, como síndrome de pernas inquietas e apneia obstrutiva do sono, mas são as drogas indutoras de sono outro fator de risco relevante, como os benzodiazepínicos e zolpidem. Outras situações clínicas têm relação com o sonambulismo, como vitiligo, enxaqueca, estados febris, trauma cranioencefálico, encefalites, acidentes vasculares encefálicos, dores crônicas, além de outras drogas, como antidepressivos (amitriptilina, bupropiona, paroxetina e mirtazapina), antipsicóticos (quetiapina e olanzapina), anti-hipertensivos (propranolol, metoprolol), antiepiléticos (topiramato), antiasmáticos (montelucaste) e antibióticos (fluoroquinolonas).

O terror noturno é um transtorno do despertar mais dramático, começando geralmente com um grito agudo de início abrupto, associado a hiperatividade autonômica (taquipneia, taquicardia, midríase, diaforese e aumento de tônus muscular) e intensa manifestação comportamental de medo (choro, gritos e aparência de medo, e inconsolável). Frequentemente não há associação com pesadelos e sem recordações do episódio. Não costuma estar associado a lesões corporais ou consequências psicológicas, mas causa muito estresse nos pais. Consolar o paciente durante a crise pode paradoxalmente aumentar a agressividade.

Despertar confusional é um despertar parcial, advindo de estágio N3. Geralmente o paciente senta-se em um estado de desorientação, com alguns comportamentos automáticos, como resmungos, vocalização de baixa intensidade, atividade motora desordenada, deambulação e hiperatividade simpática. Costuma ser de curta duração, poucos minutos e associado à reduzida resposta a estímulos externos. Ocasionalmente, o evento pode ser mais prolongado, normalmente quando em uso de sedativos/hipnóticos. A amnésia do episódio é normalmente completa (Quadro 8-1).

Por serem estas parassonias muito frequentes, seu diagnóstico diferencial é importante, principalmente com as epilepsias em sono (descritas com mais detalhes posteriormente neste capítulo), e algumas diferenças estão descritas no Quadro 8-2.

Além das epilepsias, o Distúrbio Comportamental do Sono REM (descrito neste capítulo), transtornos somatoformes, por abuso de álcool ou drogas, ou manifestações motoras consequentes à apnéia obstrutiva do sono devem fazer parte do diagnóstico diferencial.

A polissonografia, com monitorização por vídeo e montagem de EEG com sistema internacional 10-20, é o método padrão ouro para o diagnóstico nosológico, porém, como as principais parassonias NREM, com alta prevalência e de caráter benigno, tornariam estas

Quadro 8-1. Principais Características e Diferenças

Parassonia NREM	Comportamento	Sintomas autonômicos	Fatores precipitantes	Duração
Sonambulismo	▪ Atividades motoras automáticas simples ou complexas ▪ Amnésia ▪ Estágio N3	Ausentes	Privação de sono, despertares provocados SPI	Alguns minutos, podendo ser prolongado
Despertar confusional	▪ Atividade motora complexa sem estar alerta ▪ Amnésia ▪ Estágio N3	Ausentes	Privação de sono, despertares provocados	Alguns minutos, raramente prolongado
Terror noturno	▪ Crianças pequenas ▪ Dificuldade p/ acordar ▪ Amnésia ▪ Estágio N3	Presentes	Privação de sono, despertares provocados	Alguns minutos

SPI: Síndrome de Pernas Inquietas.

Quadro 8-2. Principais Parassonias NREM × Epilepsias em Sono

	Epilepsia sono-relacionada	Transtornos do despertar
Idade de início	Adolescência	Infância
Frequência	Todas as noites	Diversos/mensal
Início do evento	Abrupto	Gradual
Semiologia	Estereotipado	Variável
Distribuição	Repetitivo/*cluster*	1/3 da noite, isolado
Duração do evento	Geralmente < 2 minutos	Diversos minutos
Estágio de sono	N2 > N3	Predomina N3
História natural	70% respondem a DAE	Remissão espontânea

avaliações muitas vezes ineficazes, pois não ocorrem todas as noites e são de custo elevado, a academia americana de medicina do sono publicou um guia prático para indicação de videopolissonografia:[2]

▪ Comportamento, idade, início ou duração atípica/incomum;
▪ Ocorrência frequente (2 a 3 vezes por semana);
▪ Potencialmente lesivo;
▪ Possível origem epiléptica.

O tratamento destas principais parassonias do despertar deve ser feito com prevenção de lesões corporais do paciente e do parceiro de sono, seja pela retirada de objetos perfurocortantes e armas deste ambiente, assim como de mobiliários que possam causar lesões graves, proteção das janelas com redes ou grades e alarmes em porta. Afastar agentes precipitantes, sejam eles clínicos ou farmacológicos, e evitar privação de sono. A farmacoterapia não tem boa evidência na literatura médica, mas o clonazepam tem relatos de bons resultados ou antidepresivos serotoninérgicos, principalmente para terror noturno.

Menos frequentes, duas outras parassonias NREM são o transtorno alimentar sono-relacionado e a sexomnia.

O transtorno alimentar sono-relacionado é um evento de despertar parcial, seguido por alimentação copiosa, geralmente com alto teor calórico ou tipo pica. Há amnésia em relação ao evento. Sua prevalência é desconhecida, mas ocorre mais frequentemente em mulheres e há maior associação com transtornos alimentares a transtornos do despertar.

Os eventos não são associados à fome, mas a uma compulsão alimentar, misturando alimentos com alto teor calórico, e também produtos não comestíveis, crus e congelados, além de rações animais. Os critérios diagnósticos para transtorno alimentar sono-relacionado são:

- Episódios recorrentes de alimentação disfuncional, advindo de despertar durante um período de sono;
- Presença de pelo menos um evento, seguido de alimentação involuntária:
  - Combinação de ingestão de alimentos peculiares ou substâncias não comestíveis;
  - Comportamento de risco para lesão ao preparar alimento ou alimentando-se;
  - Consequências clínicas da alimentação noturna.
- Inconsciente durante a alimentação com amnésia do episódio;
- O transtorno não é justificado por outro transtorno do sono, mental, clínico ou por uso medicamentoso/abuso.

As consequências de o transtorno alimentar sono-relacionado podem estar associadas ao transtorno do despertar (acidente pessoal), mas também ao alimentar (aumento de peso, piora do diabetes, cáries), podendo ocorrer poucas vezes por semanas a várias vezes por noite.

O mecanismo fisiopatológico é desconhecido, mas está mais associado a um transtorno do despertar, comumente advindo de estágio NREM, semelhante ao sonambulismo, com mais da metade destes com história de sonambulismo.

A síndrome das pernas inquietas e o zolpidem podem precipitar o transtorno alimentar sono-relacionado, mas, no caso da SPI, deve-se fazer o diagnóstico diferencial com o despertar que leva o paciente a se alimentar, porém, de forma consciente, assim como a síndrome de Kline-Levine, a síndrome da alimentação noturna ou a bulimia, todas com o ato alimentar consciente.

O tratamento envolve o controle dos fatores precipitantes de despertar, como SPI e apneia do sono, retirada de drogas sedativas em geral, não somente o zolpidem, e as medicações recomenadas são os agonistas dopaminérgicos (pramipexol com dose média satisfatória de 0,375 mg/dia) ou topiramato (dose média de 120 mg/dia).

A sexomnia ou sexonambulismo é considerada uma parassonia do despertar NREM, com um despertar parcial, advindo de estágio N3, geralmente, e comportamento sexual associado, com amnésia do evento. A manifestação é variável, desde uma relação sexual completa, a simples carícias ou masturbação. Mais frequente em homens e, por vezes, com implicações forenses.

Da mesma maneira que as outras parassonias do despertar, fatores relacionados com a privação de sono (trabalho em turnos) ou predisponentes ao despertar noturno (apneia do sono) e medicações que aumentam o limiar do despertar podem aumentar o risco destes episódios. Há também descrições de pacientes parkinsonianos, inclusive quando iniciam agonistas dopaminérgicos, epiléticos e com transtorno comportamental de sono REM.

O tratamento seria reduzir os fatores predisponentes, e o clonazepam mostrou-se eficaz em descrição de casos.

Mesmo infrequente, a avaliação de especialista torna-se importante pelas questões forenses envolvidas.

O Código Penal Brasileiro trata da Imputabilidade Penal, fixando as condições necessárias para a responsabilização penal do autor de delitos. Assim, o artigo 26 do Código Penal, estabelece que: *É isento de pena o agente que, por doença mental ou desenvolvimento mental incompleto ou retardado, era, ao tempo da ação ou da omissão, inteiramente incapaz de entender o caráter ilícito do fato ou de determinar-se de acordo com esse entendimento.*

A seu turno, as parassonias são consideradas doenças pela Organização Mundial da Saúde, incluídas entre os transtornos mentais e comportamentais segundo a Classificação Estatística Internacional de Doenças e Problemas Relacionados com a Saúde.

Portanto, indivíduo que, em estado de sono, sendo portador de parassonia, cometa um delito pode requerer a aplicação do dispositivo supracitado. Isso porque a expressão **doença mental** deve ser tomada em sentido amplo, abrangendo inclusive estados somáticos ou fisiológicos mórbidos de caráter transitório.

Entretanto, torna-se necessária a prova de tal alegação, e o Magistrado deverá determinar a perícia médica no réu para determinar até que ponto a questão influiu na conduta.

Esta alegação deve pautar em dúvida razoável sobre a sanidade mental do acusado e indicar até que ponto poderia comprometer o entendimento do ilícito. Portanto, mesmo o requerimento deve vir acompanhado de indícios indicando o transtorno, como laudos médicos anteriores e/ou polissonografia com videomonitorização, sob risco de indeferimento.

Portanto, na presença de parassonia, a capacidade de entender o ilícito deve ser questionada e há de se proceder a devida perícia para comprovação. Importante frisar que a mera alegação de parassonia pode ensejar indeferimento da perícia, e que mesmo a realização desta com a comprovação do mal pode não ensejar a inimputabilidade do acusado, o que é analisado em consonância com as circunstâncias de cada caso, segundo o princípio do livre convencimento motivado do juiz.

EPILEPSIA E SONO

Podem existir dúvidas se as crises durante o sono seriam epilépticas ou transtorno de sono (TS). O Quadro 8-3 arrola várias crises de natureza epiléptica que mais comumente estão relacionadas com o sono, no seu transcurso ou ao despertar. A epilepsia do lobo frontal é mais particularmente confundida com crises psicogênicas ou do sono, tais como transtorno comportamental do sono REM e terror noturno. A avaliação da neurofisiologia clínica diurna dos pacientes com suspeita de crises epilépticas, relacionadas com o sono, deve ser feita durante o sono, seja pela sua privação na noite anterior ou pela sua indução por técnicas farmacológicas, o que não é ideal, apesar de prático. Durante o sono podem ser obtidas crises eletroclínicas.

Essas avaliações podem ser feitas com menor custo, de preferência no início da tarde (sesta diurna – pela poligrafia diurna), com privação parcial ou total do sono noturno e com duração mínima de 50 a 60 min. Nas crianças até três anos, o estudo é facilitado pelos ciclos completos de sono serem mais frequentes do que nas maiores. A vídeo-EEG polissonografia (noturna) tem a vantagem de observação mais prolongada, o que pode ser útil em alguns casos, além de ser mais fácil o diagnóstico diferencial com outras parassonias/transtornos do movimento sono-relacionado.

Quadro 8-3. Epilepsia de Ocorrência predominantemente Relacionada ao Sono

Tipo de epilepsia	Clínica
Crise parcial (simples ou complexa)	Parte desses pacientes tem as crises exclusivamente durante o sono
Crises do lobo temporal	Jovem, sem relato de crise convulsiva febril ou história familiar de epilepsia, crises pouco frequentes e pouco hipercinéticas. Lembram o terror noturno ou sonambulism
Crises do lobo frontal	Crises com atividades motoras intensas, frequentes, mas breves, ausência de confusão pós-ictal ou aura, EEG geralmente normal Existe também forma rara da epilepsia frontal noturna autossômica dominante
Epilepsia rolândica	As crises iniciam-se dos 4 aos 10 anos, ocorrem predominantemente durante o sono, com movimentos orofaríngeos, salivação e sons guturais, além de abalos clônicos e contrações tônicas da boca e, ocasionalmente, dos membros. O EEG revela espículas ou ondas agudas nas regiões centrotemporais com ativação durante o sono
Crises generalizadas tônico-clônicas	Do despertar – crises predominantemente ao despertar e com maior componente hereditário (não após 2 horas) ou em vigência de relaxamento. Privação do sono facilita o desencadear. EEG – ponta-onda generalizada interictal Hípnicas – exclusiva ou predominantemente durante o sono
Epilepsia mioclônica juvenil	Crises mioclônicas logo após o despertar, privação do sono é fator precipitante frequente, início entre 13 e 19 anos. EEG ponta-onda ou poliponta e ondas síncronas, bilaterais, 4 a 6 c/s regiões frontais
Epilepsias benignas com paroxismos occiptais	Ataques na infância, com desvio do olhar e vômitos. Crises ocorrem no início do sono ou nas primeiras horas da manhã. Evolui frequentemente para crises generalizadas secundárias
Síndrome de atividade contínua de ponta-onda durante o sono	Mais em crianças pequenas, associada com hipercinesia, distúrbios neuropsicológicos, afasia progressiva. Quadro similar à síndrome de Landau-Kleffner (afasia adquirida, início na infância, EEG com atividade epileptiforme, muitos com epilepsia e distúrbios psicomotores) com a qual tem certa superposição nosológica

O estudo da relação do sono com as epilepsias sob alguns aspectos está tão bem definido que é de comum conhecimento que a privação do sono é um fator de risco para desencadear crises convulsivas, como também, no EEG, o sono é considerado um procedimento de ativação para o surgimento de grafoelementos intercríticos.

Diversos autores já demonstraram a tendência das crises convulsivas se comportarem temporalmente ora de fase predominantemente em vigília, enquanto outras somente durante o sono e havendo também um terceiro grupo independente de um comportamento circadiano.

Com o início dos estudos do sono e de seus distúrbios, principalmente nos últimos 40 anos, diversos autores avaliam a inter-relação dos efeitos do sono nas epilepsias e das epilepsias no sono, e como também os distúrbios do sono podem afetar as epilepsias e seus diagnósticos diferenciais.

Comportamento das Epilepsias durante o Sono

As crises generalizadas tônico-clônicas foram estudadas de acordo com seu ciclo circadiano por Janz et al.,[3] com 2.110 pacientes, e destas 45% ocorreram predominantemente durante o sono, 34% ocorreram nas primeiras duas horas após o despertar e 21% não demonstraram correlação específica com sono ou vigília, com poucas mudanças durante este comportamento durante os anos, havendo apenas uma queda dos eventos ictais exclusivamente matutinos (31%) e aumentando os eventos independentes do sono-vigília (26%). Algumas críticas hoje devem ser consideradas neste estudo tendo em conta o diagnóstico etiológico destas crises, pela escassez tecnológica, principalmente na aérea de imagem daquela época, e também, mais recentemente, Blum et al.[4] demonstraram por vídeo-EEG que os familiares e cuidadores de pacientes epilépticos não conseguem acertar com precisão a presença de crises, principalmente as de menor magnitude.

As epilepsias mioclônicas juvenis, as crises de ausência e os espasmos da síndrome de West tendem a ocorrer predominantemente ou quase que exclusivamente durante o dia.

As descargas epiléticas generalizadas são mais frequentes durante os estágios de sono NREM do que o REM e a vigília, e há uma presença de efeito facilitatório nas mudanças de estágios, como também nos despertares na ocorrência de descargas epiléticas generalizadas.

As crises parciais que mais comumente ocorrem durante o sono são as crises frontais e temporais, sendo as primeiras mais frequentes durante o sono que as últimas. Em estudo feito por Billiard M. et al.,[5] com 127 pacientes, foram evidenciadas 9,4% de crises parciais complexas sono-relacionadas, e, em Crespel A,[6] em estudo com 15 pacientes com epilepsias de lobo temporal (ELT), 10,9% das crises ocorreram durante o sono, e, ao contrário, em 108 crises frontais, 61% destas ocorreram durante o sono.

As epilepsias parciais que ocorrem predominante ou exclusivamente durante o sono já são identificadas de formas distintas e serão descritas mais adiante como epilepsias hipermotoras sono-relacionadas. O sono tem importante impacto nas descargas interictais (DII), podendo ser avaliadas em frequência de descargas, surgimento de novos focos e mudanças do campo elétrico. As DII são afetadas pelo sono e pela mudança de estágios de sono. Durante os estágios de sono NREM, as epilepsias parciais apresentam a maior atividade das DII, e é no estágio N3 onde ocorre o maior índice. Sammaritano et al.[7] demonstraram em pacientes com ELT no pré-operatório o surgimento de um novo foco independente durante o sono NREM, o qual não estava presente na vigília. Enquanto na fase de sono REM as DII ocorrem em uma mesma proporção que a vigília, durante estágio REM os focos têm o melhor valor para localização para área epileptógena primária, tanto nas ELT como nas extra-temporais avaliadas pelo sucesso terapêutico cirúrgico, tornando assim este estágio de sono, em alguns centros para cirurgia de epilepsia, uma rotina na avaliação pré-cirúrgica para informação na localização da zona epileptogênica.

Efeito das Epilepsias no Sono

Em relação às alterações causadas pelas epilepsias no sono, encontra-se uma variedade de transformações, como redução do estágio REM, aumento do número de despertares após o início do sono, aumento da instabilidade do sono, aumento dos estágios superficiais de sono NREM (N1 e N2) e redução do estágio profundo de sono NREM (N3) e aumento da latência de sono.

Separando as epilepsias em generalizadas (EG) e parciais e entre alterações causadas por DII e crises encontram-se diferentes alterações. Nas EG em pacientes sem crises, não são evidenciadas alterações polissonográficas, mas, nos pacientes com crises, há aumento dos despertares após início do sono, redução da eficiência de sono e redução de estágio REM. Nas crises parciais, a arquitetura do sono apresenta-se alterada mesmo sem crises noturnas, porém, na presença de crises, a desorganização é maior, com evidente redução do estágio REM, redução de eficiência do sono e aumento dos despertares.

Comparando as crises de pacientes com ELT e extratemporais, o comprometimento do sono é maior nos pacientes com ELT.

Outra epilepsia frequente, a epilepsia parcial benigna da infância, com espículas rolândicas e centrotemporais, é responsável por 15 a 25% das epilepsias da infância, com os episódios ictais ocorrendo durante o sono entre 51-80% dos casos, e, por isso, muitas vezes despercebidos pelos familiares, sendo as crises motoras e somatossensitivas orofaciais, faríngeas e laríngeas, com 15 a 20% de generalização. As DII são ativadas pelo sono, e entre 2,5 a 30% destas exclusivamente durante o sono. Mesmo com estas características noturnas, os estudos polissonográficos evidenciaram uma ausência de anormalidades na arquitetura do sono.

Epilepsia com Espícula-Onda Lenta em Sono

Outras formas raras de epilepsia, que têm importante relação com o sono e que têm importância por causa de possíveis mudanças de paradigmas na abordagem das epilepsias, são a epilepsia com espícula-onda lenta contínua durante o sono (EEOS) e a afasia epilética adquirida ou síndrome de Landau-Kleffner (SLK). Apesar dos debates sobre estas epilepsias serem semelhantes com apresentações distintas ou se as alterações neuropsicológicas são diretamente relacionadas com a epilepsia ou não, grandes avanços foram feitos, em Veneza, em 1993,[8] durante um *workshop* organizado para debater a nosologia, fisiopatologia, eletroencefalografia e comportamento clínico destas duas síndromes.

A EEOS pode ser definida como um distúrbio etário-relacionado e autolimitado de origem desconhecida, e caracterizado por comprometimento neuropsicológico, com regressão das funções cognitivas globais ou parciais; comprometimento motor com ataxia, dispraxia, distonia ou déficit unilateral; epilepsia focal e aparentemente generalizada (crises uni ou bilateral clônica, crise tônico-clônica, ausência, crises motoras parciais e crises parciais complexas ou astáticas e ausência de crise tônica) e achados típicos no EEG, com complexos ponta-onda lento a 1,5-2 Hz durante 85-100% do estágio N3, persistindo durante 3 ou mais registros em um período de um mês.

As alterações no EEG generalizadas são consideradas eventos de generalização secundários, sendo o foco primário reconhecido em região frontal unilateral, e a relação do foco primário e do tempo de generalização secundário durante o sono está ligada com as alterações neuropsicológicas, ou seja, as crianças sem anormalidades neuropsicológicas eram aquelas com menor tempo de duração das alterações no EEG e com os focos em regiões corticais sem expressão cognitiva significativa, contrastando com os achados nas crianças com afasias ou deterioração neurocognitiva, as quais apresentavam focos temporais e frontais respectivamente e um tempo de alteração no EEG de sono maior do que 2 anos, e as crianças com alterações motoras que apresentavam uma predominância de espículas-onda lenta nas regiões motoras . Estes resultados evidenciaram que a duração da EEOS e o foco preferencial de origem são os principais componentes que influenciaram o grau e o padrão de comprometimento neuropsicológico, sugerindo que os pacientes com EEOS seriam modelos de deficiências cognitivas prolongadas, induzidas por alterações interictais.

A SLK ocorre também em crianças previamente normais que apresentam uma regressão da linguagem, com uma agnosia verbal auditiva, podendo suceder todo o tipo de afasia, com a epilepsia aparecendo em 70-80% dos casos, porém, de forma rara e esporádica, do tipo generalizada tônico-clônica ou parcial motora simples, geralmente noturna, e às vezes como ausência atípica. As alterações no EEG ocorrem no sono e apresentam espículas repetitivas e pontas e ondas lentas de localização temporal em 50% dos casos e, em regiões parietocciptais, em 30% dos casos, e, em alguns pacientes, também se encontram alterações generalizadas bilaterais do tipo ponta-onda lenta em mais de 85% do tempo de estágio de sono N3, sugerindo uma sobreposição das síndromes.

Microestrutura do Sono nas Epilepsias

Os estudos polissonográficos seguem uma padronização de estagiamento do sono definida por Rechtschaffen & Kales,[9] a qual é utilizada até hoje, e subdivide a vigília, os estágios NREM (I, II, III e IV) e o REM pela análise do EEG, eletro-oculograma e eletromiografia de musculatura submentoniana a cada 30 segundos (época), atualmente redefinindo[10] o estágio NREM em N1, N2 e N3 (juntando o III e IV NREM). Porém, com a evolução das análises polissonográficas, observou-se, em alguns distúrbios do sono e até em situações fisiológicas, um aumento da fragmentação do sono, causado por fenômenos menores que uma época, os quais não alteravam o estagiamento daquela época e nem tão pouco a quantidade de sono (eficiência de sono). Este fenômeno mostrou-se importante na correlação clínica com o aumento da sonolência diurna e no comprometimento de funções cognitivas, como a atenção, tornando assim necessária uma melhor análise da estrutura do sono dentro das épocas de 30 segundos, popularmente denominada de microestrutura do sono.

Surgiu assim, em 1992,[11] para complementar o estagiamento de Rechtschaffen & Kales, uma força-tarefa da Associação Americana dos Distúrbios do Sono, que criou um atlas com regras para as marcações dos conhecidos *EEG arousal*, ou microdespertares, os quais, de forma simplificada, seriam mudanças abruptas na frequência do ritmo no EEG com duração mínima de 3 segundos, sendo esta frequência teta, alfa ou beta, mas que não fossem fusos de sono detectados tanto nas derivações occipitais ou centrais.

Mais recentemente, após quase 20 anos de aprimoramento, foi normatizada em um encontro em Parma,[12] com especialistas em sono de diversas partes do mundo, a análise das alterações da instabilidade eletroencefalográfica durante o sono NREM, desenvolvida por Terzano e Parrino,[12] conhecida por CAP (*ciclic alterniting pattern* ou padrão cíclico alternante), a qual agrega novos fenômenos no EEG ao sistema desenvolvido pela ASDA e com uma análise um pouco distinta desta última.

Mesmo não sendo o objetivo deste texto, discorrermos sobre este tema, colocaremos de forma sucinta as definições do CAP e, a seguir, sua relação com as epilepsias/parassonias. O CAP é um padrão de EEG durante a fase de sono NREM, representado por duas sequências bem definidas. É dividido em duas fases: a fase A e a B. A fase A do CAP é caracterizada por um grupo de sequências fásicas, com duração de 2 a 60 segundos, mas, em média, entre 8 e 12 segundos, ocupando cerca de 40% do ciclo CAP (é representada por ritmo alfa intermitente e sequência de ondas agudas do vértex, sequência de 2 ou mais complexos K, paroxismos delta que ultrapassem em 1/3 amplitude da atividade de fundo no estágio N3 ou microdespertares segundo a ASDA), que são interpretadas como uma ativação transitória ao nível de despertar durante o sono. Enquanto a fase B, que segue a fase A, é identificada pela recuperação da atividade de base do EEG, com duração também entre 2 e 60 segundos, mas em média entre 16 e 20 segundos, que ocupa aproximadamente 60%

do ciclo CAP e é interpretada como uma inibição do despertar durante o sono. O ciclo CAP é seguido por um ciclo NCAP (não CAP), onde se observa um ritmo de fundo no EEG estável com esparsos despertares, representando, ao contrário, uma condição de estabilidade do sono. A fase A do CAP está associada também a ativação do sistema neurovegetativo, e a B, com sua inibição, representando o ciclo CAP um período de instabilidade do sono, enquanto o ciclo NCAP, o oposto (Fig. 8-1).

Em estudos de Castro e Bazil,[13] pacientes com epilepsia noturna apresentam maior comprometimento da arquitetura do sono e maior sonolência diurna medida por teste das latências múltiplas do sono, e Hoeppner *et al.*,[14] avaliando pacientes com epilepsia parcial simples ou complexa, apresentavam mais queixas relacionadas com o sono, com maior frequência de despertares durante o sono que pacientes com epilepsias generalizadas e um grupo-controle. Sammaritano e Saint-Hilarie,[15] estudando a microestrutura do sono de pacientes com ELT, constataram que, a cada episódio ictal, há um despertar em 100% dos eventos, e consequente redução da eficiência e continuidade do sono. Em estudos em animais e humanos, também foi demonstrado que as DII causam despertares e microdespertares.

Pela análise da microestrutura por meio do CAP, foi observado nas epilepsias generalizadas (EG) um aumento do percentual do CAP comparado com grupo-controle e que os CAPs com DII são mais prolongados que os CAPs sem DII nestes pacientes com EG, e, mesmo a macroestrutura do sono estando pouco alterada, a microestrutura não está, sugerindo uma hipótese que o CAP e as DII compartilham as mesmas vias anatômicas, conduzindo em combinação um padrão que une um fenômeno fisiológico (CAP) a um patológico (DII). Na dinâmica inter-relação entre descargas no EEG e a modulação dos despertares, as sequências de CAP são um gatilho para os surtos paroxísticos e estes, por sua vez, promovem a geração da fase A do CAP e aumentam a sua instabilidade até um despertar (Fig. 8-2). Foram observadas semelhantes alterações do CAP também em relação aos eventos críticos nas epilepsias temporais e frontais.

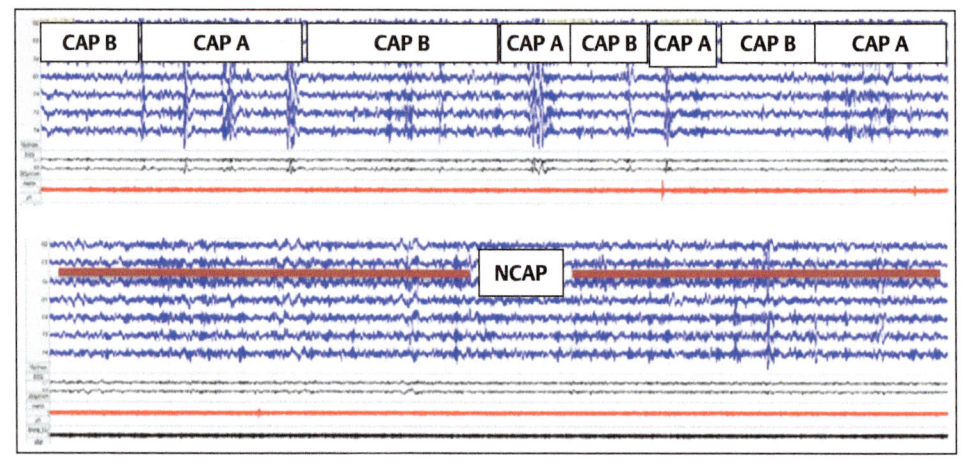

Fig. 8-1. Análise da microestrutura do sono (estágio N2) de acordo com CAP/NCAP. Identificamos, no topo, uma sequência CAP, com a fase A em paroxísmos de microdespertares-relacionados, sempre seguidos por um ritmo de fundo no EEG de sono. Abaixo, observamos um período de NCAP, caracterizado por um EEG homogêneo de sono.

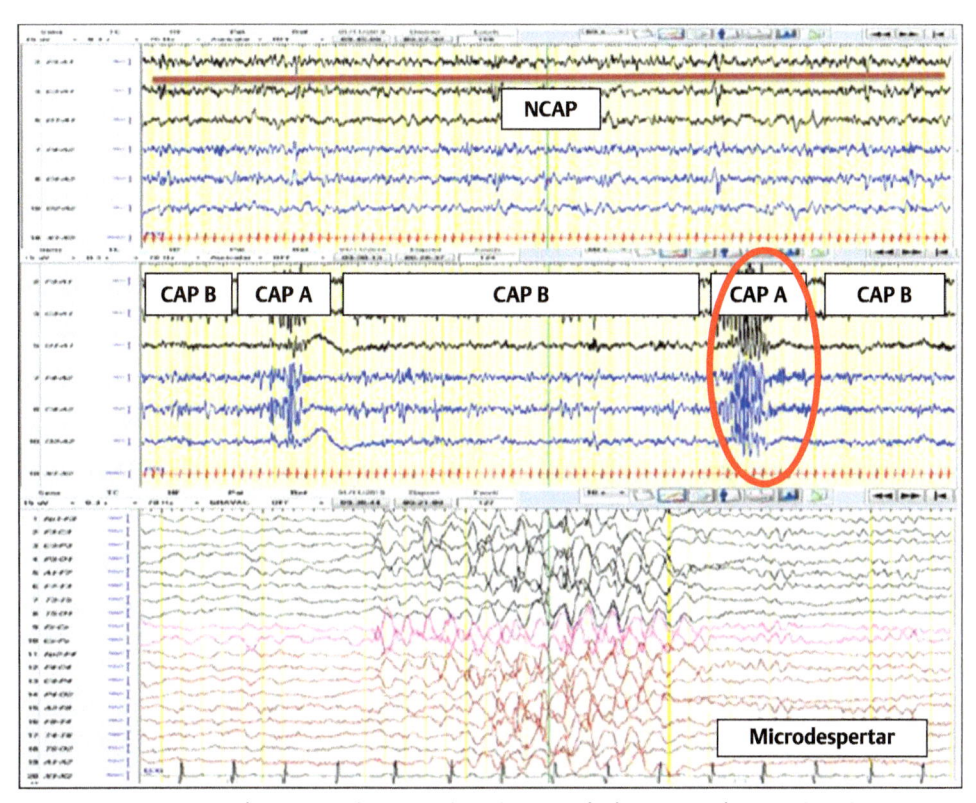

Fig. 8-2. Representação de uma sequência CAP (meio), originada de um período NCAP (topo) e terminando em um microdespertar (abaixo, representando o trecho circulado em vermelho do meio). Os surtos paroxísticos introduzem algumas das fases A e precedem imediatamente o traçado de microdespertar.

Drogas Antiepiléticas e Sono

O efeito das drogas antiepiléticas (DAE) no sono ainda não é completamente conhecido por existirem poucos estudos a este respeito. porém podemos resumir os efeitos das DAE no sono conforme o Quadro 8-4.

Os efeitos das DAE nos pacientes com epilepsias são conhecidos, apresentando uma melhora do sono destes pacientes, como redução das latências de sono, redução dos despertares e microdespertares, como também na redução do percentual de CAP e mudanças de fases de sono, melhorando assim a estabilidade do sono.

Acredita-se que o efeito medicamentoso, reduzindo as crises noturnas, cause esta melhora do sono, mas, além deste fenômeno, o efeito de estabilização do sono *per se*, com um aumento do limiar dos despertares causados pelas DAE, também tenha um efeito positivo no controle das crises. Considerando a hipótese de que a privação de sono precipite crises convulsivas, mesmo ainda não havendo comprovação científica, existe a possibilidade do desenvolvimento de drogas que estabilizem o sono poderem tornar-se mais uma opção terapêutica para as epilepsias.

Quadro 8-4. Efeito das DAE no Sono

	LS	D/MD	TAIS	N1/N2	N3	REM
FNT	R			A	R	I
FB	R	R		A	I	R
CBZ	R		R		A	I
AV		A	A		A	R
CZ	R	R	R	E1R/E2A	R	R
ES		A		A	R	A
GBP		R			A	A

FNT: fenitoína; FB: fenobarbital; CBZ: carbamazepina; AV: ácido valproico; CZ: clonazepam; ES: etossuximida; GBP: gabapentina; A: aumentado; R: reduzido; I: indiferente; LS: latência de sono; D: despertar; MD: microdespertar; TAIS: tempo acordado após início de sono.

EPILEPSIA HIPERMOTORA SONO-RELACIONADA

A epilepsia hipermotora sono-relacionada tem sua história iniciada no final da década de 1970 e início da de 1980, em Bologna na Itália, quando Lugaresi E. e Cirignotta F. observaram pacientes com comportamentos estereotipados em sono, muito frequentes, mais de uma vez por noite, sem um correlato eletroencefalográfico epileptogênico ictal ou interictal associado.[16]

Com a incerteza de sua origem, este grupo de pacientes recebeu um novo diagnóstico, denominado distonia paroxística noturna,[17] com basicamente três tipos de manifestações clínicas, associadas à duração do evento (despertares paroxísticos – 3 a 10 segundos, distonia paroxística noturna – com movimentos distônicos assimétricos e com duração entre 10 e 30 segundos e perambulação noturna com mais de 30 segundos) e sua estereotipia.

Por mais de uma década, o debate sobre sua origem, epiléptica ou não, manteve este cenário duvidoso, mas, por fim, com a demonstração de pacientes com monitorização invasiva positiva para grafoelementos ictais e negativa no registro de escalpo, mudou-se a denominação da distonia paroxística noturna para epilepsia noturna do lobo frontal, que apresentava formas espontâneas, mas também síndromes geneticamente documentadas.[18,19]

A clínica destes eventos é variável e pode manifestar-se desde breves episódios de desperates súbitos com movimentos estereotipados, durante poucos segundos, até crises hipermotoras, seguidas por comportamentos complexos com deambulações mais prolongadas.[20]

A crise hipermotora tem duas manifestações predominantes, a principal é uma intensa movimentação de membros superiores ou inferiores de forma intensa, por vezes com características de balismo, associada a gritos ou risadas, com consciência preservada, mas incapacidade de controlar os movimentos, por vezes saindo da cama e deambulando de uma maneira repetitiva (perambulação noturna epiléptica). A outra forma de crise hipermotora é uma postura assimétrica, tônico-distônica, com importante manifestação autonômica, mantendo-se consciente e, em ambas as situações, sem estado pós-ictal significativo, retornando, o paciente, ao sono.

O diagnóstico diferencial destes episódios com as parassonias não é simples, principalmente na ausência de grafoelementos epileptiformes ictais ou interictais, considerando, principalmente, as manifestações motoras mais complexas, as quais são semelhantes entre si.

Nas epilepsias frontais, as posturas tônicas, assimétricas ou com o ataque tônico com expressão de medo justificam a localização anatômica, como a mesio-frontal, porém os comportamentos motores bizarros, quase voluntários, complexos, com alterações autônomas ou posturas distônicas vêm de quais regiões neuroanatômicas?

Tassinari et al.[21] sugerem que a relação destes movimentos como um fenômeno de liberação de comportamentos motores inatos fixos relacionados com uma rede neural comum conhecida por *Central Pattern Generators* (CPG), estes, determinados geneticamente, localizados em regiões pontomesodiencefálicas e medula, segue um *continuum* de sequências motoras estereotipadas que vão desde os movimentos dos fetos e recém-nascidos até comportamentos motores durante o sono. Estas sequências motoras podem ser similares e comparáveis a comportamentos animais de não humanos, reproduzidas quando estimuladas as regiões pontomesodiencefálicas, mas também as medulares.[22]

Os comportamentos inatos, vindos dos CPGs comumente encontrados durante o sono, são de origem alimentar (contração de dentes – bruxismo, mastigar e engolir – automatismo oral), predatório/defensivo (morder, bater os dentes, mioclonia fasciomandibular), emocional (expressões faciais universais de medo e pavor), locomotores (pedalar, engatinhar, fuga, deambulação, movimentos bimanuais e bípedes) e copulatórios (movimentos pélvicos).

Desta forma, os componentes motores surgidos durante o sono, semelhantes entre si, mas vindos de processos etiopatológicos distintos, devem ter uma plataforma em comum: a rede neural do despertar. Sabe-se que o despertar é uma plataforma comum para o surgimento de parassonias, descargas epiléticas e crises epiléticas durante o sono, e, além disto, os movimentos acima descritos, de um breve despertar, são comuns para um despertar normal, uma parassonia e a epilepsia sono-relacionada.

Assim, as descargas epiléticas funcionariam como um gatilho para o comportamento que seria a expressão motora dos padrões inatos, relacionados com o CPG, localizados distantes do córtex, nas regiões pontomesodiencefálicas e medulares. Estas expressões motoras podem ser estendidas para a parassonia também, e estes padrões podem ser considerados uma perda do controle do córtex neomamífero sobre os CPGs localizados no cérebro **paleomamífero e réptil**, segundo teoria de Paul McLeon,[23] e os gânglios da base podem contribuir com o início da locomoção, liberando regiões locomotoras mesopontinas e diencefálicas, tornando estes eventos motores um fenômeno secundário a alterações da rede neural do despertar.

Outra evidência da correlação desta plataforma, mas que também dificulta o diagnóstico diferencial, foi a prevalência aumentada de parassonias em portadores de epilepsia noturna do lobo frontal e seus familiares, comparados a população em geral.[24]

A polissonografia com vídeo e montagem estendida para EEG com sistema 10-20 é o exame indicado para o diagnóstico e seus diferenciais. Apesar de ser o método padrão ouro, nem sempre é simples seu diagnóstico, principalmente por não apresentar, em quase um terço dos pacientes, anormalidades específicas correlatas no EEG,[25] e até um quarto dos pacientes com distúrbio comportamental em sono REM ter grafoelementos epileptiformes em seus registros.[26]

Desta forma, Derry CP et al.[27] sugeriram, após compilação de uma série de videomonitorizações em pacientes com parassonias e epilepsias noturnas de lobo frontal, que a presença de postura distônica e automatismo hipercinético (principalmente balançando, pedalando e chutando) são específicos para epilepsia noturna de lobo frontal, e, quando ausentes, o diagnóstico de parassonia é mais provável. Eventos mais breves, como os despertares paroxísticos, ou mais complexos tem uma menor concordância entre observadores.

O conceito da epilepsia hipermotora sono-relacionada substitui o da epilepsia noturna de lobo frontal, com a demonstração de até 30% de estes eventos ocorrerem após avaliação por estéreo-EEG em pacientes fármaco-resistentes, em regiões extrafrontais (lobo temporal, ínsula, parietal e opercular).[28]

Em 2014, na cidade de Bologna (Itália), um grupo de especialistas em sono, epilepsia e epidemiologia reuniram-se para uma conferência de consenso sobre o tema.[29] Nesta, ficaram definidas a mudança da nomenclatura e o reconhecimento de uma síndrome epilética independente, com critérios diagnósticos específicos.

O termo epilepsia noturna de lobo frontal foi substituído por epilepsia motora sono-relacionada. Primeiro, a palavra noturna foi substituída pela palavra sono, para não ocorrer conflitos entre um padrão cronobiológico e uma função cerebral específica, pois os eventos estão relacionados com o sono, independente de seu horário. Segundo, a localização frontal não é mais adequada, considerando a demonstração da origem que, também, poder vir de áreas extrafrontais, e, terceiro, a semiologia da epilepsia de lobo frontal não contempla todas suas manifestações.

Esta síndrome não será subdividida, sendo considerada a forma esporádica, genética ou secundária dentro do mesmo grupo, e seu critério diagnóstico seguirá conforme a descrição a seguir.

O diagnóstico é fundamentado primariamente na história clínica – características clínicas observadas:

- Breves (< 2 minutos), crises com padrão motor estereotipado no próprio indivíduo, e início e término abrupto:
  - Crises em série são características, mas não obrigatórias.
- O padrão motor mais frequente é o de crises **hipermotoras**:
  - Crises **hipermotoras** são os comportamentos vigorosos hipercinéticos e crises assimétricas tônicas ou posturas distônicas;
  - Consciência dos episódios não exclui o diagnóstico.
- As crises ocorrem predominantemente durante o sono:
  - Eventos podem ocorrer durante a vigília esporadicamente.
- O diagnóstico não é excluído por:
  - Comprometimento intelectual ou transtornos neuropsiquiátricos;
  - Ausência de achados ictais ou interictais no EEG;
  - Foco extrafrontal.

Três níveis de certeza:

1. Observado (possível):
   - Relato clínico observado por acompanhante.
2. Registrado por vídeo (clínico):
   - Registrado por pelo menos um, mas preferivelmente dois eventos estereotipados (confirmado como evento típico observado por acompanhante);
   - Alta qualidade audiovisual, incluindo início, e com visualização clara de todo o evento, mostrando a evolução e o final da crise;
   - Eventos menores ou despertares paroxísticos serão excluídos por tornarem o diagnóstico pouco confiável.
3. Documentação por Vídeo-EEG (confirmado):
   - Registro de um, mas preferivelmente dois eventos estereotipados durante sono diurno após privação de sono, ou durante o registro de uma noite de sono, com pelo

menos 19 canais de EEG (sistema internacional 10-20), ECG, oculograma e eletromiografia de mento;
- Anormalidades epileptiformes interictais ou claras descargas ictais.

O tratamento da epilepsia hipermotora sono-relacionada deve ser realizado com DAE, sendo mais comumente utilizada a carbamazepina. A evolução destas epilepsias foram avaliadas por Licchetta L. *et al.*,[30] por mais de 20 anos, em 139 pacientes, mostrando uma taxa de remissão de 22% (mais de 5 anos sem crises), enquanto 28% não estavam fazendo uso de DAE, seja por não considerarem suas crises incapacitantes ou seja pela relação efeito colateral medicamentoso/controle de crises não compensatório. Da mesma forma, Parrino *et al.*[31] também encontraram um controle adequado das crises em apenas 25% de seus pacientes.

Nobili L. *et al.*[32] avaliaram em retrospectiva 21 pacientes consecutivamente submetidos à ressecção cirúrgica de zona epileptogênica, pacientes com epilepsia noturna de lobo frontal, alcançando uma taxa de 76% classe Ia de Engel (sem crises desde a cirurgia), após no mínimo 12 meses de avaliação pós-operatória, e 100% dos pacientes que apresentavam sonolência excessiva diurna (9 pacientes) não queixavam-se mais deste sintoma.

TRANSTORNO DE MOVIMENTOS RÍTMICOS EM SONO

Os movimentos rítmicos em sono são movimentos grosseiros, estereotipados, repetitivos, predominantes no início do sono e durante o sono.

Tipicamente violentos, podem ser breves ou durar até 20 minutos e devem ser considerados potencialmente de risco para lesões ou causar uma dificuldade de dormir ou ainda consequências diurnas destes eventos noturnos.

Primariamente ocorrem na infância com uma prevalência estimada em 60% e caindo para 5% após os 5 anos de idade, mas, ao persistirem na adolescência ou vida adulta, podem estar relacionados com patologias associadas ao desenvolvimento ou comprometimento intelectual (retardo mental, déficit de atenção, autismo, entre outras).

As manifestações mais comuns são o balançar do corpo (*jactatio corporis nocturnus*), bater de cabeça (*jactatio capitis nocturnus*) e o rolar da cabeça, mas podem manifestar-se também com rolar do corpo, bater das pernas e dos braços, com início entre os 6 e 9 meses e normalmente não ultrapassando os 5 anos de idade.[33]

Com manifestações mais intensas, o diagnóstico diferencial com epilepsia, principalmente as de lobo frontal, deve ser feito. Clinicamente a postura tônico/distônica, o desviar dos olhos e da cabeça contralateral ao foco, fácies com expressão de medo e raiva, incontinência urinária e possível amnésia do evento sugerem um quadro epilético, assim como achados eletroencefalográficos específicos, mas, por vezes, estes achados só podem ser avaliados durante uma videoeletroenecefalografia, com canais poligráficos extras para defini-los melhor.

As crises hipermotoras, principalmente de áreas corticais frontais ventromesiais e no córtex pré-motor mesial, causam manifestações clínicas semelhantes, sendo difíceis, às vezes, de ser avaliadas com EEG de rotina.[34]

Inicialmente descritas como transtorno do início do sono, os estudos polissonográficos mostraram que podem ocorrer durante o sono também e em qualquer estágio.[35]

Não existem estudos controlados randomizados para o seu tratamento, sendo a orientação do período autolimitado do fenômeno, sem riscos para saúde da criança, e investimento em proteções na cama, como afastá-la da parede e grades acolchoadas, podem ser suficientes. Em casos mais violentos, o uso de clonazepam ou oxazepam pode ser considerado.

MIOCLONIA PROPRIOESPINHAL

A mioclonia espinhal já foi descrita há diversos anos[36] e mais bem avaliada e denominada mioclonia proprioespinhal por Brown *et al.*[37]

A contração mioclônica é caracterizada por uma breve, repetitiva, contração arrítmica, originada em mielômero torácico, que se espraia distal e caudal/cranialmente para outros miótomos lentamente, de forma sincrônica, com movimentos predominantes de flexão.

Foram descritos três tipos de mioclonia proprioespinhal: secundário, idiopático e funcional. A forma secundária está associada a quadros com comprometimentos anatômicos ou funcionais da medula, mas também já descritos com algumas drogas, como interferon-alfa, ciprofloxacina e *Cannabis*.

Os movimentos ocorrem geralmente quando em posição supina, tendendo a desaparecer ao levantar-se.

A forma idiopática ocorre mais frequentemente em homens de meia-idade e a secundária em mulheres, enquanto, em crianças, as manifestações são raras.

Já a forma funcional, suspeita-se, quando ocorre com início abrupto (exceto nas lesões medulares agudas), evolução e término rápido (não progressivo), história prévia de somatização, comorbidades psiquiátricas, contrações influenciadas pela distração e inconsistentes, e envolvimento de pescoço e face.

A relação com o sono é importante no auxílio ao diagnóstico diferencial, pois os movimentos ocorrem com maior intensidade no estágio entre a vigília e o sono, com a atenuação do ritmo alfa, ao iniciar o estágio N1 (*pre-dormitum*) e geralmente cessam com a consolidação do estágio N2, na presença de fusos de sono e complexos K,[3] porém, apesar de poucos estudos mostrarem este fenômeno em estágios N2,[38] questiona-se a possibilidade deles ressurgirem com os microdespertares durante estas fases.

Critérios diagnósticos para mioclonia proprioespinhal:

- Queixa de contrações súbitas, principalmente em abdome e tronco;
- Ocorre em estado de relaxamento ou sonolência;
- As contrações desaparecem com ativação mental ou sono estável;
- Causa dificuldade em iniciar o sono.

A videopolissonografia pode ser útil na avaliação, porém idealmente com uma polimiografia, analisando uma dúzia de músculos (desde os paravertebrais aos mais distais), para que possam ser avaliadas as latências das ativações musculares na sequência proximal-distal, característica desta situação.

O tratamento da condição primária deve ser realizado, assim como na forma secundária, mas, na idiopática, os tratamentos não se mostraram satisfatórios, com poucos resultados com clonazepam, valproato e zonisamida. Há também relato de melhora com infusão intratecal de baclofeno em paciente com a forma secundária.

STATUS DISSOCIATUS

Nosso estado de ser é caracterizado por grupos estáveis e identificáveis comportamentais, neurofisiológicos e autonômicos, observados de forma cíclica ao longo de períodos de tempo determinado, como a vigília e o sono ou o estado NREM e REM.

Nas patologias sono-relacionadas esses grupos mantêm-se preservados, podendo haver, de forma breve, uma mistura temporária destes estados, assim como em indivíduos saudáveis. Quando duram um pouco mais de tempo, podem manifestar-se como a paralisia do sono, alucinações hipnagógicas ou sonhos vívidos.

Existem algumas situações patológicas, porém, que desestruturam estes grupos, com a ocorrência dessincronizada de diferentes componentes destes estados de maneira mesclada, os quais foram denominados de *status dissociatus (SD)*.

Estados intermediários, ou dissociados entre características de um estágio de sono e vigília, ou entre estágios de sono são conhecidos na medicina do sono.

A alucinação hipnagógica ou hipnopômpica, na qual conteúdos de sono REM ocorrem ao despertar ou ao iniciar o sono, é um exemplo desta dissociação e é comum em pacientes com narcolepsia. Da mesma maneira, a atonia em REM ao despertar demonstra esta clara sobreposição de fases, denominada paralisia do sono (vindo do estágio REM para a vigília). Já a cataplexia é o oposto, estando o indivíduo em vigília e apresentando manifestação comportamental de REM (atonia).

A embriaguez do sono ou inércia do sono é uma mescla de vigília e sono NREM, com alguns automatismos e comprometimento da cognição e atenção que ocorrem com EEG mostrando características de vigília e estágio NREM de maneira mescladas.

As próprias parassonias NREM, descritas anteriormente, são uma mescla de vigília e NREM. Já no distúrbio comportamental do sono REM, o comportamento é de vigília, mas o estado mental é de sono REM.

O SD é uma manifestação extrema de desorganização ou incapacidade de manter de forma contínua o comportamento, a neurofisiologia e o sistema nervoso autônomo dentro das características de cada estado, de forma bem distinta e mais acentuada do que as situações anteriormente descritas e inicialmente descrita por Lugaresi E. *et al.*, como *Agrypnia Excitata*.[39]

As principais características do SD são a incapacidade de definir claramente o estágio NREM, por falta de fusos e atividade delta, inclusões breves de fases REM, misturadas com estágio N1, agitação motora com onirismo, comprometimento da vigilância, flutuação da atenção e confabulação.[40]

Em uma forma mais leve, ainda mantém-se um ciclo circadiano, mas, em estágios mais avançados, perde-se este ciclo.

O SD pode ser encontrado em diferentes patologias, como a insônia familiar fatal (doença priônica), síndrome de abstinência alcoólica, síndrome ou coreia de Morvan (doença autoimune contra caspr2, encontrados nos canais de potássio), encefalites positivas para anticorpos Ma1 e Ma2 e também anti-VGKC, até um terço de pacientes com síndrome Guillain-Barré (há melhora do SD acompanhando a melhora dos sintomas neuromusculares), lesões encefálicas (hipotálamo, tálamo e tronco cerebral), doenças neurodegenerativas (parkinson e demências por corpos de Lewy) e síndrome de Mulvihill-Smith.

DISTÚRBIO COMPORTAMENTAL DO SONO REM
Aspectos Históricos

O sono REM foi identificado pela primeira vez, em 1953, por Aserinsky E. e Kleitman N. cuja tese mostrava um estágio do sono caracterizado pela movimentação lateral dos olhos e dos músculos da respiração concomitante a imobilidade do restante dos músculos.[41] Em seu experimento com gatos, Jouvet *et al.*, em 1965, realizaram lesão bilateral da região pontina, adjacente ao *locus ceruleus*, observando que os animais perdiam a atonia muscular do sono REM, assim como apresentavam comportamento motor durante o referido estágio, o qual foi nomeado como **comportamento onírico**.[42]

Fisiologia do Sono REM

Acredita-se que o sono REM tem importantes funções (Fig. 8-3) no desenvolvimento e aprimoramento das capacidades cognitivas, de memória e motoras dos seres humanos. Suspeita-se que o sono REM esteja implicado no desenvolvimento do sistema sensório-motor, pois os neurônios dos núcleos rubros, do córtex cerebelar e do hipocampo estão ativos durante as contrações existentes no sono REM.[43,44] Outra importante função, apesar de questionáveis as metodologia empregadas, é a capacidade de facilitar e consolidar a memória.[45] Há também a sustentação de que nesse estágio ocorra a facilitação para o aprendizado e memorização, comprovado pelos estudos de Li *et al.* que mostraram que, durante o sono REM, novas colunas dendrídicas pós-sinápticas recentemente formadas estavam reduzidas, nos neurônios piramidais do córtex motor, após uma nova tarefa motora ser aprendida.[46] Várias outras funções adicionais são atribuídas ao sono REM, desde facilitação da plasticidade cortical, restauração da função de células/receptores aminérgicos e formação da criatividade geral.[47,48]

Numerosos fenômenos fisiológicos ocorrem durante o sono REM (Fig. 8-4) que caem dentro de duas categorias: o estágio tônico (durante todo o período REM) e o estágio fásico (intermitentemente durante o período REM). Os elementos tônicos incluem a supressão eletromiográfica (EMG), a dessincronização de baixa voltagem eletroencefalográfica (EEG), o alto limiar de despertabilidade, o ritmo teta hipocampal, a temperatura cerebral elevada, a atividade do bulbo olfatório e a tumescência peniana. Os elementos fásicos incluem os movimentos oculares rápidos, a atividade muscular do ouvido médio, os movimentos da língua, as contrações musculares dos membros somáticos, a variabilidade da atividade autonômica (cardíaca e respiratória) e a presença das pontas ponto-genículo-occipitais (PGO). Entretanto, não se sabe ainda se os sonhos ocorrem durante o período fásico ou tônico.[49]

Então por que durante o sono REM apresentamos atonia muscular, exceto dos músculos oculares e dos músculos da respiração? Acredita-se que o único e exclusivo motivo seria para evitar que exteriorizássemos as atuações nos sonhos.

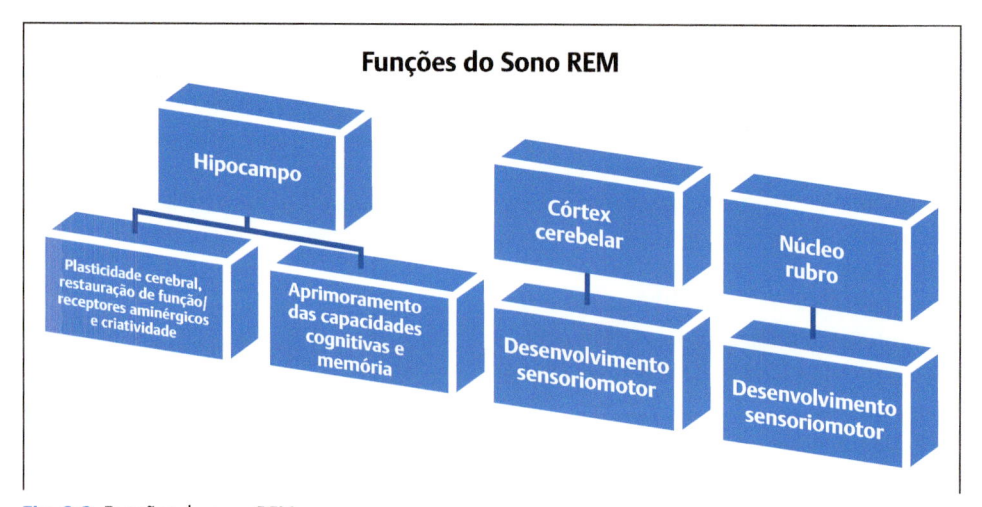

Fig. 8-3. Funções do sono REM.

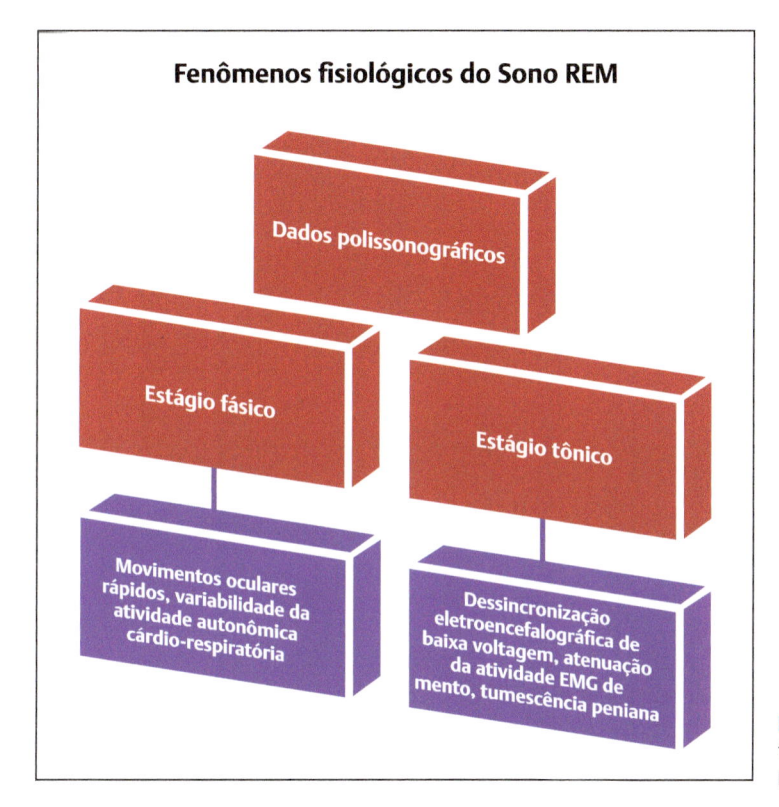

Fig. 8-4. Fenômenos fisiológicos do sono REM.

Fisiopatogenia

O local específico da lesão pontina determinará se haverá perda de atonia com movimentos simples ou comportamentos mais complexos, sugerindo que o tegumento pontino é responsável por dois mecanismos separados de inibição motora esquelética durante o sono REM: um sistema de atonia e um sistema de supressão de geradores de padrões motores fásicos mesencefálico (Fig. 8-5).[49] Uma lesão danificando o mecanismo da atonia produzirá somente sono REM com aumento do tônus (REM sem atonia), enquanto que uma lesão afetando ambos os mecanismos (atonia e supressão de geradores de padrões motores) também liberará comportamentos complexos (Fig. 8-6).[49] Entretanto, é preciso ressaltar que outras regiões do sistema nervoso, tais como o bulbo e o hipotálamo, possam estar implicadas no tônus muscular durante o sono REM.[50]

Definição

A definição clássica de Distúrbio Comportamental do Sono REM (DCSR) realizada por Schenck C. *et al.*, em 1985, descreve uma série de cinco casos nos quais havia um comportamento motor anormal e frequentemente danoso associado aos sonhos que, por sua vez, causava ruptura e/ou lesão ao paciente ou ao parceiro(a) de cama.[51] Passados 33 anos da descrição inicial da DCSR, observa-se que a definição permanece a mesma. DCSR é uma condição neurológica caracterizada pela perda de mecanismos biológicos que causa a paralisia peculiar do sono REM, resultando em comportamento motor excessivo. O mais alarmante, entretanto,

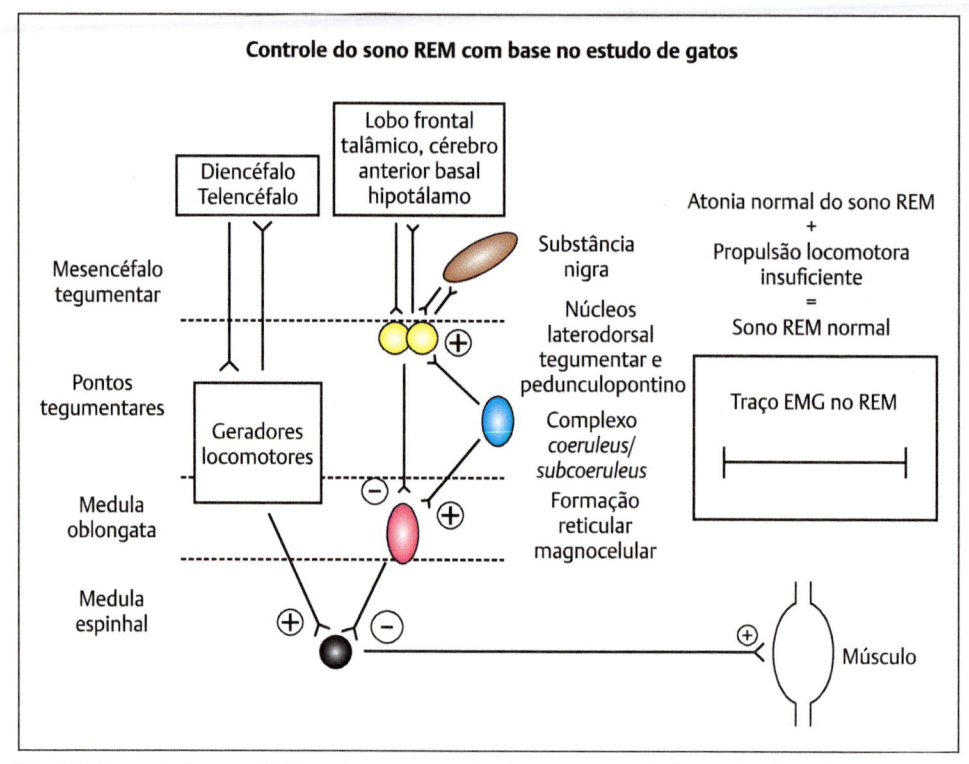

Fig. 8-5. Controle do sono REM com base em estudos de gatos. As projeções excitatórias são representadas pelos sinais circulados positivos; as projeções inibitórias são representadas pelos sinais circulados negativos; o tamanho destes símbolos representa o efeito relativo de cada projeção sob os núcleos ligados; normalmente, os núcleos são representados por círculos coloridos ou ovais. (Adaptada de Boeve et al.)[49]

é o fato de que a maioria dos pacientes com DCSR desenvolverá uma doença neurodegenerativa dentro de 6 a 15 anos do diagnóstico inicial da DCSR.[52]

Epidemiologia

A prevalência de DCSR foi estimada entre 0,38 e 2,1% por meio de questionários telefônicos em populações específicas do globo terrestre que apresentavam comportamento violento durante o sono; entretanto, a prevalência geral de DCSR necessita ser mais bem avaliada.[53,54] Estudos mostram que, nos pacientes de clínicas de sono, essa prevalência seria na faixa de 4,8%.[55] DCSR tem sido relatado ser mais comum em homens que em mulheres em séries de casos de grande de centros de sono.[56-59] A faixa etária acometida por DCSR está entre 40 e 70 anos de idade; entretanto, essa faixa etária pode variar de acordo com as etiologias de base.[60] Há que se ressaltar que pode acometer crianças e, nesses casos, a associação com Narcolepsia do tipo 1[61] deverá ser investigada.

A probabilidade de aumento da prevalência de DCSR demonstrou ser 5 vezes maior em pacientes usando antidepressivos (Venlafaxina, Mirtazapina, inibidores da recaptação da serotonina, β-bloqueadores e Selegelina) e até 10 vezes maior em pacientes psiquiátricos.[62] Taxas de prevalência mais altas são vistas em determinados grupos nosológicos,

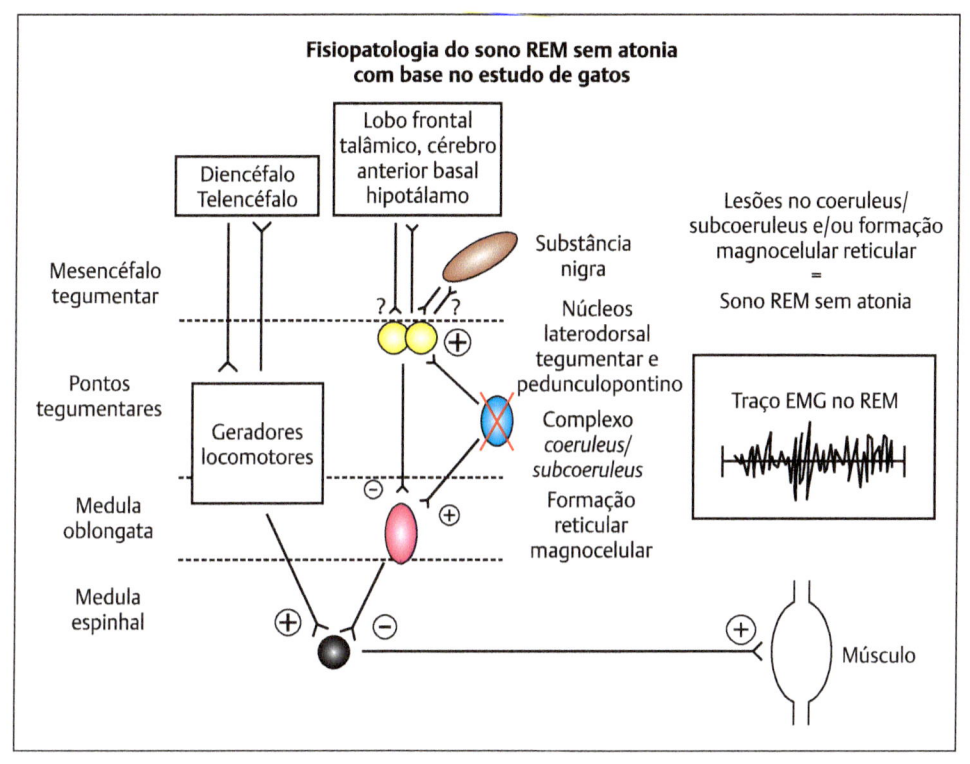

CAPÍTULO 8 ▪ DISTÚRBIOS RELACIONADOS COM O MOVIMENTO E COMPORTAMENTO DO SONO

Fig. 8-6. Fisiopatologia do sono REM baseada no estudo de gatos. As projeções excitatórias são representadas pelos sinais circulares positivos; as projeções inibitórias são representadas pelos sinais circulares negativos; o tamanho destes círculos representa o efeito relativo de cada projeção sob os núcleos ligados; normalmente, os núcleos são representados por círculos coloridos ou ovais refletindo aquelas populações neuronais normais e os círculos pontilhados e ovais refletem aquelas populações neuronais significativamente reduzidas; o sinal de X reflete a ablação do núcleo; as influências relativas tônicas de cada projeção são representadas pelas linhas grossas, com a linha mais grossa retratando a influência mais forte e as linhas mais finais a influência fraca; as linhas tracejadas finas, portanto com influência fraca, são por causa da lesão dos neurônios dos respectivos núcleos. Os efeitos questionáveis ou não provados são representados pelo símbolo de interrogação. (Adaptada de Boeve et al.)[49]

como doença de Parkinson (51%), e outras sinucleinopatias, como atrofia de múltiplos sistemas e demência de corpos de Levy (até 88%).[60] Muitas são as doenças que podem estar associadas a DCSR, entre elas:

- Sinucleinopatias (doença de Parkinson, atrofia de múltiplos sistemas, demência com corpos de Lewis, falência autonômica pura;[63]
- Doença de Parkinson associada a mutações Parkin;
- Tautopatias (Doença de Alzheimer, Paralisia Supranuclear Progressiva, Degeneração Corticobasal);
- Doença de Machado Joseph (ataxia espinocerebelar tipo 3);
- Esclerose Lateral Amiotrófica;[64]
- Síndrome de Guillain-Barré;[65]
- Esclerose Múltipla;[66,67]

- Autismo;[68]
- Síndrome de Tourette;[69]
- Xeroderma Pigmentoso do grupo A;[70]
- Narcolepsia;
- Encefalite Límbica associada a anticorpos dos canais de potássio;
- Doença Cerebrovascular;
- Medicações (antidepressivos tricíclicos, inibidores da receptação da serotonina);
- Síndrome de Moebius.[71]

Característica Sintomática

O que se observa na sintomatologia de DCSR é que o paciente atua durante o sonho, o qual surge 1 a 2 horas depois de iniciado o sono, caracterizado principalmente por comportamento motor (menos frequentemente comportamento vocal) que varia de leves movimentos dos membros a pulos da cama. Os comportamentos motores e vocais incluem socos, chutes, mordidas, ficar de pé, sentar-se na cama, pular da cama, cochichar, falar algo incompreensível, gritar, chorar, sorrir e gargalhar. Consequentemente, o paciente e/ou parceiro(a) de cama pode sofrer lacerações, contusões e fraturas. A lembrança dos sonhos comumente tem um componente emocional negativo que inclui estar sendo atacado ou perseguido por algo (animais, monstros) ou pessoas não familiares. Nestes sonhos, os pacientes são ameaçados e reagem de maneira incisiva. Outra característica frequentemente encontrada é que o paciente, ao ser acordado depois de um episódio de DCSR, relatará detalhes do sonho. Entretanto, há grandes variabilidades do comportamento exibido pelo paciente com DCSR. É importante frisar que, na grande maioria dos casos de DCSR, o que se observa em videopolissonografia são discretos movimentos elementares, como sorrisos, pequenos movimentos dos dedos das mãos, tentativa de fala incompreensível e, algumas vezes, tríplex flexão das pernas. Em outras palavras, esperar por rompantes motores violentos pode ser frustrante na realização do diagnóstico.

Métodos de Investigação

O padrão ouro para a investigação de DCSR é a videopolissonografia. Porém, como este método nem sempre está acessível à maior parte da população, desenvolveram-se alguns questionários para selecionar possíveis candidatos à polissonografia. O primeiro questionário e o mais frequentemente aplicado foi o desenhado por Karin Stiasny-Kolster e publicado em 2007. O questionário de Hong-Kong foi desenvolvido 3 anos mais tarde e abrange 13 perguntas relacionadas com os sintomas apresentados durante o sono, assim como a frequência dos mesmos.[72] Entretanto, recentes experimentos têm mostrado que o uso não crítico destes questionários pode assinalar resultados falso-positivos e falso-negativos.

Análise da Videopolissonografia

De acordo com o manual da AAMS versão 2.5 (2018) é necessário preencher um ou ambos os aspectos para o diagnóstico de **DCRS**:

1. Atividade sustentada (atividade tônica) durante o sono REM – uma época de sono REM tendo pelo menos 50% da mesma com amplitude da EMG de mento maior que o mínimo da amplitude mostrada no sono NREM (Fig. 8-7);
2. Atividade muscular transitória excessiva (atividade fásica durante o sono REM) em uma época de 30 segundos dividida em 10 miniépocas sequenciais de 3 segundos, pelo

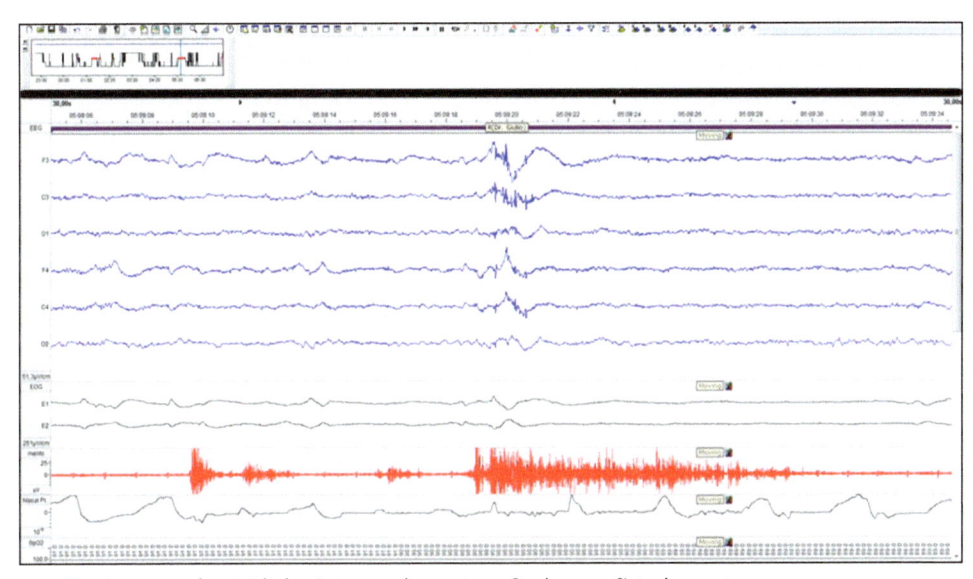

CAPÍTULO 8 ▪ DISTÚRBIOS RELACIONADOS COM O MOVIMENTO E COMPORTAMENTO DO SONO

Fig. 8-7. Aumento de atividade tônica na eletromiografia de superfície do mento.

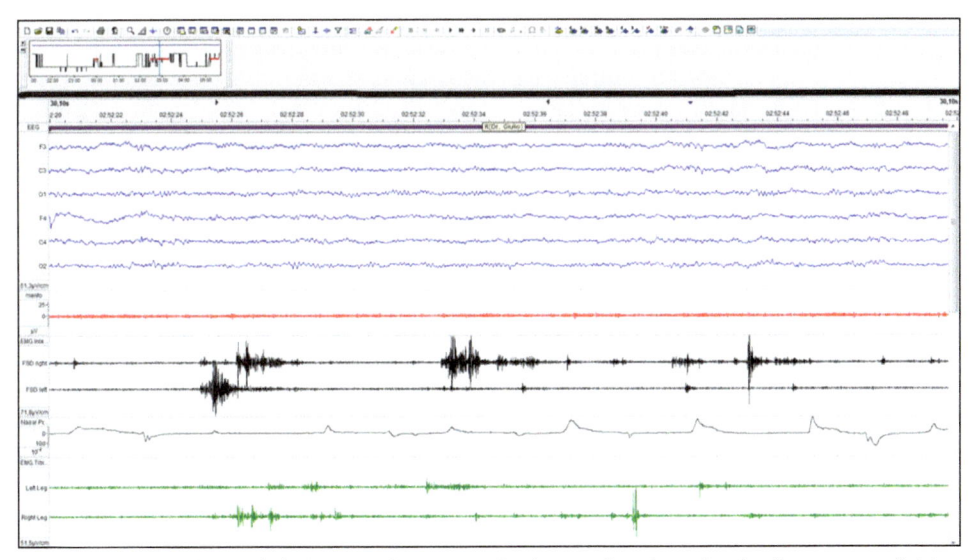

Fig. 8-8. Aumento de atividade física na eletromiografia de superfície dos músculos flexores superficiais dos dedos das mãos.

menos 5 miniépocas (50%) contendo surtos de atividade muscular transitória. Em DCSR, os surtos de atividade muscular transitória excessiva têm duração de 0,1 a 5 segundos e uma amplitude de pelos 4 vezes a da atividade EMG de fundo (Fig. 8-8).[73]

Obs.: (1.a) as atividades musculares transitórias e as contrações musculares visíveis ocasionais de pequenos grupos musculares, desde que não preencham os critérios acima mencionados, são consideradas fenômenos normais durante o sono REM. Quando grandes grupos musculares são envolvidos, a atividade muscular evidente atua por meio de grandes articulações. Quando pequenos grupos musculares estão envolvidos, os movimentos frequentemente envolvem os músculos distais das mãos e da face ou o canto da boca. A atividade muscular transitória pode ser excessiva em DCSR. (1.b) as atividades musculares sustentadas ou as atividades musculares transitórias excessivas observadas durante o sono REM podem ser interrompidas por comportamento superposto (usualmente a atuação no sonho) de DCSR. (1.c) Nos indivíduos normais, existe uma atonia vista durante o sono REM na EMG de mento e tibiais anteriores. Neste estado, a amplitude da linha de base do sinal EMG diminui marcadamente. Esta atonia do sono REM é perdida em considerável extensão em DCSR, com frequência variável, e, como resultado, a amplitude da EMG da linha de base é frequentemente mais alta. Nesta situação, a EMG pode ser considerada um estado tônico em vez de atônico.[73]

Estes critérios asseguram que o diagnóstico definitivo de DCSR de acordo com o manual de classificação da AASM poderá ser somente realizado por meio do registro videopolissonográfico. Hoje se dá grande importância ao uso de eletrodos de superfície nos músculos superficiais dos dedos das mãos, uma vez que são mais sensíveis e específicos que os eletrodos dos músculos tibiais anteriores.[73]

Diagnóstico Diferencial

O diagnóstico diferencial das atuações em sonhos recorrentes incluem as parassonias NREM (sonambulismo, terror noturno e despertar confusional, ataques de pânico noturnos, epilepsias, especialmente as epilepsias do lobo frontal noturnas),[74] caminhar noturno associado à demência e apneia do sono.[75]

É importante alertar que a existência de eventos respiratórios seguidos de dessaturação podem mimetizar o aumento da atividade tônica/fásica na eletromiografia, assim como pode produzir movimentação corporal, comparáveis aos do DCSR.[76]

Existe alguma condição clínica que poderia estar associada ou ser considerada um subtipo de DCSR?

A literatura traz à luz do conhecimento uma condição chamada de *Status dissociatus* que se manifesta com comportamento atuante no sonho; entretanto, não se consegue identificar um estágio típico do sono, em outras palavras, não há elementos próprios do sono que sejam capazes de determinar em que estágio do sono o paciente se encontra durante a avaliação polissonográfica. Não incomumente, pensa-se que o paciente está acordado; no entanto, o mesmo está dormindo atuando no seu sonho. Normalmente, subjacente ao *Status dissociatus,* há uma condição médica ou neurológica. Outra condição que poderia ser considerada um subtipo seria a *Agrypnia excitata* que se caracteriza por intensa atividade motora, comprometimento da habilidade de iniciar e manter o sono (com a presença dos sonhos vígeis), perda do sono de ondas lentas e marcada ativação simpática e motora. Da mesma forma que o *Status dissociatus*, a *Agrypnia excitata* é frequentemente observada no *Delirium tremens*, na síndrome de Morvan e na insônia familiar fatal.[77]

Qual a Finalidade de se Diagnosticar DCSR?

Primeiro, ao se identificar DCSR, há a necessidade de realizar o tratamento dos pacientes com o objetivo de impedir que os mesmos se lesionem ou que lesionem seus parceiros(as) de cama; segundo, nos casos que são criptogênicos (idiopáticos) em vez de secundários, abre-se a oportunidade de predizer com alta (ES) especificidade, (SS) sensibilidade, (VPP) valor preditivo positivo e (VPN) valor preditivo negativo que estes pacientes poderão desenvolver uma sinucleinopatia ou uma tautopatia. Do mesmo modo, quando surge nas crianças, a presença de DCSR poderá ser o 1º sintoma da narcolepsia do tipo 1.[65]

Alguns autores advogam a introdução de medidas neuroprotetoras para lentificar a progressão da doença neurodegenerativa ou até interromper a mesma.[78,79]

Tratamento

Como drogas de primeira opção, o clonazepan é considerado a medicação com melhor resposta. Entretanto, em razão de grande parte dos pacientes apresentar doenças respiratórias relacionadas com o sono (cuja ação do clonazapan é deletéria) e por causa dos efeitos colaterais, como tonturas e sonolência diurna (por baixa metabolização da medicação), seu uso deverá ser pesado.[80,81] Outra medicação que tem mostrado resultados promissores é a melatonina, porém, visto que o mecanismo ainda é desconhecido, os estudos tem mostrado que as melhores respostas são com altas doses (começando com dose de 3 mg e incrementos de 3 mg semanalmente até que se alcance doses de 6 a 18 mg/noite).[82] Outro estudo mostrou grande eficácia do zopiclone, sendo considerado medicação de segunda linha.[80]

SÍNDROME DAS PERNAS INQUIETAS

A síndrome das pernas inquietas (SPI), também conhecida como doença de Willis-Ekbom, caracteriza-se pela presença de quatro sintomas cardinais que incluem: uma urgência de movimentar os membros inferiores que em geral se encontra associada a parestesias ou disestesias; piora dos sintomas ou seu início durante períodos de descanso ou inatividade; são parcialmente ou totalmente aliviados por movimentos como andar e alongar, pelo menos durante o período que estas atividades perdurem; ocorrem exclusiva ou predominantemente durante o fim do dia ou à noite, em detrimento do período diurno (influência do ritmo circadiano). Os sintomas não são atribuídos a outras condições médicas ou comportamentais, como, por exemplo, cãibras, desconforto posicional, mialgia, estase venosa, artrite ou o hábito de bater os pés.[83-85]

O desconforto da SPI, para ter significância clínica, deve causar preocupação, distúrbio no sono, comprometimento mental, físico, comportamental ou social (ICSD-3). Frequentemente, a SPI está acompanhada de um sintoma motor primário caracterizado pela presença de movimentos periódicos dos membros durante o sono (MPMS). Os MPMS ocorrem em 80 a 90% dos pacientes que possuem SPI e reforçam o diagnóstico desta síndrome.[83,85]

A SPI é um distúrbio sensório-motor que tem, como principal elemento, a intensa e quase irresistível necessidade de movimentar os membros. Embora as pernas sejam mais comumente acometidas, os sintomas podem estar presentes nos braços em até 57% dos indivíduos. Em algumas ocasiões a sensação de desconforto é impossível de ser descrita. Quase metade dos pacientes relatam queixas como dolorimento, sendo dormência e sensação de frio descrições consideradas incomuns.[84,86]

Por serem sintomas e sinais de grande prevalência, mialgias, artralgias, cãibras e desconforto posicional podem ocorrer em indivíduos portadores de SPI. Nestes casos, a presença de MPMS e uma história familiar de SPI podem ser usadas como achados suportivos.[86]

Nas crianças, os sintomas devem ser relatados com as suas próprias palavras. Elocuções como necessidade de mover as pernas podem ser mais comuns que o termo **urgência**. Palavras como sensação de formigamento, insetos andando, sensação engraçada ou esquisita, sopro ou tremores podem ser usadas para descrever o desconforto sentido. O alívio dos sintomas é tipicamente alcançado com chutes, caminhadas e distração. Crianças maiores de 6 anos e com o desenvolvimento cognitivo normal são capazes de descrever com detalhes e de forma correta os sintomas da SPI. Em crianças mais jovens ou com comprometimento cognitivo, o diagnóstico de distúrbio dos movimentos periódicos durante o sono (DMPMS) pode ser necessário, tornando-se a sintomatologia da SPI mais evidente com o tempo. O diagnóstico diferencial na população pediátrica inclui: desconforto posicional, dores nas pernas, lesões em tendões e dores do crescimento.[87,88]

Um aspecto comumente encontrado na SPI é a sua capacidade de interromper o sono. As queixas podem estar relacionadas com dificuldades em iniciar e manter o sono e podem ocorrer em 60 a 90% dos pacientes, sendo a principal causa de solicitação de avaliação médica. Fadiga e sonolência diurna são queixas frequentes, entretanto escalas de sonolência como a de Epworth costumam apresentar resultados normais. O grau de comprometimento do sono correlaciona-se com a severidade e o impacto sobre a saúde da SPI. Alguns indivíduos apresentam movimentos periódicos dos membros também em vigília (MPMV), sendo frequentes durante a transição entre o sono e a vigília e comprometendo o início do sono ou o seu retorno após um despertar. Nas crianças, dificuldades em iniciar e manter o sono e comprometimento da qualidade do mesmo são também sintomas comuns. A influência negativa nas atividades em vigília traduz-se por impacto no desempenho acadêmico em decorrência da inabilidade de concentração.[84,89,90]

Alguns estudos populacionais evidenciaram aumento da prevalência de distúrbios do humor, de ansiedade e transtorno de hiperatividade e déficit de atenção nos pacientes com SPI. Outras condições clínicas que se associam comumente com o distúrbio são: narcolepsia, doença de Parkinson, esclerose múltipla, neuropatia periférica, apneia obstrutiva do sono, fibromialgia, *diabetes mellitus*, doença coronariana e da tireoide.[86,89]

Medida de Gravidade da SPI

A graduação da intensidade dos sintomas da SPI pode ser realizada por meio da escala de graduação da SPI (IRLS *rating scale*). A IRLS consiste em 10 questões sobre a SPI com respostas com graduação entre 0 (nunca ou ausência) a 4 (muito intenso ou com ocorrência muito frequente). A intensidade da SPI é então graduada em: leve (1 a 10), moderada (11 a 20), grave (21 a 30) e muito grave (31 a 40).[83,86,91]

Fatores Epidemiológicos

Estudos populacionais estimaram uma prevalência da SPI de 5 a 10 % na população europeia e na norte-americana, sendo duas vezes mais frequente nas mulheres que nos homens. Nestes grupos populacionais, a prevalência aumentou após os 60-70 anos. A prevalência na população pediátrica variou entre 2 a 4 %, e os adolescentes apresentaram tendência a evoluir com casos moderados a graves. Os meninos foram tão afetados quanto as meninas, e a diferença entre os sexos só tendeu a aparecer no final da adolescência ou por volta da segunda década de vida.[90,92,93]

Os principais fatores precipitantes são a deficiência de ferro, certos medicamentos (sedativos, anti-histamínicos, agonistas dos receptores da dopamina e a maioria dos antidepressivos), gestação, insuficiência renal crônica e longos períodos de imobilização. Discreta deficiência de ferro, como a que ocorre quando a ferritina sérica está abaixo de 50 µg/L, correlaciona-se com aumento da gravidade da doença, e uma reposição das reservas de ferro, mesmo para valores entre 50 e 75 µg/L, está associada à melhora clínica.

Questiona-se se fatores como privação de sono, neuropatia periférica, uso de cafeína, tabaco e álcool possam exacerbar a SPI.[85,94]

A SPI de início precoce apresenta um importante componente familiar. O risco de apresentar a doença aumenta de 2 a 6 vezes entre parentes de primeiro grau quando comparados com a população em geral. Também, na infância, a SPI possui forte componente familiar, sendo a presença da doença em um familiar de primeiro grau um fator que aumenta a certeza do diagnóstico da SPI nessa faixa etária. Como nos adultos, cerca de 70% das crianças com SPI apresentam um índice de MPMS > 5/hora.[87,88]

Fisiopatogenia

Sabe-se que o ferro é importante na produção de dopamina, na densidade sináptica, na síntese de mielina e na produção de energia. Evidências do envolvimento da via dopaminérgica na doença provêm da demonstração do efeito de drogas dopaminérgicas na SPI e nos MPMS. Acrescenta-se ainda a demonstração do perfil dopaminérgico alterado por meio de ressonância funcional, tomografia com emissão de pósitron e biópsia nos pacientes portadores de SPI. A associação entre as variações genéticas BTBD9, MEIS1, MAP2K5, LBXCOR e PTPRD com a SPI indica a provável existência da ação fatores ambientais sobre um substrato genético. As variantes BTBD9 e MEIS1 parecem influenciar a expressão dos MPMS e a homeostase do ferro.[89,95]

Evolução Clínica

Nos casos familiares, a doença costuma surgir por volta da terceira e quarta décadas de vida. Em pacientes com início precoce da SPI (antes dos 45 anos), a evolução dos sintomas costuma ser lenta e progressiva em cerca de 2/3 dos casos e sem sinais de progressão em 1/3 dos casos (sintomas estáveis). Nos casos de início tardio, o padrão mais comum é o de progressão rápida, sendo frequente a presença de fatores de agravamento. Um comprometimento significativo da qualidade de vida, avaliada por meio de questionários específicos, tem sido observado em pacientes com SPI moderada e grave.

Estudos transversais de base populacional sugeriram associação entre doenças cardiovasculares e SPI, incluindo hipertensão arterial sistêmica (HAS), acidente vascular cerebral (AVC) e doença coronariana (DC). Já os estudos prospectivos revelaram-se inconsistentes. Dessa forma, ainda há controvérsias sobre a relação entre a SPI e doenças cardiovasculares, com estudos robustos falando contra uma relação causal, o que justifica a realização de estudos que esclareçam os mecanismos fisiopatológicos e o impacto da interação entre as comorbidades dos pacientes com SPI.[96,97]

Exames Auxiliares ao Diagnóstico

A polissonografia não é um exame que rotineiramente é solicitado para o diagnóstico da SPI. Entretanto, algumas alterações podem ser verificadas nos registros polissonográficos. Em geral, a latência do sono encontra-se aumentada, assim como o índice de despertares breves. Um índice de MPMS > 5/hora de sono é encontrado em adultos com SPI num registro de noite única, sendo muitas vezes associado a despertares corticais. Os movimentos são mais proeminentes na primeira metade da noite.[84]

O teste de imobilização sugerida (TIS) avalia os MPM em vigília e repouso. Realiza-se uma polissonografia padrão, porém sem os sensores respiratórios, uma hora antes do horário do paciente ir para a cama, estando o mesmo sentado confortavelmente no leito e com as pernas esticadas. O diagnóstico de SPI é confirmado pela presença de > 40 MPMV/hora.[98]

Tratamento Não Farmacológico

Atividade aeróbica pode reduzir a intensidade da SPI. O exercício físico pode ser instituído como monoterapia ou como medida adjuvante à terapia medicamentosa.

Tratamento Farmacológico

A deficiência de ferro deve ser checada em todos os pacientes com SPI (ferritina, índice de saturação da transferrina, capacidade de ligação total do ferro e ferro sérico). Os níveis de evidência obtidos por meio de metanálise não foram suficientes para concluir que a terapia com ferro é efetiva na doença. Entretanto, os consensos recomendam a reposição de ferro quando a ferritina estiver abaixo de 50 ng/mL, usando-se como referência a experiência clínica.[86,94,99]

Os agonistas dopaminérgicos (pramipexol, ropinirol e rotigotina) e as drogas que se ligam aos canais de cálcio $\alpha 2\delta$ (gabapentina enacarbil) são considerados medicamentos de primeira linha. As doses de agonistas dopaminérgicos a serem utilizadas para o tratamento da SPI, em geral, são bem mais baixas do que as utilizadas para o tratamento da doença de Parkinson, devendo ser administradas 2 horas antes de deitar-se. A dose inicial do ropinirol é de 0,25 mg/dia, realizando-se ajustes conforme a recomendação do laboratório fabricante até a dose máxima alcançada (4 mg/dia) ou a efetividade. O pramipexol deve ser iniciado na dose de 0,125 mg/dia, com incrementos de 0,125 mL a cada 4 a 7 dias, até o controle dos sintomas ou a dose máxima recomendada (0,75 mg/dia). A rotigotina encontra-se disponível na forma de adesivos transdérmicos, devendo ser iniciada na dose de 1 mg/dia com aumentos de 1 mg/dia a cada semana até a dose de 3 mg/dia.[86,99]

Existem alguns efeitos colaterais que devem ser levados em consideração quando os agonistas dopaminérgicos são prescritos. Os pacientes podem desenvolver uma síndrome de desregulação dopaminérgica que pode se apresentar com quadros de distúrbios de comportamento que incluem transtornos impulsivos como compulsão por comprar, compulsão alimentar e hipersexualidade. Náuseas e cefaleia são sintomas comuns.

O fenômeno de piora dos sintomas induzido pelo uso dos agonistas dopaminérgicos caracteriza-se pela migração dos sintomas da SPI para as porções superiores do corpo e braços e antecipação temporal do início dos mesmos. Estratégias para controlar a ocorrência de tal fenômeno incluem controle de fatores exacerbantes, redução da dose dos medicamentos nos casos leves, troca por uma droga de ligação aos canais de cálcio $\alpha 2\delta$, uso de agonistas dopaminérgicos de longa duração ou opioides.[85,86,99]

O uso de drogas que se ligam aos canais de cálcio $\alpha 2\delta$ (gabapentina, pregabalina, gabapentina enacarbil) também se tornaram opções de primeira escolha para o tratamento da SPI. A gabapentina enacarbil pode ser usada na dose de 600 mg ao deitar-se. A gabapentina deve ser dividida em 2 a 3 doses diárias ou noturnas, encontrando-se a dose efetiva entre 900 e 2.400 mg/dia. A pregabalina deve ser administrada nas doses compreendidas entre 150 a 450 mg/dia, 2 horas antes de deitar-se (doses acima de 300 mg/dia devem ser divididas em 2). Os efeitos colaterais mais comuns com o uso destes medicamentos incluem sonolência, vertigem, edema periférico, piora da depressão, teratogenicidade.[86]

Os opioides podem ser usados em casos selecionados, levando-se em consideração os riscos e benefícios do uso deste grupo de medicamentos.

DISTÚRBIO DOS MOVIMENTOS PERIÓDICOS DOS MEMBROS DURANTE O SONO

O distúrbio dos movimentos periódicos dos membros durante o sono (DMPMS) caracteriza-se por extensão repetitiva e estereotipada durante o sono do hálux, em geral combinada por flexão parcial do tornozelo, joelho e por vezes até a coxa. Movimentos similares podem ocorrer também nos membros superiores. Tais movimentos são traduzidos à polissonografia pela identificação de movimentos periódicos dos membros durante o sono (MPMS) numa frequência > 5/hora de sono nas crianças e > 15/hora de sono nos adultos. Estes movimentos precisam causar comprometimento clinicamente significativo no sono ou em outras áreas funcionais, tais como limitação ou impedimento mental, físico, social, ocupacional e educacional (fadiga). Os MPMS não são mais bem explicados por uma desordem do sono, médica, neurológica ou mental.[85,97]

A presença de insônia e hipersonia não são suficientes para a definição diagnóstica de DMPMS, uma vez que outras causas, como ansiedade, narcolepsia, desordem comportamental do sono REM e apneia obstrutiva do sono, podem ser os responsáveis por estes sintomas, havendo a necessidade de uma boa caracterização da relação entre causa e efeito entre aqueles sintomas e os MPMS. O diagnóstico de SPI também deve preceder o de DMPMS quando a interrupção do sono causada pelos MPMS for provavelmente secundária à SPI. Diante da certeza de que os MPMS foram induzidos por medicamentos, sugere-se que o diagnóstico seja o de DMPMS e que o termo desordem dos movimentos durante o sono pelo uso de medicamentos seja evitado.[83]

Para o diagnóstico de DMPMS, uma dificuldade em iniciar ou manter o sono ou um relato de um sono não satisfatório precisam ser atribuídos aos MPMS. O paciente pode apresentar queixa de sonolência diurna, porém as escalas de sonolência, como a de Epworth, não costumam apresentar valores elevados. Uma resposta clínica à terapia com agentes dopaminérgicos sustenta o diagnóstico de DMPMS.

O DMPMS não deve ser diagnosticado na presença de SPI, narcolepsia e desordem comportamental do sono REM. Na presença destes três distúrbios, associados à presença de MPMS à polissonografia, devem-se relatar tais fenômenos motores junto com o distúrbio primário. Nos pacientes com distúrbios respiratórios relacionados com o sono (DRRS), é comum a presença de MPMS associados diretamente aos eventos respiratórios (os movimentos periódicos antecedem ou sucedem as apneias ou hipopneias num intervalo de até 0,5 segundos). Se os MPMS persistirem, apesar do tratamento adequado dos DRRS, o diagnóstico de DMPMS deve ser considerado.[85,86]

Um índice elevado de MPMS pode estar associado a um aumento de risco cardiovascular, risco de AVC e de mortalidade, sendo o provável mecanismo responsável por esta associação à hiper-reatividade do sistema nervoso simpático, secundária aos MPMS.[96,97]

Prevalência e Fatores Predisponentes

A prevalência do DMPMS é desconhecida, porém aparentemente rara, em especial em pessoas com idade abaixo de 40 anos, havendo tendência de aumentar com a idade. A prevalência na população adulta de MPMS > 15/hora de sono foi estimada em 7,6 % num grupo de faixa etária entre 18 e 65 anos e 4,5 % na população em geral; entretanto, SPI e MPMS induzidos por drogas não foram excluídos neste estudo populacional.[90,93]

Uma história familiar de SPI confere um aumento do risco para a ocorrência de MPMS e DMPMS. Vários medicamentos podem agravar ou precipitar MPMS, destacando-se: antidepressivos inibidores da recaptação da serotonina, antidepressivos tricíclicos, lítio e antagonistas dos receptores dopaminérgicos. A deficiência de ferro sérico também pode piorar os MPMS. Os genes BTBD9 e MEIS1, associados à SPI, parecem influenciar também a expressão dos MPMS.[85]

Fisiopatogenia

Fatores genéticos e relacionados com o ferro, resultando em um comprometimento dopaminérgico, parecem estar associados à fisiopatogenia da doença.

Achados Polissonográficos e outras Formas de Documentação Diagnóstica

Os MPMS já podem surgir no estágio N1 do sono, sendo, porém, mais frequentes durante o estágio N2, raros no estágio N3 e, em geral, não ocorrendo no estágio REM. Ambos os membros inferiores devem ser monitorados durante o estudo de polisonografia, e, se clinicamente indicado, deve-se acrescentar o estudo dos membros superiores. Movimentos, como mudança de posição, alongamento das pernas, mioclonias do sono, associados a eventos respiratórios, tremor hipnagógico dos pés e ativação alternada dos músculos da perna durante o sono, não sevem ser incluídos no índice de MPMS.[84,100,101]

A eletromiografia do músculo tibial anterior deve apresentar contrações musculares repetitivas com os seguintes parâmetros: duração mínima de 0,5 e máxima de 10 segundos; amplitude mínima de aumento da eletromiografia de 8 µV quando comparada com a eletromiografia de repouso.[84,100]

Uma série de movimentos periódicos deve ter no mínimo 4 eventos. O intervalo entre 2 movimentos periódicos deve durar no mínimo 5 segundos e no máximo 90 segundos. Quando 2 movimentos surgirem em pernas diferentes, devem estar separados por pelo menos 5 segundos de diferença entre eles, senão serão considerados como um evento único (Fig. 8-9). A ocorrência de um despertar não interrompe uma série de movimentos

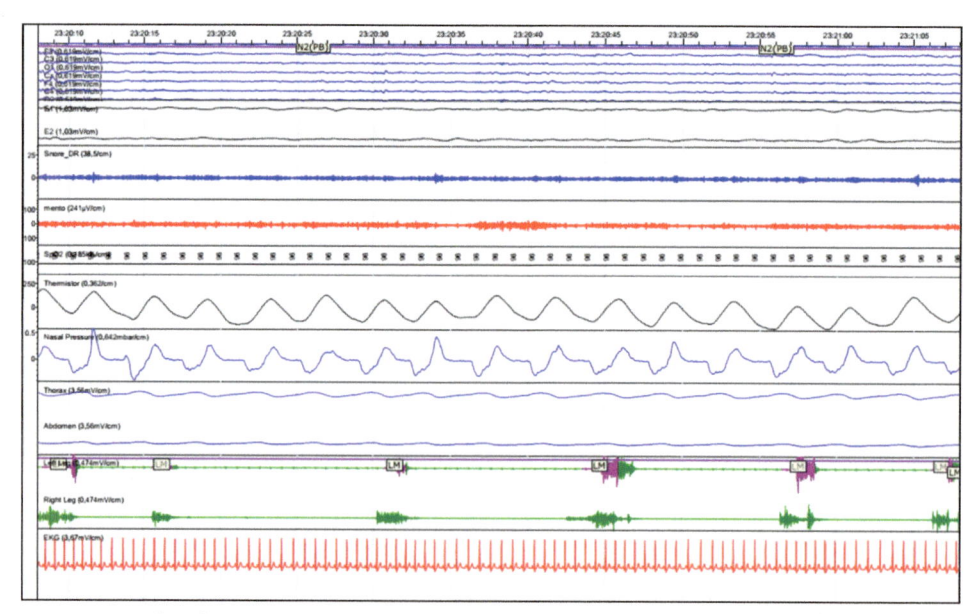

Fig. 8-9. Traçado polissonográfico representando uma série de 6 movimentos periódicos dos membros durante o sono (MPMS) assinalados na figura como LM. O paciente encontra-se em estágio N2 e a página apresenta 60 segundos de registro. Os demais parâmetros registrados foram: eletroencefalografia, eletromiografia do mento, eletro-oculograma, sensor de ronco, termistor e cânula de pressão, cinta piezoeléctrica de registro do esforço respiratório, oxímetro de pulso e eletrocardiograma.

periódicos dos membros, devendo ser considerados como pertencentes à mesma série os eventos que estiverem presentes antes do despertar e após o mesmo, desde que o período do despertar e o intervalo entre os movimentos periódicos não ultrapassem o limite máximo de 90 segundos.[84,100,101]

Os movimentos devem ser reportados como um índice (MPMS × 60/tempo total de sono) denominado de IMPS. O índice de microdespertares associado aos MPMS expressa o número de despertares corticais associados aos MPMS, e é também expresso por hora do tempo total de sono. A representação gráfica por meio do hipnograma do período de ocorrência dos MPMS distribuídos ao longo da noite também é um aspecto importante a ser relatado.[84,100,101]

A actigrafia com o uso do dispositivo nas pernas foi validada para a avaliação dos MPMS, permitindo estudos em grandes populações e análise da variabilidade entre as noites.[85,97]

Tratamento

Uma metanálise que avaliou o tratamento isolado do DMPMS não encontrou evidências suficientes que demonstrem haver benefícios em se realizar tal intervenção. Alguns estudos demonstraram haver uma queda com significância estatística no índice de MPMS em pacientes com SPI com o uso de agonistas dopaminérgicos (pramipexol, rotigotina, ropinirol). Outros estudos também demonstraram que o uso da gabapentina e da pregabalina reduziram os índices de MPMS em pacientes com SPI.[83,86,99]

Diagnóstico Diferencial com Sintomas Isolados e Variações da Normalidade

Ativação muscular alternada das pernas (AMAP), tremor hipnagógico dos pés (THP) e mioclonia fragmentária excessiva (MFE) (Fig. 8-10) são eventos musculares nos membros inferiores que podem ser confundidos com os MPMS. Todos eles não possuem correlação com comprometimento clínico dos pacientes. AMAP e THP são frequentes nos registros polissonográficos.[85]

Na AMAP, os surtos de ativação eletromiográfica ocorrem de forma alternada nas pernas, durante de 100 a 500 milissegundos. O intervalo mínimo entre 2 eventos não pode ser menor ou igual a 2 segundos (0,5 Hz) e não pode ser maior ou igual a 0,33 segundos (3 Hz). Para a caracterização de uma série de AMAP, há a necessidade da ocorrência de no mínimo 4 movimentos.[84]

No THP, cada evento dura de 250 a 1.000 milissegundos, ocorrendo em apenas um dos membros inferiores, sem a característica da alternância dos movimentos entre as pernas, que é observada na AMAP. Uma série de THP precisa ter pelo menos 4 movimentos, sendo o intervalo mínimo entre os eventos de 3,3 segundos (0,3 Hz) e o máximo de 0,25 segundos (4 Hz).[84]

As contrações eletromiográficas dos membros que ocorrem na MFE são muito curtas (< 150 milissegundos). Os movimentos musculares não costumam ser visíveis ou são bem sutis, sendo semelhantes aos abalos musculares que surgem de forma intermitente durante o sono REM e que, neste caso, também ocorrem durante o sono NREM. Para a definição da MFE, o estudo polissonográfico precisa ter registrado no mínimo 20 minutos de MFE durante o sono NREM e no mínimo 5 fenômenos eletromiográficos por minuto. A duração máxima de um evento é de 150 milissegundos.[84]

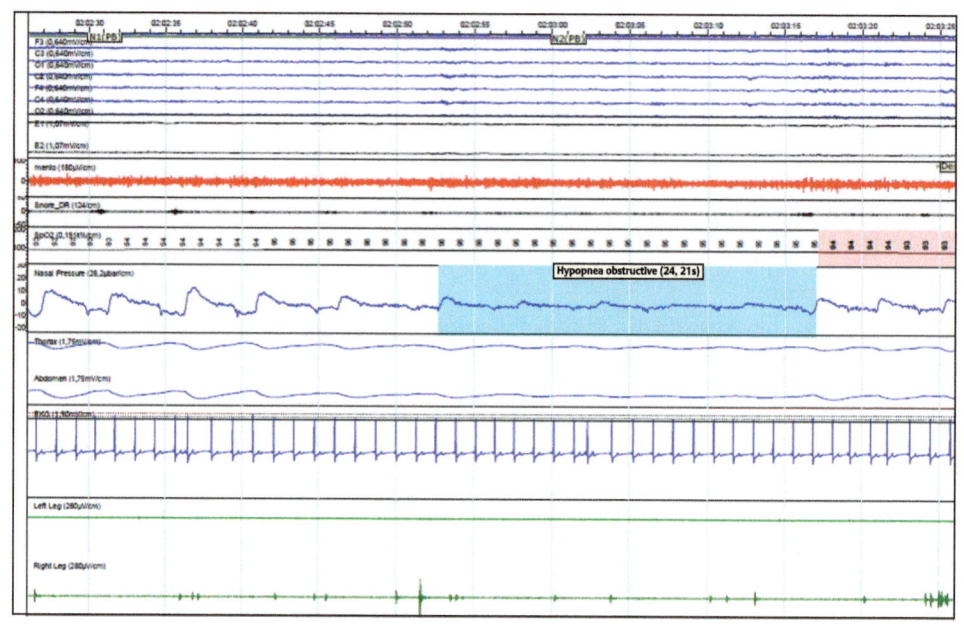

Fig. 8-10. Traçado polissonográfico representando um período de mioclonia fragmentária excessiva. O paciente encontra-se em estágio N2 e a página apresenta 60 segundos de registro. Os demais parâmetros registrados foram: eletroencefalografia, eletromiografia do mento, eletro-oculograma, sensor de ronco, cânula de pressão, cinta piezoeléctrica de registro do esforço respiratório, oxímetro de pulso e eletrocardiograma.

REFERÊNCIAS BIBLIOGRÁFICAS

1. Petit D, Pennestri M, Paquet J, et al. Childhood sleepwalking and sleep terrors: a longitudinal study of prevalence and familial aggregation. JAMA Pediatr 2015;169(7):653Y658.
2. Kushida CA, Littner MR, Morgenthaler T, et al. Practice parameters for the indications for polysomnography and related procedures: an update for 2005. Sleep 2005;28(4):499Y521.
3. Janz D. Epilepsy and the sleep-waking cycle. In Vincken PJ, Bruyn GW. Handbook of clinical neurology. Amsterdam: North Holand; 1974. p. 457-90.
4. Blum DE, Eskola J, Bortz JJ, Fisher RS. Patient awereness of seizures. Neurology 1996;47:260-4.
5. Billiard M. Epilepsies and sleep-wake cycle. In Sterman MBS, Shouse MN, Paussouant P. Sleep and epilepsy. New York: American Press; 1982. p. 3269-86.
6. Crespel A, Baldy-Moulinier M. Sleep and epilepsy in frontal and temporal lobe epilepsies:practical and physiopathogenic considerations. Epilepsia 1998;38:150-7.
7. Sammaritano M, Gigli G, Gotman J. Interictal spiking during weakfulness and sleep and the localization of foci in temporal lobe epilepsy. Neurology 1991;41:280-97.
8. Bureau M. Continuos spikes and waves during slow sleep (ESES): definition of the syndrome. In Beaumanoir A, Boreau M, Deaonna T, Mira L, Tassinari CA. Continuous spike and waves during slow sleep. London: John Libbey; 1995. p. 17-29.
9. Rechtschaffen A, Kales A. A manual of standardized terminology, techniques, and scoring systems for sleep stages of human subjects. Washington, DC: Public Health Service, US Government Printing Office; 1968.
10. Silber MH, Ancoli-Israel S, Bonnet MH, et al. The visual scoring of sleep in adults. J Clin Sleep Med 2007 Mar 15;3(2):121-31. Review. Erratum in: J Clin Sleep Med 2007 Aug;15;3(5):table of contents.

11. EEG arousals: scoring rules and examples: a preliminary report from the Sleep Disorders Atlas Task Force of the American Sleep Disorders Association. Sleep1992;15:173-84.
12. Terzano MG, Parrino L, Smerieri A, et al. Atlas, rules, and recording techniques for the scoring of cyclic alternating pattern (CAP) in human sleep. Sleep Med 2002 Mar;3(2):187-99.
13. Castro LH, Bazil CW, Walczak TS. Nocturnal seizures disrupt sleep architecture and decrease sleep efficiency. Epilepsia 1997;38(8):49.
14. Hoeppner JB, Garron DC, Cartwright RD. Self-reported sleep disorder symptoms in epilepsy. Epilepsia 1984 Aug;25(4):434-7.
15. Sammaritano M, Gigli GL, Gotman J. Interictal spiking during wakefulness and sleep and the localization of foci in temporal lobe epilepsy. Neurology 1991 Feb;41(2(Pt 1)):290-7.
16. Lugaresi E, Cirignotta F. Hypnogenic paroxysmal dystonia: epileptic seizures or a new syndrome? Sleep 1981;4:129-38.
17. Lugaresi E, Cirignotta F, Montagna P. Nocturnal paroxysmal dystonia. J Neurol Neurosurg Psychiatry 1986;49:375-80.
18. Provini F, Plazzi G, Tinuper P, et al. Nocturnal frontal lobe epilepsy. A clinical and polygraphic overview of 100 consecutive cases. Brain 1999;122:1017-31.
19. Scheffer IE, Bhatia KP, Lopes-Cendes I, et al. Autosomal dominant frontal epilepsy misdiagnosed as sleep disorder. Lancet 1994;343(8896)515-7.
20. Tinuper P, Lugaresi E. The concept of paroxysmal nocturnal dystonia. In: Bazil CW, Malow BA, Sammaritano MR, editors. Sleep and epilepsy: the clinical spectrum. Elsevier Science BV 2002;277-82.
21. Tassinari CA, et al. Central pattern generators for a common semiology in fronto-limbic seizures and in parasomnias. A neuroethologic approach. Neurol Sci 2005;26:s225-s232.
22. Grillner S. The motor infrastructure: from ion channels to neuronal networks. Nat Rev Neurosci 2003;4:573-86.
23. MacLeon PD. The triune brain in evolution: role in paleocerebral functions. New York: Plenum Press; 1990.
24. Bisulli F, Vignatelli L, Naldi I, et al. Increased frequency of arousal parasomnias in families with nocturnal frontal lobe epilepsy: a common mechanism. Epilepsia 2010;51:1852-60.
25. Licchetta L, Bisulli F, Vignatelli L, et al. Sleep-related hypermotor epilepsy: Long-term outcome in a large cohort. Neurology 2017 Jan 3;88(1):70-7.
26. Manni R, Terzaghi M, Zambrelli E. REM sleep behavior disorder and epileptic phenomena: clinical aspects of the comorbidity. Epilepsia 2006;47(S5):78-81.
27. Derry CP, Harvey AS, Walker MC, et al. NREM arousal parasomnias and their distinction from nocturnal frontal lobe epilepsy: a video EEG analysis. Sleep 2009;32:1637-44.
28. Proserpio P, Cossu M, Francione S, et al. Epileptic motor behaviors during sleep: anatomo-electro-clinical features. Sleep Med 2011;12(Suppl.2):S33-8.
29. Tinuper P, Bisulli F, Cross JH, et al. Definition and diagnostic criteria of sleep-related hypermotor epilepsy. Neurology 2016;86:1834-42.
30. Licchetta L, Bisulli F, Vignatelli L, et al. Sleep-related hypermotor epilepsy: Long-term outcome in a large cohort. Neurology 2017 Jan 3;88(1):70-7.
31. De Paolis F, Colizzi E, Milioli G, et al. Effects of antiepileptic treatment on sleep and seizures in nocturnal frontal lobe epilepsy. Sleep Med 2013 Jul;14(7):597-604.
32. Nobili L, Francione S, Mai R, Cardinale F, Castana L, Tassi L, Sartori I, Didato G, Citterio A, Colombo N, Galli C, Lo Russo. Surgical treatment of drug-resistant nocturnal frontal lobe epilepsy. Brain 2007 Feb;130(Pt2):561-73. Epub 2006 Nov 22.
33. Gwyther ARM, Walters AS, Hill CM. Rhythmic movement disorder in childhood: An integrative review. Sleep Med Rev 2017 Oct;35:62-75.
34. Rheims S, Ryvlin P, Scherer C, et al. Analysis of clinical patterns and underlying epileptogenic zones of hypermotor seizures. Epilepsia 2008 Dec;49(12):2030-40.
35. Mayer G, Wilde-Frenz J, Kurella B. Sleep related rhythmic movement disorder revisited. J Sleep Res 2007;16(1):110e6.

36. Halliday AM. The electrophysiological study of myoclonus in man. Brain 1967 Issue 2, Jun 1;90:241-84.
37. Brown P, Thompson PD, Rothwell JC, et al. AXIAL Myoclonus of propriospinal origin. Brain 1991 Issue 1 February;114A:197-214.
38. Khoo SM, Tan JH, Shi DX, et al. Propriospinal myoclonus at sleep onset causing severe insomnia: a polysomnographic and electromyographic analysis. Sleep Med 2009;10:686e8.
39. Lugaresi E, Provini F. Agrypnia excitata clinical features and pathophysiological implications. Sleep Med Rev 2001;5:313e22.
40. Montagna P, Lugaresi E. Agrypnia excitata: a generalized overactivity syndrome and a useful concept in the neurophysiology of sleep. Clin Neurophysiol 2002;113:552e60.
41. Hassanpour S, Langlotz CP, States U. HHS Public Access 2017;26(1):29-39.
42. Jouvet MDF. Locus coeruleus , sommeil paradoxal et noradrénaline cérébrale. CR Soc Biol 1965;159(February 1967):895-9.
43. Sokoloff G, Plumeau AM. BMS: Twitch-related and rhythmic activation of the developing cerebellar cortex. J Neurophy Am Physiol Soc 2015;114(3):1746-56.
44. Res MC. HHS Public Access 2016;13(11):1478-86.
45. Boyce R, Glasgow SD, Williams S, Adamantidis A. Causal evidence for the role of REM sleep theta rhythm in contextual memory consolidation. Science (80-) [Internet] 2016 May 13;352(6287):812 LP-816. Available from: http://science.sciencemag.org/content/352/6287/812.abstract
46. Biphenyls CP. HHS Public Access 2015;91(2):165-71.
47. Sterpenich V, Schmidt C, Albouy G, et al. Memory reactivation during rapid eye movement sleep promotes its generalization and integration in cortical stores. Sleep [Internet] 2014;37(6):1061-75. Available from: https://academic.oup.com/sleep/article-lookup/doi/10.5665/sleep.3762
48. Purves D, Augustine GJ. FD: The possible functions of REM sleep and dreaming. In: Neuroscience. 2nd ed. Sunderland (MA): Associates Sinauer; 2001.
49. Boeve BF, Silber MH, Parise JE, et al. Synucleinopathy pathology and REM sleep behavior disorder plus dementia or parkinsonism. Neurology 2003b;61.
50. Kryger MHRTDWC. Principles and practice of sleep medicine. 3th ed. Philadelphia, Pennsylvania: Sounders Company; 2000.
51. Schenck CH, Bundlie SR, Ettinger MG, Mahowald MW. Chronic behavioral disorders of human REM sleep: A new category of parasomnia. Sleep 1986;9(2):293-308.
52. Schenck CH, Mahowald MW. REM sleep behavior disorder: Clinical, developmental, and neuroscience perspectives 16 years after its formal identification in SLEEP. Sleep 2002;25(2):120-38.
53. Doi S, Author T, Access O. REM sleep behavior disorder (RBD). Update on diagnosis and treatment. Somnologie 2016.
54. Kang SH, Yoon IY, Lee SD, et al. REM sleep behavior disorder in the korean elderly population: prevalence and clinical characteristics. Sleep [Internet] 2013;36(8):1147-52.
55. Frauscher B, Gschliesser V, Brandauer E, et al. REM sleep behavior disorder in 703 sleep-disorder patients: The importance of eliciting a comprehensive sleep history. Sleep Med [Internet]. Elsevier BV 2010;11(2):167-71.
56. Olson EJ, Boeve BF, Silber MH. Rapid eye movement sleep behaviour disorder: demographic, clinical and laboratory findings in 93 cases. Brain England 2000 Feb;123(Pt 2:331-9.
57. Postuma RB, Gagnon JF, Vendette M, et al. Quantifying the risk of neurodegenerative disease in idiopathic REM sleep behavior disorder. Neurology [Internet] 2009 Apr 14;72(15):1296LP-1300.
58. Iranzo A, Fernández-Arcos A, Tolosa E, et al. Neurodegenerative disorder risk in idiopathic REM sleep behavior disorder: Study in 174 patients. PLoS One 2014;9(2).
59. Fernández-Arcos A, Iranzo A, Serradell M, et al. The clinical phenotype of idiopathic rapid eye movement sleep behavior disorder at presentation: a study in 203 consecutive patients. Sleep [Internet] 2016;39(1):121-32.

60. Schenck CH, Boeve BF, Mahowald MW. Delayed emergence of a parkinsonian disorder or dementia in 81% of older men initially diagnosed with idiopathic rapid eye movement sleep behavior disorder: A 16-year update on a previously reported series. Sleep Med [Internet] Elsevier BV 2013;14(8):744-8.
61. Nightingale S, Orgill JC, Ebrahim IO, et al. The association between narcolepsy and REM behavior disorder (RBD). Sleep Med Netherlands 2005 May;6(3):253-8.
62. Teman PT, Tippmann-Peikert M, Silber MH, et al. Idiopathic rapid-eye-movement sleep disorder: Associations with antidepressants, psychiatric diagnoses, and other factors, in relation to age of onset. Sleep Med [Internet] Elsevier BV 2009;10(1):60-5.
63. Plazzi G, Cortelli P, Montagna P, et al. REM sleep behaviour disorder differentiates pure autonomic failure from multiple system atrophy with autonomic failure. J Neurol Neurosurg Psychiatry [Internet] 1998;64(5):683-5.
64. Ebben MR, Shahbazi M, Lange DJ, Krieger AC. REM behavior disorder associated with familial amyotrophic lateral sclerosis. Amyotroph Lateral Scler [Internet]. Taylor & Francis 2012 Sep 1;13(5):473-4.
65. Arnulf I. Dream imagery, rapid eye movement sleep behavior disorder, and hallucinations. Sleep Biol Rhythms 2013;11(suppl.1):15-20.
66. Tippmann-Peikert M, Boeve BF, Keegan BM. REM sleep behavior disorder initiated by acute brainstem multiple sclerosis. Neurology [Internet] 2006 Apr 25;66(8):1277 LP-1279.
67. Plazzi Giuseppe MP. Remitting REM sleep behavior disorder as the initial sign of multiple sclerosis. Sleep Med 2002;3(5):437-9.
68. Thirumalai SS, Shubin RA, Robinson R. Rapid eye movement sleep behavior disorder in children with autism. J Child Neurol [Internet]. SAGE Publications Inc 2002 Mar 1;17(3):173-8.
69. Trajanovic Nikola N, Voloh I, Shapiro CMSP. REM sleep behaviour disorder in a child with Tourette's syndrome. Can J Neurol Sci 2004;31(4):572-5.
70. Kohyama J, Shimohira M, Kondo S, et al. Motor disturbance during REM sleep in group A xeroderma pigmentosum. Acta Neurologica Scandinavica 1995;92:91-95.
71. Guardado Santervás PL, Arjona Padillo A, Serrano Castro P, et al. Stiff person syndrome (SPS), a basal ganglia disease? Striatal MRI lesions in a patient with SPS [6]. J Neurol Neurosurg Psychiatry 2007;78(6):657-9.
72. Stiasny-Kolster K, Sixel-Döring F, Trenkwalder C, et al. Diagnostic value of the REM sleep behavior disorder screening questionnaire in Parkinson's disease. Sleep Med [Internet] Elsevier 2015 Jan 1;16(1):186-9.
73. Medicine AAS. AASM Scoring Manual. In Darien IL. American Academy of Sleep Medicine. 2018.
74. Manni R, Terzaghi M, Repetto A. The FLEP scale in diagnosing nocturnal frontal lobe epilepsy, NREM and REM parasomnias: Data from a tertiary sleep and epilepsy unit. Epilepsia 2008;49(9):1581-5.
75. International Classification of Sleep Disorders. 3rd ed. 2014;69-75.
76. Iranzo A, Santamaría J. Severe obstructive sleep apnea/hypopnea mimicking REM sleep behavior disorder. Sleep [Internet] 2005;28(2):203-6.
77. International Classification of Sleep Disorders. 3rd ed. In Darien IL. American Academy of Sleep Medicine. 2014.
78. Iranzo A, Tolosa E, Gelpi E, et al. Neurodegenerative disease status and post-mortem pathology in idiopathic rapid-eye-movement sleep behaviour disorder: An observational cohort study. Lancet Neurol [Internet] Elsevier Ltd 2013;12(5):443-53.
79. Shprecher DR, Adler CH, Zhang N, et al. Predicting alpha-synuclein pathology by REM sleep behavior disorder diagnosis. Park Relat Disord [Internet] Elsevier 2018 May;1-5.
80. Anderson KN, Shneerson JM. Drug treatment of REM sleep behavior disorder: the use of drug therapies other than clonazepam. J Clin Sleep Med [Internet] 2009;5(3):235-9.
81. Gagnon JF, Postuma RB, Montplaisir J. Update on the pharmacology of REM sleep behavior disorder. Neurology [Internet] 2006;67(5):742-7.

82. Chalovich JM, Eisenberg E. NIH Public Access. Magn Reson Imaging 2013;31(3):477-9.
83. Allen RP, Picchietti DL, Garcia-Borreguero D, et al. Restless legs Syndrome/Willis-Ekbom disease diagnostic criteria: updated International Restless Legs Syndrome Study Group (IRLSSG) consensus criteria-history, rationale description and significance. Sleep Med 2014 Aug;15(8):860-73.
84. Aurora RN, Kristo DA, Bista SR, et al. American Academy of Sleep Medicine. The treatment of restless legs syndrome and periodic limb movement disorder in adults-an update for 2012: practice parameters with an evidence-based systematic review and meta-analyses: an American Academy of Sleep Medicine Clinical Practice Guideline. Sleep 2012 Aug 1;35(8):1039-62.
85. Berry RB, Brooks R, Gamaldo CE, et al. The AASM manual for scoring of sleep and associated events: rules, terminology and technical specifications. v. 2,5. In Darien IL. American Academy of Sleep Medicine. 2018.
86. International Classification of Sleep Disorders. 3rd ed. In Darien IL. American Academy of Sleep Medicine. 2014.
87. Trotti LM. Restless legs syndrome and sleep-related movement disorders. Continuum (Minneap Minn) 2017 Aug;23(4):1005-16.
88. Picchietti DL, Bruni O, de Weerd A, et al. Pediatrics restless legs syndrome diagnostic criteria: an update by the International Restless Legs Syndrome Study Group. Sleep Med 2013 Dec;14(12):1253-9.
89. Picchietti DL, Stevens HE. Early manifestations of restless legs syndrome in childhood and adolescence. Sleep Med 2008 Oct;9(7):770-81.
90. Ferri R, Koo BB, Picchietti DL, Fulda S. Periodic leg movements during sleep: phenotype, neurophysiology, and clinical significance. Sleep Med 2017 Oct 5;31:29-38.
91. Pennestri MH, Whittom S, Adam B, et al. PLMS and PLMW in healthy subjects as a function of age: prevalence and interval distribution. Sleep 2006 Sep;29(9):1183-7.
92. Ferri R, Fulda S. Quantifying leg movement activity during sleep. Sleep Med Clin 2016 Dec;11:413-20.
93. Koo BB. Restless leg syndrome across the globe: epidemiology of the restless legs syndrome/Willis-Ekbom disease. Sleep Med Clin 2015 Sep;10(3):189-205.
94. Haba-Rubio J, Marti-Soler H, Marques-Vidal P, Tobback N, Andries D, Preisig M, et al. Prevalence and determinants of periodic limb movements in the general population. Ann Neurol 2016 Mar;79(3):464-74.
95. Earley CJ, Connor J, Garcia-Borreguero D, et al. Altered brain iron homeostasis and dopaminergic function in Restless Legs Syndrome (Willis-Ekbom Disease). Sleep Med 2014 Nov 25;15(11):1288-301.
96. Dauvilliers Y, Winkelmann J. Restless legs syndrome: update on pathogenesis. Curr Opin Pulm Med 2013 Nov; 19:594-600.
97. Drager LF, Lorenzi-Filho G, Cintra FD, Pedrosa RP, et al. 1º Posicionamento Brasileiro sobre o Impacto dos Distúrbios de Sono nas Doenças Cardiovasculares da Sociedade Brasileira de Cardiologia. Arq Bras Cardiol 2018;111(2):290-341.
98. Ferini-Strambi L, Walters AS, Sica D. The relationship among restless legs syndrome (Willis-Ekbom Disease), hypertension, cardiovascular disease, and cerebrovascular disease. J Neurol 2014 Aug 21;261(6):1051-68.
99. Montplaisir J, Boucher S, Nicolas A, et al. Immobilization tests and periodic leg movements in sleep for the diagnosis of restless leg syndrome. Mov Disord 1998 Mar;13(2):324-9.
100. Garcia-Borreguero D, Silber MH, Winkelman JW, et al. Guidelines for the first-line treatment of restless legs syndrome/Willis-Ekbom disease, prevention and treatment of dopaminergic augmentation: a combined task force of the IRLSSG, EURLSSG, and the RLS-foundation. Sleep Med 2016 Feb 23;21:1-11.
101. Ferri R, Fulda S, Allen RP, et al. World Association of Sleep Medicine (WASM) 2016 standards for recording and scoring leg movements in polysomnograms developed by a joint task force

from the International and the European Restless Legs Syndrome Study Groups (IRLSSG and EURLSSG). Sleep Med 2016 Oct;26:86-95.

102. Zucconi M, Ferri R, Allen R, Baier PC, Bruni O, Chokroverty S, et al. The official World Association of Sleep Medicine (WASM) standards for recording and scoring periodic leg movements in sleep (PLMS) and wakefulness (PLMW) developed in collaboration with a task force from the International Restless Legs Syndrome Study Group (IRLSSG). Sleep Med 2006 Mar;7:175-83.

Parte III Exames Complementares dos Distúrbios do Sono

POLISSONOGRAFIA

CAPÍTULO 9

Raimundo Nonato Delgado Rodrigues
Marcio Luciano de Souza Bezerra

DEFINIÇÕES

A polissonografia refere-se ao registro simultâneo de diversas variáveis fisiológicas, permitindo a caracterização do sono e seus diversos estágios. Existem muitas possibilidades relativas aos componentes técnicos de um registro polissonográfico. De fato, eles variam de acordo com o problema clínico experenciado pelo especialista. Existem muitas recomendações e muitos modelos polissonográficos em uso atualmente, cuja complexidade vai além do escopo desta revisão.

No entanto, dois módulos emergem da noção de polissonografia básica: um eletroencefalográfico e o outro respiratório.

O primeiro pretende registrar a macroestrutura do sono, considerando os diferentes estágios do sono, determinando um padrão cíclico e, assim, projetando um hipnograma básico. Também inclui a noção de análise microestrutural e a identificação de grafoelementos neurofisiológicos, caracterizando despertares e microdespertares, o que é uma ferramenta importante para a determinação da fragmentação do sono.

As regras para registro e pontuação dos estágios do sono seguem basicamente a determinação dos critérios de Rechtschaffen e Kales[1] e, apesar de sua intenção original de ser um método de referência, tornaram-se, na realidade, um padrão ouro.[2] De fato, não estão adaptados para realizar análise do sono em um número crescente de situações clínicas, como, por exemplo, o eletroencefalograma de vigília, cuja atividade básica está abaixo dos limites da onda alfa ou um início do sono marcado por ritmos lentos sem ondas agudas do vértice.[3] Revisões que tentam revisitar essas diretrizes e corrigir algumas de suas inadequações foram propostas.[2,4]

A metodologia neurofisiológica para o registro do sono, embora bastante antiga (Hans Berger, 1924), ainda é válida por motivos clínicos. No entanto, como em todas as ciências, a recente melhoria tecnológica oferece novas possibilidades de aquisição e interpretação de dados.

O *hardware* especializado que permite precisão na captura de um número quase ilimitado de sinais fisiológicos durante a gravação de uma única noite está afinando os conceitos de alguns transtornos do sono e tendo um impacto direto em termos terapêuticos. Por outro lado, os sistemas automáticos de pontuação ainda não demonstraram eficiência e não têm lugar na prática clínica sem uma análise visual confirmatória do sono.[3]

A polissonografia respiratória inclui muitos outros parâmetros para explorar a respiração durante o sono. As técnicas de registro respiratório melhoraram com o passar dos anos e mais sofisticação e progresso tecnológico são esperados em um futuro próximo.

A análise da respiração durante a vigília, como é realizada nos laboratórios pneumológicos, produz um excelente perfil das variáveis ventilatórias. No entanto, essas técnicas dificilmente são compatíveis com o estado de sono. Durante vários anos, o especialista em sono dividiu-se entre a escolha de técnicas menos perturbadoras do sono, que produziam informações limitadas e às vezes falsas, ou técnicas prolíficas e invasivas que certamente poderiam perturbar e até mesmo interromper a continuidade do sono. Felizmente, a evolução tecnológica veio em seu socorro.

Pretendemos revisar as várias abordagens em diferentes níveis de análise respiratória e neurofisiológica do sono, desde os mais simples e menos informativos até os procedimentos de referência, e também mencionar novas técnicas, algumas das quais ainda estão sendo validadas.

Em decorrência das dificuldades em estabelecer as definições e identificação de eventos respiratórios durante o sono, a Academia Americana de Medicina do Sono (AASM) em colaboração com a European Respiratory Society, Australian Sleep Association e The American Thoracic Society reuniu uma força tarefa conhecida como The Chicago Conference. As conclusões deste grupo de trabalho foram publicadas;[5] as técnicas validadas estão tão distantes daquelas rotineiramente usadas que esta publicação foi precedida por dois editoriais tentando minimizar o impacto das conclusões da força-tarefa, sugerindo que essas proposições deviam ser aplicadas principalmente no campo da pesquisa e não na prática clínica.[6,7]

Essa diferença entre preocupação clínica e de pesquisa é bastante surpreendente. A realidade clínica é que as ferramentas a serem usadas dependem da natureza do problema individual. Portanto, parece óbvio que, em um caso de síndrome de apneia obstrutiva do sono bem definida, com óbvios esforços respiratórios e eventos apnéicos, o uso de ferramentas severas como termopares e cintas torácico-abdominais pode ser suficiente.

Por outro lado, se o problema é uma síndrome de resistência das vias aéreas superiores ou um diagnóstico diferencial entre a respiração de Cheyne-Stokes e as apneias centrais, essas ferramentas parecem pouco adequadas. Infelizmente, a literatura não fornece nenhum estudo de validação para as ferramentas polissonográficas propostas relacionadas com as questões clínicas a serem estudadas. A única tentativa que pode ser encontrada nesse sentido diz respeito a um relatório de consenso já desatualizado.[8] As novas recomendações da AASM são, é claro, muito diferentes daquelas propostas pela ASDA[9,10] mais antiga, que, em particular, apresentou termopares e cintas torácico-abdominais como métodos qualitativos aceitáveis.

ANÁLISE NEUROFISIOLÓGICA
Precauções Preliminares
Qualquer substância tomada horas ou dias antes da polissonografia deve ser anotada. A ingestão habitual de drogas psicoativas (benzodiazepínicos, antidepressivos, neurolépticos, hipnóticos, antiepilépticos etc.), bebidas estimulantes (café, chá, colas), álcool ou substâncias capazes de influenciar o padrão de sono deve ser levada em consideração no momento da análise dos dados. Idealmente, o uso de todos os medicamentos deve ser interrompido pelo menos 21 dias antes da polissonografia.

Da mesma forma, qualquer modificação nos hábitos do paciente durante os dias anteriores deve ser sinalizada. Manter um diário do sono por cerca de duas semanas antes das gravações fornece informações valiosas sobre o tempo e a qualidade do sono do paciente.

Registrando Procedimentos e Parâmetros
Eletroencefalograma (EEG)
Geralmente é composto de dois canais C3-A2 e C4-A1 e os eletrodos são colocados de acordo com o sistema internacional 10-20. As derivações A1 e A2 estão na região mastoide. Este tipo de colocação de eletrodos permite uma boa identificação de complexos K, fusos e ondas de vértices, facilitando o estagiamento do sono. Da mesma forma, nesses canais centro-mastoideanos, torna-se possível obter uma considerável amplitude de onda delta, um importante auxílio para o estagiamento do sono de ondas delta lentas (amplitude maior que 75 uV). Entretanto, o uso de um eletrodo frontal pode agregar informações preciosas para a detecção de despertares corticais.[11] Como pode ser observado, muitas montagens podem ser usadas dependendo da necessidade clínica. Isso enfatiza a necessidade do médico de ter conhecimento em todos os campos da medicina do sono, a fim de usar a combinação de melhor desempenho.[12]

Os eletrodos são colocados e bem fixados para fornecer muitas horas de gravação. O uso de colódio vem sendo progressivamente substituído por pastas condutoras neutras com maior grau de aderência ao couro cabeludo. Isto resolve em certa medida, alguns problemas relativos à tolerância do paciente e do pessoal ao colódio, bem como o possível perigo por causa da natureza inflamável desta substância.

Por motivos técnicos, referimo-nos às recomendações da Federação Internacional de Neurofisiologia Clínica.[3] As especificações geralmente usadas para os canais EEG são as seguintes:

- *Impedância*: menor que 5 kOhms;
- *Constante de tempo*: pelo menos 0,3 s;
- *Filtro passa-baixa*: 70 Hz;
- *Amplificação*: 70 uV/cm;
- *Velocidade do papel (exibição na tela)*: 10 mm/s.

Gravações digitais geralmente exibem 30 segundas épocas (ou páginas) que são compatíveis com as regras de Rechtschaffen e Kales. Entretanto, essa base de tempo pode não ser adequada para avaliar períodos patológicos, como, por exemplo, uma apneia com duração de cerca de dois minutos[12] ou em situações de sono excessivamente fragmentado.[2] Por isso, é necessário que uma unidade de gravação de sono seja capaz de alterar a exibição da base de tempo para superar este problema.

Finalmente, a frequência de amostragem deve ser de pelo menos 128 Hz, preferivelmente 256 Hz, o que equilibra a necessidade de aquisição justa de grafoelementos rápidos (por exemplo, ondas agudas epilépticas pronunciadas) e respeita a capacidade de armazenamento de muitos sistemas disponíveis.

Eletro-Oculograma (EOG)
As gravações EOG baseiam-se na diferença de eletropotenciais da frente (córnea) para as costas (retina) do olho. Eles são importantes para a determinação do estágio 1 (movimentos lentos tipo onda) do sono e movimento rápido dos olhos (REM).[13] São registrados simultaneamente a partir de eletrodos de superfície colocados no canto externo de cada olho, um superior ao outro, referenciado ao eletrodo mastoide oposto. Esta técnica fornece uma deflexão fora de fase em cada canal para movimentos oculares, favorecendo uma distinção relativamente fácil dos sinais EEG (deflexões em fase). No entanto, a atividade de piscar tem uma tendência a ser vista quase exclusivamente pelo eletrodo EOG

colocado na posição mais alta. Recentemente, uma derivação melhorada com deflexões mais simétricas foi descrita.[14]

Recomenda-se uma calibração biológica de sinal antes que as gravações reais comecem a pedir ao paciente que mova os olhos sem movimento da cabeça, para a direita, para a esquerda, para cima e para baixo, lentamente no início e depois rapidamente.

As especificações técnicas usuais são:

- *Constante de tempo*: 1,2 s;
- *Filtro passa-baixa*: 30 Hz;
- *Amplificação*: 200 uV/cm.

Registro do Tônus Muscular

A gravação do tônus muscular é um elemento importante para determinar os estágios do sono, pois diminui progressivamente durante o sono não REM (NREM) e desaparece durante o REM.

Registra-se colocando dois eletrodos de superfície abaixo do queixo, cerca de um centímetro, em ambos os lados, sobre o músculo mental, ou um sobre o queixo e outro na área submentoniana (músculo submental). Em pacientes obesos, esta última técnica pode produzir um sinal mais fraco.

Configurações recomendadas:

- *Constante de tempo*: 0,03 s;
- *Filtro passa-baixa*: 70-120 Hz;
- *Amplificação*: 30 uV/cm.

Novamente, uma calibração biológica deve ser realizada para verificar a qualidade do sinal.

Movimento dos Membros

Eles são geralmente registrados na superfície de ambos os músculos tibiais anteriores através de um par de eletrodos colocados entre 2 a 4 centímetros de distância. Outras regiões também podem ser monitoradas registrando-se, por exemplo, os deltoides ou mesmo os músculos extensores do carpo. Esses canais são importantes, pois fornecem informações úteis para o diagnóstico de movimentos periódicos dos membros durante o sono. As configurações são semelhantes às utilizadas no registro do tônus muscular, mas com menor amplificação.[12]

Posição do Corpo

Alguns eventos patológicos do sono relacionam-se à posição do sono em diferentes decúbitos quanto às apneias posicionais, ronco e episódios de resistência das vias aéreas superiores. A posição do corpo é registrada com acelerômetros (sensores de movimento exclusivos) ou comutadores de inclinação de mercúrio.[12]

Temperatura Corporal

Provavelmente não tem lugar na prática clínica de rotina. Para fins cronobiológicos, pode ser monitorada por meio da colocação de uma sonda retal.[12]

Eletrocardiograma

Dois eletrodos colocados em cada lado do tórax, nas proximidades da inserção do músculo peitoral maior, fornecem uma derivação de um canal, comumente usada para a determinação da frequência cardíaca, bem como para a pesquisa de extrassístoles ventriculares ou as anormalidades do ritmo cardíaco associadas à respiração durante o sono.

pH Esofágico
Avaliação por eletrodo de cateter.

Análise de Dados do Sono
Como dito anteriormente, a análise automática do sono ainda não alcançou um ponto tão sofisticado de modo a impedir uma análise confirmatória visual.

Os estágios do sono são determinados pela avaliação da modificação progressiva dos sinais dos eletrodos de EEG, EOG e tônus muscular, de acordo com as regras de Rechtschaffen e Kales. Algumas variáveis polissonográficas devem ser calculadas e classificadas a partir de relatórios:

A) *Tempo na cama (TC)*: o tempo gasto na cama após as luzes apagadas até o momento do despertar final (luzes acesas);
B) *Período total de sono (PTS)*: tempo gasto desde o início até o final definitivo do sono;
C) *Tempo total de sono (TTS)*: é o PTS menos o tempo gasto acordado durante a noite;
D) *Período de despertar após o início do sono (TAIS)*: tempo gasto acordado durante o PTS;
E) *Duração dos estágios*: estágio 1 a 3 e REM (em minutos);
F) *Porcentagem de tempo gasto em vários estágios*: numeral expresso pela duração do estágio sobre TC, PTS ou TTS;
G) *Eficiência do sono (ES)*: é igual ao TTS sobre TC, expresso em percentagens;
H) *Latência do início do sono (LIS)*: tempo decorrido desde o período de desligamento até as 3 primeiras épocas do estágio estável 1 ou o primeiro período de qualquer outro estágio. No entanto, esse é um assunto de grande controvérsia;[13]
I) *Latência do sono REM*: tempo decorrido desde o início do sono até o início do REM;
J) *Despertares*: de acordo com o relatório da *American Sleep Disorder Association* (ASDA-AASM) de 1992, eles são definidos como um abrupto deslocamento nas frequências de EEG (exceto fuso e atividade delta), por pelo menos 3 segundos, acompanhados ou não por mudanças na eletromiografia, sem mudança de estágio.[15] Além disso, durante o sono REM, é necessário outro sinal de excitação (por exemplo, aumento da frequência cardíaca, ativação de EMG ou irregularidades respiratórias).[13] O despertar é importante na definição da fragmentação do sono, um achado muito comum em um grande número de distúrbios do sono. Recentemente, alguns autores propuseram que o despertar autônomo, definido como a ativação do sistema nervoso autônomo simpático em resposta a distúrbios respiratórios (esforço respiratório), poderia representar uma medida útil de fragmentação do sono, mesmo se não associado a despertares corticais. No entanto, as ferramentas que levam à sua identificação ainda estão sendo validadas.[16]

Os resultados da pontuação polissonográfica também são expressos em uma forma gráfica chamada hipnograma. As principais regras de interpretação são as descritas por Rechtschaffen e Kales[1] e consistem em determinar a sequência cíclica dos estágios do sono. Elas são descritas como:

A) *Etapa/Estágio 1 (S1)*: presença de baixa frequência, frequência mista do EEG, com destaque para a atividade na faixa de 2 a 7 Hz. Geralmente ocupa cerca de 5% do sono

total como estágio de transição. Além disso, a atividade alfa desaparece das derivações occipitais, o tônus muscular diminui levemente e os movimentos oculares lentos (MOL) aparecem;
B) *Etapa 2 (S2)*: caracterizada pela primeira aparição de fusos de 13-14 Hz ou complexos K em um fundo de baixa atividade de EEG. Esses grafoelementos devem ter uma duração de pelo menos 0,5 segundos. De acordo com Rechtschaffen e Kales, os complexos K são ondas EEG que apresentam um componente agudo negativo bem definido imediatamente seguido por uma onda positiva. Os fusos do sono podem ou não acompanhar os complexos K. A atividade de fundo é geralmente de baixa amplitude e frequências bastante misturadas. Alguns autores propõem sua divisão em subestações, dependendo da quantidade de atividade lenta presente.[17] Esta fase ocupa cerca de 45 a 50% do tempo total de sono;
C) *Etapa 3 (S3)*: a principal característica desse estágio é a presença de atividade delta (menor que 4 Hz, mas, de acordo com Rechtschaffen e Kales, entre 0,5-2 Hz). O estágio 3 é definido por quantidades de ondas delta que atingem 20 a 50% do comprimento das épocas, com amplitudes maiores que 75 uV e pela atividade delta superior a 50%. É interessante observar que a amplitude da onda lenta diminui com a idade,[18] embora isso não signifique comprometimento da qualidade do sono;[3]
D) *Sono REM*: representado por uma atividade de frequência mista de baixa voltagem 1, semelhante ao estágio inicial 1, mas com séries teta especiais de ondas "dente de serra", ondas triangulares nitidamente contornadas com amplitudes mais altas, mais bem visualizadas nos eletrodos centrais ou frontais.[3] Além disso, é comum identificar movimentos oculares rápidos e uma ausência de tônus muscular, que de outra forma poderia ser ocasionalmente interrompida por contrações musculares ou contrações musculares distais. Estas características constituem duas subestações: tônica (atonia muscular) e fásica (espasmos musculares) REM.

Recomendações

Como já mencionado, as diretrizes de Rechtschaffen e Kales foram concebidas como modelos de referência para avaliar o sono adulto normal e saudável,[19] mas são menos adequadas para traçados anormais e não podem tratar de alterações eletroencefalográficas relacionadas com a idade. Segundo alguns autores, o uso dessas diretrizes como regra padrão ouro provavelmente influenciou negativamente o campo da Medicina do Sono.[3]

Os mesmos autores apontaram a necessidade de usar descrições alternativas para eventos do sono nos quais as regras de Rechtschaffen e Kales não puderam ser aplicadas. Uma dessas propostas seria o Sistema de Pontuação Adaptativa Visual (VASS),[20] que atribui cada mudança de estágio no ponto em que realmente ocorre e considera o conteúdo eletrofisiológico absoluto de cada estágio do sono.

Adicionar uma avaliação do sistema autonômico deve ser considerado. Alguns estudos sugeriram que esse tipo de medida poderia fornecer uma ajuda importante para diferenciar os estados, já que eles são diferentes no sono REM e NREM.[21]

Finalmente, um aumento sistemático do número de eletrodos de EEG disponíveis em registros polissonográficos foi proposto.[3] O uso de derivações occipitais pode, por exemplo, permitir uma melhor observação e definição do início do sono, uma vez que elas identificam nitidamente as variações do ritmo alfa. Mesmo assim, poderiam ajudar a diferenciar os transientes occipitais do sono não REM das ondas "dente de serra" (visíveis durante o sono REM, nas derivações frontais).

ANÁLISE RESPIRATÓRIA

Em geral, a análise da respiração durante o sono pode ser dividida em três níveis:

1. Análise do fluxo de ar, ou seja, o estudo das taxas de fluxo de ar e volumes mobilizados durante a ventilação;
2. Esforço respiratório, ou as pressões que geram esses fluxos;
3. As consequências da respiração nas trocas gasosas refletidas por pressões arteriais parciais de oxigênio e dióxido de carbono.

Alterações nessas variáveis definem eventos anormais durante o sono.

A análise do fluxo de ar pode definir as apneias mais simplesmente como uma interrupção total do fluxo de ar; no entanto, em razão da existência de ruído de fundo no sinal fisiológico, a interrupção do fluxo de ar não pode ser definida como zero, mas mais frequentemente como uma redução desse sinal abaixo de um limiar de 10% ou até 30% da amplitude do sinal anterior. Por outro lado, existe unanimidade sobre a duração solicitada desses eventos, que é de 10 segundos, embora seja uma escolha totalmente arbitrária.

A definição de hipopneia é muito mais difícil. Teoricamente, deve ser definida como uma redução no fluxo de ar, que é relativamente simples de observar quando a informação obtida é quantitativa. Como este não é frequentemente o caso, a definição de hipopneia é baseada em uma combinação de mudança no sinal respiratório (com base em um sinal térmico ou motilidade toracoabdominal) associada a alterações na SaO_2 (queda de 2 a 5%) e/ou microdespertares (cujas definições podem variar, embora os critérios mais frequentemente retidos sejam aqueles da ASDA).[15] Assim, a definição de hipopneia é variável. As razões para esta variabilidade que foram estabelecidas e enfatizadas são a amplitude da mudança do sinal respiratório solicitada (entre 10, 30 e 50% do sinal anterior), o tipo de sensor usado para detectar essa mudança ventilatória (termopar, termistor, sensores de pressão, motilidade toracoabdominal) e o limiar de SaO_2 considerado para a identificação de episódios de dessaturação associados aos critérios de hipopneia e microdespertar.[22] Em termos práticos, a variabilidade dos limiares dá origem a resultados variáveis: um estudo comparando 3 índices relativamente próximos concluiu que os índices de hipopneia + apneia (índice de distúrbio respiratório) obtidos foram perceptivelmente coerentes.[23] Pelo contrário, um estudo recente testando mais de 5.000 indivíduos e 10 definições diferentes de hipopneia, todas em uso atual, mostra uma razão de variabilidade do índice de apneia + hipopneia de 1 a 10, dependendo dos critérios escolhidos.[24]

Atualmente não existe um consenso real sobre a definição de hipopneia: a Conferência de Chicago não propõe distinção entre hipopneia e apneia por motivos clínicos, sendo a definição comum uma redução de pelo menos 50% na amplitude de uma medida respiratória válida durante o sono. Os padrões de referência seriam uma média de 2 minutos de ventilação estável precedendo o início do evento respiratório, a média dos 3 movimentos respiratórios mais profundos durante 2 minutos anteriores ao evento ou ainda uma clara redução da amplitude em uma medida ventilatória válida durante o sono, que, mesmo que não atinja os critérios solicitados, está associada a uma queda na SaO_2 de pelo menos 3% ou de um microdespertar.

Recentemente, um documento de posição do Comitê de Revisão de Prática Clínica (CPRC) do AASM[25] propôs definir a hipopneia como um evento com duração de pelo menos 10 segundos, caracterizado por uma diminuição na motilidade toracoabdominal ou uma redução do fluxo de ar de pelo menos 30% associada à dessaturação igual ou superior a 4%. Essa recomendação foi a mais criticada,[26,27] já que o critério da SaO_2, por si só, elimina muitos eventos respiratórios com impacto na estrutura do sono, nos sistemas nervoso autônomo e cardiovascular. O CPRC, apesar de reconhecer essas limitações, afirma que essa posição comum permite a inclusão da definição de hipopneia no índice de distúrbios respiratórios aceito pela maioria das instituições de saúde.[28]

A análise do esforço respiratório permite caracterizar o tipo (central ou obstrutivo) de um dado evento (hipopneia ou apneia). Durante uma apneia central, não há esforço de ventilação, e o contrário é o caso em uma apneia obstrutiva. Novamente, a identificação do tipo hipopneia está longe de ser simples, pois implica saber se a diminuição da ventilação é acompanhada por uma diminuição do esforço respiratório de igual intensidade (hipopneia central). Em vez disso, se o esforço respiratório não apresentar redução, ou mesmo que aumente, em associação a uma diminuição da ventilação, isso caracterizaria uma hipopneia obstrutiva. Está claro que até agora a questão é a relação entre ventilação e esforço respiratório, obtida por meio de informações quantitativas sobre o fluxo de ar e a pressão que gera esse fluxo. Esta relação significa resistência. Em outras palavras, para definir a natureza, central ou obstrutiva, de uma hipopneia deve-se ter acesso a uma medida ou avaliação da resistência (superior) das vias aéreas. Esta informação raramente está disponível, mas as abordagens indiretas permitem uma apreciação satisfatória. No entanto, a avaliação da pressão esofágica é o único critério considerado pela conferência de Chicago para diferenciar as hipopneias em centrais e/ou obstrutivas

ANÁLISE DO FLUXO DE AR

Termopar

O princípio do termopar é bastante simples, pois o ar expirado é mais quente que o ar inspirado. Um sensor térmico, colocado na frente das narinas e da boca, demonstra a existência de um fluxo de ar expiratório. Deve-se notar que um termopar não detecta inspiração, já que o ar inspirado está à temperatura ambiente, que é a linha de base do sensor na ausência de respiração.

Esta técnica tem a óbvia vantagem da simplicidade, uma vez que os sensores térmicos geralmente não são caros e, o mais importante, eles não perturbam o sono. No entanto, apresentam limitações claras, pois não são capazes de fornecer medições de fluxo de ar, mas apenas detecção qualitativa. Consequentemente, essa técnica não é adequada para detecção de hipopneia,[29] e outros indicadores de distúrbio ventilatório são necessários, como a diminuição da oxigenação arterial ou microdespertares, por exemplo.

Também é necessário enfatizar que a amplitude do termopar pode mudar na direção oposta à amplitude do fluxo de ar. Ventilação mais lenta, consistindo de volumes menores, pode ser acompanhada por um aumento na temperatura do ar expirado e, consequentemente, um aumento na amplitude do sinal do termopar.

Finalmente, o fato de o termopar responder apenas à expiração explica por que essa técnica não é capaz de identificar apneias nas quais pequenos fluxos expiratórios são produzidos sem fluxo inspiratório (mecanismo semelhante à válvula).

Capnografia

A capnografia é muito semelhante ao termopar em seu princípio: o ar expirado é muito mais carregado em CO_2 que o ar inspirado. Para tornar as medidas capnográficas significativas, é necessário que o ar expirado não seja contaminado com o ar ambiente, o que equivale a dizer que o dispositivo capnográfico deve ser colocado em cima de uma máscara à prova de vazamento. As mesmas limitações vistas para o termopar são aplicáveis à capnografia, que, além do mais, não é fácil de usar e não tem a vantagem de ser barata. O único benefício da capnografia é que, quando a respiração é estável, o valor da concentração expiratória final de CO_2 (platô alveolar) torna possível avaliar a concentração de CO_2 alveolar.

Sons Traqueais

As gravações de sons respiratórios e principalmente da atividade do ronco por meio de um microfone colocado sobre a laringe e/ou traqueia foram propostas para identificar anormalidades respiratórias durante o sono. Um dispositivo deste tipo é capaz de produzir informação qualitativa sobre a presença ou ausência de ruído respiratório, bem como dados quantitativos sobre a intensidade desse ruído. A relação entre a intensidade do som e a qualidade da ventilação é, no entanto, complexa. A análise do som respiratório é mais frequentemente integrada em dispositivos ambulatoriais, embora seja cada vez mais proposto equipar os dispositivos polissonográficos do laboratório do sono.[30] A conferência de Chicago não avaliou essas técnicas.

Pletismografia por Indutância

Se calibrada corretamente, a pletismografia por indutância pode medir os volumes de ar mobilizados durante um ciclo respiratório.[31] Como esta técnica é empregada principalmente para avaliar o esforço respiratório, ela será mencionada no capítulo correspondente.

Pneumotacografia

Esta é a técnica de referência para medições de fluxo de ar. Seus princípios são fundamentados na aplicação da lei de Poiseuille, que afirma que um fluxo de ar laminar é proporcional à diferença de pressão entre dois pontos. O fator de proporcionalidade é a resistência ao fluxo de ar entre esses pontos, e depende das características mecânicas do sistema, que são constantes, e da temperatura e viscosidade do gás, que podem ser consideradas como constantes. Consequentemente, como a resistência também é constante, há uma relação proporcional linear entre o fluxo de ar e a diferença de pressão que gera esse fluxo. Assim, medindo essa diferença de pressão por meio de um sensor de pressão diferencial, pode-se obter uma medida de fluxo, após calibrar corretamente o sistema. Este sistema deve ser fixado em uma máscara nasobucal, uma vez que a totalidade do fluxo de ar que passa pelos orifícios respiratórios deve ser levada em consideração.[32] É evidente dizer que esta técnica apresenta a grande vantagem de fornecer uma medida quantitativa dos fluxos de ar ventilados. Por outro lado, seu maior inconveniente é o uso de uma máscara nasobucal, que perturba o sono de maneira bastante significativa.

O uso de pneumotacógrafos permitiu a identificação e análise das limitações do fluxo aéreo inspiratório, que serão discutidas mais adiante.

Finalmente, a Conferência de Chicago confirmou a escolha da pneumotacografia como padrão ouro. Nenhuma outra técnica pode ser considerada suficientemente validada. A segunda melhor escolha, de acordo com as conclusões da reunião, foi a pletismografia por indutância calibrada de acordo com sinais abdominais e torácicos. Sensores térmicos e capnografia foram considerados dispositivos de medição não válidos.

ANÁLISE DO ESFORÇO RESPIRATÓRIO

Motilidade Toracoabdominal

O uso do registro de motilidade toracoabdominal para avaliação do esforço respiratório baseia-se no fato de que a expansão do volume torácico-abdominal secundária à contração do diafragma, bem como a expansão da caixa torácica secundária à contração do músculo intercostal, reflete a atividade dos músculos inspiratórios e, portanto, a intensidade do esforço respiratório. Este conceito tem algumas limitações: a mesma ativação muscular gerando certa força pode não causar a mesma expansão da caixa torácica, dependendo da resistência interposta. De fato, a resistência das vias aéreas superiores ao fluxo de ar é altamente variável, especialmente durante eventos respiratórios anormais.

Diversas técnicas têm sido utilizadas para avaliar a motilidade toracoabdominal:

A) Cintas toracoabdominais *piezo-quartz* de mercúrio ou elétrica: têm em comum o fato de que a distensão da cinta produz uma mudança na resistência de um condutor elétrico, que é colocado dentro de um circuito elétrico, modificando a intensidade da corrente que atravessa este circuito;
B) A pletismografia por indutância responde a um princípio bastante semelhante, mas neste caso a corrente, induzida pelo deslocamento de um condutor elétrico através de um campo magnético, é utilizada para a avaliação do deslocamento. Este princípio usa a lei de Gauss que afirma que um condutor elétrico se movendo em um campo magnético é a origem de uma diferença de potencial (ou uma corrente elétrica, desde que o condutor elétrico seja colocado em um circuito fechado), cuja intensidade é proporcional à amplitude do deslocamento.

Ressaltamos acima que a relação entre o deslocamento do sensor torácico-abdominal e as forças que produziram esse deslocamento é complexa e variável, principalmente com a resistência das vias aéreas superiores. Avaliar o esforço respiratório medindo o deslocamento do sensor torácico-abdominal só pode ser imperfeito. Durante uma apneia obstrutiva, quando a via aérea superior é fechada, a expansão abdominal induz uma redução no volume torácico. Essa oposição de fase entre a motilidade torácica e abdominal tem sido usada como um indicador de obstrução das vias aéreas superiores. Isto é certamente mais fácil de identificar em crianças, cuja gaiola torácica é menos rígida, mas também pode ser usada em adultos. Da mesma forma, foi proposto que uma assincronia de fase poderia indicar uma obstrução parcial ou, em outras palavras, uma hipopneia. No entanto, essa abordagem é muito menos confiável.

Por outro lado, pode-se considerar que o deslocamento do volume torácico-abdominal representaria necessariamente a quantidade de fluxo de ar que teria entrado nos pulmões. Esta é a base muito teórica da pletismografia de indutância na medição dos volumes de ar mobilizados durante um ciclo respiratório. Dois sensores, um torácico e outro abdominal, são utilizados e seu deslocamento adicionado a fim de realizar uma estimativa do volume atual. Essa medição requer uma calibração, consome tempo e é trabalhosa, o que é válido apenas para uma determinada posição. Consequentemente, esta técnica não poderia ser usada em estudos do sono, a menos que o sujeito fosse forçado a permanecer em uma mesma posição durante toda a noite, o que não seria aceitável.

As técnicas de avaliação do esforço respiratório que medem a motilidade toracoabdominal têm a vantagem de não perturbar o sono e, como é o caso das cintas, são ainda menos dispendiosas. No entanto, têm o inconveniente de fornecer apenas informações qualitativas e incompletas sobre o esforço respiratório.

Eletromiografia Diafragmática

Registros de atividade eletromiográfica do músculo inspiratório mais importante, o diafragma, fornecem informações sobre a importância do esforço inspiratório.

Esta técnica tem a vantagem de ser relativamente simples se a gravação é feita com eletrodos de superfície colocados sobre a inserção diafragmática. Geralmente, é facilmente obtida em crianças e bebês, mas é muito mais difícil em adultos. Embora não seja um sinal quantitativo em um único indivíduo para uma dada posição, uma comparação entre as amplitudes registradas pode ser de interesse.

Pressão Esofágica

A pressão esofágica reflete a pressão pleural[33,34] ou, em outras palavras, a pressão que a troca de ar gera durante a inspiração e a expiração. A pressão esofágica constitui uma medida absoluta da pressão pleural em um indivíduo sentado. Em decúbito, no entanto, é muito mais difícil estabelecer a pressão zero, que seria obtida por um indivíduo que não realiza nenhum esforço respiratório e mantém as vias aéreas abertas. No entanto, uma vez que, em termos práticos, esta técnica mede as diferenças entre as pressões inspiratória e expiratória, o problema do ponto zero torna-se menos relevante. Esta técnica tem a vantagem de fornecer medidas quantitativas do esforço respiratório. Tem sido considerado um método de referência para determinar a natureza das hipopnias e, associado a uma medição pneumotáquica do fluxo de ar, permite calcular a relação entre pressão e fluxo, ou seja, resistência.

A limitação dessa técnica está relacionada com o fato de ser invasiva, pois requer a introdução de um sensor de pressão no lúmen esofágico.

O registro da pressão esofágica é a única técnica válida, segundo a Conferência de Chicago, para a análise do esforço respiratório. EMG diafragmático, pletismografia de indutância e cintas são considerados insuficientes.

TÉCNICAS RECENTES

Em decorrência das limitações inerentes descritas para todas as técnicas citadas acima, novas abordagens foram propostas para que informações mais pertinentes possam ser coletadas do que as permitidas pelas técnicas tradicionais (termopar e medidores), sem incluir as restrições das de referência (pneumotacografia e esofágica) a pressão.

Limitação do Fluxo Inspiratório

Para entender o conceito de limitação do fluxo inspiratório, é necessário perceber que a via aérea superior não se comporta como um tubo rígido com uma resistência fixa (à qual a lei de pressão de Poiseuille pode ser aplicada), mas que é um tubo colapsável com uma resistência variável que muda durante o ciclo inspiratório.

Em um tubo rígido com resistência fixa, a relação entre fluxo de ar e pressão é linear.

Em um tubo colapsável, a resistência ao fluxo de ar aumenta à medida que a pressão aumenta. Assim, o fluxo de ar aumenta mais lentamente do que a pressão até o momento em que permanece estável, embora a pressão continue a aumentar.

Este comportamento diferente dá origem a duas situações diferentes quando uma pressão que muda como função sinusoidal do tempo é aplicada ao sistema:

- No caso de um tubo rígido, o fluxo de ar é sinusoidal, mantendo a mesma forma da pressão que o gera;
- No caso de um tubo colapsável, o fluxo de ar tende a aumentar inicialmente com a pressão e depois a permanecer estável, mesmo que a pressão continue a aumentar. Este platô na parte inspiratória da curva de fluxo de ar representa a limitação do fluxo inspiratório, secundária à natureza colapsável da via aérea superior.

Em termos práticos, a identificação de um platô na parte inspiratória de uma curva de fluxo de ar significa limitação do fluxo inspiratório, exceto no caso de a curva de pressão em si não ter uma forma senoidal e mostrar, por exemplo, um platô em sua fase inspiratória.

A limitação do fluxo inspiratório é mais bem identificada com o uso de um pneumotacógrafo, mas também pode ser detectada por meio de uma cânula de pressão nasal.[35] Este dispositivo tem uma sensibilidade bastante boa para detectar aumento da resistência nas vias aéreas superiores durante a inspiração[36,37] ou mais precisamente para detectar um desequilíbrio entre a complacência das vias aéreas superiores e a pressão de sucção que produz fluxo de ar.

O uso de uma cânula nasal é comprometido em respiradores bucais exclusivos. No entanto, foi demonstrado que um fluxo de ar nasal de apenas 30% seria suficiente para identificar a limitação do fluxo inspiratório.

Também foi demonstrado que a pressão medida pela cânula nasal estava relacionada com o fluxo de ar pelas narinas, com uma relação quadrática ($P = K.V^2$).[38] Essa relação, é claro, só é significativa se todo o fluxo de ar for ventilado pelas narinas.

Tempo de Trânsito do Pulso

Tempo de trânsito de pulso (TTP) é o tempo decorrido entre a abertura da válvula aórtica e a chegada da onda de pulso na periferia. Representa a transmissão de uma onda de pressão pelas paredes arteriais, não uma velocidade circulatória. Esse tempo depende da pressão nas cavidades cardíacas e das características das paredes arteriais. Se considerarmos que a bomba cardíaca funciona em pressões constantes e que as características da parede arterial não variam durante o tempo de medição, o tempo de trânsito do pulso depende apenas das alterações da pressão intratorácica, uma vez que a bomba cardíaca está no tórax.

Durante uma apneia obstrutiva e o aumento associado do esforço respiratório, o tempo de trânsito do pulso aumenta proporcionalmente à diminuição das pressões no tórax.[39,40]

Pode-se notar que o tempo de trânsito do pulso também reflete o aumento do tônus simpático durante os microdespertares no final de uma apneia, já que o TTP também é sensível a mudanças nas características das paredes arteriais. O alto tônus simpático aumenta a rigidez da parede arterial diminuindo o TTP. Um trabalho recente demonstrou sensibilidade da técnica de 91 a 94% e especificidade de 95 a 97% na classificação de eventos respiratórios (apneias e hipopneias) em comparação com a técnica de pressão esofágica.[41] A maioria dos eventos classificados incorretamente ocorreram durante os eventos de sono de movimento rápido dos olhos.

Impedância das Vias Aéreas Superiores

Esta técnica consiste em aplicar uma pressão sinusoidal de frequência relativamente alta, em comparação com a frequência respiratória, e de pequena amplitude, sobre a pressão constante de um gerador de pressão positiva contínua. O fluxo dentro do sistema é modulado pela onda de pressão sinusoidal. A relação entre a pressão sinusoidal e a fração modulada do fluxo de ar fornece a resistência ou, mais precisamente, a impedância do sistema.

Esta técnica tem a vantagem de fornecer um acesso direto à impedância das vias aéreas superiores. Sua limitação mais importante consiste na exigência de uma pressão de transporte, o que significa que ela só pode ser realizada durante o tratamento com pressão positiva contínua.[42-44]

ANÁLISE DAS CONSEQUÊNCIAS GASOMÉTRICAS DAS APNEIAS

O procedimento ideal para essa análise seria avaliar as pressões parciais de oxigênio e dióxido de carbono no sangue arterial.

Essa medida só pode ser feita diretamente por meio de punções arteriais repetidas, o que não é suficiente para lidar com variações repentinas durante o sono. No entanto, existem algumas técnicas pelas quais informações indiretas podem ser obtidas.

Pressões Parciais Transcutâneas

O oxigênio e o dióxido de carbono são capazes de se difundir através da pele. Portanto, o uso de câmaras de difusão posicionadas em uma superfície da pele possibilita a medição de pressões parciais com eletrodos de O_2 e CO_2. Para aumentar a difusão, a pele é aquecida localmente para arteriolizar o fluxo capilar.

A vantagem mais importante desta técnica é dar acesso às pressões parciais dos gases.

No entanto, sua limitação está relacionada com a capacidade de difusão transcutânea de oxigênio e dióxido de carbono, que varia de um assunto para outro, geralmente melhor em crianças do que em adultos. Portanto, essas técnicas são usadas em crianças, não em adultos.

Para evitar bolhas de calor na pele, é necessário deslocar os eletrodos em intervalos de tempo regulares.

Oximetria Transcutânea

O espectro de absorção da luz infravermelha é diferente para a hemoglobina oxida e reduzida. A composição espectral do feixe indica, assim, a proporção de hemoglobina reduzida ou oxidada. Essa técnica tem a vantagem da simplicidade e confiabilidade.

No entanto, deve-se estar ciente de que a saturação da oxi-hemoglobina (SaO_2) é diferente da pressão parcial arterial de oxigênio (PaO_2) e que sua relação não é linear. Além disso, depende da temperatura e do pH. Em particular, em zonas onde a oxigenação arterial é normal e PaO_2 maior que 80 mmHg, alterações relativamente importantes na PaO_2 correspondem a pequenas alterações na SaO_2.

ANÁLISE DE DADOS RESPIRATÓRIOS

Os sinais respiratórios são simples em comparação com a atividade do EEG, por exemplo, e isso os torna mais adequados para a interpretação automática por meio de análise assistida por computador.

Vários sistemas foram desenvolvidos e alguns deles passaram por uma avaliação formal e frequentemente satisfatória.

No entanto, é importante ressaltar que a análise automática depende da qualidade do sinal. Assim, uma análise automática que usa um termopar e um sinal de medidor de tensão não é capaz de diagnosticar muito mais do que as apneias. A identificação de hipopneias só pode ser incerta, assim como sua caracterização como central ou obstrutiva pode ser apenas falaciosa.

Os sistemas automáticos de análise que utilizam a detecção da limitação do fluxo inspiratório, uma ferramenta muito sensível para o diagnóstico da resistência das vias aéreas superiores, devem ser capazes de detecção fina e sensível da respiração.

CONDIÇÕES PARA UMA GRAVAÇÃO POLIGRÁFICA DO SONO
Noite da Habituação

Uma noite passada no laboratório, sem qualquer gravação, foi sugerida como uma forma de minimizar os distúrbios causados pela gravação da noite. No entanto, poucos estudos avaliaram tal procedimento.[45]

Posição Durante o Sono

Os eventos respiratórios são frequentemente dependentes da posição. Como as condições de registro poligráfico frequentemente forçam a pessoa a adormecer em posição supina, tem sido sugerido que ela poderia levar a superestimar a gravidade da síndrome da apneia do sono naqueles pacientes cujo distúrbio respiratório do sono é dependente da posição.[46]

Estudos da Noite Dividida (*Split-Night*)

Para salvar os recursos disponíveis, foi sugerida uma abordagem usando a primeira parte da noite para fins de diagnóstico e a segunda parte para a titulação de CPAP. A avaliação dessa abordagem produziu resultados variáveis, uma vez que dois artigos deram resultados satisfatórios e outros dois não.[47-50]

Nossa própria experiência é que a titulação, desde colocar a máscara até o último ajuste de pressão durante uma gravação noturna, leva até 8 horas.[51] Portanto, parece-nos que a titulação de CPAP não pode ser feita sem cautela. Deve-se considerar apenas a opção de um procedimento de noite dividida se o índice de apnéia-hipopnéia (IAH) for maior que 40 durante as primeiras 2 horas, e se a fase de titulação durar mais de 3 horas e incluir sono de ondas lentas e movimento rápido de olho do sono, bem como algum tempo gasto na posição supina.

Em termos terapêuticos, se considerarmos que a otimização do CPAP é um fator importante para a adesão do paciente, é fundamental verificar se tal procedimento não compromete a adaptação do paciente à máquina.

Alguns autores relatam uma complacência do CPAP de 6 a 7 horas/noite após um procedimento da noite dividida, mas à custa de 13% de falhas de titulação, 19% de recusas primárias e 13% de interrupções precoces do tratamento durante o primeiro mês.[52] Outro estudo compara 12 pacientes (dos 72 inicialmente submetidos a protocolos divididos à noite) a 12 controles pareados, relatando uma complacência de 3,8 horas por noite para o grupo *split-night versus* 5,2 horas por noite para o estudo convencional do sono. Isso, segundo os autores, era uma diferença **insignificante**, embora o número de indivíduos envolvidos fosse pequeno.[53] Um estudo que incluiu um grupo maior não indicou diferença na aceitação e adesão do tratamento com CPAP, mas os pacientes foram selecionados com base em um quadro clínico óbvio (sem associação de outros distúrbios do sono, como síndrome das pernas inquietas ou narcolepsia) ou com base num registro ambulatório positivo anterior.[54] Parece, portanto, que este procedimento só deve ser aplicado a pacientes selecionados.

Registros de Cochilos

Pode ser tentador tentar obter um diagnóstico de síndrome da apneia obstrutiva do sono usando uma gravação encurtada feita durante um período em que o pessoal médico e paramédico está presente no laboratório do sono. As gravações de sesta são comumente usadas no diagnóstico de apneias obstrutivas do sono em bebês, particularmente em crianças pequenas, usando um conjunto muito preciso de critérios sobre a duração da gravação e suas características técnicas.

Ao contrário, em adultos, mesmo com sono, geralmente é difícil obter sono suficiente para que essa abordagem seja recomendada. Além disso, foi estabelecido que a gravidade das apneias, ou seja, a duração e a densidade dos eventos respiratórios, aumenta durante a noite,[55,56] de modo que uma gravação limitada no tempo forneceria apenas uma subestimação da realidade.

Monitoramento Portátil

O método padrão recomendado para o diagnóstico da apneia do sono é a polissonografia assistida por técnicos em laboratório, que permite o registro dos parâmetros do sono, respiratórios, cardiovasculares e da atividade muscular.[5] Este método é, no entanto, considerado trabalhoso, demorado e dispendioso.

A crescente conscientização e conhecimento da apneia do sono, não apenas entre a população médica, mas também na população em geral, resultaram em longas listas de espera nos laboratórios do sono e, consequentemente, em atrasos inaceitáveis no manejo dos pacientes.

O progresso na tecnologia e na miniaturização permite agora o registro e processamento, em um ambiente doméstico, dos principais sinais eletroencefalográficos, respiratórios e cardiovasculares realizados com a polissonografia em laboratório.

Este termo **monitoramento portátil**, entretanto, engloba uma ampla gama de dispositivos que são capazes de registrar tantos sinais quanto a polissonografia assistida ou apenas um sinal. Além disso, o campo de suas aplicações potenciais que foram previamente estudadas é muito grande, variando desde o diagnóstico até o tratamento com CPAP.

Apesar das extensas pesquisas que produziram evidências para o uso da monitoração portátil para avaliar os pacientes com suspeita de apneia do sono, não há consenso para os dispositivos de monitoramento domiciliar e suas aplicações. No entanto, revisões anteriores propuseram uma classificação dos parâmetros de monitoramento e prática portáteis para o uso de dispositivos de monitoração portáteis na investigação de suspeita de apneia obstrutiva do sono em adultos.[57] Em 2003, um grupo de trabalho conjunto, composto com o ACCP, o ATS e o AASM, revisou e atualizou as evidências sobre a validade diagnóstica da monitoração portátil para o diagnóstico de apneia do sono em adultos.[58]

Sensores e Sinais Registrados

Vários sensores usados em combinações de variáveis estão disponíveis. A diversidade na maneira como esses diferentes sinais são registrados, armazenados e analisados implica uma heterogeneidade em relação à definição de um evento respiratório anormal em um monitor portátil. Além disso, em um ambiente autônomo, os sensores estão sujeitos a condições diferentes e devem não apenas ser sólidos e fáceis de manusear, mas também funcionar adequadamente por longos períodos de tempo sem intervenção do técnico e fornecer informações sem ambiguidade sem depender da observação direta.

Sinais Respiratórios

De acordo com os critérios[5] da *American Academy of Sleep Medicine Task Force*, a maneira mais precisa de medir o fluxo de ar oronasal requer uma máscara facial confortável com um pneumotacômetro. Além disso, a medição da pressão esofágica com monitorização contínua durante a noite é o padrão de referência para medir o esforço respiratório. Como nem o pneumotacógrafo nem a pressão esofágica estão disponíveis para monitoramento portátil, outros sensores são necessários. Sua precisão foi estudada usando-se várias combinações.

Fluxo

Os métodos mais comuns para detectar eventos respiratórios são a redução do fluxo de ar medido pelo termistor ou pelo sinal de pressão nasal.

Quanto à polissonografia em laboratório, os termistores, no entanto, não são aceitáveis.

A pressão nasal é usada como alternativa. Este método fornece uma aproximação linear do fluxo de ar em toda a sua gama, exceto em extremos.

Pletismografia da Indutância Respiratória

Os dados disponíveis são limitados, e apenas um estudo utilizou a pletismografia da indutância respiratória na monitorização portátil como sinal secundário.[59]

Saturação de Oxigênio

A oximetria de pulso com sonda de dedo permite a medição da saturação de oxigênio. Os oxímetros diferem entre si nas frequências de amostragem e nos algoritmos usados para registrar a saturação de oxigênio. A capacidade de memória e a taxa de amostragem parecem ser de grande importância, uma vez que Wilishire *et al.* avaliaram que a coleta de dados a cada 12 segundos não é suficiente para detectar os episódios hipoxêmicos e, assim, estimar o número de episódios de hipoxemia durante o sono.[60]

Alguns oxímetros fazem várias leituras, armazenam-nas na memória, calculam a média e informam um valor a cada 3 a 12 segundos, enquanto outros oxímetros coletam e relatam cada valor em uma frequência de até 10 hertz.

As análises automatizadas definem vários índices quantitativos sujeitos a uma grande variabilidade entre os monitores portáteis. Os números de dessaturação de oxi-hemoglobina abaixo de certo limiar, o tempo acumulado gasto abaixo de uma saturação de oxi-hemoglobina de 90% e a medida da variabilidade da saturação de oxi-hemoglobina são os índices usualmente realizados pelos monitores portáteis.

Registro Eletrofisiológico

A disponibilidade de dispositivos de armazenamento em miniatura com capacidade de armazenamento suficiente (pelo menos 20 Mb) para gravação digital multicanal de alta frequência (125 a 250 hertz) permite coletar dados eletrofisiológicos usando um dispositivo de monitoramento portátil com alto nível de confiabilidade.

Os monitores portáteis podem ser configurados para permitir a gravação de um a 16 canais de EEG, dois canais de EMG de queixo e EOG direito e esquerdo registrados por eletrodos de ouro conectados a um pré-amplificador miniatura fixado na parte superior da cabeça do paciente.

Outros Sinais

A frequência cardíaca, o ECG, o ronco ou a posição do corpo também podem ser processados por monitoramento portátil.

Classificação dos Monitores Portáteis

Enquanto os diferentes sensores e sinais são usados em combinações variáveis, a força-tarefa determinou, em 1994, os níveis de equipamento de gravação portátil e as especificações delineadas para cada uma dessas categorias.[57] De acordo com o número de canais disponíveis e os sinais processados, foram definidos 4 níveis de dispositivos de monitoração portáteis. A polissonografia atendida é classificada como tipo 1 (**Nível 1**) e é considerada como o padrão de referência ao qual os outros tipos de monitores são comparados.

Nível 2 – Polissonografia Portátil Abrangente

Os dispositivos de nível 2 permitem a gravação de variáveis cardiorrespiratórias e sono. Estes monitores incorporam um mínimo de sete canais, incluindo EEG (pelo menos C4-A1 ou C3-A2), EOG, EMG de queixo, ECG ou frequência cardíaca, fluxo de ar, esforço respiratório e saturação de oxigênio.

O EMG ou sensor de movimento é opcional e a posição do corpo pode ser objetivamente medida.

Nível 3 – Teste de Apneia do Sono Portátil Modificado

Dispositivos autônomos de nível 3 permitem a avaliação de variáveis cardiorrespiratórias. Os parâmetros registrados requerem um mínimo de 4 canais monitorados, incluindo ventilação (pelo menos 2 canais de movimentos respiratórios, ou movimentos respiratórios e fluxo de ar), frequência cardíaca ou ECG e saturação de oxigênio.

A posição do corpo pode ser medida objetivamente e o movimento da perna pode ser registrado.

Como não há EEG, queixo EMG ou EOG disponível, esses monitores não permitem a determinação dos parâmetros do sono e do índice de apneia-hipopneia. Esses dispositivos avaliam os eventos respiratórios determinando um índice de distúrbios respiratórios.

Nível 4 – Gravação Contínua de Parâmetros Bio Simples ou Dupla

Estes dispositivos permitem a gravação contínua de um ou dois parâmetros cardiorrespiratórios. No entanto, um monitor que não atende aos critérios para o tipo 3, ou seja, um monitor que registra de um a três canais ou não inclui o fluxo de ar, apesar de ter quatro canais, é classificado como tipo 4.

Os sinais mais estudados são a saturação de oxigênio, o movimento respiratório, a frequência cardíaca, a pressão arterial e os movimentos corporais. A posição do corpo e o movimento da perna não são registrados usando este monitor.

Métodos para Marcar Eventos

Como nenhum dos sensores recomendados para a polissonografia atendida para detectar eventos respiratórios está disponível para monitoração portátil, os critérios de pontuação foram adaptados às informações fornecidas pelos diferentes dispositivos que devem levar em conta a variabilidade na detecção, capacidade de armazenamento e análises dos eventos do sinal realizado pelo monitoramento portátil.

A confiabilidade dos métodos utilizados para pontuar eventos tem sido objeto de muitos estudos. No entanto, a variedade de sensores, as diferenças nos critérios para definir eventos respiratórios e os métodos usados para pontuar eventos são responsáveis pelas dificuldades em estabelecer parâmetros de prática. Nenhum dos métodos propostos é, no entanto, validado e tão preciso quanto os fornecidos pela polissonografia atendida.

Quando os canais respiratórios estão disponíveis, o dispositivo de monitoramento portátil permite a detecção de distúrbios do índice respiratório (IDR). Este índice refere-se ao número de eventos respiratórios por hora do tempo de monitorização, considerado próximo do índice de apneia-hipopneia (IAH).[61-64] O IDR, entretanto, geralmente subestima o índice de apneia e hipopneia.[65]

Alguns estudos, no entanto, incluíram uma dessaturação de oxigênio de 3 a 4% para definir um evento respiratório. Whitney *et al.*, de fato, demonstrou que a confiabilidade da pontuação do IDR é consideravelmente melhorada pela exigência de uma dessaturação associada na identificação de eventos respiratórios.[66]

Para o monitoramento portátil nível 2, o EEG, o EOG e o processamento EMG de queixo estão disponíveis e permitem os parâmetros de pontuação e sono e a determinação do IAH.[59,67-70]

Usando esses dispositivos, os estágios do sono são pontuados de acordo com os critérios de Rechtschaffen e Kales[1] e o despertar é classificado de acordo com os critérios da ASDA.[15] No entanto, a vulnerabilidade à interferência elétrica e a alta taxa de perda de dados nos dispositivos de monitoração portátil levam a uma baixa confiabilidade para estagiamento do sono ou índice de despertar.[65,70] Nenhum estudo de validação da análise do sono foi publicado para qualquer um dos sistemas.

O ponto de corte para o IDI ou o IAH, proposto em estudos usando um monitoramento portátil nível 1 ou 2 para avaliar a presença de um distúrbio do sono respiratório, varia de 5 a 15. Esse limiar é arbitrário e sua variabilidade entre os estudos afeta a sensibilidade e a especificidade dos dispositivos.[58]

A oximetria de pulso durante a noite foi proposta como uma alternativa mais simples à polissonografia no diagnóstico da síndrome da apneia obstrutiva do sono (SAOS). Alguns autores sugerem que a oximetria domiciliar combinada com a história médica poderia ter um lugar útil na investigação de pacientes com suspeita de SAOS.[71,72]

Vários índices quantitativos derivados da oximetria de pulso durante a noite foram usados para prever a presença de SAOS. Esses índices incluem o número de dessaturação de oxi-hemoglobina abaixo de certo limiar, geralmente 3% ou 4% abaixo do valor basal, o tempo acumulado abaixo de uma saturação de oxi-hemoglobina de 90% e o índice Δ, uma medida da variabilidade da saturação de oxi-hemoglobina.

Qualquer que seja o monitor portátil utilizado, a pontuação manual é o método recomendado. A variabilidade (interavaliadores e intraindicadores) na pontuação manual, de fato, não foi relatada. Além disso, os estudos, que compararam o manual e a pontuação automatizada, concluem que o uso de dados processados e pontuados por computador tem mais erros e problemas diagnósticos.[58]

Confiabilidade e Indicações

De modo a fornecer evidências para validar os dispositivos de monitoramento portátil e para determinar a utilidade desses dispositivos para avaliar diagnósticos confiáveis para pacientes com SAOS, um grupo de estudo realizou uma revisão da literatura. Ao comparar o monitoramento portátil com a polissonografia assistida, considerada como padrão de referência, determinou a sensibilidade, que varia de 31 a 100%, a especificidade, que varia de 32 a 100%, e a razão de verossimilhança para cada um dos métodos utilizados.[58]

Com base nesses critérios, eles avaliam a evidência de que monitores portáteis podem ser usados para reduzir a probabilidade de um paciente apresentar um IAH anormal, a evidência de que eles podem ser usados para aumentar a probabilidade de um paciente apresentar um IAH anormal e a evidência que um único monitor portátil pode ser usado para reduzir e aumentar a probabilidade de um paciente apresentar um IAH anormal.

Esta revisão e os critérios definidos permitem que o grupo de estudo identifique parâmetros de prática recomendados para o uso de monitoração portátil para estudar pacientes adultos com suspeita de SAOS (Quadro 9-1). Esses parâmetros de prática refletem o estado do conhecimento na publicação, mas não são um consenso, nem uma declaração de prática clínica aceitável baseada na opinião de especialistas.[73]

Por fim, nada nesta revisão atual forneceu uma avaliação baseada em evidências para alterar as recomendações anteriores estabelecidas pelo AASM em 1994.

Quadro 9-1. Resumo dos Parâmetros da Prática

Dispositivos portáteis de monitor tipo 2: polissonografia abrangente

1. O uso clínico de dispositivos tipo 2 PM no ambiente assistido não é recomendado para avaliar pacientes com suspeita de SAOS.
2. O uso clínico de dispositivos tipo 2 PM no cenário não supervisionado não é recomendado para avaliar pacientes com suspeita de AOS.

Dispositivos tipo 3 PM: teste de apneia do sono portátil modificado

Recomendações sobre o uso de dispositivos do tipo 3 PM para reduzir a probabilidade de um paciente ter um IAH menor que 15:

3. O uso de alguns dispositivos do tipo 3 PM em um ambiente assistido pode diminuir a probabilidade de o paciente ter um IAH maior que 15.
4. O uso de dispositivos de fita 3 PM em um ambiente não assistido não é recomendado para diminuir a probabilidade de o paciente ter um IAH maior que 15.

Recomendações sobre o uso de dispositivos do tipo 3 PM para aumentar a probabilidade de um paciente ter um IAH maior que 15:

5. Alguns dispositivos tipo 3 PM podem ser usados em uma configuração assistida para aumentar a probabilidade de um paciente ter um IAH maior que 15.
6. O uso de dispositivos do tipo 3 PM em um ambiente não assistido não é recomendado para aumentar a probabilidade de um paciente ter um IAH maior que 15.

Recomendações relativas ao uso de dispositivos de PM tipo 2 para aumentar e diminuir a probabilidade de um paciente ter um diagnóstico de AOS com um único limiar, que é o uso clínico mais prático:

7. O uso de dispositivos do tipo 3 PM pode ser aceitável em um ambiente de atendimento em laboratório para determinar e descartar o diagnóstico de AOS.
8. O uso de dispositivos do tipo 3 PM em uma configuração autônoma não é recomendado para decidir e descartar um diagnóstico de AOS.

Recomendações relativas ao uso de dispositivos tipo 4 PM (gravação contínua ou bioparamétrica dupla) no ambiente assistido para aumentar e/ou diminuir a probabilidade de o paciente ter um IAH maior que 15:

9. O uso rotineiro de dispositivos do tipo 4 PM com oximetria e pelo menos um outro parâmetro de fluxo de ar em um ambiente assistido não é recomendado para aumentar a probabilidade de um paciente apresentar um IAH maior que 15.
10. O uso rotineiro de dispositivos do tipo 4 PM com oximetria e pelo menos um outro parâmetro de fluxo de ar em uma configuração assistida não é recomendado para diminuir a probabilidade de um paciente apresentar um IAH maior que 15.
11. O uso rotineiro de dispositivos do tipo 4 PM com oximetria e pelo menos um outro parâmetro de fluxo de ar não é recomendado em um ambiente assistido para aumentar e diminuir a probabilidade de um paciente apresentar um IAH maior que 15.

Recomendações referentes ao uso de dispositivos de PM tipo 4 no ambiente não assistido para aumentar e/ou diminuir a probabilidade de um paciente ter um IAH maior que 15:

12. O uso de dispositivos tipo 4 PM no ambiente não assistido com oximetria e outro parâmetro de fluxo de ar não é recomendado para diagnosticar AOS ou confirmar que um paciente tem um IAH maior ou menor que 15.

(Continua.)

Quadro 9-1. *(Cont.)* Resumo dos Parâmetros da Prática

Áreas que requerem atenção especial:
13. O uso de dispositivos PM não é recomendado para triagem geral ou uso clínico sem o conhecimento disponível da história e das queixas relacionadas com o sono do paciente.
14. O uso de dispositivos de MP não é recomendado em pacientes com comorbidades ou queixas secundárias de sono, pois há poucas evidências para apoiar o uso de dispositivos de MP na avaliação dessas condições ou para diagnosticar outros distúrbios do sono.
15. Mesmo quando os dispositivos PM são notados como possivelmente úteis, o uso geral de todos os tipos de dispositivos nessa categoria não é necessariamente recomendado. O laboratório deve confirmar que os dispositivos comerciais selecionados em uma categoria têm estudos específicos que documentam seu desempenho e que estão em conformidade com as características de uso dessa categoria como um todo.
16. Recomenda-se a revisão de dados brutos e o uso de pontuação manual para interpretar dados de dispositivos PM.
17. Médicos com treinamento do sono e familiaridade com os dispositivos e suas limitações devem interpretar os estudos gerados por dispositivos PM e devem revisar os dados brutos, conforme observado acima. Técnicos treinados e qualificados devem realizar uma pontuação técnica.

Essas diretrizes abordavam as circunstâncias em que a monitoração portátil poderia ser uma alternativa aceitável na ausência de polissonografias disponíveis, que são:

- Para pacientes com sintomas clínicos graves que são indicativos de AOS e quando o início do tratamento é urgente e a polissonografia padrão não está prontamente disponível;
- Para pacientes impossibilitados de ser estudados no laboratório do sono;
- Para estudos de acompanhamento onde o diagnóstico foi estabelecido pela polissonografia padrão e a terapia foi iniciada, e a intenção é uma comparação para avaliar a resposta à terapia.

Além disso, o uso da monitoração portátil é restrito à síndrome da apneia do sono e fornece uma confiabilidade suficiente apenas para a apneia do sono moderada a grave.

CONCLUSÃO

Apesar do progresso nas tecnologias e da extensa literatura relativa aos dispositivos de monitoração portáteis, atualmente não há evidências suficientes para recomendar o uso generalizado de dispositivos de monitoramento portáteis em comparação com a polissonografia tradicional, assistida por técnicos e baseada em laboratório. O uso da gravação caseira como alternativa à polissonografia assistida parece ser uma questão promissora, mas necessita de mais pesquisas para avaliar sua validade.

REFERÊNCIAS BIBLIOGRÁFICAS

1. Rechtschaffen A, Kales A. A manual of standardized terminology, techniques and scoring system for sleep stages of human subjects. Los Angeles: Brain Information Service. Brain Research Institute; 1968.
2. Himanen SL, Hasan J. Limitations of Rechtschaffen and Kales. Sleep Med Rev 2000;4:149-67.
3. DeWeerd AW, Clarenbach P. Enregistrement du sommeil et de la veille. In: Deuschl G, Eisen A, editors. Guide pratique de neurophysiologie clinique. Paris, Amsterdam, NY, Oxford, Shannon, Tokyo: Elsevier; 2002. p. 227-43.
4. Proposed supplements and amendments to "A manual of standardized terminology, techniques and scoring system for sleep stages of human subjects", the Rechtschaffen and Kales

(1968) standard. Sleep computing committee of the Japanese Society of Sleep Research (JSSR). Psychiatr Clin Neurosciences 2001;55:305-10.
5. Flemons WW, Buysse D, Redline S, et al. Sleep-related breathing disorders in adults: Recommendations for syndrome definition and measurement techniques in clinical research. Sleep 1999;22:667-89.
6. Quan S F, Gillin J C. New definitions of sleep disordered breathing – Not yet a mandate for change in clinical practice. Sleep.1999;22:662.
7. Littner MR, Shepard JW. Recommendations for research into measurement and classification of sleep disordered breathing: Gazing into the crystal ball. Sleep 1999;22:665-6.
8. Stradling JR. Sleep studies for sleep-related breathing disorders. J Sleep Res 1992;1:265-73.
9. Dement WC, Martin RJ. Indications and standards for cardiopulmonary sleep studies: a preamble. Sleep 1985;8:369-70.
10. Martin RJ, Block AJ, Cohn MA, et al. Indications and standards for cardiopulmonary sleep studies. Sleep 1985;8:371-9.
11. O'malley EB, Norman RG, Farkas D, et al. The addition of frontal EEG leads improves detection of cortical arousal following obstructive respiratory events. Sleep 2003;26:435-9.
12. DeWeerd AW. Medical technology assessment polygraphy for recording sleep and wake. Clin Neurophysiol 2001;31:376-86.
13. Carskadon M, Rechtschaffen A. Monitoring and staging human sleep. In: Kryger M, Roth T, Dement W, editors. Principles and practice of sleep medicine. 12th ed. NY: Saunders; 2001; p. 197-1215.
14. Häkkinen V, Hirvonen K, Hasan J, et al. The effect of small differences in electrode position on EOG signals - application to vigilance studies. Electroencephal Clin Neurophysiol 1993;86:294-300.
15. EEG Arousals – Scoring Rules and Examples - A Preliminary Report from the Sleep Disorders Atlas Task Force of the American Sleep Disorders Association. Sleep 1992;15:174-84.
16. Krieger J, Schroeder C, Erhart C. Nouveautés dans le syndrome d'apnée du sommeil. Rev Neurologique, Paris 2003;159:6S107-6S112.
17. Lairy GC. Critical survey of sleep stages: chairman's summary. In Koella WP, editors. Sleep. 1976. p. 170-84. Basel: S Karger; 1977. p. **170-84**.
18. Webb WB, Dreblow LM. A modified method for scoring slow wave sleep of older subjects. Sleep 1982;5:195-9.
19. Beset A. L'Analyse du sommeil - Les règles de l'analyse visuelle. In Billiard M, editors. Le sommeil normal et pathologique. Paris: Masson; 1994. p. 102-10.
20. Himanen SL, Saastamoinen A, Hasan J. Increasing the temporal resolution and stage specificity by visual adaptative scoring (VAS) – a preliminary description. Sleep Hypnosis 1999;1:22-8.
21. Bond WC, Bohs C, Ebey J, et al. Rhythmic heart rate variability (sinus arrhythmias) related to stages of sleep. Cond Refl 1973;8:98-107.
22. Redline S, Sanders M. Hypopnea, a floating metric: Implications for prevalence, morbidity estimates, and case finding. Sleep 1997;20:1209-17.
23. Tsai WH, Flemons WW, Whitelaw WA, et al. A comparison of apnea-hypopnea indices derived from different definitions of hypopnea. Am J Respirat Crit Care Med 1999;159:43-8.
24. Redline S, Kapur VK, Sanders MH, et al. Effects of varying approaches for identifying respiratory disturbances on sleep apnea assessment. Am J Respirat Crit Care Med 2000;161:369-74.
25. American Academy of Sleep Medicine Task Force. Sleep-related breathing disorders in adults: recommendations for syndrome definition and measurement techniques in clinical research. Sleep 1999;22:667-89.
26. Meoli AL, Casey KR, Clark RW, et al. Hypopnea in sleep-disordered breathing in adults. Sleep 2001;24:469-70.
27. Thomas RJ. Definitions of respiratory events in sleep-disordered breathing. Sleep Med 2002;3:89-91.
28. Iber C, Meoli A, Coleman J, et al. Definitions of respiratory events in sleep-disordered breathing. Sleep Med 2002;3:451.

29. Farre R, Montserrat JM, Rotger M, et al. Accuracy of thermistors and thermocouples as flow-measuring devices for detecting hypopnoeas. Eur Respirat J 1998;11:179-82.
30. Meslier N, Racineux JL. Use of tracheal sound recordings to monitor airflow during sleep. In Peter JH, Podzsus T, von Wichert P, editors. Sleep related disorders and internal diseases. Berlin: Springer; 1987. p. 121-4.
31. Cantineau JP, Escourrou P, Sartene R, et al. Accuracy of respiratory inductive plethysmography during wakefulness and sleep in patients with obstructive sleep apnea. Chest 1992;102:1145-51.
32. Krieger J, Grunenwald JL, Kurtz D. Enregistrement de la ventilation au cours du sommeil par pneumotachographie. Inconvénients et avantages. Rev EEG Neurophysiol Clin 1983;13:193-8.
33. Milic-Emili J. Measurement of pressures in respiratory physiology, techniques in the life sciences. County Clare: Elsevier Ireland; 1984. p. P412-3-P412-16.
34. Milic-Emili J, Mead J, Turner JM, et al: Improved technique for estimating pleural pressure from oesophageal balloons. J Appl Physiol 1964;19:207-11.
35. Norman RG, Ahmed MM, Walsleben JA, et al. Detection of respiratory events during NPSG: Nasal cannula pressure sensor versus thermistor. Sleep 1997;20:1175-84.
36. Hosselet JJ, Norman RG, Ayappa I, et al. Detection of flow limitation with a nasal cannula/pressure transducer system. Am J Respirat Crit Care Med 1998;157:1461-7.
37. Ballester E, Badia JR, Hernandez L, et al. Nasal prongs in the detection of sleep-related disordered breathing in the sleep apnoea/hypopnoea syndrome. Eur Respirat J 1998;11:880-3.
38. Montserrat JM, Farre R, Ballester E, et al. Evaluation of nasal prongs for estimating nasal flow. Ame J Respirat Crit Care Med 1997;155:211-5.
39. Pitson DJ, Sandell A, van den Hout R, et al. Use of pulse transit time as a measure of inspiratory effort in patients with obstructive sleep apnoea. Eur Respirat J 1995;8:1669-74.
40. Pitson DJ, Stradling JR. Value of beat-to-beat blood pressure changes, detected by pulse transit time, in the management of the obstructive sleep apnoea/hypopnoea syndrome. Eur Respirat J 1998;12:685-92.
41. Argod J, Pepin JL, Levy P. Differentiating obstructive and central sleep respiratory events through pulse transit time. Am J Respirat Crit Care Med 1998;158:1778-83.
42. Badia JR, Farre R, Montserrat JM, et al. Forced oscillation technique for the evaluation of severe sleep apnoea/hypopnoea syndrome: a pilot study. Eur Respirat J 1998;11:1128-34.
43. Navajas D, Farre R, Rotger M, et al. Assessment of airflow obstruction during CPAP by means of forced oscillation in patients with sleep apnea. Am J Respirat Crit Care Med 1998;157:1526-30.
44. Reisch S, Schneider M, Timmer J, et al. Evaluation of forced oscillation technique for early detection of airway obstruction in sleep apnea: a model study. Technol Health Care 1998;6:245-57.
45. Allen M, Prowse K. Is an acclimatisation night necessary in the investigation of sleep apnea? Thorax 1989;44:354.
46. Metersky ML, Castriotta RJ. The effect of polysomnography on sleep position: Possible implications on the diagnosis of positional obstructive sleep apnea. Respiration 1996;63:283-7.
47. Chung KF. Half-night polysomnography: how is it compared to full-night polysomnography? Eur Respirat J 1998;12:748-9.
48. Fanfulla F, Patruno V, Bruschi C, et al. Obstructive sleep apnoea syndrome: is the "half-night polysomnography" an adequate method for evaluating sleep profile and respiratory events? Eur Respirat J 1997;10:1725-9.
49. Sanders MH, Kern NB, Costantino JP, et al. Prescription of positive airway pressure for sleep apnea on the basis of a partial-night trial. Sleep 1993;16:S106-S107.
50. Yamashiro Y, Kryger MH. CPAP titration for sleep apnea using a split-night protocol. Chest 1995;107:62-6.
51. Krieger J, Bonigen C. Split-night studies for CPAP titration in obstructive sleep apnea? J Sleep Res 1, Suppl 1992;1:121.

52. Fleury B, Rakotonanahary D, Tehindrazanarivelo AD, et al. Long-term compliance to continuous positive airway pressure therapy (nCPAP) set up during a split-night polysomnography. Sleep 1994;17:512-5.
53. Strollo PJ, Sanders MH, Costantino JP, et al. Split-night studies for the diagnosis and treatment of sleep-disordered breathing. Sleep 1996;19:S255-S259.
54. McArdle N, Grove A, Devereux G, et al. Split-night versus full-night studies for sleep apnoea/hypopnoea syndrome. Eur Respirat J 2000;15:670-5.
55. Charbonneau M, Marin JM, Olha A, et al. Changes in obstructive sleep apnea characteristics through the night. Chest 1994;106:1695-1701.
56. Lavie P, Halperin E, Zomer J, et al. Across-night lengthening of sleep apneic episodes. Sleep 1981;4:279-82.
57. Ferber RA, Millman RP, Coppola MP, et al. ASDA standards of practice: portable recording in the assessment of obstructive sleep apnea. Sleep 1994;17:378-92.
58. Flemons WW, Littner MR, Rowley JA, et al. Home diagnosis of sleep apnea: a systematic review of the literature. An evidence review cosponsored by the American Academy of Sleep Medicine, the American College of Chest Physicians, and the American Thoracic Society. Chest 2003;124(4):1543-79.
59. Mykytyn IJ, Saijkov D, Neill A, McEvoy RD. Portable computerized polysomnography in attended and unattended settings. Chest 1999;115(1):114-22.
60. Wilishire N, Adrian K, James C. Home oximetry studies for diagnosis of sleep apnea/hypopnea syndrome: limitation of memory storage capabilities. Chest 2001;120 (2):384-9.
61. Dingli K, Vennelle CM, Finch SP, et al. Evaluation of a portable device for diagnosing the sleep apnoea/hypopnea syndrome. Eur Respir J 2003;21:253-9.
62. Man GC W, Kang BV. Validation of a portable sleep apnea monitoring device. Chest 1995;108:388-93.
63. Verse T, Pirsig W, Junge-Hülsing B, Kroker B. Validation of the POLY-MESAM seven-channel ambulatory recording unit. Chest 2000;117(6):1614-18.
64. Reichert JA, Bloch DA, Cundiff E, Votteri BA. Comparison of the NovaSom QSG™, a new sleep apnea home-diagnostic system, and polysomnography. Sleep Med 2003;4:213-8.
65. Cirignotta F, Mondini S, Gerardi R, et al. Unreliability of automatic scoring of MESAM 4 in assessing patients with complicated obstructive sleep apnea syndrome. Chest 2001;119(5):1387-92.
66. Whitney CW, Gottlieb DJ, Redline S, et al. Reliability of scoring respiratory disturbance indices and sleep staging. Sleep 1998;21(7):749-57.
67. Fry JM, DiPhillipo MA, Curran K, et al. Full polysomnography in the home. Sleep. 1998;21(6):635-42.
68. Gagnadoux F, Pelletier-Fleury N, Philippe C, et al. Home unattended vs telemonitored polysomnography in suspected obstructive sleep apnea syndrome. Chest 2002;121(3):753-8.
69. Portier F, Portmann A, Czernichow P, et al. Evaluation of home versus laboratory polysomnography in the diagnosis of sleep apnea syndrome. Am J Crit Care Med 2000;162:814-8.
70. Redline S, Sanders MH, Lind BK, et al. Methods for obtaining and analysing unattended polysomnography data for a multicenter study. Sleep 1998;21(7):759-67.
71. Golpe R, Jimenez A, Carpizo R, Cifrian JM. Utility of home oximetry as a screening test for patients with moderate to severe symptoms of obstructive sleep apnea. Sleep 1999;22(7):932-7.
72. Magalang UJ, Dmochowski J, Veeramachanemi S, et al. Prediction of the apnea-hypopnea index from overnight pulse oximetry. Chest 2003;124:1694-701.
73. Chesson A, Berry RB, Pack A. Practice parameters for the use of portable monitoring devices in the investigation of suspected obstructive sleep apnea in adults. Sleep 2003;26(7):907-13.

TESTE DE LATÊNCIAS MÚLTIPLAS DO SONO

Stella Marcia Azevedo Tavares

INTRODUÇÃO

O teste de latências múltiplas de sono (TLMS), descrito, em 1978, por Richardson et al.[1] é o exame mais utilizado para a quantificação objetiva de sonolência diurna e, em especial, no diagnóstico laboratorial da narcolepsia.[2-4] É realizado durante o dia, idealmente após uma polissografia de noite inteira (PSG), deve obedecer a normas rigorosas de preparação e execução para se evitar falso-negativos e falso-positivos, e os resultados devem ser analisados conjuntamente com os dados clínicos e outros achados laboratoriais.[5]

INDICAÇÕES DO TLMS

O TLMS atualmente é indicado como ferramenta obrigatória para o diagnóstico de narcolepsia Tipos I e II e de hipersonolência idiopática.[2] O TLMS não é indicado para a avaliação de transtorno de insônia ou em transtornos do ritmo circadiano. O TLMS não é a uma ferramenta adequada para avaliar a resposta ao tratamento farmacológico de pacientes com narcolepsia ou hipersonia idiopática ou outros transtornos do sono associados à sonolência.

PROTOCOLOS PARA O TLMS

O TLMS consiste em 4 a 5 registros poligráficos, obtidos em intervalos de 2 horas, e, no protocolo mais utilizado, com duração de 20 minutos cada. Ele é realizado em um laboratório do sono no dia seguinte à PSG, iniciando em torno de 90 a 180 minutos após o despertar do paciente (geralmente 120 minutos).[5]

A PSG na noite que antecede ao TLMS é necessária para documentar a quantidade noturna de sono, avaliar a arquitetura do sono e investigar a presença de outros transtornos do sono.[2,6,7] O tempo total de sono na noite antecedente do teste deve ser no mínimo de 6 horas; este limite foi definido por consenso de opiniões de especialistas e deve ser maior para pacientes que requerem um tempo maior de sono. O TLMS **não** deve ser realizado após PSG para titulação de CPAP ou do tipo *split-night*. O teste não é validado para crianças com idade inferior a 8 anos.

O paciente é orientado a não **resistir** ao sono e, em cada registro, mede-se a latência de sono e depois é calculada a latência média de sono. Este teste também tem a finalidade de detectar a presença de sono REM precoce nos primeiros 15 minutos de sono (**SOREMP**, *sleep onset REM period*), importante para o diagnóstico de narcolepsia.

Alguns cuidados são fundamentais:

- O paciente não deve estar fazendo uso de medicamentos como antidepressivos (tricíclicos, inibidores de monoamino-oxidase, inibidores da recaptação de monoaminas etc.), estimulantes, sedativos, hipnóticos, ansiolíticos ou anti-histamínicos, pois estes medicamentos podem causar resultados falso-negativos ou falso-positivos. Os medicamentos supressores de sono REM devem ser suspensos, quando possível, normalmente 14 dias antes do exame ou por um período equivalente a 5 vezes a duração da meia-vida do fármaco (no caso de fluoxetina, 6 semanas). Drogas não supressoras de sono REM, como trazodona, mirtazapina, bupropiona e agomelatina, também devem ser suspensas com duas semanas de antecedência pela possibilidade de causarem um falso-positivo;
- O paciente deve manter um horário regular para dormir e acordar nas 2 semanas anteriores ao exame, evitando privação de sono e higiene de sono irregular. É aconselhável preencher um diário de sono neste período;
- Substâncias estimulantes, como cafeína, nicotina, refrigerante tipo cola e chocolate, devem ser reduzidas na semana do exame.

Montagem[5,6]

A montagem do TLMS deve incluir derivações de eletroencefalograma (EEG – eletrodos frontais, centrais e occipitais referenciados com eletrodos posicionados na mastoide contralateral), registro dos movimentos oculares (eletro-oculograma – EOG – esquerdo e direito), eletromiograma (EMG) mentoniano ou submentoniano e eletrocardiograma (ECG). Outros eletrodos e sensores (por exemplo, respiração, ronco, SaO_2, etc.) não são convencionalmente utilizados. Os parâmetros de registro (filtros, sensibilidade, frequência de amostragem) são iguais aos utilizados nos exames de PSG. Estes eletrodos podem já estar colocados (ou seja, não foram retirados após o final da PSG) ou podem ser colocados rapidamente no início de cada registro; para esta conduta é essencial que o pessoal técnico esteja muito bem treinado a fim de evitar que o paciente durma durante a preparação.

Realização do Exame[5-7]

O exame deve ser realizado em um ambiente silencioso e tranquilo, em um quarto escuro, com o mínimo de luz possível durante o registro. O paciente deve estar com roupas bem confortáveis e não se aconselha usar pijamas.

A alimentação deve ser leve, com o desjejum 1 hora antes do primeiro registro e o almoço logo após o término do segundo registro.

Não é permitido fumar 30 minutos antes do início de cada registro.

Substâncias estimulantes de qualquer espécie, atividade física vigorosa e exposição à luz solar devem ser evitadas durante toda a realização.

Logo antes de cada registro, perguntar ao paciente sobre a necessidade de usar o *toillete* e de mudar alguma coisa no ambiente para seu maior conforto.

O paciente deve estar na cama em torno de 5 minutos antes do início do registro: retirar os sapatos e cintos, as roupas não podem ficar apertadas e sempre lembrar de desligar os telefones celulares ou quaisquer outros dispositivos eletrônicos.

Antes de cada registro, o técnico deve realizar a biocalibração biológica: solicitar ao paciente que permaneça deitado e quieto por 30 segundos com os olhos abertos e

30 segundos com os olhos fechados, olhar para a direita e para a esquerda por duas vezes sem movimentar a cabeça, piscar cinco vezes e apertar os dentes.

Trinta segundos antes do início de cada registro, orientar o paciente a se acomodar na cama (**por favor, deite-se tranquilamente em uma posição confortável**), e 5 segundos antes se repete a instrução: **mantenha seus olhos fechados e tente dormir**. É essencial que o paciente seja encorajado a dormir sem imposição, pois isso pode gerar ansiedade.

O técnico apaga a luz e marca o início do registro. O fim de cada registro pode ser após 20 minutos; se o paciente não dormir, a latência de sono é definida como de 20 minutos. Em outro tipo de protocolo, se o paciente atingir qualquer estágio de sono, espera-se 15 minutos para terminar o registro (tempo necessário para detectar a ocorrência ou não de **SOREMP**), computando a partir da primeira época de sono; neste tipo de protocolo, cada registro pode durar de 15 a 35 minutos.

Após o final do registro, o paciente deve permanecer fora da cama e não pode dormir nos intervalos.

INTERPRETAÇÃO DOS DADOS E LAUDO DO TLMS

Em cada registro, deve-se medir a latência do sono, definida como o tempo decorrido entre o apagar das luzes e a primeira época de qualquer estágio de sono. Então é calculada a latência média de sono, que é a média aritmética da soma das latências de cada um dos cinco registros (20 minutos quando o paciente não dorme). Também são contados os episódios de **SOREMPs**.

A latência média de sono é considerada anormal quando inferior ou igual a 8 minutos, e devem ocorrer dois ou mais episódios de sono REM para o diagnóstico de narcolepsia. Um episódio de **SOREMP** registrado na PSG noturna realizada na noite antes do TLMS pode ser computado para o critério de pelo menos dois **SOREMPs**.[2]

O TLMS deve ser valorizado dentro do contexto clínico de cada paciente,[8,9] pois redução da latência média do sono e ocorrência de SOREMP podem ocorrer em outros transtornos do sono, em depressão grave, durante a retirada de medicações, em regime de privação de sono ou em esquemas irregulares do ciclo vigília-sono, e até em pessoas saudáveis.

O laudo do TLMS deve conter, em cada registro, hora de início e término do traçado, latência do início de sono e a presença ou não de **SOREMP**. A latência média do sono e o número de **SOREMPs** (incluir evento que ocorrer na PSG) devem ser então analisados e representados no relatório final.

A ocorrência de um TLMS negativo para narcolepsia não descarta definitivamente o diagnóstico desta patologia, sendo necessária uma repetição do teste para comprovação diagnóstica.

CONDIÇÕES QUE PODEM AFETAR A VALIDADE DO TLMS

Diversas condições podem comprometer o TLMS, levando a falso-positivos ou falso-negativos, por vezes sendo necessário adiar o exame para outra data ou repetir o mesmo. Essas condições incluem privação de sono na noite ou na semana anterior ao teste, ambiente de teste com ruído excessivo ou extremos de temperatura, uso ou suspensão inadequada de medicações que podem alterar a arquitetura do sono, realização do teste em horário diferente do período habitual de vigília do paciente (por exemplo, em decorrência da alteração de ritmo circadiano ou de trabalho de turno), ocorrência de atividades estimulantes ou eventos desagradáveis entre os registros.[3,10]

REFERÊNCIAS BIBLIOGRÁFICAS

1. Richardson GS et al. Excessive daytime sleepiness in man: multiple sleep latency measurements in narcoleptic and control subjects. Eletroencephalogr Clin Neurophysiol 1978;45:621-7.
2. Darien IL. International classification of sleep disorders. 3rd ed. American Academy of Sleep Medicine; 2014.
3. Alóe F (Coord.) Diretrizes clínicas para o diagnóstico e tratamento da narcolepsia. Rio de Janeiro: Elsevier; 2009.
4. Arand D, Bonnet M, Hurwitz T, et al. The clinical use of the MSLT and MWT. Sleep 2005;28:123-44.
5. Littner MR, Kushida C, Wise M, et al. Standards of Practice Committee of the American Academy of Sleep Medicine. Practice parameters for clinical use of the multiple sleep latency test and the maintenance of wakefulness test. Sleep 2005;28:113-21.
6. Pinto LR. Sono e seus transtornos – do diagnóstico ao tratamento. São Paulo: Atheneu; 2012.
7. Pinto LR. Manual de métodos diagnósticos em medicina do sono. São Paulo: Atheneu; 2018.
8. Mignot E, Lin L, Finn L, et al. Correlates of sleep-onset REM periods during the Multiple Sleep Latency Test in community adults. Brain 2006;129:1609-23.
9. Kryger M, Roth T, Dement WC. Principles and practice of sleep medicine. 6th ed. Philadelphia,PA: Elsevier; 2017.
10. Berry RB, Wagner MH. Sleep medicine pearls. 3rd ed. Philadelphia,PA: Elsevier; 2015.

CEFALOMETRIA

Rafael de Andrade Balsalobre ■ Marco Antônio Cardoso Machado
Maria Ligia Juliano

INTRODUÇÃO

A cefalometria radiográfica consiste na tomada de medidas angulares e lineares obtidas por meio de linhas e planos que são gerados pela união de pontos localizados em acidentes anatômicos predeterminados no crânio. Essas medidas, expressas em graus e milímetros, são conhecidas como grandezas cefalométricas, e suas interpretações chamadas de análises cefalométricas.

A cefalometria tem como objetivo delimitar estruturas dentoesqueléticas e de tecidos moles para permitir ao profissional avaliar o equilíbrio e a relação do posicionamento espacial entre elas. A análise revela, por meio das grandezas cefalométricas obtidas em cada caso, as alterações funcionais e estruturais, comparando-as aos padrões normativos preestabelecidos.[1]

De uma forma geral, os padrões normativos preestabelecidos de cada análise cefalométrica são oriundos do valor médio obtido em uma amostra com indivíduos **normais**. Melhor dizendo, são amostras formadas por indivíduos com boa oclusão dentária e padrão facial satisfatório. Comparando-se os valores cefalométricos de um paciente com as médias de normalidade, segundo cada autor, pode-se definir o tipo de padrão esquelético e do perfil facial, a relação entre os arcos dentários e das bases ósseas, a via aérea e o modo como essas diferentes estruturas ósteo-dentárias-tegumentares se relacionam. Desta forma, as análises conduzem à interpretação dos dados, e, a partir daí, auxiliam no diagnóstico e estabelecem o plano de tratamento.[1]

Como foi dito anteriormente, todo estudo cefalométrico é realizado a partir de uma radiografia lateral do crânio, especialmente tomada para este fim, chamada de telerradiografia. Essa modalidade radiográfica teve seu marco inicial logo após a descoberta dos raios X, por Wilhelm Conrad Röentgen, em 1895.[2]

Com o passar do tempo e o aprimoramento das tomadas radiográficas, notou-se que as estruturas anatômicas obtidas por meio da telerradiografia aproximavam-se muito do tamanho real, permitindo, assim, o estudo e interpretação de padrões de crescimento e características craniofaciais.

Na tentativa de padronizar a tomada radiográfica para torná-la reprodutível, Pacini, em 1922, teve a ideia de imobilizar a cabeça do paciente. Para isso, fez uso de ataduras e gases e então radiografou o paciente com o plano sagital paralelo à película radiográfica, usando a distância de dois metros entre a fonte geradora de raios X e a película.[3]

Posteriormente, com o aprimoramento de dispositivos que tinham como objetivo padronizar a posição do crânio e a técnica usada para as tomadas radiográficas, surgiram os primeiros cefalostatos.

Em 1931, Broadbent publica *A new X-Ray technique and its application to orthodontics*. Este artigo é reconhecido como o marco inicial da cefalometria radiográfica. Utiliza um cefalostato de sua própria concepção, de excelente qualidade e precisão, que basicamente vem sendo usado até nossos dias. As radiografias seriadas, que antes eram tomadas com cefalostatos imperfeitos e por isso questionado o seu valor, depois de Broadbent, passam a ser consideradas imprescindíveis na observação do crescimento craniofacial e na avaliação prévia de tratamentos ortodônticos.[4]

Apesar do progresso alcançado no aprimoramento da técnica radiográfica, a principal desvantagem encontrada ainda hoje no emprego da telerradiografia é o fato de transformar uma estrutura tridimensional em uma imagem bidimensional, com sobreposição de estruturas anatômicas, podendo gerar dúvidas na interpretação do exame ou mesmo mascarando alterações anatômicas presentes.[5]

Ainda assim, por ser um método não invasivo, de baixo custo, reprodutível e tecnicamente de fácil interpretação, atualmente a cefalometria é largamente usada como um recurso auxiliar de diagnóstico e fundamental para o planejamento do tratamento, seja em ortodontia, em distúrbios respiratórios do sono com aparelhos intraorais, cirurgias plásticas e ortognáticas. É, também, um valioso instrumento na observação da evolução do crescimento craniofacial, uma vez que dois ou mais traçados cefalométricos, realizados em tempos diferentes, de um mesmo indivíduo, podem ser sobrepostos e comparados.

Com o avanço da informática, os traçados cefalométricos manuscritos têm sido substituídos pelos traçados computadorizados, além de terem suas análises executadas também com o auxílio do computador.[1]

TÉCNICA RADIOGRÁFICA DA TELERRADIOGRAFIA PARA FINS CEFALOMÉTRICOS

A localização e imobilização do filme e da cabeça do paciente, para a realização da radiografia, é feita com o auxílio do cefalostato, dispositivo que permite que o paciente seja posicionado com o lado esquerdo da face junto ao porta-filme, em posição ereta natural da cabeça, com as olivas do cefalostato introduzidas nos condutos auditivos externos, dentes ocluídos em máxima intercuspidação e musculatura perioral em repouso, ocorrendo fechamento labial somente se conseguido sem esforço. O filme adotado para telerradiografias mede 17,5 cm por 23,5 cm.[6]

A distância entre a fonte geradora de raios X e o plano sagital médio do paciente deve ser de 1,5 m, e deve haver a menor distância possível entre o lado esquerdo do paciente e o filme radiográfico.[6]

O feixe central de raios X deve estar em posição horizontal e incidindo perpendicularmente ao filme radiográfico.

Como requisitos na qualidade da telerradiografia lateral, destacamos: nitidez das estruturas anatômicas de interesse à análise cefalométrica (tecido duro e mole); coincidência das imagens das olivas do cefalostato, demonstrando posicionamento correto do paciente, sem rotação da cabeça; a imagem da sela turca deve mostrar um traço único, pois a imagem dupla da sela indica que a radiografia não foi realizada em norma lateral, e sim que o paciente tenha movido a cabeça lateralmente; os dentes devem estar em posição de máxima intercuspidação, o que corresponde à correta posição das cabeças da mandíbula nas cavidades articulares.[6]

É importante compreender que a avaliação cefalométrica é um recurso auxiliar de diagnóstico, sendo uma avaliação estática no tempo. Duas ou mais cefalometrias, em diferentes espaços de tempo, permitem uma observação dinâmica de como está ocorrendo o crescimento craniofacial através do tempo. Cada parâmetro cefalométrico sozinho não tem significado, é preciso um conjunto de medidas para a avaliação do complexo craniofacial.

TRAÇADO CEFALOMÉTRICO

Nesse capítulo, nosso objetivo é apresentar um resumo das principais e mais populares grandezas cefalométricas presentes nos estudos que abordaram o assunto **Cefalometria × SAOS**, de maneira mais concisa e voltada para a análise do paciente apneico pelo dentista/médico clínico, nem sempre muito familiarizado com as técnicas cefalométricas no seu dia a dia de consultório.

Desenho das Estruturas Anatômicas

Diferentemente da cefalometria utilizada no planejamento do tratamento ortodôntico, outras estruturas são analisadas quando a cefalometria é usada para a avaliação do padrão craniofacial do paciente na SAOS, como: espaço aéreo faríngeo em toda sua extensão, vértebras, osso hioide e língua. O desenho destas estruturas fornece medidas complementares, especialmente para observação da diminuição ou grau de obstrução do espaço aéreo, a posição do osso hioide em relação à vértebra C_3 e ao plano mandibular. Abaixo, seguem as estruturas anatômicas que comumente são traçadas no estudo cefalométrico de pacientes apneicos.

Estruturas Dentoesqueléticas e Tegumento[6]

- *Sela turca:* O desenho mostra o contorno anterior, inferior e posterior da sela, incluindo os processos clinoides do osso esfenoide.
- *Perfil da glabela e ossos nasais:* O desenho desta linha mostra a metade inferior do perfil da glabela e o limite anterior dos ossos nasais. Estas linhas se encontram no ponto násio.
- *Fissura pterigomaxilar:* Desenha-se o limite anterior do processo pterigoide do osso esfenoide e o limite posterior do túber maxilar que, geralmente, formam o desenho de uma gota d'água invertida.
- *Bordas inferiores das órbitas:* Contorna-se a linha inferior das duas órbitas, que podem aparecer na radiografia distintas ou sobrepostas.
- *Meato acústico externo:* A imagem do meato acústico externo é de difícil visualização, pois é mascarada pela parte petrosa do osso temporal, por isso pode-se desenhar a borda superior da oliva auricular metálica do cefalostato.
- *Maxila:* Desenha-se uma linha sobre a faixa radiopaca observada desde as espinhas palatinas na região posterior até a espinha nasal anterior, interrompida no forame incisivo, e o limite inferior do palato duro, que também aparece como uma linha radiopaca; desenha-se, também, o perfil alveolar que normalmente se inicia na espinha nasal anterior e desce numa concavidade anterior, até próximo do limite amelodentinário do incisivo central.
- *Mandíbula:* As corticais labial e lingual são desenhadas na altura da sínfise da mandíbula, bordas inferiores do corpo da mandíbula, seguindo pelo ramo ascendente até as cabeças da mandíbula.
- *Dentes:* São desenhadas as imagens mais anteriores dos incisivos superior e inferior, desde a coroa até as raízes destes dentes, assim como são desenhados os molares em oclusão.
- *Palato mole:* Desenha-se o contorno externo do palato mole, que se inicia no limite posterior do palato duro.

- *Via aérea superior:* Desenha-se o contorno do espaço aéreo, desde a fissura pterigomaxilar até a parte laríngea da faringe.[7]
- *Perfil tegumentar:* Inicia-se no nível superior da glabela, prolongando-se até o contorno do mento.
- *Vértebra C_3:* Desenha-se o contorno externo das quatro primeiras vértebras.[8]
- *Osso hioide:* Desenha-se o contorno externo do osso hioide.[8]

Pontos Cefalométricos[6]
- *Ponto A:* Localizado na maior profundidade da curva formada pelo perfil alveolar.
- *Ponto B:* Localizado no ponto mais profundo da curvatura do contorno da sínfise mandibular.
- *Ponto S (Sela):* Ponto central da sela turca.
- *Ponto N (Násio):* Ponto na sutura frontonasal.
- *Ponto ENP (Espinha Nasal Posterior):* Localizado na extremidade posterior da maxila.
- *Ponto ENA (Espinha Nasal Anterior):* Localizado na extremidade anterior da maxila.
- *Ponto P:* Ponto mais inferior do palato mole.
- *Ponto Go (Gônio):* Ponto mais posteroinferior do ângulo da mandíbula.
- *Ponto C_3:* Ponto mais anteroinferior da terceira vértebra.[8]
- *Ponto H:* Ponto mais anterossuperior do osso hioide.[8]
- *Ponto Or (Orbital):* Localizado no ponto mais inferior da borda externa da cavidade orbitária.
- *Ponto Po (Pório):* Ponto localizado na parte superior do meato acústico externo.
- *Ponto Me (Mentoniano):* Ponto mais inferior da sínfise mentoniana.

Linhas e Planos Cefalométricos (Fig. 11-1)[6]
- *Linha Sela-Násio:* Pontos de referência, S e N.
- *Linha Násio-Ponto A:* Pontos de referência, N e A.

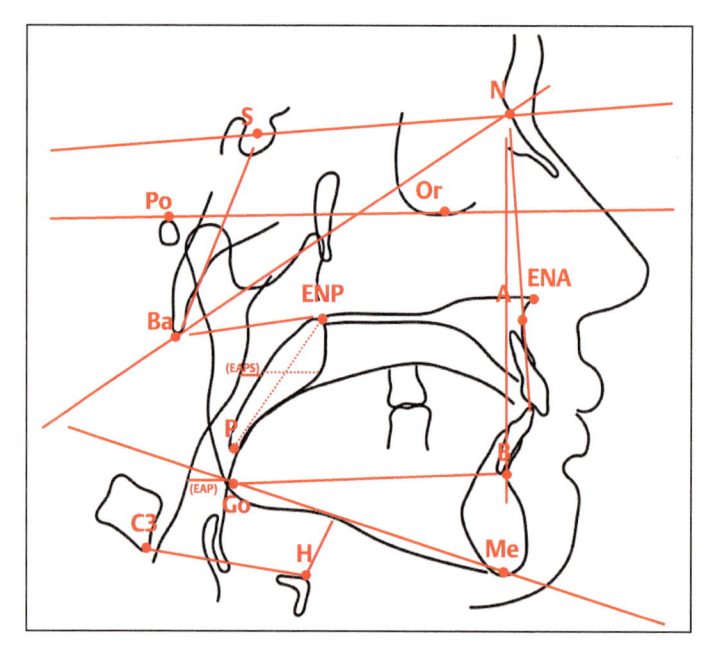

Fig. 11-1. Traçado cefalométrico.

- *Linha Násio-Ponto B:* Pontos de referência, N e B.
- *Linha Básio-Espinha Nasal Posterior:* Pontos de referência, Ba e ENP.
- *Linha Ponto B-Gônio:* Pontos de referência, B e Go.
- *Linha C3-Hioide:* Pontos de referência, C3 e H.
- *Linha Hioide-Plano Mandibular:* Pontos de referência, H até perpendicular ao Plano Mandibular.
- *Plano de Frankfurt (Po-Or):* Pontos de referência, Po e Or.
- *Plano Mandibular (PM):* Pontos de referência, Go e Me.

Grandezas Cefalométricas (Quadro 11-1)[6]

- *SNA:* Ângulo formado pela linha Sela-Násio e a linha N-ponto A, que determina a posição anteroposterior da maxila em relação à base do crânio.
- *SNB:* Ângulo formado pela linha Sela-Násio e a linha N-ponto B, que determina a posição anteroposterior da mandíbula em relação à base do crânio.
- *ANB:* Relação anteroposterior entre maxila e mandíbula. Diferença entre os ângulos SNA e SNB.
- *Ba.SN:* Ângulo formado pela intersecção das linhas S-N e S-Ba. Define a deflexão da base craniana.
- *SN.PM:* Ângulo que relaciona o plano mandibular com a base craniana.
- *AFP:* Distância entre os pontos S e Go. Define a altura facial posterior.
- *AFA:* Distância linear entre os pontos N e Me. Define a altura facial anterior.
- *ENP-P:* Comprimento do palato mole. Distância linear entre os pontos ENP e P.

Quadro 11-1. Média e Desvio-Padrão das Grandezas Cefalométricas

Grandezas cefalométricas	Médias	Desvio-padrão
SNA	82°	2
SNB	80°	2
ANB	2°	1
Ba.SN	130°	5
SN.PM	32°	3
AFP	88 mm	4
AFA	136 mm	6
ENP-P	37 mm	3
LPMo	11 mm	2
Ba-ENP	48 mm	4
EAPS	11 mm	3
EAP	11 mm	2
MP-H	15 mm	3
H-C3	40 mm	5

- *LPMo:* Largura do palato mole. Largura do palato mole medida em uma área de maior extensão.
- *Ba-ENP:* Dimensão da faringe óssea. Distância linear entre os pontos Ba e ENP.
- *Espaço aéreo posterior superior (EAPS):* Medida entre um ponto na parede posterior do palato mole até a parede posterior da faringe, em sua região mais estreita.[9]
- *Espaço aéreo posterior (EAP):* Distância linear entre um ponto na base da língua e outro ponto na parede posterior da faringe, ambos determinados pela extensão de uma linha do ponto B até o ponto G.[8]
- *MP-H:* Distância linear entre H, ponto mais anterossuperior do osso hioide e o plano mandibular, em uma linha perpendicular a este último.[10]
- *H-C3:* Distância linear entre os pontos C3 e H.

CEFALOMETRIA E SAOS

Podemos dizer que cefalometria é a mais importante e acessível ferramenta básica de estudo das dimensões da via aérea, com considerável acurácia e valor preditivo. Portanto, desde o ingresso da Odontologia no estudo dos distúrbios respiratórios do sono, a cefalometria tem sido usada de forma quase que indispensável para análise de estruturas ósseas e tecidos moles, assim como na avaliação das dimensões da via aérea.[11]

As desarmonias craniofaciais são apontadas como um importante fator de risco para a apneia obstrutiva do sono (AOS) principalmente na fase adulta. Os episódios de fechamento parcial ou total da via aérea durante o sono nos pacientes com AOS podem estar diretamente relacionados com o desenvolvimento inadequado das estruturas ósseas, especialmente do terço inferior da face, gerando, assim, uma via aérea com área reduzida e chegando a comprometer a sua patência fisiológica durante o sono dos pacientes com AOS.[12-16]

Em relação à base do crânio, pacientes apneicos apresentam uma diminuição significante do ângulo da base craniana e do comprimento da maxila e mandíbula quando comparados com pacientes não apneicos, o que sugere que a retrusão bimaxilar favorece a redução do espaço aéreo faríngeo e, portanto, da SAOS. O ângulo reduzido da base do crânio resulta em diminuição das dimensões da via aérea superior em decorrência de uma posição mais avançada da coluna cervical e da parede posterior da faringe.[14,17]

Os pacientes com SAOS têm uma forte tendência a apresentar altura facial anterior mais longa e ter a mandíbula íngreme, mostrando uma hiperdivergência facial característica de pacientes dolicofaciais.[12]

Em relação à maxila e à mandíbula, há uma forte evidência de que o comprimento e posição da maxila e mandíbula são alterados em pacientes com AOS. Os estudos indicam uma diminuição no ângulo SNB e uma rotação horária da mandíbula em indivíduos com SAOS.[12,18] Quanto à maxila, sabemos que a diminuição das dimensões transversais, ou seja, a maxila estreita, está associada à obstrução das vias aéreas superiores e, portanto, à SAOS.[18] Porém, estas observações requerem a análise cefalométrica posteroanterior, e não telerradiografias em norma lateral.

Palato mole e língua: As dimensões e funções do palato mole e da língua desempenham um importante papel na manutenção fisiológica da via aérea superior. O aumento dessas estruturas leva a um comprometimento das dimensões da via aérea superior em pacientes com SAOS, e tende a aumentar com o envelhecimento. Um palato mole disforme, flácido e alongado, e o terço inferior da face aumentado resultam em uma via aérea de menor calibre, propiciando seu colabamento durante o sono.[19]

A cefalometria permite a tomada das medidas da faringe e mostra que o espaço aéreo faríngeo é diminuído em pacientes com SAOS. A faringe é altamente dinâmica e influenciada pelo tecido esquelético e mole circunjacente. Pacientes com SAOS apresentam as medidas do espaço aéreo da faringe diminuídas e o osso hioide em posição mais inferior, de modo que a distância entre este osso e a mandíbula é maior do que em pacientes sem distúrbio respiratório. A distância entre o osso hioide e a vértebra C3 também é diminuída, o que favorece o colabamento faríngeo durante o evento de apneia. Portanto, a posição do osso hioide desempenha um papel importante como auxiliar de diagnóstico da SAOS.[12]

Mais recentemente, estudos têm demonstrado alta correlação em medições da via aérea pela cefalometria e com as medidas obtidas pelas tomografias computadorizadas.[1]

A Figura 11-2 mostra um resumo das principais estruturas anatômicas avaliadas na cefalometria para SAOS e como geralmente são encontradas em pacientes apneicos:

- *Posicionamento da maxila em relação à base do crânio (azul)*: geralmente encontra-se retroposicionada em relação à base do crânio;
- *Posicionamento da mandíbula em relação à base do crânio (roxo)*: geralmente encontra-se retroposicionada em relação à base do crânio;
- *Posicionamento do hioide em relação à vértebra C3 e ao plano mandibular (verde)*: geralmente encontra-se próximo a C3 e distante do plano mandibular;
- *Dimensões da via aérea posterior (vermelho)*: geralmente encontra-se com seu tamanho reduzido em sítios específicos ou mesmo em toda sua extensão;
- *Dimensões do palato mole (amarelo)*: geralmente encontra-se com suas dimensões aumentadas.

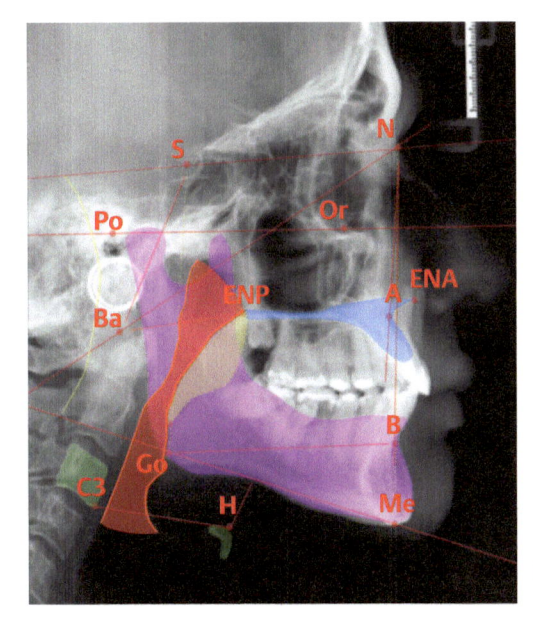

Fig. 11-2. Resumo das principais estruturas anatômicas.

PREDITORES DE SUCESSO CEFALOMÉTRICOS PARA TRATAMENTO DA AOS COM AIO

Uma outra utilidade da cefalometria, ainda dentro da área do sono, seria a de auxiliar o cirurgião dentista na tomada de decisão em relação ao tratamento da SAOS com aparelhos intraorais de avanço mandibular (AIO).

Não é recente que pesquisadores tentam isolar parâmetros cefalométricos de indivíduos apneicos respondedores ao AIO com o intuito de aumentar a previsibilidade ao tratamento.

Estudos que compararam características cefalométricas entre dois grupos, respondedores × não respondedores, ao tratamento com aparelhos intraorais, descreveram como principais achados cefalométricos no grupo de respondedores as seguintes características: maxila bem desenvolvida e ou anteriorizada em relação à base do crânio, nasofaringe ampla, mandíbula hipodesenvolvida e ou retroposicionada em relação à base do crânio, oro e hipofaringe com tamanho reduzido, palato mole curto e osso hioide próximo ao plano mandibular.[20-26]

Apesar desses estudos encontrarem medidas cefalométricas com diferenças estatisticamente significantes entre respondedores e não respondedores, ainda não foram capazes de apresentar seus valores de *cut-off* e seus respectivos resultados de sensibilidade, especificidade, valores preditivos positivos e negativos.[27]

É valido ressaltar que tais grandezas cefalométricas devem ser consideradas com ponderação ao se indicar o tratamento com AIO. Isso porque a análise cefalométrica é apenas um de uma série de fatores que devem ser pesados antes da decisão de se iniciar o tratamento. Além dela, aspectos clínicos e polissonográficos devem ser também considerados.

USO DA CEFALOMETRIA NO ACOMPANHAMENTO DA ESTABILIDADE OCLUSAL EM USUÁRIOS DE AIO

Outro emprego rotineiro da cefalometria na odontologia do sono é o de acompanhamento da estabilidade oclusal em usuários de AIO.

Inúmeros estudos ao longo dos últimos anos têm-se atentado aos efeitos colaterais dentários decorrentes do uso contínuo de AIOs.[28-30] Esses efeitos colaterais, em especial, são conhecidos como efeitos colaterais a longo prazo.

Essas alterações dentárias/oclusais ocorrem pelo vetor de força empregado nos dentes da maxila e mandíbula, resultante da força muscular mastigatória que tende a trazer a mandíbula para uma posição de repouso, contrapondo o avanço mandibular causado pelo aparelho.

Na maioria das vezes, essas alterações cursam de maneira lenta e contínua, muitas vezes não sendo percebidas pelos pacientes que, geralmente, acabam adaptando-se a nova situação mastigatória.

No entanto, quando diagnosticados precocemente, tais efeitos colaterais, manejados pelo profissional capacitado, podem vir a recidivar-se, estabilizar-se ou mesmo diminuir seu ritmo de evolução.

A documentação odontológica, solicitada de maneira protocolar ao se iniciar um tratamento com AIO, auxilia, nas consultas de acompanhamento, o reconhecimento dessas alterações.[31]

Além de fotografias intraorais, modelos de gesso e radiografia panorâmica, a documentação é composta também pela telerradiografia, que, quando realizada de tempos em tempos, pode ser sobreposta à tomada radiográfica inicial, possibilitando a comparação das estruturas de interesse.

Estudos que avaliaram por meio de telerradiografia usuários regulares de AIO, ao longo do tempo, encontram como principais achados as seguintes alterações:[28,29]

- Alteração do posicionamento mandibular para baixo e para frente;
- Diminuição do trespasse vertical e horizontal;
- Inclinação lingual dos incisivos superiores;
- Vestibularização dos incisivos inferiores;
- Aumento da altura facial inferior;
- Alteração na relação molar.

REFERÊNCIAS BIBLIOGRÁFICAS

1. Cabrera CAG, Cabrera MC. Cefalometria. In Cabrera CAG, Cabrera MC. Ortodontia clínica. 2. ed. 2004.
2. Allen WI. Historical aspects of roentgenographic cephalometry. Am J Orthod 1963;49:451-9.
3. Pacini AJ. Roentgen ray anthropometry of the skull. J Radiol 1922;3(8):322-31;418-26.
4. Broadbent BH. A new X-Ray technique and its application to orthodontics. Angle Orthod 1931 Apr;1:45-66.
5. Ryu HH, Kim CH, Cheon SM, et al. The usefulness of cephalometric measurement as a diagnostic tool for obstructive sleep apnea syndrome: a retrospective study. Oral Surg Oral Med Oral Pathol Oral Radiol 2015;119:20-31.
6. Interlandi S. Ortodontia. Bases para a iniciação. 2. ed. Livr Edit Art Méd; 1980. p. 121-86.
7. Guilleminault C, Riley R, Powell N. Obstructive sleep apnea and abnormal cephalometric measurements. Chest 1984;86:793-4.
8. Riley R, Guilleminault C, Herran J, Powell N. Cephalometric analyses and flow- volume loops in obstructive sleep apnea patients. Sleep 1983;6:303-11.
9. Miyao E, Miyao M, Ohta T, et al. Differential diagnosis of obstructive sleep apnea syndrome patients and snorers using cephalograms. Psychiatry and Clinical Neurosciences 2000;54:659-64.
10. Bibby RE, Preston CB. The hyoid triangle. Am J Orthod 1981;80:92-7.
11. Thapa Maj Amrit, Brig B, Jayan B, et al. In Agarwal A , Seema Patrikar D , Col D, Bhattacharya E. Pharyngeal airway analysis in obese and non-obese patients with obstructive sleep apnea syndrome. 2015.
12. Lowe AA, Santamaria JD, Fleetham JA, Price C. Facial morphology and obstructive sleep apnea. Am J Orthod Dentofacial Orthop 1986;90:484-91.
13. deBerry-Borowiecki B, Kukwa A, Blanks RH. Cephalometric analysis for diagnosis and treatment of obstructive sleep apnea. Laryngoscope 1988;98:226-34.
14. Andersson L, Brattstrom V. Cephalometric analysis of permanently snoring patients with and without obstructive sleep apnea syndrome. Int J Oral Maxillofac Surg 1991;20:159-62.
15. Bacon WH, Turlot JC, Krieger J, Stierle JL. Cephalometric evaluation of pharyngeal obstructive factors in patients with sleep apneas syndrome. Angle Orthod 1990;60:115-22.
16. Tangugsorn V, Skatvedt O, Krogstad O, Lyberg T. Obstructive sleep apnoea: a cephalometric study. Part I. Cervico-craniofacial skeletal morphology. Eur J Orthod 1995;17:45-56.
17. Kikuchi M, Higurashi N, Miyazaki S, Itasaka Y. Facial patterns of obstructive sleep apnea patients using Ricketts' method. Psychiatry Clin Neurosci 2000;54:336-7.
18. Miles PG, Vig PS, Weyant RJ, et al. Craniofacial structure and obstructive sleep apnea syndrome--a qualitative analysis and meta-analysis of the literature. Am J Orthod Dentofacial Orthop 1996;109:163-72.
19. Neelapu BC, Kharbanda OP, Sardana HK, et al. Craniofacial and upper airway morphology in adult obstructive sleep apnea patients: A systematic review and meta-analysis of cephalometric studies. Sleep Med Rev 2017 Feb;31:79-90.

20. Liu Y, Park YC, Lowe AA, Fleetham JA. Supine cephalometric analyses of an adjustable oral appliance used in the treatment of obstructive sleep apnea. Sleep Breath 2000;4(2):59-66.
21. Skinner MA, Robertson CJ, Kingshott RN, et al. The efficacy of a mandibular advancement splint in relation to cephalometric variables. Sleep Breath 2002 Sep;6(3):115-24.
22. Horiuchi A, Suzuki M, Ookubo M, et al. Measurement techniques predicting the effectiveness of an oral appliance for obstructive sleep apnea hypopnea syndrome. Angle Orthod 2005;75(6):1003-11.
23. Otsuka R, Almeida FR, Lowe AA, Ryan F. A comparison of responders and nonresponders to oral appliance therapy for the treatment of obstructive sleep apnea. Am J Orthod Dentofacial Orthop. 2006;129(2):222-9.
24. Doff MH, Hoekema A, Pruim GJ, et al. Effects of a mandibular advancement device on the upper airway morphology: a cephalometric analysis. J Oral Rehabil 2009;36(5):330-7.
25. Lee CH, Kim JW, Lee HJ, et al. Determinants of treatment outcome after use of the mandibular advancement device in patients with obstructive sleep apnea. Arch Otolaryngol Head Neck Surg 2010;136(7):677-81.
26. Milano F, Billi MC, Marra F, et al. Factors associated with the efficacy of mandibular advancing device treatment in adult OSA patients. Int Orthod 2013;11(3):278-89.
27. Alessandri-Bonetti G, Ippolito DR, Bartolucci ML, et al. Cephalometric predictors of treatment outcome with mandibular advancement devices in adult patients with obstructive sleep apnea: a systematic review. Korean J Orthod 2015 Nov;45(6):308-21.
28. Almeida FR, et al. Am J Orthod Dentofacial Orthop 2006;129:205-13.
29. Almeida FR, et al. Am J Orthod Dentofacial Orthop 2006;129:195-204.
30. Almeida FR, et al. Long-term sequelae of oral appliance therapy in obstructive care of obstructive sleep apnea in adults. J Clin Sleep Med 2009;5:263-76.
31. Ramar K, et al. Clinical Practice Guideline for the treatment of obstructive sleep apnea and snoring with oral appliance therapy: An Update for 2015 (AASM). J Clin Sleep Med 2015;11(7):773-827.

VIDEONASOFIBROLARINGOSCOPIA

CAPÍTULO 12

Fernando Oto Balieiro ▪ Eduardo Leite de Oliveira Padilha

INTRODUÇÃO

A endoscopia das vias aéreas superiores (VAS) é objeto de estudo de longa data e vem-se aperfeiçoando com o passar dos tempos. Examinar dentro do corpo humano não é exatamente uma novidade; na Idade Média, muitos foram mortos por serem considerados hereges ao violar o cadáver humano. Os primeiros relatos de exames endoscópicos em humanos datam do início do século XIX e são atribuídos a Philip Bozzini que desenvolveu um endoscópio rudimentar;[1] no entanto, a invenção não ganhou popularidade em função do risco de acidentes durante o procedimento, bem como pelo fato da qualidade de imagem ser muito ruim. Dessa forma, o exame da laringe e da cavidade nasal posterior ficou dependente de avaliação indireta, como a fornecida pela laringoscopia direta e pela rinoscopia posterior que usavam os espelhos de Garcia.

A partir da metade do século XX, com o desenvolvimento das fibras ópticas por Hopkins,[2] a otorrinolaringologia sofreu uma revolução, e muito conhecimento a cerca das doenças nasais e laríngeas foi produzido. Com a visualização direta e boa qualidade de imagem, foi possível entender muito da fisiopatologia e propor tratamentos. Em paralelo a essa revolução, o conhecimento da medicina do sono veio desenvolvendo-se, quando, em meados dos anos 1970, o conceito atual de apneia obstrutiva do sono (AOS) foi estabelecido por Guilleminaut.[3]

Hoje a endoscopia da VAS é tão presente na nossa prática diária que muitos a consideram uma parte integrante do exame físico em otorrinolaringologia, e não um exame complementar. Esse procedimento pode ser realizado utilizando-se ópticas rígidas ou flexíveis e destina-se ao diagnóstico de diversas afecções em otorrinolaringologia. Nesse capítulo, concentraremo-nos no exame da cavidade nasal, rinofaringe, orofaringe, hipofaringe e laringe com a fibra flexível, no contexto da AOS. Tal procedimento pode levar uma infinidade de nomenclaturas, e optamos aqui por utilizar o termo nasofibrolaringoscopia (NFL).

Conceitualmente a AOS é considerada uma doença que cursa com recorrentes episódios de colapso da via aérea superior durante o sono, levando a sono não reparador e sonolência excessiva diurna.[4] O grande desafio desde o início da abordagem desses pacientes é identificar o sítio de colapso da VAS para assim tratar esses pacientes de forma eficaz. A obstrução funcional é representada pelo colapso e estreitamento das paredes da faringe associados à vibração dos tecidos moles durante o sono. Pode ocorrer em um ou mais níveis da faringe. Tônus muscular, diâmetro interno da faringe e depósito de gordura podem influenciar no grau de obstrução principalmente quando se leva em consideração que esta região anatômica não possuí sustentação osteocartilaginosa.[5]

Diversas teorias foram formuladas para tentar explicar a fisiopatologia da apneia do sono. Por ser o sítio de obstrução, a VAS vem sendo estudada exaustivamente, e, para isso, também fazemos a visualização direta da mesma com a NFL, podendo incluir ou não a manobra de Müller (MM) sobre a qual falaremos posteriormente.[6-8]

Weitzman e Hill foram os primeiros a utilizar a endoscopia nasal com fibra óptica para diagnosticar pacientes com apneia obstrutiva do sono em 1977. Em 1978, Borowiecki e Sassin introduziram a MM para determinar o local de colapso da via aérea em pacientes apneicos. Sher e colaboradores sugeriram que o uso da MM era benéfico para identificar o procedimento cirúrgico adequado para cada paciente com ronco e/ou apneia.[6,9,10]

Apesar de a NFL promover a visualização direta das estruturas nasais, faríngeas e laríngeas, essa observação é examinador-dependente, de tal forma que, em algumas ocasiões, a concordância entre os examinadores pode ser falha, e, sendo assim, qualquer forma de sistematização do exame ou classificação é bem-vinda. Dentre as diversas classificações, uma das mais usadas até hoje é o estadiamento de Fujita descrito, em 1987, por Fujita e Simmons. Seu estadiamento procura realizar o diagnóstico topográfico do sítio de obstrução das VAS, e é dividido em tipo I para obstrução isolada de orofaringe (incluindo região retropalatal), e esse tipo de obstrução nos faz pensar em problemas de ordem tonsilar e/ou palatal; tipo II para obstrução oro e hipofaringea, situação em que temos mais de um sitio de obstrução; por fim o tipo III para obstrução hipofaringea isolada, o que nos leva a pensar na base de língua como a principal vilã. Embora simples de ser realizado e disponível na grande maioria dos centros, algumas considerações merecem destaque, como, por exemplo: quando foi realizado em sono induzido e comparado com o exame em pacientes acordados, não foi observada a concordância. Isso provavelmente se explica pelas alterações neuromusculares, do padrão respiratório e decúbito, quando o paciente se encontra dormindo.[11] Essa diferença pode ainda ser uma das explicações para as falhas de tratamento cirúrgico, cujas cirurgias foram indicadas prioritariamente por observações de padrões de colapso na NFL.

O exame endoscópico basicamente avalia a estrutura da VAS de forma estática e dinâmica. O exame é iniciado pela introdução da fibra ótica em ambas as cavidades nasais, uma por vez, procurando por desvios septais, presença de pólipos, tumores ou secreções; na sequência, seguimos posteriormente em direção a rinofaringe onde procuramos visualizar a presença de vegetações adenoides e/ou tumorações, além da relação dessas estruturas com as tubas auditivas; em seguida, avaliamos a orofaringe, e, nesse momento, atenção especial é dada para o palato mole e sua relação com a coluna aérea posterior, então avaliamos seu posicionamento, tamanho e espessura, como pode ser visto na Figura 12-1; seguindo no sentido caudal com a fibra óptica, avaliamos a região da hipofaringe, e, nessa área, o importante a ser observado é a base de língua, se ela é volumosa ou não, e isso pode ser avaliado através do espaço que ela ocupa nas valéculas, pois quanto maior a base da língua, menor o espaço visível das valéculas (Fig. 12-2); também vale prestar atenção na relação entre a base da língua e a epiglote. O último local a ser considerado é a laringe, e, no que se refere a avaliação focada nas alterações da AOS, o fator mais relevante a ser apreciado na laringe é o formato da epiglote, bem como o tamanho da prega ariepiglótica. Por fim, avalia-se a abertura das pregas vocais e se há ou não indícios de estenose subglótica.

A avaliação dinâmica pode ser realizada por meio do emprego da controversa MM: trata-se de uma manobra que procura simular o comportamento dinâmico da faringe no sono, e, para realizar tal manobra, ocluímos ambas narinas do paciente e pedimos que o

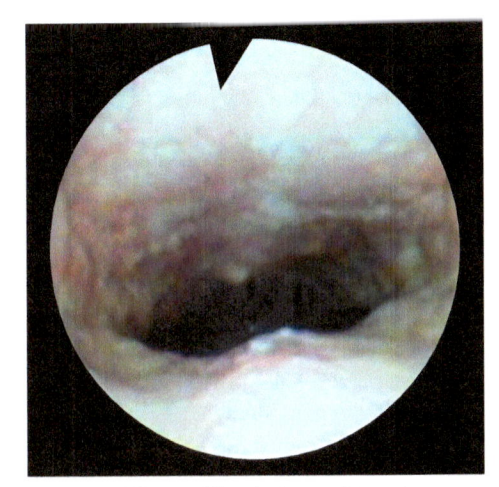

Fig. 12-1. NFL com fibra óptica posicionada na região da orofaringe, posição retropalatal onde observamos tamanho e espessura de palato. Nesse momento, visão estática sem MM.

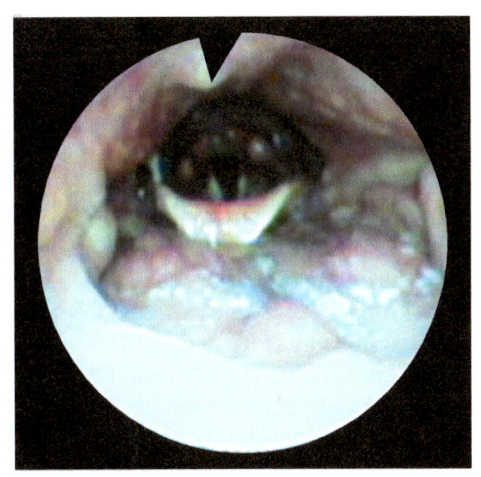

Fig. 12-2. NFL com fibra óptica posicionada na hipofaringe onde observamos, com atenção especial, a região da base de língua. Neste caso, observamos uma base de língua moderadamente hipertrófica já que a região das valéculas está parcialmente ocupada.

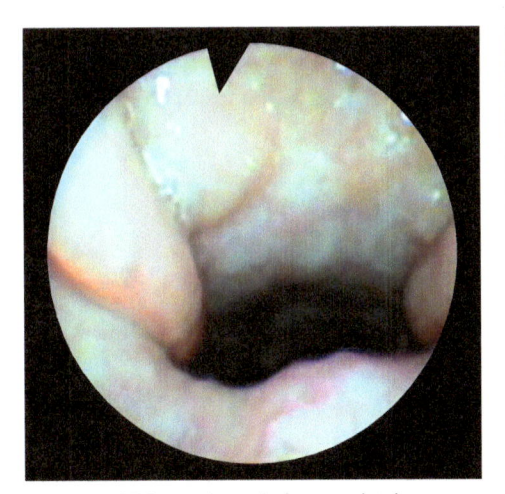

Fig. 12-3. MM grau 1 ao nível retropalatal, fechamento de até 25% da luz da via aérea à custa de fechamento laterolateral.

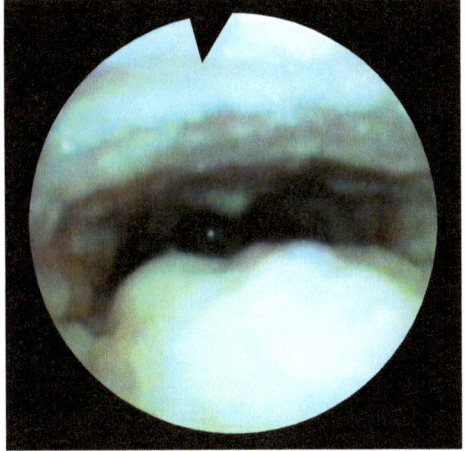

Fig. 12-4. MM grau 3 ao nível retropalatal, fechamento entre 50 e 75% da luz da via aérea à custa de fechamento anteroposterior.

mesmo realize uma inspiração forçada com a boca ocluída com o objetivo de criar pressão negativa da VAS e simulando uma apneia.[5]

Durante a manobra, observamos os estreitamentos laterolateral (Fig. 12-3), anteroposterior (Fig. 12-4) ou concêntricos destes segmentos. Pacientes com colapso retropalatal seriam melhores candidatos a uvulopalatofaringoplastia (UPFP).[6] É considerado de grau I quando há colapso mínimo chegando a oclusão máxima de 25% da luz, grau II com redução de 25 até 50% da luz da via aérea, grau III com redução de 50 a 75% e o último grau, o grau IV, com colapso de 75 a 100%.[12]

Diversos estudos mostraram que a MM é reprodutível e há concordância entre os examinadores, especialmente quando usamos fazemos uso da técnica do **5 point** descrita por Terris.[13] Alguns estudos mostraram que a MM pode ser usada para predizer o sucesso da cirurgia em pacientes com apneia do sono, bem como pode ser usada na tomada de decisão de qual procedimento poderá ser realizado para tratamento dos pacientes com AOS.[7,9]

Entretanto, muitos pacientes são incapazes de reproduzir o esforço inspiratório adequado, podendo haver variação entre exames e examinadores em um mesmo indivíduo. Também há na literatura uma tendência em afirmar que a reprodutibilidade do exame pelos examinadores é contestável.[6,7]

Alguns estudos afirmam que a MM não é um bom preditor da gravidade da apneia, assim como não pode ser utilizada como um bom indicativo para sucesso no tratamento cirúrgico.[6] Para ser efetiva, a cirurgia da VAS deve resolver o ponto de obstrução.[5,14,15] A imprecisão na identificação do sítio de obstrução da via aérea superior é a principal causa de insucesso das cirurgias para ronco e/ou apneia, pois leva à seleção incorreta de pacientes para serem submetidos a estes procedimentos.[11]

Hoje a NFL foi aprimorada e é feita em sono induzido que reflete melhor o funcionamento da VAS, podendo, apesar das controvérsias ainda presentes, ser mais precisa no topodiagnóstico do sítio de colapso. A DISE ou sonoendoscopia é capítulo de estudo individualizado.

Para finalizar, a NFL foi uma das formas de propedêutica armada pioneira no estudo da VAS na AOS, tendo contribuído com muitos conhecimentos ao longo dos anos. Resumidamente as vantagens e desvantagens da NFL estão descritas no Quadro 21-1.

Quadro 12-1. Comparativo entre as Vantagens e Desvantagens da Nasofibrolaringoscopia

Vantagens	Desvantagens
Disponíveis e difundidos	Paciente sentado
Facilmente tolerável	Acordado
Poucos ricos	Não avalia estruturas ao redor da faringe
Avaliação pré-operatória	Não é preditor da gravidade da doença
Seguimento pós-operatório	Subjetividade
Tempo de execução	

REFERÊNCIAS BIBLIOGRÁFICAS

1. Nogueira Jr. JF, Hermann DR, Americo RR, et al. A brief history of otorhinolaryngolgy: otology, laryngology and rhinology. Rev Bras Otorrinolaringol 2007;73(5):693-703.
2. Weir N. History of Medicine: Otorhinolaryngology. Postgrad Med J 2000;76:65-9.
3. Guilleminault C, Tilkian A, Dement W. The sleep apnea syndromes. A Rev Med 1976;27:465-84.
4. Rowe LD. Otolaryngology - Epitomes of progress - Obstructive sleep apnea. West J Med 1980 Oct;133(4):324-5.

5. Gregório MG, et al. Evaluation of airway obstruction by nasopharyngosopy: comparison of the Muller maneuver versus induced sleep. Rev Bras Otorrinolaringol 2007:73(5):618-22.
6. Soares MCM, et al. Utilização da manobra de Muller na avaliação de pacientes apneicos: revisão da literatura. Braz J Otorhinolaryngol 2009:75(3):463-6.
7. Kum RO, et al. The relation of the obstruction site on Muller`s Maneuver with BMI, neck circumference and PSG findings in OSAS. Indian J Otolaryngol Head Neck Surg 2014:66(2):167-72.
8. Huang JF, et al. Assessment of upper-airway configuration in obstructive sleep apnea syndrome with computed tomography imagin during Muller Maneuver. Respiratory care 2016;61:12.
9. Campanini A, et al. Awake versus sleep endoscopy: personal experience in 250 OSAHS patients. Acta Otorhinolaryngologica Itálica. 2010:30:73-7.
10. Yegin Y, et al. Comparasion of drug-induced sleep endoscopy and Muller maneuver in diagnosing obstructive sleep apnea using the VOTE classification system. Braz J Otorhinolaryngol 2017;83:445-50.
11. Rebelo FAW, et al. A comparasion of the Fujita classification of awake and drug-induced sleep endoscopy patients. Braz J Otorhinolaryngol 2013;79(1)100-6.
12. Balbani APS, Formigoni GGS. Ronco e síndrome de apneia obstrutiva do sono. Rev Ass Med Brasil 1999;45(3):273-8.
13. Terris DJ, Hanasono MM, Liu YC. Reliability of the Muller maneuver and its association with sleep-disordered breathing. Laryngoscope. 2000 Nov;110(11):1819-23
14. Okuno K, et al. Endoscopy evaluation to predict oral appliance outcomes in obstructive sleep apnoea. Eur Respir J. 2016:47:1410-19.
15. Hsu YS, Jacobowitz O. Does sleep endoscopy stagin pattern correlate with outcome of advanced palatopharyngoplasty for moderate to severe obstructive sleep apena? J Clin Sleep Med 2017:13(10):1137-44.

SONOENDOSCOPIA

Fabio Augusto Wrincler Rabelo ▪ Hélio Fernando de Abreu
Daniel Salgado Küpper ▪ Mariana Lustoza de Abreu

INTRODUÇÃO

A decisão sobre o tratamento do paciente com apneia obstrutiva do sono (AOS) é uma escolha complexa em decorrência de sua fisiopatologia multifatorial e assim possibilita uma grande gama de opções terapêuticas. A utilização de aparelho de pressão positiva (APP), considerado como padrão ouro, teoricamente pode tratar todos os possíveis níveis de obstrução faríngeos que ocorrem durante os eventos respiratórios. **No entanto, as baixas taxas de adesão criaram demanda para outras modalidades de tratamento onde a atuação é direcionada ao sítio específico da obstrução, e o sucesso terapêutico depende da indicação do tratamento mais adequado para cada paciente.** Uma metanálise apontou que o insucesso da uvulopalatofaringoplastia (UPFP), a técnica cirúrgica mais difundida no tratamento da AOS, relacionava-se à falha na seleção dos pacientes.[1] Essa publicação tornou evidente que a escolha da modalidade terapêutica e a resposta ao tratamento dependem da precisa identificação das estruturas envolvidas no colapso da faringe.

Neste contexto, buscou-se um exame que permitisse a avaliação da estrutura da via aérea durante o sono e assim complementasse a polissonografia. Inicialmente foi tentada a realização da endoscopia durante o sono espontâneo, mas a dificuldade prática para realização foi um grande limitador.[2] Dessa forma, a endoscopia do sono induzido por drogas (do inglês, *drug-induced sleep endoscopy* – DISE) foi inicialmente descrita em 1991[3] e, desde então, vem ganhando importância, como uma técnica complementar de avaliação dos pacientes com AOS. Este exame permitiu a avaliação das vias aéreas superiores (VAS) de forma dinâmica e tridimensional durante uma condição mais similar ao sono espontâneo.

DESCRIÇÃO DO EXAME E DA TÉCNICA

Na literatura, encontramos as seguintes nomenclaturas: DISE, endoscopia do sono induzido, somnoendoscopia, somnoendocopia e endoscopia do sono. De forma geral, consiste na realização de um exame de nasofibrolaringoscopia com sedação padronizada, a fim de mimetizar o sono espontâneo, e assim visualizar as estruturas da VAS envolvidas no evento de obstrução respiratória (apneia ou hipopneia) em tempo real. As estruturas envolvidas são avaliadas quanto ao tamanho, à estabilidade e quanto às configurações do colapso faríngeo.

LOCAL DE REALIZAÇÃO

Por se tratar de um exame sob sedação, deve ser realizado em ambiente controlado, contendo todos os equipamentos necessários para monitorização, ressuscitação e manutenção da via aérea. A recomendação da Agência Nacional de Vigilância Sanitária (ANVISA RDC 06/2013) é que o procedimento aconteça em centro de endoscopia tipo 2 ou 3, ou em centro cirúrgico. A utilização de um centro de endoscopia tem como vantagem o menor custo agregado ao procedimento.

PARTICIPANTES

Ainda de acordo com a resolução da ANVISA, citada anteriormente, é obrigatória a presença de um médico responsável apenas pela administração das drogas sedativas. Assim, o procedimento exige a presença de pelo menos dois médicos, sendo um para a realização do exame endoscópico e outro para a sedação, preferencialmente anestesista.

Como os achados do exame podem ser fortemente influenciados pela técnica empregada, é importante que os médicos envolvidos estejam familiarizados com o protocolo de sedação e de avaliação da faringe. Atualmente, no Brasil, esse tipo de exame vem sendo realizado por médicos otorrinolaringologistas.

EQUIPAMENTOS

A sala do exame deve contar, no mínimo, com equipamento de monitorização anestésica que forneça informações sobre saturação de oxigênio no sangue ($SatO_2$), pressão arterial e eletrocardiograma (ECG). É recomendável a utilização de uma bomba de infusão e de índice biespectral (do inglês, *bispectral index* – BIS) para monitorização no nível de sedação.

Para a realização do exame, é necessário um aparelho flexível de endoscopia (nasofibroscópio ou broncoscópio) com pequeno calibre de diâmetro. Quanto menor o diâmetro, mais fácil a introdução do aparelho através da fossa nasal e menor o estímulo doloroso. Um endoscópio com canal de aspiração pode ser uma grande vantagem quando ocorre a formação de secreção nas VAS. A gravação do exame por meio de sistema de vídeo está fortemente indicada, pois, em se tratando de um exame dinâmico, a documentação desta forma facilita a compreensão e entendimento do mecanismo de obstrução, além de possibilitar uma melhor demonstração dos achados para o paciente e para a equipe multidisciplinar que possa a vir acompanhar o caso.[4,5]

DROGAS NA INDUÇÃO DO SONO

O uso de fármacos para a indução do sono nos exames de DISE iniciou com as primeiras descrições na década de 1990,[3] mas não houve uma preocupação em padronizar a utilização dessas drogas. Primeiramente foram utilizados midazolam, diazepam e propofol, sendo descritas formas variadas quanto a dose, tipo de infusão e controle da sedação. Esta falta de padronização dificultou inicialmente a disseminação e reprodutibilidade do exame, gerando muitos questionamentos quanto a validade do mesmo em reproduzir o sono natural. Atualmente, por questões de praticidade, houve um direcionamento para a utilização de propofol ou dexmedetomidina na endoscopia do sono.

A preferência pela droga depende da experiência do serviço, tempo disponível de internação e materiais disponíveis para realização (disponibilidade de droga, bomba de infusão, custo).

O controle adequado da sedação é fundamental para a realização do exame, identificação dos mecanismos e sítios de obstrução, e, por conseguinte, o correto direcionamento do tratamento. Para tal, alguns cuidados são essenciais:

- Conhecimento aprofundado do fármaco a ser utilizado;
- Menor dose possível – indução progressiva a fim de evitar perda de tônus e *drive* respiratório, suficiente para ocorrer roncos e eventos respiratórios;
- Menor variação plasmática possível – selecionando modo de infusão adequado, como as bombas de infusão, existindo as alvo-controladas (propofol) ou velocidade-controladas (dexmedetomidina), é possível manter os níveis da droga mais estáveis.[6]

Principais Características dos Fármacos mais Utilizados para a DISE

Propofol
Trata-se de droga de efeito, principalmente, hipnótico, cujo mecanismo de ação está relacionado com interação de receptores benzodiazepínicos GABA-A e possui um início de ação extremamente rápido (< 1 minuto), com metabolização hepática e também rápida reversão, sem necessidade de antagonistas. Alguns efeitos adversos podem ocorrer, como salivação, depressão respiratória dose-dependente e hipotensão, porém são raros. Atualmente, no Brasil, é a medicação mais utilizada para este exame.

Dexmedetomidina
Trata-se de um agente sedativo alfa-2 adrenérgico, possuindo meia-vida de aproximadamente 2 horas, o que lentifica o processo de reversão, não existindo antagonista. Como efeitos adversos, podem ocorrer bradicardia, hipotensão e síncopes, principalmente no uso prolongado por causa da perda da seletividade alfa-2. Tendo em vista o baixo potencial de depressão respiratória, tem aumentado seu interesse e utilização para a DISE. O uso desta droga vem crescendo no EUA, principalmente em virtude da dificuldade em utilização de bomba-alvo controlada para o propofol.

Midazolam
Este benzodiazepínico foi a primeira medicação descrita na DISE, possui uma meia-vida de 2 a 4 horas, o que também pode prolongar a reversão, existindo a possibilidade de uso de antagonista, flumazenil, se necessitar de uma reversão mais rápida. Os efeitos adversos podem ser depressão respiratória, náusea, vômitos, cefaleia e incoordenação motora.

Das medicações acima descritas, a que atualmente existe maior número de estudos comparando sono espontâneo com sono induzido é o propofol. Estudos demonstraram que com a indução com propofol não foi alcançado sono REM, ocorrendo predomínio de sono N2 e N3, mas que houve manutenção no número de eventos respiratórios (AIH).[7] Também foi demonstrado que, na sedação leve com propofol, os mecanismos de defesa frente a um evento obstrutivo respiratório estão preservados,[8] e que os sítios obstrutivos foram semelhantes quando comparados o sono espontâneo e a indução com propofol.[9]

Em revisão comparando propofol e dexmedetomidina para a realização da DISE,[10] ainda não foi possível predizer qual o fármaco mais vantajoso.

TÉCNICA DE SEDAÇÃO – INDUÇÃO DO SONO
É importante reforçar que a técnica de sedação depende da droga escolhida e, principalmente, da familiaridade dos examinadores com o medicamento. A utilização de bomba-alvo

ou velocidade controlada proporciona menor variabilidade dos níveis séricos da droga e deve ser preferida à infusão em *bolus*.[6] Como já dito, no Brasil, a droga mais utilizada é o propofol, com protocolo de infusão bem definido.[7]

Sempre que possível, é preferível evitar o uso de outras drogas além dos agentes sedativos. A administração de vasoconstritores e de anestésicos tópicos nasais não está contraindicada, mas devem ser utilizados com cautela. Se, por um lado, podem facilitar a passagem do endoscópio e diminuir a irritação local, por outro, podem alterar excessivamente as condições locais e o controle da respiração. O uso de atropina não é recomendado, mesmo em pacientes que apresentem aumento da produção de secreções, pois pode alterar a fisiologia do sono e provocar efeitos cardiovasculares indesejáveis.[5]

AVALIAÇÃO DA SEDAÇÃO E PERÍODO DE OBSERVAÇÃO DO EXAME

A identificação do plano ideal de sedação é essencial para a confiabilidade dos achados do exame, já que a intensidade e a configuração do colapso da faringe podem variar de acordo com o nível de sedação.[5,11]

A escala clínica mais utilizada para avaliação da profundidade da sedação é a Ramsay modificada. Se possível, é aconselhável a utilização do BIS. Este aparelho utiliza as ondas cerebrais para fornecer, por meio de um algoritmo, um número que pode variar de 0 a 100, sendo 100 o equivalente à vigília. O Consenso Europeu de Endoscopia do Sono Induzido por Drogas sugere valores de BIS entre 60 e 80, o equivalente a uma sedação moderada (nível 5 na escala de Ramsay modificada), com perda da consciência e perda da resposta verbal a um estímulo sonoro normal.[4,5,11]

Sempre que possível, a polissonografia diagnóstica deve ser avaliada previamente ao início do exame. Por fornecer informações sobre a gravidade da AOS e sobre a intensidade da dessaturação de oxigênio, pode ajudar o examinador a avaliar se o nível de sedação está adequado. Por exemplo, em um paciente que tem o diagnóstico de ronco primário e, durante a DISE, apresenta longas apneias obstrutivas e queda da $SatO_2$, há indícios de que a sedação está mais profunda que a ideal.

POSICIONAMENTO DO PACIENTE E MANOBRAS TERAPÊUTICAS

O exame geralmente é iniciado com o paciente em posição supina e com a cabeça em posição neutra, mas devemos considerar o hábito do paciente e a necessidade de uso de um ou mais travesseiros.

A avaliação das vias aéreas começa após a estabilização da sedação e do padrão respiratório, e deve durar pelo menos 2 ciclos respiratórios para cada segmento avaliado.[5] Deve-se observar o padrão de respiração (nasal, oral ou mista) e o posicionamento da mandíbula e da língua, se a boca estiver aberta. Nestes casos, é importante avaliar como a oclusão da mordida influencia no calibre a via aérea.

Durante o exame, é possível colocar o paciente em decúbito lateral ou rodar a cabeça para os lados e observar os efeitos de cada manobra nas vias aéreas. É indispensável avaliar o efeito do decúbito lateral no paciente com antecedente de AOS posicional, identificado em polissonografia prévia.

A DISE pode ajudar a predizer a resposta aos aparelhos de reposicionamento da mandíbula (ARM). O ideal é realizar o exame com o ARM ou com um simulador de mordida confeccionado especialmente para cada paciente.[12] Nos casos em que isso não for possível, pode-se realizar a manobra de anteriorização da mandíbula com protrusão submáxima.

Em todos os casos, cada segmento da via aérea também deve ser avaliado quanto à intensidade e ao padrão da obstrução e comparado com o exame inicial.

Pacientes com dificuldade de adaptação ao APP podem-se beneficiar de uma avaliação com a DISE. Nestes casos, o exame é realizado ao mesmo tempo em que a pressão positiva é aplicada sobre as vias aéreas, com o endoscópio flexível introduzido sob o coxim de gel ou através de um orifício na parte plástica da máscara. Dessa forma, é possível identificar fatores que possam estar contribuindo para o insucesso da terapia.[13]

INDICAÇÕES E CONTRAINDICAÇÕES DA DISE

Indicações

Como já discutido, os pacientes submetidos à DISE idealmente devem ter sido submetidos à polissonografia (PSG) e a uma avaliação ambulatorial acordada prévia, para que o tratamento seja proposto com base após a análise conjunta dos exames, e não apenas de um deles.[1-5] São indicados à DISE os pacientes que tenham ronco ou AOS leve à PSG, ou os pacientes com AOS moderada ou grave em que o APP (aparelho de pressão positiva) tenha falhado ou não esteja sendo considerado como terapia ao paciente.[4-5]

As indicações mais comuns para a DISE são para os pacientes que estejam sendo considerados para o tratamento cirúrgico ou para o uso de aparelho reposicionador de mandíbula (ARM), por ser o sucesso destes tratamentos dependentes do sítio de obstrução nas vias aéreas. Assim, a DISE tem como propósito confirmar, durante o sono induzido por drogas, que os sítios de obstrução serão corretamente abordados com o tratamento proposto.[4,5]

Os pacientes que possuem indicação de ARM podem ser submetidos a manobras de avanço de mandíbula ou de levantamento de queixo, para que se saiba se o ARM pode ser realmente efetivo.[14,15] Em casos de AOS posicional, a mudança de posição do paciente para lateral durante o exame pode ser aplicada,[15] e ajuda na avaliação da eficácia da terapia posicional.

Ainda, um grande benefício da DISE é o melhor entendimento da anatomia das vias aéreas em casos de falhas aos tratamentos realizados, sejam cirúrgicos, ARM ou APP1-4. A DISE tem como propósito, nesses casos, o entendimento de o porquê das falhas das terapias realizadas, e propor novos tratamentos aos já realizados.

DISE não é necessária em casos em que se propõem o APP e a perda de peso como terapias aos pacientes, uma vez que a avaliação da via aérea não é essencial para a boa resposta a esses tratamentos.[16] No entanto, o uso da DISE em pacientes com má-adaptação ao APP pode ajudar a identificar quais os sítios não estão sendo adequadamente corrigidos com o APP, e inclusive propor alternativas a esse tratamento.

ContraindicaçõesA DISE é contraindicada em casos de alergia às drogas utilizadas (seja midazolam ou propofol), gravidez ou pacientes ASA-4.[4-5]

São ainda consideradas contraindicações aquelas relativas à AOS e à obesidade severas,[16] principalmente nos pacientes com síndrome da hipoventilação decorrente da obesidade, onde o tratamento a ser proposto é o APP.[4,5] No entanto, a DISE pode ser considerada nesses pacientes, caso apresentem alterações anatômicas específicas.

Identificação dos Sítios de Obstrução

Os sítios de obstrução mais comumente avaliados são: velofaringe, orofaringe e suas paredes, base de língua, parede de hipofaringe e epiglote (Fig. 13-1). O fechamento pode ser caracterizado de acordo com seu padrão em: anteroposterior (AP), laterolateral (LL) ou circunferencial (C). A graduação do fechamento da VAS pode ser qualitativa (ausente, parcial ou vibração e completa) ou quantitativa (percentual).

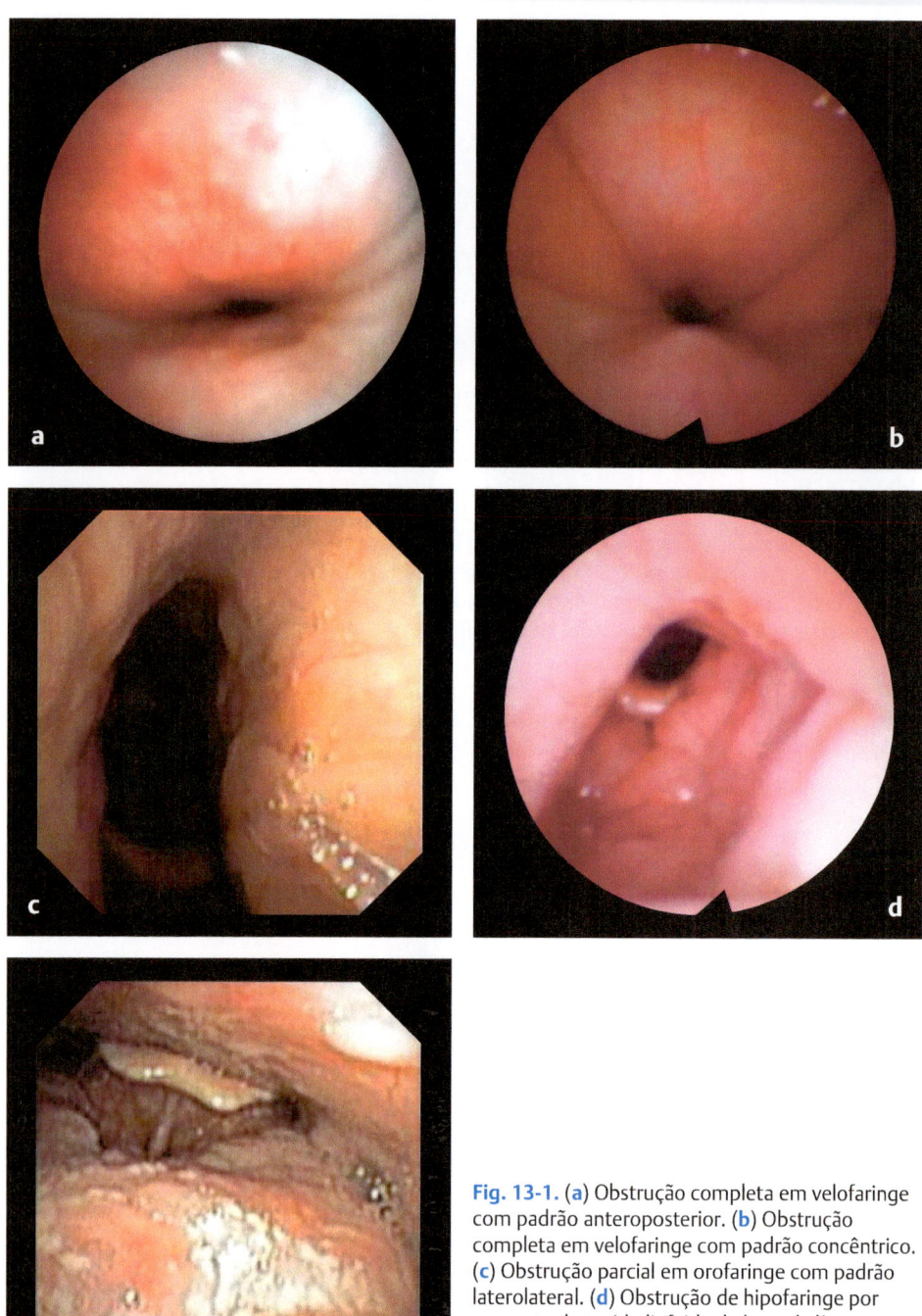

Fig. 13-1. (**a**) Obstrução completa em velofaringe com padrão anteroposterior. (**b**) Obstrução completa em velofaringe com padrão concêntrico. (**c**) Obstrução parcial em orofaringe com padrão laterolateral. (**d**) Obstrução de hipofaringe por aumento do tecido linfoide de base de língua, rechaçando a epiglote posteriormente. (**e**) Obstrução em hipofaringe por colapso primário da epiglote.

A cavidade nasal e suas particularidades também são avaliadas durante o procedimento, mas, por ser uma estrutura rígida, não sofre variações importantes durante o sono quando comparada ao exame acordado.

A obstrução da VAS pode ser localizada em um sítio isolado ou em mais de um dos sítios comentados acima, e os estudos demonstram que as obstruções multiníveis costumam ser mais frequentes, principalmente quando relacionados a IAH elevado.

O uso da DISE tem levado à identificação de fatores-chave na obstrução. Um deles é o colapso da epiglote que, com advento da DISE, tem-se mostrado mais frequente do que descrito anteriormente na literatura.[17] Esta condição ocorre por um retroposicionamento da epiglote com maior instabilidade e propensão ao colapso anteroposterior, sendo mais comum em pacientes não respondedores às cirurgias faríngeas e, possivelmente, relacionado com casos de má adaptação ao uso de CPAP (a pressão positiva na via aérea facilita a obstrução da epiglote).[18]

Lembramos, mais uma vez, a importância de entender o exame como um procedimento dinâmico em que o mecanismo da obstrução é avaliado criteriosamente durante os ciclos respiratórios perante adequada indução do sono, e não como exame estático simplesmente fotográfico (Fig. 13-1).

Classificações e Métodos de Avaliação

Desde a implementação da DISE, vários autores[4,5,14,19-25] têm proposto diferentes classificações, algumas mais simples e outras mais complexas, porém sem um consenso de qual seja a melhor. Essa discordância ocorre pelas diferentes formas de se observar e avaliar cada estrutura anatômica na via aérea superior

Apesar da grande variabilidade de métodos, existem pontos de comum acordo, nos quais alguns critérios de avaliação devem ser utilizados:

- Nível da obstrução;
- Grau de colapsabilidade;
- Configuração anatômica da estrutura.

Os métodos mais utilizados são o NOHL e o VOTE.[19,20] O primeiro foi proposto por Vicini et al.[19] e consiste na avaliação da cavidade nasal (N), região retropalatal (O), base de língua (H) e laringe (L). Para o grau de colapsabilidade é dado uma nota de 0 a 4, onde nota 0 é dada em ausência de obstrução, nota 1 se a obstrução for menor que 25%, nota 2 se a obstrução for entre 25 e 50%, nota 3 entre 50-75%, e, se maior que 75%, recebe a nota 4.

Quanto à avaliação da configuração anatômica, são propostos três tipos: transversal, quando o colapso é laterolateral; anteroposterior, se o estreitamento ocorre da parede faríngea anterior em direção à posterior; ou concêntrico, se ocorre a combinação de ambos, com aspecto de formação de esfíncter.

Essa avaliação é completa, permite estadiamento semelhante a tumores (TMN), porém é mais difícil de ser aplicada e sujeita a maior variabilidade interpessoal.[23-26]

Kezirian et al.[20] propuseram o sistema VOTE, dividindo a avaliação anatômica entre Velofaringe (V), Orofaringe (O), Base de língua (T) e Epiglote (E). Na velofaringe avalia-se o palato mole, úvula e parede lateral superior, definindo configuração anatômica em fechamento anteroposterior (colapso do palato em direção à faringe), laterolateral, quando o fechamento ocorre nas paredes laterais, e concêntrico, quando ocorre combinação de ambos, semelhante à adotada na escala NOHL.

Na orofaringe só é possível a avaliação do fechamento laterolateral e o grau de obstrução, incluindo as tonsilas palatinas e os tecidos da parede lateral. A língua é avaliada observando-se a posição no sentido anteroposterior somente, enquanto a epiglote é observada se apresenta obstrução e sua conformação: lateral ou anteroposterior.

Essa última classificação usa um critério menos detalhado para graduar a obstrução. As notas variam de 0 a 2, onde 0, se ocorre obstrução menor que 50% e sem ou com pouca vibração de tecidos. Nota 1, se fechamento entre 50 e 75 % com vibração de tecidos presente e diminuição de fluxo aéreo. Nota 2, com obstrução maior que 75% com redução importante ou ausência de fluxo aéreo.

Atualmente existe uma preferência pelo uso da classificação VOTE, por ser mais simples de graduar e também por ter um sítio a mais de avaliação. Na classificação NOHL, o palato e as paredes laterais são colocados como uma estrutura única. Um trabalho mostrou que a divisão da faringe em mais sítios obstrutivos permitiu uma correlação maior do local de obstrução com a severidade da SAOS.[24] Além disso, a VOTE já mostrou ter uma avaliação com moderada a substancial confiabilidade entre autores diferentes.[25,26]

No primeiro consenso europeu,[4] não se chegou a um acordo de qual classificação seria a melhor. No segundo consenso,[5] apesar de ainda não haver unanimidade quanto ao melhor sistema, votou-se pela adoção da classificação VOTE (com possibilidade de adicionar comentários extras), para haver uniformidade nos estudos e também comparação de resultados.

VOTE já é o método de avaliação mais usado para a DISE no mundo, e, com esse adendo no consenso europeu, os autores recomendam o uso dessa classificação pela facilidade de aplicação e também para uniformidade de resultados com outros realizadores do exame.

DISE: VANTAGENS, DESVANTAGENS E PERSPECTIVAS FUTURAS

Uma possível explicação para as falhas dos tratamentos cirúrgicos da AOS e a grande variabilidade dos resultados demonstrados nos estudos pode ser atribuída ao critério adotado para a seleção dos pacientes, geralmente utilizando informações obtidas exclusivamente com o paciente acordado e, assim, subestimando o papel do relaxamento muscular na fisiopatologia da doença. Dessa forma, a DISE, se utilizada com um protocolo de infusão padronizado, é capaz de reproduzir o IAH e o comportamento da resposta muscular apresentado durante o sono, possibilitando assim uma avaliação dinâmica e tridimensional do sítio obstrutivo que ocasiona a AOS, e essa é a maior vantagem deste exame.[7-9]

Estudos comparando os sítios de obstrução observados no exame com o paciente acordado e durante a DISE apresentaram resultados divergentes, sugerindo que o exame do paciente acordado pode subestimar obstruções de hipofaringe e de epiglote, e superestimar obstruções de véu e de orofaringe.[27-29]

O real impacto da DISE na melhora do sucesso cirúrgico ainda é controverso e discutido na literatura,[30] mas alguns estudos já demonstraram que este exame contribuiu para a identificar que o colapso circunferencial completo da velofaringe, o colapso da hipofaringe (supraglótico) e o colapso das paredes laterais da orofaringe estão correlacionados com as falhas da UPPP,[31,32] e este último apresenta resposta favorável a indicação da faringoplastia funcional expansora.[33]

Referente às cirurgias de avanço maxilomandibular,[34] estudo utilizando DISE demonstrou que este procedimento foi capaz de tratar de forma efetiva o colapso das paredes laterais da orofaringe e o colapso circunferencial completo da velofaringe, mas não tratando de forma tão efetiva o colapso da hipofaringe.

Ainda em relação à seleção para procedimentos, a eletroestimulação do nervo hipoglosso demonstrou ser capaz de tratar o colapso de hipofaringe na DISE, e não foi vista resposta terapêutica adequada quando observado colapso circunferencial completo da velofaringe, sendo a DISE inclusive adotada pela FDA como parte obrigatória da seleção dos candidatos ao procedimento, visando detectar e excluir estes indivíduos que não respondem bem ao tratamento.[35]

A principal crítica ao exame ainda é a necessidade de utilização de drogas anestésicas que alteram a arquitetura do sono (redução importante ou abolição do sono REM) e que podem promover um relaxamento muscular excessivo, se não for utilizado um protocolo adequado, com consequente superestimação da ocorrência e da gravidade da obstrução observada.[36]

A falta de padronização e uniformização na classificação e consequentemente na interpretação dos achados do exame também é uma das dificuldades que a DISE enfrenta, podendo explicar a variabilidade nos resultados entre estudos que utilizam a localização do sítio obstrutivo para propor o tratamento cirúrgico, especialmente no que se refere às cirurgias de hipofaringe.[37]

Outra dificuldade para a maior aplicação da DISE se refere ao custo do exame e a falta de código específico para definição da remuneração, sendo este problema citado como desvantagem em vários países, não só no Brasil.

A perspectiva é que, em breve, haja consenso quanto a uma classificação mundialmente padronizada dos achados, em conjunto com a melhora da qualidade dos dados que correlacionam o resultado cirúrgico com a interpretação do exame, comprovando a relação custo-benefício da utilização da DISE na avaliação dos candidatos ao tratamento cirúrgico, uma vez que não há comprovação para a indicação indiscriminada da cirúrgica no tratamento cirúrgico da AOS,[38] e é evidente o papel de mecanismos de controle neuromuscular na fisiopatologia da doença.[39]

REFERÊNCIAS BIBLIOGRÁFICAS

1. Sher AE, Schechtman KB, Piccirillo JF. The efficacy of surgical modifications of the upper airway in adults with obstructive sleep apnea syndrome. Sleep 1996 Feb;19(2):156-77.
2. Pringle MB, Croft CB. A grading system for patients with obstructive sleep apnoea-based on sleep nasendoscopy. Clin Otolaryngol Allied Sci 1993;18(6):480-4.
3. Borowiecki B, Pollak CP, Weitzman ED, et al. Fibro-optic study of pharyngeal airway during sleep in patients with hypersomnia obstructive sleep-apnea syndrome. Laryngoscope 1978 Aug;88(8 Pt.1):1310-3.
4. De Vito A, Carrasco LM, Vanni A, et al. European position paper on drug-induced sedation endoscopy (DISE). Sleep Breath 2014 Sep;18(3):453-65.
5. De Vito A, Carrasco LM, Ravesloot MJ, et al. European position paper on drug-induced sleep endoscopy: 2017 update. Clin Otolaryngol 2018 Dec;43(6):1541-52.
6. De Vito A, Agnoletti V, Berrettini S, et al. Drug-induced sleep endoscopy: conventional versus target controlled infusion techniques--a randomized controlled study. Eur Arch Otorhinolaryngol 2011 Mar;268(3):457-62.
7. Rabelo FA, Braga A, Küpper DS, et al. Propofol-induced sleep: polysomnographic evaluation of patients with obstructive sleep apnea and controls. Otolaryngol Head Neck Surg 2010 Feb;142(2):218-24.
8. Hoshino Y, Ayuse T, Kurata S, et al. The compensatory responses to upper airway obstruction in normal subjects under propofolanesthesia. Respir Physiol Neurobiol 2009 Mar 31;166(1):24-31.

9. Ordones AB, Genta PR, Sennes LU. Sonoendoscopia durante sono natural comparada com sonoendoscopia durante sono induzido com propofol. Tese doutorado Faculdade Medicina Universidade de São Paulo. 2018 10.11606/T.5.2018.tde-15082018-105521.
10. Chang ET, Certal V, Song SA, et al. Dexmedetomidine versus propofol during drug-induced sleep endoscopy and sedation: a systematic review. Sleep Breath 2017 Sep;21(3):727-35.
11. Eastwood PR, Platt PR, Shepherd K, et al. Collapsibility of the upper airway at different concentrations of propofol anesthesia. Anesthesiology 2005 Sep;103(3):470-7.
12. Vroegop AV, Vanderveken OM, Van de Heyning PH, Braem MJ. Effects of vertical opening on pharyngeal dimensions in patients with obstructive sleep apnoea. Sleep Med 2012 Mar;13(3):314-6.
13. Kotecha B, De Vito A. Drug induced sleep endoscopy: its role in evaluation of the upper airway obstruction and patient selection for surgical and non-surgical treatment. J Thorac Dis 2018 Jan;10(Suppl 1):S40-S7.
14. Blumen M, Bequignon E, Chabolle F. Drug-induced sleep endoscopy: a new gold standard for evaluating OSAS? Part II: results. Eur Ann Otorhinolaryngol Head Neck Dis 2017;134(2):109-15.
15. Safiruddin F, Koutsourelakis I, de Vries N. Upper airway collapse during drug induced sleep endoscopy: head rotation in supine position compared with lateral head and trunk position. Eur Arch Otorhinolaryngol 2015; 272(2):485-8.
16. Ravesloot MJL, Benoist L, van Maanen P, et al. Advances in the diagnosis of obstructive sleep apnea: drug-induced sleep endoscopy. Adv Otorhinolaryngol 2017;80:22-7.
17. Torre C, Camacho M, Liu SY, et al. Epiglottis collapse in adult obstructive sleep apnea: A systematic review. Laryngoscope 2016 Feb;126(2):515-23.
18. Shimohata T, Tomita M, Nakayama H, et al. Nishizawa Floppy epiglottis as a contraindication of CPAP in patients with multiple system atrophy.Neurology 2011 May 24;76(21):1841-2.
19. Vicini C, De Vito A, Benazzo M, et al. The nose oropharynx hypopharynx and larynx (NOHL) classification: a new system of diagnostic standardized examination for OSAHS patients. Eur Arch Otorhinolaryngol 2012;269:1297-300.
20. Kezirian EJ, Hohenhorst W, de Vries N. Drug-induced sleep endoscopy: the VOTE classification. Eur Arch Otorhinolaryngol 2011;268:1233-6.
21. Friedman M, Ibrahim H, Bass L. Clinical staging for sleep-disordered breathing.Otolaryngol Head Neck Surg 2002;127:13-21.
22. Iwanaga K, Hasegawa K, Shibata N, et al. Endoscopic examination of obstructive sleep apnea syndrome patients during drug-induced sleep. Acta Otolaryngol Suppl 2003;550:36-40.
23. Charakorn N, Kezirian EJ. Drud-induced sleep endoscopy. Otolaryngol Clin N Am 2016;49(6):1359-72.
24. da Cunha Viana A Jr, Mendes DL, de Andrade LNL, et al. Drug-induced sleep endoscopy in the obstructive sleep apnea: comparasion between NOHL and VOTE classification. Eur Arch Otorhinolaryngol 2017 Feb;274(2):627-35.
25. Kezirian EJ, White DP, Malhotra A, et al. Interrater reliability of drug-induced sleep endoscopy. Arch Otolaryngol Head Neck Surg 2010;136:393-7.
26. Rodriguez-Bruno K, Goldberg AN, McCulloch CE, et al. Test-retest reliability of drug-induced sleep endoscopy. Otolaryngol Head Neck Surg 2009;140:646-51.
27. Campanini A, Canzi P, De Vito A, et al. Awake versus sleep endoscopy: personal experience in 250 OSAHS patients. Acta Otorhinolaryngol Ital 2010 Apr;30(2):73-7.
28. Carrasco Llatas M, Dalmau GJ, López MR, et al. Our findings in the sleep endoscopy exams. Acta Otorrinolaringol Esp Review. Spanish 2005 Jan;56(1):17-21.
29. Rabelo FA, Salgado Küpper D, Haueisen Sander H, et al. A comparison of the Fujita classification of awake and drug-induced sleep endoscopy patients. Braz J Otorhinolaryngol 2013;79(1):100-5.
30. Blumen M, Bequignon E, Chabolle F. Drug-induced sleep endoscopy: A new gold standard for evaluating OSAS? Part II: Results. Eur Ann Otorhinolaryngol Head Neck Dis [Internet] Elsevier Masson SAS 2017;134(2):109-15.

31. Soares D, Sinawe H, Folbe AJ, et al. Lateral oropharyngeal wall and supraglottic airway collapse associated with failure in sleep apnea surgery. Laryngoscope 2012;122(2):473-9.
32. Koutsourelakis I, Saffirudin F, Ravesloot M, Zakynthinos S. Surgery for obstructive sleep apnea: sleep endoscopy determinants of outcome. 2012. p.1-5.
33. Sorrenti G, Piccin O. Functional expansion pharyngoplasty in the treatment of obstructive sleep apnea. 2013 Nov;2905-8.
34. Liu SYC, Huon LK, Powell NB, et al. Lateral pharyngeal wall tension after maxillomandibular advancement for obstructive sleep apnea is a marker for surgical success: observations from drug-induced sleep endoscopy. J Oral Maxillofac Surg [Internet]. American Association of Oral and Maxillofacial Surgeons 2015;1-8.
35. Vanderveken OM, Maurer JT, Hohenhorst W, et al. Evaluation of drug-induced sleep endoscopy as a patient selection tool for implanted upper airway stimulation for obstructive sleep apnea. J Clin Sleep Med 2013;9(5):433-8.
36. De Vito A, Agnoletti V, Zani G, et al. The importance of drug-induced sedation endoscopy (D.I.S.E.) techniques in surgical decision making: conventional versus target controlled infusion techniques—a prospective randomized controlled study and a retrospective surgical outcomes analysis. Eur Arch Oto-Rhino-Laryngology 2017;274(5).
37. Meraj TS, Muenz DG, Glazer TA, et al. Does drug-induced sleep endoscopy predict surgical success in transoral robotic multilevel surgery in obstructive sleep apnea? Laryngoscope 2017;127(4):971-6.
38. Library TC. Surgery for obstructive sleep apnoea in adults (Review). 2013;(2).
39. Li Y, Ye J, Han D, et al. Physiology-based modeling may predict surgical treatment outcome for obstructive sleep apnea. J Clin Sleep Med [Internet] 2017;13(9):1029-37.

Parte IV Tratamento dos Distúrbios do Sono

SÍNDROME DA APNEIA DO SONO – TRATAMENTO COM APARELHOS INTRAORAIS

CAPÍTULO 14

Pedro Pileggi Vinha ▪ Antônio Fagnani Filho

HISTÓRICO E EVOLUÇÃO DOS AIOS

Ao longo do tempo, os aparelhos intraorais (AIO) utilizados para o tratamento do ronco e da apneia obstrutiva do sono vêm passando por uma constante evolução em relação aos materiais e desenhos utilizados na sua confecção. Os novos modelos buscam diminuir o seu tamanho e volume, proporcionando um maior espaço funcional para a língua, além de mecanismos de ativação de mais fácil controle e maior conforto.

Na literatura, encontramos os primeiros relatos com a preocupação de melhorar o padrão respiratório nos indivíduos no início do século passado, quando o médico francês Pierre Robin, em 1902, publicava seus estudos sobre a glossoptose como sendo a principal causa da respiração bucal e de muitas **mazelas** que acometiam a saúde da população. No ano de 1934, propôs a utilização de um aparelho de avanço mandibular do tipo **monobloco** para o tratamento de crianças com glossoptose e micrognatia mandibular, com o objetivo de desobstruir a faringe prevenindo a ptose da língua.[1,2]

A partir dos anos 1970, iniciou-se a relação da odontologia com os distúrbios respiratórios do sono (DRS) no controle do ronco e da apneia. Porém, o primeiro AIO utilizado para o tratamento do ronco e da apneia foi descrito apenas no ano de 1979, por Boraz,[3] seguindo-se a apresentação, por Cartwright e Samelson, de um outro modelo de AIO, porém ambos na forma de retentor lingual (*tongue retaining device* – TRD).[1,4,5]

No início da década de 1980, os aparelhos mudaram o foco do avanço exclusivo da língua para o avanço de toda a mandíbula, chamados de dispositivos de avanço mandibular (DAM), o que consequentemente traria a língua para a frente desobstruindo a orofaringe. O primeiro foi o *Noturnal Airway Patency Appliance* (NAPA) desenvolvido por Peter George em 1982.

A partir de 1990, foram introduzidos mecanismos de ajustes nos DAMs que possibilitaram o avanço gradual mandibular (titulação), tornando-se a forma predominante de terapia odontológica para DRS.

A princípio, existia alguma hesitação ao se recomendar um AIO porque se temia que seu uso pudesse provocar interferência no sono. Seu uso era indicado principalmente quando ocorria o insucesso com aparelhos de pressão positiva na via aérea ou quando os procedimentos cirúrgicos não atingiam os resultados esperados no tratamento da SAOS.

Este medo mostrou-se infundado quando estudos monitorados sobre a arquitetura do sono demonstraram não ocorrer qualquer mudança negativa na qualidade do mesmo.[6-12]

Esta afirmativa ainda foi ratificada em 1999,[13] quando um estudo demonstrou uma diminuição significativa da fragmentação do sono com o uso de dispositivo intraoral. Desde então, os DAMs foram impondo-se como meio de tratamento efetivo, sendo o principal tratamento para o ronco primário e apneias leves e moderadas, assim como os aparelhos de pressão positiva.

APARELHOS INTRAORAIS: TIPOS, CARACTERÍSTICAS E ATUAÇÃO

Os aparelhos intraorais para tratamento da SAOS aprovados pela FDA (Food and Drug Administration), em 1995, foram os retentores de língua e os reposicionadores mandibulares ou de avanço mandibular (DAM),[14] que são, atualmente, os tipos mais recomendados. Outros dois tipos testados, que são os estimuladores proprioceptivos da língua e os elevadores de palato mole, estão em desuso em decorrência de desconforto, baixa adesão pelos pacientes e eficácia não comprovada.

Os primeiros baseavam-se na tentativa de uma reeducação postural da língua, que se posicionaria mais anteriormente durante o sono. Já os aparelhos elevadores de palato mole fixavam-se aos dentes superiores e, por meio de uma haste com um botão de resina acrílica, pressionavam o palato, com o objetivo de eliminar a vibração com a passagem do ar. Essa modalidade de aparelho foi indicada apenas para ronco primário e não tem sido utilizada em razão do evidente desconforto que causa ao paciente.[15,16] A adesão ao elevador de palato mole é bastante baixa, tendo sido tolerado, em um estudo, por apenas 25% dos pacientes.[15,17]

Retentores Linguais

Os retentores linguais são dispositivos confeccionados em borracha termoplástica flexível e constituídos por um bulbo maleável anterior, onde o paciente introduz a língua que, por pressão negativa, mantém-se anteriorizada e projetada para fora da boca durante o sono, prevenindo sua queda contra a parede posterior da faringe. O principal aparelho é o *Tongue Retaining Device* (TRD), conforme a Figura 14-1a.

Podem ser confeccionados em laboratório (Fig. 14-1a) ou pré-fabricados (Fig. 14-1b) e estão disponíveis em quatro tamanhos: pequeno, médio, grande e extragrande, e em dois modelos, o padrão e o com tubos laterais acessórios indicados para respiradores bucais. Eles têm seu uso restrito e são indicados para pacientes respiradores nasais exclusivamente, com pouco ou nenhum dente, sobre próteses parciais e totais ou rebordo alveolar, que

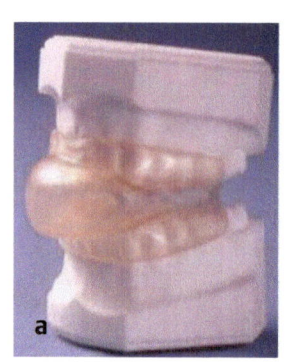

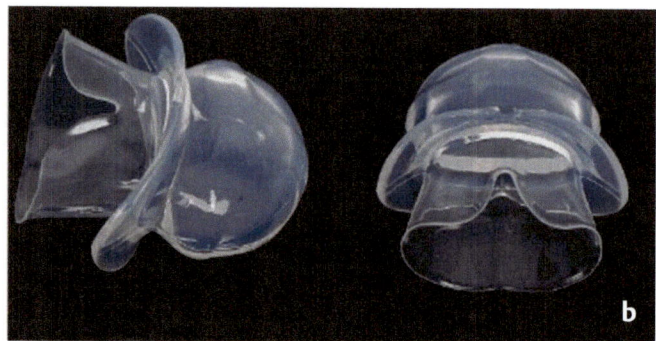

Fig. 14-1. Aparelhos retentores linguais. (**a**) TRD feito em laboratório. (**b**) Aparelho pré-fabricado.

possuem língua muito grande, e pacientes com limitações no movimento de protrusão, menor que 5 mm, o que impossibilita o avanço progressivo mandibular com os aparelhos reposicionadores mandibulares.[18]

A utilização desse dispositivo aumenta a atividade do músculo genioglosso, podendo representar fator importante para a redução do ronco e das apneias.[19]

Existem poucos estudos sobre esse aparelho, não havendo dados disponíveis a respeito dos efeitos colaterais, mas o que se observa eventualmente é a queixa de salivação excessiva pelo volume do aparelho na boca, dor ou dormência na língua por causa da pressão negativa exercida sobre a mesma e a falta de retenção a qual facilita que o dispositivo solte durante a noite.

A adesão ao tratamento com os retentores linguais parece ser menor em comparação com os DAMs, e tem suas melhores indicações para pacientes com ronco primário e eventualmente com SAOS leve, mas, acima de tudo, pacientes que não têm suporte dentário adequado para a instalação de um DAM.

Reposicionadores Mandibulares (DAM)

Independente do modelo ou material de confecção dos aparelhos reposicionadores mandibulares, todos têm como objetivo aumentar o volume da via aérea superior e sua capacidade ventilatória, especialmente na região da orofaringe, por meio de uma manobra mecânica de avanço mandibular, de uma forma estável durante o sono.

O efeito desejado é a projeção anterior da língua, atuando principalmente no músculo genioglosso,[20,21] com consequente distensão do palato mole e dos arcos musculares da faringe, prevenindo o colapso faringiano.

O limite e quantidade do movimento de protrusão mandibular devem respeitar a capacidade do movimento de cada paciente individualmente e a gravidade do seu problema.

Os aparelhos de avanço mandibular apresentam diversas variações, a ponto de existirem mais de 100 tipos de dispositivos disponíveis[22] que variam quanto ao *design*, tipo de material (rígido ou flexível), tipo de retenção (grampos ou encapsulados), liberdade ou não de movimento mandibular, quantidade de abertura vertical anterior, possibilidade de titulação e quanto a sua fabricação (pré-fabricados, feitos em laboratório ou impressos em 3D).[23,24] São os aparelhos mais utilizados e estudados nos dias de hoje, e vários estudos revelam bons resultados reduzindo o IAH, aumentando a oxigenação sanguínea e melhorando a qualidade do sono.[20,25-29]

Tanto o desenho quanto os materiais que confeccionam estes aparelhos têm uma influência direta sobre os resultados.

A tendência dos aparelhos mais modernos é que todos os elementos de avanço mandibular sejam colocados fora do arcabouço dentário, evitando que as estruturas do aparelho "roubem" espaço da língua. O melhor exemplo de aparelhos assim é o Klearway (Fig. 4-2a), talvez o mais conhecido dos DAMs. Ele é constituído por duas placas de acrílico (superior e inferior) com recobrimento total dos dentes, unidas por um parafuso do tipo Hirax no centro do palato, forçando a um abaixamento da língua, bem como sua posteriorização. Aparelhos mais modernos, como o PPV (Fig. 14-2b), apresentam total espaço livre intrabucal, permitindo um maior avanço da língua.

O material também pode ser crítico. Aparelhos confeccionados em resina acrílica ou materiais termoplásticos tendem a ser menos eficientes que materiais como o acetato. Isso porque estes materiais também apresentam um volume mínimo necessário.

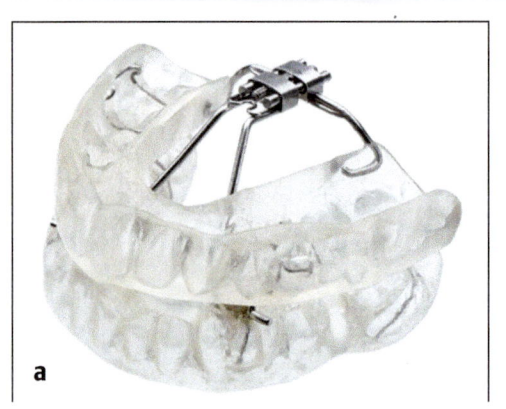

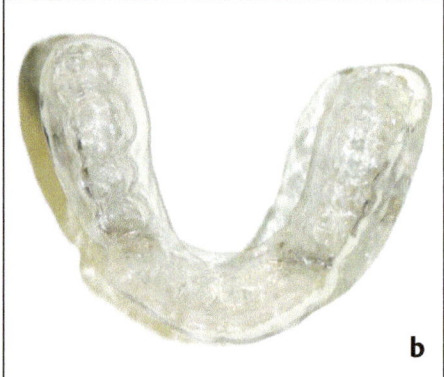

Fig. 14-2. (**a**) Aparelho Klearway. (**b**) PPV. Observe em **a** o parafuso ocupando o espaço interno da boca e em **b** todo o espaço disponível para a língua.

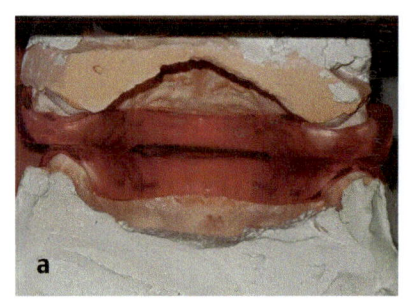

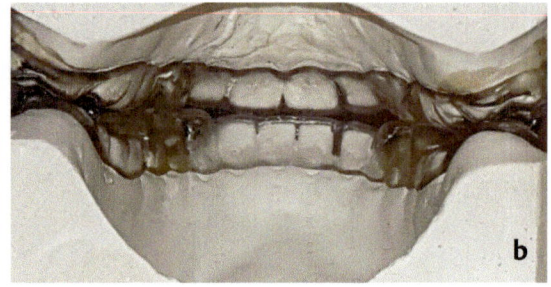

Fig. 14-3. O material também influi no espaço intrabucal conseguido. Observe como a resina (**a**) é mais volumosa que o acetato (**b**).

Por exemplo, um aparelho de resina apresenta aproximadamente 4,5 mm de espessura, enquanto um aparelho em acetato apresenta algo como 1,5 mm (Fig. 14-3).

A princípio, pode ser uma diferença pequena, entretanto, se pensarmos em avanços mandibulares na casa de 7 mm, aparelhos em acrílico tendem a perder 4,5 mm de avanço da língua, restando 2,5 mm, enquanto aparelhos em acetato roubam apenas 1,5 mm deste total, restando 5,5 mm de avanço.

Claro que não é exclusivamente o avanço da língua para anterior que gera a melhora da AOS, há todo o estiramento da musculatura agindo sobre a orofaringe, entretanto, quando trabalhamos com milímetros, qualquer ganho, por menor que seja, pode fazer toda a diferença.

Atualmente, nos Estados Unidos, Canadá e alguns países da Europa, foram desenvolvidos os aparelhos intraorais fabricados em um fluxo de trabalho totalmente digital, eliminando a necessidade de moldagens convencionais e modelos de gesso, obtendo-se aparelhos mais leves e confortáveis e com melhor adaptação, o que resulta em alta adesão do paciente. São confeccionados com PMMA (polimetilmetacrilato) ou fresados digitalmente pela tecnologia CAI/CAD/CAM,[24] conforme a Figura 14-4.

Apesar de toda a tecnologia envolvida, infelizmente estes aparelhos não permitem titulação precisa, não permitem adaptações em casos de troca de próteses ou restaurações, seus custos ainda são extremamente altos, além de não serem comercializados no Brasil.

CAPÍTULO 14 ▪ SÍNDROME DA APNEIA DO SONO – TRATAMENTO COM APARELHOS INTRAORAIS   **181**

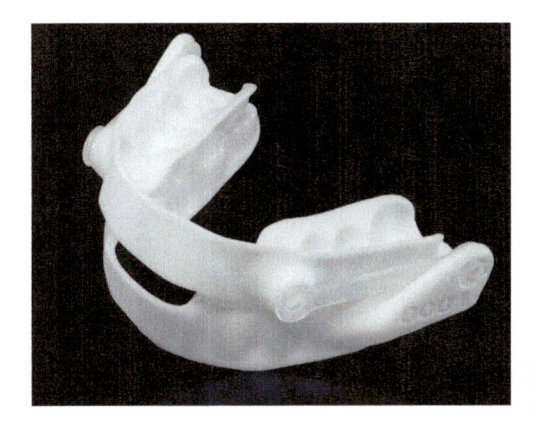

Fig. 14-4. Aparelho Narval (produzido industrialmente).

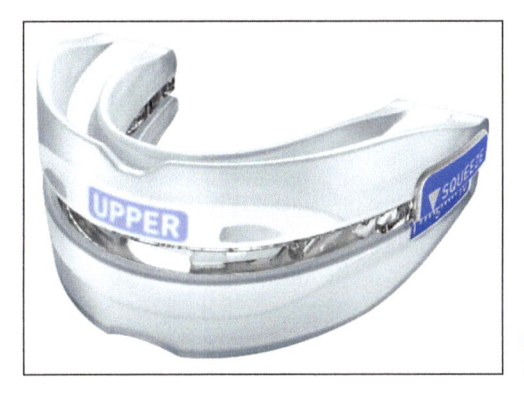

Fig. 14-5. Aparelho pré-fabricado tipo *Boil and Bite*.

Existem modelos de aparelhos pré-fabricados, confeccionados em materiais termoplásticos, também chamados de *Boil and Bite* (Fig. 14-5), nos quais o chamativo é o custo menor e a facilidade de instalação na boca do paciente, porém são muito mais volumosos, com retenção deficiente, além de serem confeccionados com materiais mais porosos que apresentam em pouco tempo alterações de cor, odor desagradável e uma durabilidade muito menor, tornando-se menos tolerados pelos pacientes e muito menos eficientes, tanto na redução do ronco como da apneia. Apesar de alguns modelos apresentarem mecanismo de ajuste, são de difícil controle clínico e apresentam maior ocorrência de efeitos adversos, e seu insucesso pode causar resistência ao tratamento com o AIO individualizado. Esses aparelhos possuem um número pequeno de estudos prospectivos,[20] não sendo indicados como uma alternativa eficiente no tratamento do ronco e da SAOS.

Atualmente, os aparelhos ajustáveis confeccionados em laboratório são os mais utilizados e mais eficientes,[15,21,30] e a indicação da mudança de postura mandibular, como a quantidade de avanço e a distância interoclusal, deve ser determinada pelo cirurgião dentista capacitado em odontologia do sono, de acordo com as características e necessidades individuais de cada paciente.

Basicamente, os aparelhos são constituídos de duas placas independentes com ancoragem nos arcos dentários superior e inferior, ligados por expansores, parafusos ou outra forma de mecanismo de ajuste, possibilitando alterações progressivas na posição mandibular.[15,21,30]

Devem ser individualizados para cada paciente, promovendo excelente adaptação, conforto e retenção do aparelho sobre os dentes, garantindo a sua manutenção na boca, de tal forma que não se solte de uma das arcadas (ou das duas) com o relaxamento da musculatura mastigatória ou durante movimentos orais intempestivos durante o sono. Essas características melhoram a aceitação aos DAMs, contribuindo para uma maior adesão ao tratamento, tornando-os aparelhos customizados preferíveis em relação aos pré-fabricados.[15,30,31]

Os AIOs devem ter as seguintes características:

- Proporcionar avanço mandibular progressivo;
- Não provocar alterações ortodônticas;
- Ser seguro. Não provocar danos nos tecidos bucais ou nas ATMs;
- Não interferir com a posição anterior da língua;
- Produzir o efeito desejado;
- Ser confortável. Não causar incômodo para o paciente;
- Ter baixo custo;
- Ter boa retenção. Não se deslocar durante o sono;
- Permitir mobilidade mandibular;
- Estabilizar a posição mandibular, não permitindo abertura excessiva da boca.

MELHORES INDICAÇÕES E OBJETIVOS

De acordo com a Academia Americana de Medicina do Sono – AASM (2006)[32] o uso do AIO do tipo reposicionador mandibular é indicado como primeira opção para tratamento do ronco primário, para Síndrome de Resistência das Vias Aéreas Superiores (SRVAS) e SAOS leve e moderada, e é indicado para o tratamento da SAOS severa em qualquer grau, em que houve intolerância ou recusa ao uso de aparelhos de pressão positiva na via aérea (CPAP) e/ou não se conseguiu sucesso com tratamento comportamental (mudanças de hábitos, perda de peso, etc.).[21,24,26-28,30,32,33]

Como há fortes evidências de sua eficácia, o CPAP é indicado, sempre que possível, para pacientes com SAOS severa antes de se considerar o AIO. Estes devem ser adaptados por dentistas qualificados, treinados e com experiência no cuidado da saúde oral, ATM, oclusão e estruturas associadas.[28,32]

Também pode ser indicado como coadjuvante em outros tratamentos, inclusive com o uso concomitante com o CPAP, com o objetivo de diminuir a pressão, baixando para índices mais toleráveis ao paciente e em casos de indivíduos tratados cirurgicamente quando ainda persistirem alguns sintomas.[20]

Quando a questão é ronco primário, devidamente comprovado por polissonografia de noite toda, o objetivo do tratamento é reduzi-lo, tornando-o aceitável, ou mesmo eliminando-o completamente.

Para pacientes portadores de SAOS, além da melhora do ronco, o tratamento deve aliviar ou solucionar os sinais e sintomas clínicos da doença. Essa melhora se traduz na forma de normalização nos seguintes parâmetros: índice de apneia e hipopneia (IAH), saturação de oxi-hemoglobina e fragmentação do sono (número de microdespertares associados aos eventos respiratórios), o que deve ser comprovado com uma polissonografia final, utilizando o DAM.[15,20]

LIMITAÇÕES E CONTRAINDICAÇÕES
O uso de DAMs está contraindicado para pacientes com:

- Perda óssea acentuada que comprometa significativamente o periodonto dos dentes de apoio (doença periodontal ativa, dentes com mobilidade);
- Suporte dentário deficiente – mínimo de 8 a 10 dentes em cada arcada;
- Próteses extensas com suporte dentário deficiente;
- Prótese total inferior;
- Limitação de movimentos protrusivos menores que 5mm;
- Pacientes com quadro de apneia do sono predominantemente do tipo central;
- IAH acima de 30 com hipoxemia grave;
- Risco de morte iminente;
- Polissonografia com AIO que demonstre resposta insuficiente do tratamento.

Pacientes obesos, com IMC maior que 30 e circunferência de pescoço aumentada, apresentam um prognóstico mais desfavorável. Alterações anatômicas que obstruam a passagem do ar nas vias aéreas superiores, como tumores e macroglossias, também contraindicam o tratamento com o AIO.

Como todas as formas de tratamento em que é necessária a cooperação do paciente, o aparelho não deve ser indicado para aqueles que estão desmotivados, embora esse fator não constitua contraindicação propriamente dita.

Aparelhos reposicionadores mandibulares pré-fabricados podem levar à baixa adesão a essa modalidade de tratamento. Entre as complicações estão: a abertura anterior excessiva, a falta de adaptação e a baixa retenção, o que representa eficácia reduzida, além do risco de extrusão dos dentes posteriores, caso não haja um recobrimento total desses dentes. Logo, esses tipos de aparelhos são contraindicados para o tratamento em longo termo de pacientes roncadores ou portadores de SAOS.[21]

DISFUNÇÃO TEMPOROMANDIBULAR E DISPOSITIVOS DE AVANÇO MANDIBULAR

Existe um mito frequentemente levantado tanto por pacientes quanto por profissionais da saúde, incluindo os dentistas, de que o tratamento da SAOS com dispositivos de avanço mandibular causa disfunção temporomandibular (DTM). Outro mito é que os DAMs são contraindicados em pacientes com DTM. Estas falsas afirmações são replicadas em textos científicos e em textos leigos, de maneira repetida, infelizmente por causa do desconhecimento dos profissionais em relação à DTM.

Se formos avaliar quais são as patologias mais recorrentes das articulações temporomandibulares, pode-se dizer claramente que todas elas têm um caráter compressivo, ou seja, o excesso de compressão articular causada pelo apertamento dentário noturno é a principal fonte de distúrbios articulares.

Os melhores exemplos:

- *Deslocamento anterior do disco (estalo)*: ocorre por perda de espaço articular causada pelo bruxismo cêntrico noturno (bruxismo cêntrico significa apertamento dentário sem movimentação mandibular);
- *Artrose articular*: degeneração articular causada por excesso de compressão na articulação;

- *Dores articulares com ou sem pontadas no ouvido*: geralmente causada por compressão articular;
- *Cefaleia tensional*: apesar de não ser uma patologia articular propriamente dita, é causada por uma sobrecarga dos músculos elevadores mandibulares, em especial o músculo temporal. Caracteriza-se por uma dor de cabeça, localizada principalmente em região de têmporas, testa e frequentemente fundo de olho.

De um modo geral, todas estas patologias pedem como tratamento a descompressão articular por meio de órteses (placa miorrelaxante) e, em alguns casos, descompressão vertical com anteriorização da cabeça mandibular (côndilo mandibular). Ou seja, projetar a mandíbula para frente e para baixo.

Isso significa que os DAMs são extremamente eficientes para o tratamento das DTMs, pois estes aparelhos promovem exatamente um aumento e uma anteriorização mandibular, causando uma descompressão e um alívio da articulação.

Os DAMs não só são extremamente eficientes no tratamento das DTMs, como são também excelentes para a prevenção das mesmas.

EFEITOS ADVERSOS

Os efeitos adversos não são incomuns e podem afetar a adesão ao uso do aparelho. Estão altamente relacionados com o tipo do aparelho (desenho e material), resposta individual de cada paciente, situação inicial de oclusão, saúde articular e comprometimento muscular, além do uso inadequado. Geralmente são leves e inerentes ao período de adaptação dos aparelhos, desaparecendo em pouco tempo.[26,33]

Podem ser de curto prazo e envolvem queixas subjetivas como hipersalivação, xerostomia, desconforto em mucosas, gengivas, língua, dor leve ou pressão nos dentes e dor ou desconforto nas ATMs, que pode estar associado ao excesso de avanço mandibular ou avanço não simétrico, além do limite fisiológico do paciente, sendo necessário retornar esse avanço e reiniciá-lo lenta e gradualmente.[21]

O desconforto e cansaço da musculatura mastigatória, pequenos desajustes oclusais ou sensação de não ocluir os dentes são relatados principalmente pela manhã, logo após a retirada do aparelho, e têm um período muito curto de duração, de poucos minutos, variando individualmente.[21] Apresentam uma ocorrência maior no período inicial do tratamento.

No longo prazo, há que se ter atenção para as mudanças oclusais e disfunções temporomandibulares.[30,34]

Nishigawa[35] encontrou como causa de abandono do tratamento os seguintes motivos: **incômodo do uso** e **não impedir a apneia**.

Conhecer melhor os efeitos adversos de curto e longo prazo pode diminuir a taxa de abandono do tratamento e auxiliar o dentista do sono a esclarecer dúvidas a respeito desses efeitos.[36]

A frequência e a severidade dos efeitos adversos são afetadas pelo tipo de aparelho, tempo de uso e grau de protrusão.

A literatura é escassa em comparar tipos de aparelhos e seus efeitos adversos. Norrhem[34] testou a hipótese de que aparelho flexível, sem recobrimento dos dentes incisivos inferiores, aumenta a possibilidade de apinhamento quando comparado com aparelho rígido com recobrimento dos incisivos. Concluiu que AIOs flexíveis sem recobrimento dos incisivos aumentam a possibilidade de apinhamento.

A movimentação dentária devida a forças aplicadas aos dentes parece ser o principal problema (Fig. 14-6).

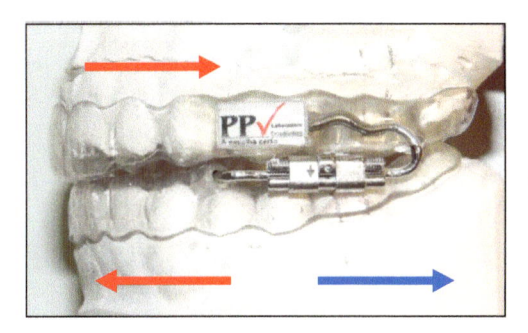

Fig. 14-6. Forças inerentes a todos os aparelhos de avanço mandibular. A seta em azul indica a força muscular querendo retornar a mandíbula para trás, enquanto as setas em vermelho identificam as forças transferidas pelo aparelho sobre os dentes.

A resultante dessas forças favorece a distalização dos dentes na maxila e a mesialização dos dentes na mandíbula, provocando redução do trespasse horizontal (*over jet*) e vertical (*over bite*), aumento de apinhamento anterior inferior, mordida aberta posterior, além do aumento da inclinação dos incisivos inferiores.[34,37]

Apesar de estatisticamente significativas, essas mudanças parecem ser, muitas vezes, clinicamente sem relevância e devem ser discutidas com o paciente.[30,34,38]

Existem estratégias para controle desta movimentação dentária, como os guias oclusais, que serão discutidas mais adiante.

Em relação aos efeitos dentais que podem ocorrer durante o tratamento, é preciso enfatizar a importância de apresentar ao paciente o máximo de informação relativa ao uso do aparelho antes do início do tratamento.[39]

A suspensão do tratamento com DAM depende da manutenção do quadro, da intensidade e frequência da dor e sua interferência na dinâmica mandibular.[17] Interromper o uso do aparelho em razão de alterações oclusais somente deve ser considerado em pacientes que estão dispostos a aceitar outra modalidade efetiva de tratamento da SAOS.

A maioria dos tratamentos podem acarretar efeitos deletérios. Nem por isso eles não devem ser realizados, pois a SAOS se trata de uma doença séria, evolutiva, crônica e de grande abrangência, associada a várias comorbidades e índice relevante de mortalidade.

EFICIÊNCIA DO DAM × CPAP

A SAOS é um distúrbio do sono crônico, e um tratamento efetivo de longo prazo é necessário para prevenir os riscos à saúde que poderão se associar a essa doença.

O tratamento padrão ouro, principalmente para a SAOS severa, permanece sendo a terapia com a pressão positiva contínua nas vias aéreas, que é altamente eficaz, mas tem limitações bem conhecidas, sendo a principal as baixas taxas de adesão e aderência ao tratamento, o que, por sua vez, elimina os benefícios de saúde desejados.[25,26,28,33]

Contudo, a necessidade de colaboração dos pacientes na utilização desse mecanismo e a baixa tolerância dos mesmos ao tratamento fez com que o interesse pelo AIO, que é o principal dispositivo alternativo ao CPAP, tenha aumentado nos últimos anos, em virtude da sua praticidade e dos bons resultados que tem apresentado.[15,20,26-29,33,40] Os pacientes frequentemente relatam preferir aparelhos orais ao tratamento com CPAP, com melhores taxas de uso.

Diversos estudos demonstram a superioridade do CPAP em relação ao DAM,[25,26,29] entretanto todos eles levam em conta valores absolutos, ou seja, o resultado da melhora da SAOS em relação ao uso do CPAP ou ao uso do DAM, indiferente do tempo de uso ou aderência ao tratamento.

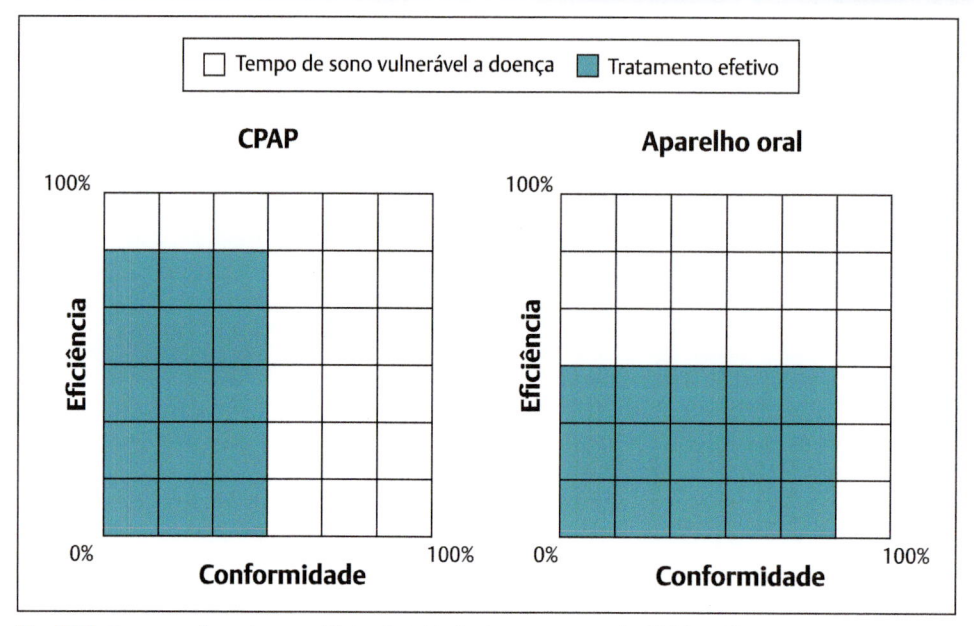

Fig. 14-7. Comparação entre o perfil de efetividade de tratamento do CPAP e AIO.[25]

Contudo, em 2015, um importante estudo comparativo sobre a eficiência do CPAP e do AIO foi publicado por Sutherland K *et al.*,[25] em que esse parâmetro foi avaliado em relação a eficácia e o tempo médio de uso por período de sono de cada uma das terapêuticas, e teve seus resultados sintetizados por meio dos gráficos na Figura 14-7.

Neste gráfico, a eficácia é representada pelo eixo y e reflete a capacidade do tratamento em prevenir eventos respiratórios obstrutivos, quando ele é fisicamente aplicado, e a aderência representada pelo eixo x, que reflete as horas em que o tratamento é aplicado durante o tempo total de sono, quando eventos obstrutivos podem ocorrer. Observa-se que o AIO possui menos eficácia que o CPAP, entretanto tem uma aderência muito maior que o CPAP, o que resulta em **eficiência** equivalente entre eles (área sombreada).

Sabe-se que o tratamento com CPAP apresenta problemas na adesão pelos pacientes, principalmente os jovens, roncadores sem apneia ou com apneia não sintomática, e mesmo pacientes com apneias graves.[25-27,29,33,41]

Os DAMs são considerados não invasivos e de baixo custo, sendo aceitáveis pelos pacientes, promovendo resultados favoráveis no controle da SAOS. Sua praticidade e o relativo conforto fazem com que sejam mais aceitos pelos pacientes, alcançando altíssimos níveis de aderência ao tratamento, cerca de 91,2%, segundo recentes pesquisas,[28,33] além de estarem entre as opções mais modernas no tratamento de ronco, apneia do sono e bruxismo. A constante evolução dos DAMs em relação a qualidade, conforto, durabilidade e controle clínico objetivamente validados, em combinação com os recentes avanços na seleção de pacientes e monitoramento de tratamento, continuará a otimizar o AIO como tratamento eficaz para SAOS.[26,28]

CAPÍTULO 14 ▪ SÍNDROME DA APNEIA DO SONO – TRATAMENTO COM APARELHOS INTRAORAIS

> *Dizer que o CPAP é mais eficiente que o aparelho intraoral só é uma verdade absoluta, quando a aderência não for considerada, e não levar a aderência em consideração é uma forma de mascarar a eficácia do tratamento.*
>
> Pedro Pileggi Vinha

FATORES INDICATIVOS DO PROGNÓSTICO DO APARELHO

Ainda não se encontram na literatura, de maneira definitiva, quais são os fatores preditivos de sucesso para avaliar a eficácia dos DAMs.

Estudos apontam algumas características que provavelmente aumentam as chances de sucesso no tratamento da SAOS.

- Classe II acentuada;
- Mordida profunda;
- Boa ancoragem dentária;
- IAH inferior a 30;
- Magreza (IMC inferior a 30);
- Pescoço longo e fino (inferior a 40 cm para homens e 38 cm para mulheres);
- Mallampati modificado até 2.

Entretanto, durante a consulta e com a polissonografia em mãos, alguns fatores podem ajudar a predizer o sucesso do tratamento, aumentando ou diminuindo as possibilidades de sucesso.

- *Índice de apneia e hipopneia*: claro que este é um dos principais fatores e de uma maneira direta interfere nos resultados. Quanto menor o IAH, maior as chances de sucesso, diretamente;
- *Quantidades de apneia e hipopneia*: como a apneia e a hipopneia basicamente são a mesma doença, mas em diferentes graus, claro que quanto mais hipopneia em detrimento das apneias no IAH, melhor o prognóstico;
- *Tempo médio das apneias e hipopneias*: curiosamente, este dado tem uma relação importante com o prognóstico. Casos com distúrbios obstrutivos mais curtos tendem a responder melhor aos DAMs;
- *Relação da duração média dos distúrbios respiratórios e IAH*: além da duração média dos eventos respiratórios influenciarem o prognóstico do tratamento, ela também influencia diretamente o IAH. Um bom exemplo é que pacientes com um IAH de 30, mas com apneias ou hipopneias de curta duração (entre 10 a 20 segundos), tendem a responder melhor que indivíduos com IAH de 20, porém cada apneia com mais de 50 segundos;
- *Posição das apneias*: apneias posicionais, ou seja, apneias ou hipopneias que acontecem basicamente com pacientes na posição supina apresentam um melhor prognóstico para tratamento com DAMs quando comparados a pacientes que apresentam eventos obstrutivos na mesma intensidade, seja qual for a posição do corpo;
- *Pressão do CPAP*: este é um importante indicativo de sucesso. Pacientes que já fizeram a titulação com CPAP, e não se adaptaram com ele, apresentam um rico preditor de tratamento. Teoricamente, indivíduos que resolvem a apneia com baixas pressões (6 a 10 cm de água) tendem a responder ao tratamento com DAM melhor que indivíduos que precisam mais de 10 cm de água para obter níveis baixos de IAH.

Entretanto, como está escrito acima, apesar dos prognósticos serem favoráveis ou desfavoráveis, não se sabe com precisão quais são os indivíduos que vão responder bem ao tratamento. Não é raro pacientes com IAH acima de 50 ficarem abaixo de 5 com o uso do DAM e pacientes com IAH de 20 não abaixarem de 15.

Por isso acredito que sempre vale a pena tentar o tratamento com DAM, a menos que o paciente não preencha bem os requisitos básicos ou tenha algum risco cardiovascular importante.

FATORES QUE CONTRAINDICAM A PRESCRIÇÃO DOS APARELHOS DE AVANÇO MANDIBULAR

Apesar de toda a eficiência do aparelho intraoral e de estar comprovado que os DAMs têm os mesmos resultados que o CPAP no controle da SAOS e de suas principais comorbidades,[26,28] existem algumas características dos DAMs que dificultam a sua divulgação e indicação de uma maneira mais generalizada, em especial pela área médica.

São elas:

- *Muitos modelos*: existe mais de uma centena de modelos de aparelhos, com diferentes eficácias, ou seja, mais ou menos eficientes no tratamento dos eventos obstrutivos;
- *Não previsibilidade de resultados*: ao contrário do CPAP, em que o indivíduo faz uma polissonografia para titulação da melhor pressão, o aparelho intraoral não tem essa possibilidade. Já existem protótipos, mas ainda complexos e não autorizados no Brasil;
- *Diferentes manejos*: os DAMs não têm um padrão de operação. Existem diferentes protocolos de ativação, de controle e profissionais de diferentes níveis de conhecimento que podem interferir no resultado final. No CPAP, 6 cm de água serão 6 cm de água, indiferente do operador;
- *Precisa de um período de aclimatação*: da instalação do aparelho até uma polissonografia de controle, geralmente, demora de 2 a 3 meses para verificar se realmente o aparelho resolveu ou se necessita de mais ativação, ou mesmo verificar o insucesso. No CPAP, como já foi titulado, o resultado é imediato;
- *Custo do tratamento/sem reembolso de convênio*: apesar do custo protético do aparelho ser menor que os CPAPs, o custo profissional acaba aumentando em muito o valor final do tratamento. Isso porque todo ele tem que ser obrigatoriamente operado por um dentista habilitado em sono, não podendo ser delegado a terceiros. Além disso, não existe reembolso pelos planos de saúde, sejam médicos ou odontológicos;
- *Possíveis efeitos colaterais dentais/oclusais*: um risco sempre presente, caso ocorram alterações importantes (o que é raro) na oclusão, é que não existe correção espontânea.

Um problema crônico que as pesquisas de eficácia em DAMs apresentam é que existem diversos estudos comparando alguns bons modelos de aparelho com aparelhos reconhecidamente ruins, tipo os pré-fabricados. Na literatura, falta a comparação entre bons dispositivos.

Apesar de todas estas desvantagens iniciais, as vantagens do aparelho intraoral são imensamente superiores. Sua maior aceitação, maior conforto, ter mais portabilidade, ser mais discreto, entre tantos outros benefícios, valem em muito a prescrição.

SISTEMA PPV DE DISPOSITIVOS DE AVANÇO MANDIBULAR

O sistema PPV de dispositivos de avanço mandibular começou a ser desenvolvido em 1994 e, até o presente momento, tem aproximadamente 25 anos de funcionamento e de acompanhamento dos pacientes.

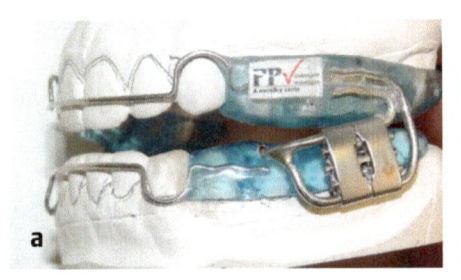

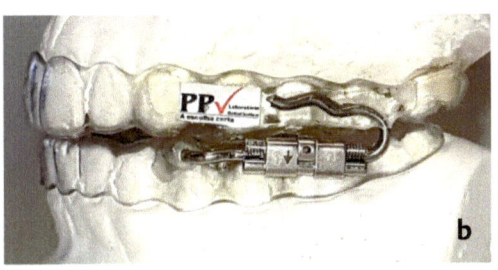

CAPÍTULO 14 ■ SÍNDROME DA APNEIA DO SONO – TRATAMENTO COM APARELHOS INTRAORAIS   189

Fig. 14-8. (a) PPV1 em acrílico, observe que não existe uma pista oclusal. (b) PPV2 em acetato, com apoio oclusal, característica do PPV2.

Basicamente os aparelhos são confeccionados em resina acrílica ou aceto de 1,5 mm, com 2 expansores, bilateralmente, fixados na região de molares superiores e direcionando sua extremidade oposta para a distal dos caninos inferiores, adentrando em um tubo telescópico, ali posicionado, que permite a rotação da placa inferior em relação a superior (Fig. 14-8).

Existem basicamente 2 modelos, chamados de PPV1 ou 2, podendo variar conforme o material, ou seja, pode ser um PPV1 em resina acrílica ou em acetato, bem como um PPV2, também em resina acrílica ou acetato.

O PPV1 é exatamente como o descrito acima, no 2, é associada uma pista oclusal em resina acrílica para proteção do parafuso expansor do excesso de pressão vertical oriundo da força oclusal, bem como para tratar eventuais DTMs. Os 2 modelos podem ser vistos na Figura 14-8.

Diversos fatores influenciam a aderência ao tratamento com os DAMs, como, por exemplo, a presença de sintomas diurnos, conforto, efeitos colaterais, ausência de dor, entre tantos outros fatores. Por isso, o protocolo de utilização do PPV é levemente diferente de outros tipos de sistemas.

Quanto mais ativados os aparelhos, ou seja, quanto maior o avanço mandibular, maior o desconforto e maior a incidência de efeitos colaterais como sensibilidade dental, articular e alterações na mordida. Por isso, acreditamos que o aparelho ideal é o que consegue os melhores resultados com o mínimo de avanço.

Diversos protocolos trabalham com 70 a 80% da protrusiva máxima dos pacientes. Ou seja, se o paciente consegue avançar 11 mm, então o aparelho já é construído com aproximadamente 8 mm de avanço.

Essa estratégia deixa a técnica mais eficiente do ponto de vista de tratamento da SAOS; entretanto, este avanço exagerado gera mais desconforto, mais efeitos colaterais e consequentemente menos adesão.

O sistema PPV inicia-se com 3 mm de avanço mandibular básico e, a cada 15 dias, é ativado 1 mm, até que os principais sintomas tenham sumido (ronco, nictúria, acordar fadigado, entre outros). Uma vez que estes sintomas tenham desaparecido, é então solicitada uma nova polissonografia, agora, com o DAM.

No caso de ronco primário, não é necessária uma nova polissonografia, entretanto, quando é constatada uma apneia, ela é obrigatória, confirmando ou não o resultado do tratamento.

Atualmente, para evitar polissonografias com resultados ainda parciais (existe a supressão dos sintomas, mas ainda persiste a AOS), está sendo utilizada como protocolo uma polissonografia tipo 4 (oximetria de noite toda monitorada) e, uma vez confirmado que não estão ocorrendo dessaturações importantes ou o índice de dessaturação fica baixo, a polissonografia tipo 1 ou 2 é então solicitada para confirmar o tratamento da SAOS.

Contudo, algumas dicas são importantes em relação à quantidade de avanço mandibular:

- *Ronco primário*: não tem um mínimo de avanço protocolado, e, uma vez que ocorra a supressão do mesmo, não são necessárias mais ativações;
- *AOS leve*: recomendados no mínimo de 4 a 5 mm antes de solicitar a nova PSG;
- *AOS moderada*: recomendados no mínimo de 5 a 6 mm antes da nova PSG;
- *AOS severa*: recomendados em torno de 7 mm antes do novo exame.

A partir de 7 milímetros de avanço mandibular, é protocolar a colocação de uma guia oclusal, que nada mais é que 2 placas de acetato unidas na mordida original do paciente (máxima intercuspidação habitual), gerando o recuo imediato da mandíbula para a posição original (Fig. 14-9).

Esta guia oclusal deve ser usada em torno de 10 a 15 minutos pela manhã, após a remoção do PPV, ao acordar.

Ela tem por objetivo recuar a mandíbula rapidamente, diminuindo o desconforto da oclusão "estranha" ao acordar, recuar eventuais movimentações dentárias indesejadas e, se por acaso o paciente não consiga colocá-la pela manhã, serve como um alerta rápido de eventuais movimentações dentárias indesejadas.

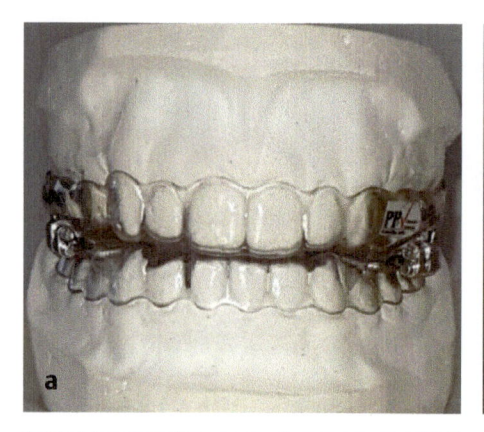

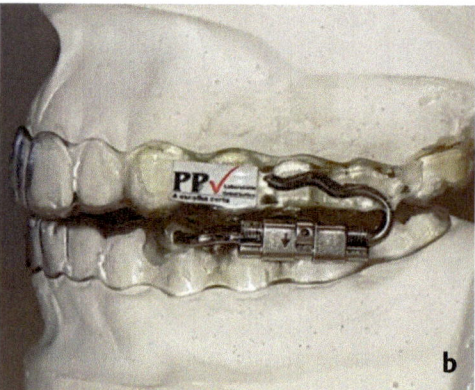

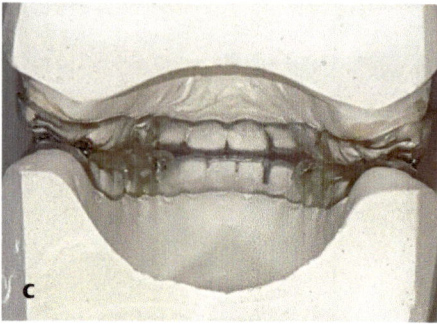

Fig. 14-9. PPV2 em acetato. (**a**) Vista frontal. (**b**) Vista lateral. (**C**) Vista interna.

EFICIÊNCIA DO SISTEMA

De um modo geral, os valores encontrados pelo sistema PPV são bem próximos dos valores encontrados na literatura, mas com uma diferença muito importante, menor quantidade de avanço mandibular.

Essa diferença é fundamental, pois, como descrito anteriormente, menor avanço mandibular significa menos desconforto, menos efeitos colaterais e, consequentemente, maior aderência ao tratamento.

O próximo gráfico mostra a eficácia dos aparelhos intraorais no tratamento da AOS, utilizando o sistema PPV. Colocamos como valores importantes a porcentagem de redução da apneia basal para a final, os valores médios com desvio-padrão do IAH inicial e final, a porcentagem de pacientes que ficaram abaixo do IAH de 10, que é o ideal para aparelhos intraorais, dos que não atingiram abaixo de 10, os que ficaram abaixo de 20, mas sem dessaturações importantes, e o total de solubilidade, ou seja, a soma dos pacientes com IAH abaixo de 10 e abaixo de 20, mas sem dessaturação (Fig. 14-10).

AOS LEVE
- Redução do IAH: 68%
- IAH inicial: 11,96 dp 1,82
- IAH final: 3,60 dp 2,49
- IAH < 10: 94%
- Solubilidade (IAH abaixo de 20 e sem dessaturação): 100%
- Avanço médio: 5,1 mm

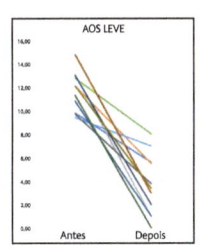

AOS MODERADA
- Redução do IAH: 71%
- IAH inicial: 27,74 dp 6,71
- IAH final: 7,61 dp 6,59
- IAH < 10: 76,92%
- IAH < 20 mas sem dessaturação: 15,38%
- Solubilidade: 92,30%
- Avanço médio: 6,2 mm

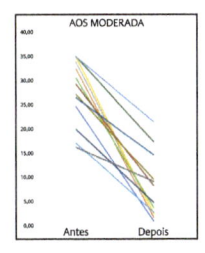

AOS SEVERA
- Redução do IAH: 70%
- IAH inicial: 63,81 dp 25,96
- IAH final: 21,76 dp 26,18
- IAH < 10: 41,11%
- IAH < 20 mas sem dessaturação: 29,41%
- Solubilidade: 70,58
- Avanço médio: 7,4 mm

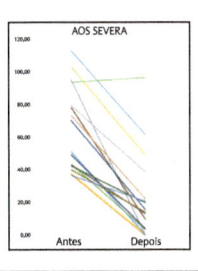

Fig. 14-10. Eficácia dos aparelhos intraorais no tratamento da AOS, utilizando o sistema PPV.

Observando os valores na Figura 14-10, é possível verificar que nem todos os casos são resolvidos.

O aparelho é uma importante ferramenta de tratamento da AOS, sendo uma das mais eficazes e com maior aderência, entretanto não trata a todos os pacientes e nem é indicado para todos os casos.

CASOS CLÍNICOS

Apesar das inúmeras intercorrências, dos diversos tipos de pacientes, dos diferentes graus de apneia, de um modo geral o tratamento da AOS é relativamente padronizado, protocolado e com poucas intercorrências.

Usualmente existe uma consulta inicial para a coleta de informações, histórico, anamnese, exame clínico e moldagem do paciente.

Posteriormente é instalado o aparelho com 3 mm de avanço mandibular protocolar de laboratório. Uma vez que o paciente se adeque a este avanço, iniciam-se as ativações, de 1 mm a cada 15 dias, até que ocorra a supressão dos principais problemas. Uma vez estável esta supressão por 30 dias, uma nova PSG é solicitada.

A seguir, foram selecionados 2 casos que mostram a eficácia do aparelho intraoral, não só em apneias leves e moderadas, mas também em apneias mais severas.

Caso 1 – SAOS SEVERA/CPAP/DAM

Paciente S.R.M., sexo feminino, 56 anos de idade e IMC de 34. A paciente veio encaminhada pelo médico por apresentar uma apneia severa (IAH de 62,8), porém não aderente ao CPAP. Realizou a titulação com o mesmo e observou-se que a pressão ideal do CPAP seria de 12 cm de água, reduzindo o IAH para 13,4.

Como não foi aderente ao CPAP, optou-se pela utilização do DAM, mesmo sabendo-se da eficácia reduzida (Fig. 14-11).

Ao exame clínico era uma paciente classe II severa, Mallampati modificado 3, mordida cruzada posterior unilateral, porém com uma boa implantação dentária, conforme radiografia panorâmica.

Foi então instalado um PPV1 em acrílico em 10 de maio de 2004 e, após 4 sessões, ocorreu a supressão completa do ronco e da nictúria. Desta forma, foi solicitada uma nova polissonografia com o uso do DAM (Fig. 14-12).

O resultado da PSG apresentou uma eficiência inesperada. O IAH abaixou para 1,8, conforme box a seguir.

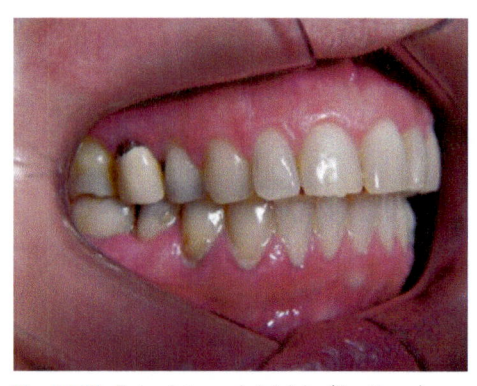

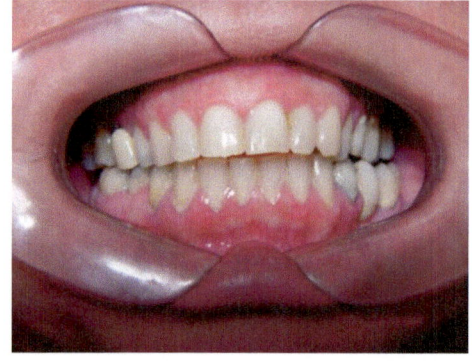

Fig. 14-11. Fotos intraorais iniciais. *(Continua.)*

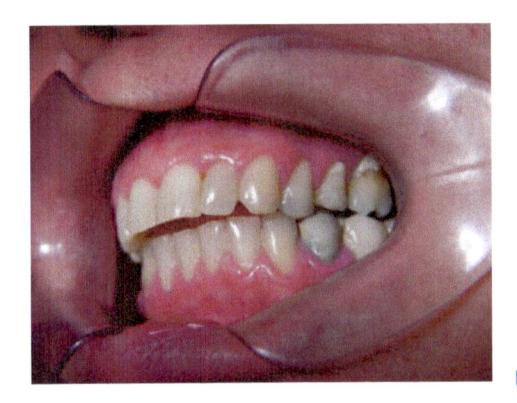

Fig. 14-11. (Cont.)

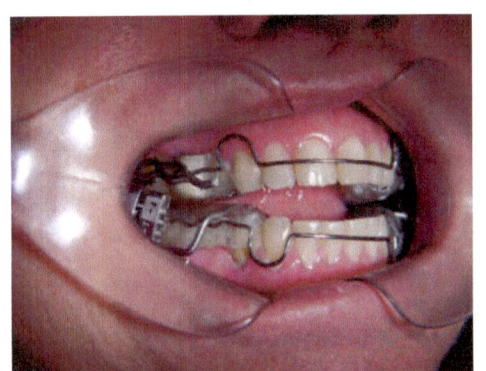

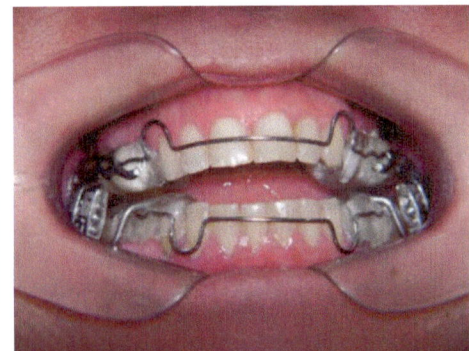

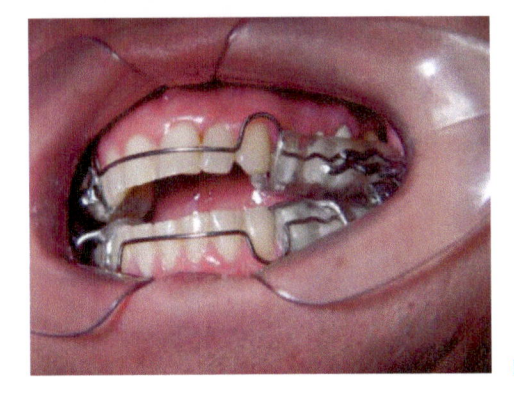

Fig. 14-12. PPV1 em resina acrílica instalado.

RESULTADO

O resultado da PSG apresentou uma eficiência inesperada. O IAH abaixou para 1,8, conforme pode ser observado abaixo.

PSG inicial e para titulação de CPAP

Paciente fez polissonografia no dia 03/06/2003 por queixa de ronco e apneia. O resultado do exame evidenciou, que a mesma era portadora de síndrome de apneia/hipoapneia obstrutiva do sono. Vejamos: o índice de apneia/hipoapneia foi de 62,8/h, sendo que o número destes eventos considerados normais são de até 5 eventos por hora. Ocorreram 397 eventos obstrutivos que lhe causavam queda moderada na saturação de oxi-hemoglobina principalmente durante o novo REM.

Diante do quadro apresentado, foi indicada a polissonografia com CPAP, para titulação manual e correção dos eventos respiratórios obstrutivos. Tal exame foi realizado no dia 06/09/2003 e observou-se melhora do quadro com a titulação do CPAP em 12 cmH$_2$O. Vejamos: o índice de apneia/hipoapneia ficou em 13,2/h, com a ocorrência de 24 dessaturações. Foi indicado o uso de CPAP por tempo prolongado para tratamento desta síndrome. Com a pressão anteriormente mencionada, foi indicado a realização de polissonografia periodicamente para avaliar a melhora do quadro com a consequente redução da pressão.

PSG final com PPV1 em acrílico

Conclusão:

- Polissonografia demonstrando diminuição da porcentagem do sono REM e não houve registro dos estágios 3-4;
- Índice de apneia/hipoapneia (IAH) de 1,8/h, dentro da normalidade;
- Leve saturação de oxi-hemoglobina associados aos eventos respiratórios (SaO$_2$ = 87%);
- Registro de ronco durante o sono.

Caso 2 – SAOS SEVERA/DAM

Paciente A.H.A., 56 anos, veio encaminhado pelo cardiologista com queixa de SAOS severa, não aderente ao CPAP. Apesar de ser um portador de SAOS severa, a queixa principal do paciente era o ronco, não apresentando sintomas diurnos nem comorbidades, a exceção de hipertensão arterial. Outro sintoma que ele apresentava era a nictúria de 2 a 3 vezes por noite.

Pela severidade da SAOS, o caso era limitado, a princípio, para tratamento com DAM, entretanto a negação ao CPAP foi determinante. Além da apneia severa, outra desvantagem do paciente era que a maioria dos eventos obstrutivos eram apneia (256) e não hipopneia (91). Conforme descrito anteriormente, isso seria um mau preditor para a efetividade do tratamento com DAM. Contudo, o paciente apresentava uma apneia posicional e os eventos obstrutivos eram de curta duração, com uma média de 18,4 segundos. Esses 2 fatores aumentaram as chances de sucesso.

Foi então instalado um PPV2 em acetato, com 3 mm de avanço. Após 2 meses e 15 dias, com avanços regulares de 1 mm a cada 15 dias e mais um avanço de 0,6 mm, as ativações foram finalizadas com 7,6 mm de protração mandibular, em relação a sua posição inicial. A Figura 14-13 mostra a arcada inicial com aparelho, já devidamente ativado. Uma vez termi-

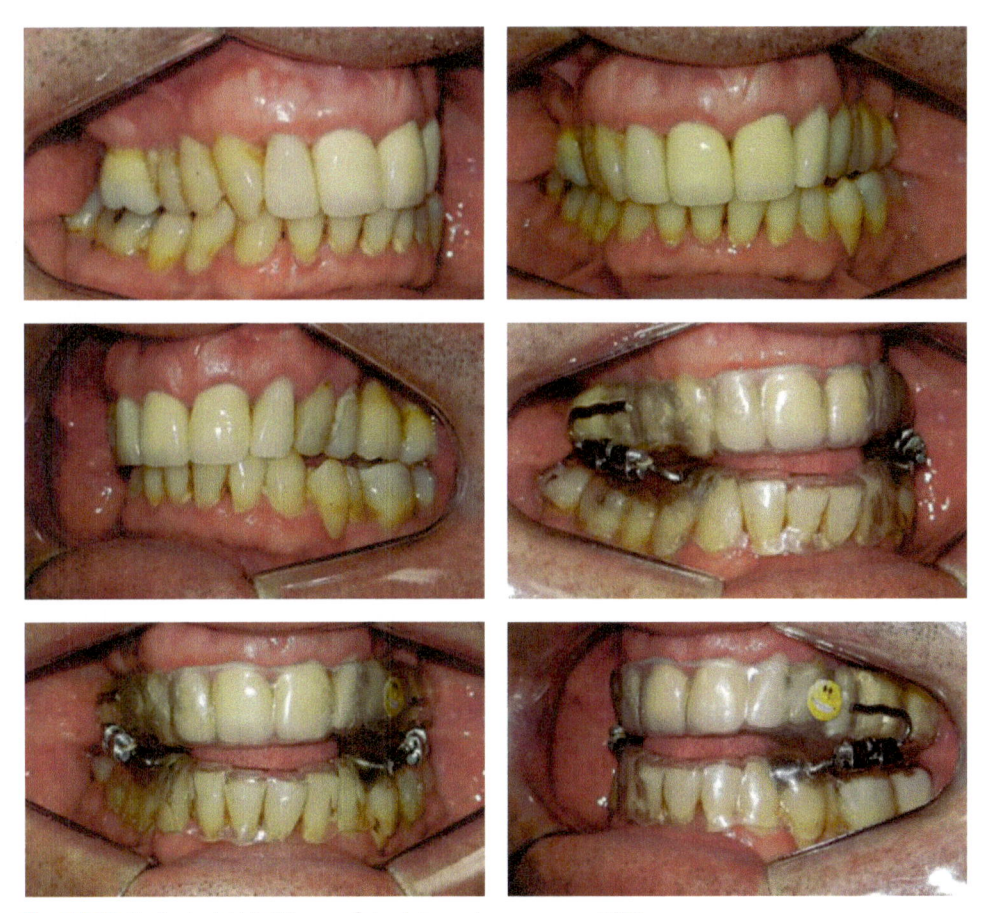

Fig. 14-13. Paciente A.H.A, 56 anos, fotos intraorais com e sem DAM.

nado o processo de ativação, com o ronco sob controle (verificado por meio de apps de telefone) e com uma diminuição da nictúria (de 1 evento a nenhum), uma nova PSG foi solicitada.

O resultado demonstrado a seguir, PSG final, demonstrando um IAH de 7,9. Apesar de não constar no laudo da PSG, o tempo abaixo de 90 foi inferior a 10 min, menos de 2% da noite toda e acima de 95%.

É claro que não temos a pretensão, em nenhum momento, de achar que todos os tratamentos com DAM originem resultados tão fabulosos quanto estes. Entretanto este caso foi escolhido exatamente para demonstrar que é possível tratar apneias severas tentando romper paradigmas importantes na área da saúde.

Diversos pacientes com apneia severa, não aderentes ao CPAP, ficam totalmente sem tratamento exatamente porque criou-se um mito de que os DAMs não são eficientes em AOS severas.

Atualmente diversos estudos comprovam que este tipo de resultado acontece.[26,28] Nem sempre a eficiência é a mesma, mas, mesmo com uma melhora parcial, é melhor um paciente parcialmente tratado que um paciente não tratado.

RESULTADO

PSG incial em 24/07/2018
Durante o sono ocorreram 251 apneias obstrutivas, 5 apneias mistas e 91 hipoapneias, associadas a dessaturação da oxi-hemoglobina. O índice global caiu de 54,0 eventos/hora de sono, sendo 39,8 apneia/h e 14,2 hipoapneia/h. Os eventos respiratórios predominam na posição supina. A saturação de oxigênio (SaO_2) em vigília, foi de 93%, sendo a saturação média de 92% e a mínima de 84%. Foi registrado ronco acentuado durante o sono. A frequência cardíaca média foi de 56,0 batimentos/minuto, sendo que não foram observadas arritmias cardíacas.

	AC	AO	AM	Apneia	Hipoapneia	A + H	Total
Número	0	251	5	256	91	347	347
Duração média (s)	0,0	17,7	17,3	17,6	20,6	18,4	18,4
Duração máxima (s)	0,0	31,5	26,0	31,5	52,5	52,5	52,5
Duração total (m,n)	0,0	73,8	1,1	75,3	31,3	103,6	106,6

PSG final em 14/11/2018
Durante o sono ocorreram 17 apneias obstrutivas, 2 apneias mistas e 29 hipoapneias, associadas a dessaturações de oxi-hemoglobina. O índice global foi de 7,9 eventos/hora de sono, sendo 3,1 apneia/h e 4,8 hipoapneia/h. A saturação de oxigênio (SaO2) em vigília foi de 95%, sendo a saturação média de 91% e a mínima de 85%. Foi registrado ronco leve durante o sono. Os eventos predominam na posição supina. A frequência cardíaca média foi de 55 batimentos/minuto, sendo que não foram observadas arritmias cardíacas.

REFERÊNCIAS BIBLIOGRÁFICAS

1. Hoekema A, Stegenga B, De Bont LGM. Efficacy and co-morbidity of oral appliances in the treatment of obstructive sleep apnea-hypopnea: a systematic review. Crit Rev Oral Biol Med 2004;15(3):137-55.
2. Quintela M, Filho MV, Yoshida A. Aparelhos de avanço mandibular para apnéia obstrutiva do sono: evoluções técnicas e protocolos clínicos. Ortodontia 2009;42(1):50-8.
3. Cavalcanti A, Souza L. Terapêutica da síndrome da apnéia obstrutiva do sono: Revisão de literatura. Odontol Clínico-Científica 2006;5(Jul/Set):189-93.
4. Vinha PP, Santos GP, Fagnani Filho A, et al. Ronco e apneia do sono: apresentação de novo dispositivo intra-oral e protocolo de tratamento. RGO 2010;58(4):515-20.
5. Hoffstein V. Review of oral appliances for treatment of sleep-disordered breathing. Sleep Breath 2007;11(1):1-22.
6. O'Sullivan RA, Hillman DR, Mateljan R, et al. Mandibular advancement splint: an appliance to treat snoring and obstructive sleep apnea. Am J Respir Crit Care Med 1995;151(1):194-8.
7. Clark GT, Kobayashi H, Freymiller E. Mandibular advancement and sleep disordered breathing. J Calif Dent Assoc 1996;24(4):49-54, 56-58, 60-61.
8. Fleetham JA, Ferguson KA, Lowe AA, Ryan CF. Oral appliance therapy for the treatment of obstructive sleep apnea. Sleep 1996;19(10 Suppl):S288-90.
9. Menn SJ, Loube DI, Morgan TD, et al. The mandibular repositioning device: role in the treatment of obstructive sleep apnea. Sleep 1996;19(10):794-800.
10. Ferguson KA, Ono T, Lowe AA, et al. A short-term controlled trial of an adjustable oral appliance for the treatment of mild to moderate obstructive sleep apnoea. Thorax 1997;52(4):362-8.
11. Millman RP, Rosenberg CL, Kramer NR. Oral appliances in the treatment of snoring and sleep apnea. Clin Chest Med 1998;19(1):69-75.
12. Marklund M, Franklin KA, Sahlin C, Lundgren R. The effect of a mandibular advancement device on apneas and sleep in patients with obstructive sleep apnea. Chest 1998;113(3):707-13.
13. Pancer J, Al-Faifi S, Al-Faifi M, Hoffstein V. Evaluation of variable mandibular advancement appliance for treatment of snoring and sleep apnea. Chest 1999;116(6):1511-18.
14. Kushida CA, Littner MR, Morgenthaler T, et al. Practice parameters for the indications for polysomnography and related procedures: an update for 2005. Sleep 2005;28(4):499-521.
15. Haves Jr CM, Guimarães MLR, Guimarães TM, et al. Qual modalidade de aparelho intraoral devo usar no tratamento de adultos com apneia do sono? Rev Clínica Ortod Dent Press 2017;16(2):68-74.
16. Lee C, Mo JJ H, Choi IJI, et al. The mandibular advancement device and patient selection in the treatment of obstructive sleep apnea. Arch Otolaryngol Neck Surg 2009;135(5):439-44.
17. Barthlen, Brown, Wiland, et al. Comparison of three oral appliances for treatment of severe obstructive sleep apnea syndrome. Sleep Med 2000;1(4):299-305.
18. Almeida FR De, Dal-Fabbro C, Chaves Jr CM. Síndrome da apneia e hipopneia obstrutiva do sono (SAOS): tratamento com aparelhos intra-orais. In: Medicina e biologia do sono. Manole; 2008. p. 263-80.
19. Ono T, Lowe AA, Ferguson KA, et al. The effect of the tongue retaining device on awake genioglossus muscle activity in patients with obstructive sleep apnea. Am J Orthod Dentofacial Orthop 1996;110(1):28-35.
20. Godolfim LR. Distúrbios do sono e a odontologia - tratamento do ronco e a apneia do sono. Brochura 2010.
21. Caixeta ACP, Jansen WC, Caixeta EC. Aparelhos intra-orais para tratamento da síndrome da apnéia e hipopnéia obstrutiva do sono. Arq bras odontol 2010;6(1):38-44.
22. Conaway JR, Scherr SC. Multidisciplinary management of the airway in a trauma-induced brain injury patient. Sleep Breath 2004;8(3):165-70.
23. Dal-Fabbro C, Chaves Jr CM. Tratamento com aparelhos intraorais. In: A odontologia na medicina do sono. Dental Press Editora Ltda 2010:203-28.
24. Dal-Fabbro C, Giannasi LC, Iglesias TP, Fogaça VL. Novos tempos na odontologia do sono. Protese News 2019;6(1):12-9.

25. Sutherland K, Phillips CL, Cistulli PA. Efficacy versus effectiveness in the treatment of obstructive sleep apnea: CPAP and oral appliances. J Dent Sleep Med 2015;02(04):175-81.
26. Sutherland K, Vanderveken OM, Tsuda H, et al. Oral appliance treatment for obstructive sleep apnea: an update. J Clin Sleep Med 2014;10(2):215-27.
27. Caldas SGFR, Ribeiro AA, Santos-Pinto L dos, et al. Efetividade dos aparelhos intrabucais de avanço mandibular no tratamento do ronco e da síndrome da apneia e hipopneia obstrutiva do sono (SAHOS): revisão sistemática. Rev Dent Press Ortod e Ortop Facial 2009;14(4):74-82.
28. Ramar K, Dort LC, Katz SG, et al. Clinical practice guideline for the treatment of obstructive sleep apnea and snoring with oral appliance therapy : an update for 2015. J Dent Sleep Med 2015;11(7):773-827.
29. Bastos PL, De Oliveira MTP, Ottoboni GS, et al. Aparelhos intraorais e sua eficácia no tratamento de pacientes com ronco primário e com síndrome da apneia e hipopneia obstrutiva do sono (SAOS): uma revisão de literatura. Rev da Fac Odontol - UPF 2017;22(1):130-6.
30. Marklund M. Update on oral appliance therapy for OSA. Curr Sleep Med Reports 2017;3(3):143-51.
31. Godolfin LR. Apneia obstrutiva do sono. 2003.
32. Kushida CA, Morgenthaler TI, Littner MR, et al. Practice parameters for the treatment of snoring and obstructive sleep apnea with oral appliances: An update for 2005. Sleep 2006;29(2):240-3.
33. Vanderveken OM, Dieltjens M, Wouters K, et al. Objective measurement of compliance during oral appliance therapy for sleep-disordered breathing. Thorax 2013;68(1):91-6.
34. Norrhem N, Nemeczek H, Marklund M. Changes in lower incisor irregularity during treatment with oral sleep apnea appliances. Sleep Breath 2017;21(3):607-13.
35. Nishigawa K, Hayama R, Matsuka Y. Complications causing patients to discontinue using oral appliances for treatment of obstructive sleep apnea. J Prosthodont Res 2017;61(2):133-8.
36. Araie T, Okuno K, Ono Minagi H, Sakai T. Dental and skeletal changes associated with long-term oral appliance use for obstructive sleep apnea: A systematic review and meta-analysis. Sleep Med Rev 2018;41:161-72.
37. Pliska BT, Nam H, Chen H, et al. Obstructive sleep apnea and mandibular advancement splints: occlusal effects and progression of changes associated with a decade of treatment. J Clin Sleep Med December 2014.
38. Teixeira AO de B, Andrade ALL, Almeida RC da C, Almeida MA de O. Side effects of intraoral devices for OSAS treatment. Braz J Otorhinolaryngol 2018;84(6):772-80.
39. Doff MHJ, Finnema KJ, Hoekema A, et al. Long-term oral appliance therapy in obstructive sleep apnea syndrome: a controlled study on dental side effects. Clin Oral Investig 2013;17(2):475-82.
40. Lee RWW, Sutherland K, Chan ASL, et al. Relationship between surface facial dimensions and upper airway structures in obstructive sleep apnea. Sleep 2010;33(9):1249-54.
41. Iseri H, Malkoç S. Long-term skeletal effects of mandibular symphyseal distraction osteogenesis. An implant study. Eur J Orthod 2005;27(5):512-17.

SÍNDROME DA APNEIA DO SONO – TRATAMENTO COM APARELHOS PRESSÓRICOS

CAPÍTULO 15

Edilson Zancanella ■ Mila Cunha

INTRODUÇÃO

O tratamento da apneia obstrutiva do sono (AOS) envolve inúmeras variáveis, e a opção pelo tratamento com pressão aérea positiva (PAP) desencadeia uma sequência de eventos fundamentais para o bom resultado dessa terapêutica.[1]

A abordagem multiprofissional e multidisciplinar traz inúmeras facilidades à proposta de tratamento e define os fatores fundamentais para a adesão ou não do paciente.[2-4]

O seguimento periódico, os ajustes nos valores de pressão, os relatórios de uso do equipamento e os desconfortos descritos durante o uso são peças fundamentais para o resultado final e devem ser de domínio da equipe assistente.[2-8]

O tratamento com PAP determina um número mínimo de horas de uso e o uso diário do equipamento.[7-10] Por vezes, o paciente questiona se o uso do equipamento deverá ser pelo resto da vida, e, invariavelmente, declaramos que será apenas enquanto ele precisar dormir... Ou, até que a evolução traga uma melhor opção![2]

TRATAMENTO COM PAP

A avaliação do paciente portador de AOS deve ser abrangente, avaliando desde os sintomas diurnos e noturnos até os relatos do companheiro de cama. É importante considerar os dados antropométricos e, de maneira muito objetiva, a existência de comorbidades.[2,11-14]

A avaliação nasal é fundamental, e a evidência de fatores obstrutivos será significativa para a escolha do tipo de máscara a ser utilizada junto ao equipamento e determinará se qualquer outra intervenção terapêutica coadjuvante deverá ser tomada.[2,15-17] A influência das sazonalidades, como crises de rinite, necessitam pronto atendimento para minimizar os efeitos obstrutivos nasais no uso da PAP.[2,18-20]

A polissonografia (PSG) diagnóstica e a polissonografia para a titulação da pressão para o uso da PAP são as ferramentas iniciais para o tratamento, porém não as únicas para um tratamento efetivo. A familiaridade com os laudos dos exames citados e a credibilidade do laboratório são fatores essenciais a uma prescrição adequada.[2,20]

A prescrição médica para o tratamento com PAP deverá ser meticulosa, visando a contemplar os exames diagnósticos e a individualidade para adaptação à terapêutica.[2,12,21] Em nossa experiência multidisciplinar, quando é confirmada a indicação da PAP, opta-se por uma abordagem integrada à atuação do fisioterapeuta respiratório para o processo de adaptação e de seguimento.[2]

A avaliação do fisioterapeuta prévia ao exame de titulação – processo de dessensibilização – visa a preparar o paciente para o que ele vai vivenciar durante a noite do exame. Somamos ações educativas, seleção da máscara mais compatível com a anatomia da via aérea do paciente, permitindo uma interação com diferentes modelos de máscaras e experimentação da PAP com mais tempo e tranquilidade.[2,22]

A experiência com laboratório de sono nos faz valorizar a introdução da educação em PAP prévia à titulação, pois minimiza desconfortos, desmistifica os procedimentos na noite de titulação e deve-se tornar ato contínuo após o início do uso.[2,21,23,24]

O encaminhamento do paciente para a aquisição do equipamento implica na necessidade de um retorno sobre a adaptação, com o fornecimento de relatórios periódicos. A utilização de equipamentos que permitem a verificação das horas de uso, dos valores de vazamento, do IAH (índice de apneia e hipopneia) residual e da pressão utilizada auxilia, sobremaneira, na melhoria da adaptação e no correto uso do equipamento. Além disso, lembramos a necessidade dos cuidados com a higiene dos acessórios (máscara, traqueia e o recipiente de água do umidificador) e as trocas periódicas de filtros do equipamento, de regulagens periódicas no sistema de funcionamento e até troca das interfaces.[2,22] Reiteramos a preocupação sobre o início de um tratamento de uma patologia crônica e não apenas a simples aquisição de um novo utensílio doméstico como nos deparamos ainda hoje infelizmente.[2]

A literatura mostra que o suporte na primeira semana é fundamental para favorecer a adesão em longo prazo. As informações passadas ao paciente sobre o tratamento favorecem a adesão, por isso a importância do paciente ser orientado por profissionais especializados desde o contato precoce além do suporte periódico ao longo de todo acompanhamento terapêutico contribuem à adesão terapêutica da terapia com PAP.[9,22,25-28] Assim, a atuação do fisioterapeuta integrado a equipe multidisciplinar contribui positivamente para esse cenário, atuando tanto no trabalho educativo ao programa de adaptação à PAP, no acompanhamento individualizado às necessidades de intervenção precoce para a resolução de queixas e ao longo de todo o suporte.[2,23-35]

O QUE É PAP?

Positive airway pressure (PAP) é o mesmo que pressão positiva nas vias aéreas e é classificada como ventilação mecânica não invasiva (VMNI). Ou seja, um aparelho que, por meio de uma turbina, produz um fluxo de pressão positiva, que é enviada para as vias aéreas do paciente através de uma máscara. Essa pressão atua como um suporte pneumático capaz de manter a via aérea superior (VAS) aberta, impedindo o seu colapso.[36]

TIPOS DE PAP

As modalidades principais de PAP usadas para tratar pacientes com AOS são **p**ressão **p**ositiva **c**ontínua nas vias **a**éreas (CPAP), **p**ressão **p**ositiva **a**utomática (APAP) e **p**ressão **p**ositiva nas vias aéreas em dois níveis – **bi nível** (BPAP).[36,37] A CPAP foi descrita inicialmente em 1981, por Collin Sullivan, como um recurso de tratamento paliativo para AOS.[26,36,37] Dentre essas modalidades, existem variações quanto a forma de funcionamento.

CPAP – Contínua

Atua por meio da aplicação da pressão positiva, constante nas VAS, tanto na inspiração quanto na expiração, ou seja, com pressão terapêutica fixa, por todo período de uso durante o sono.[38-41]

APAP – Automática

Atua por meio da aplicação da pressão positiva de forma automática, ou seja, nessa modalidade são ajustadas no aparelho uma pressão mínima e uma pressão máxima, e, durante o sono, as pressões variam conforme a demanda de fluxo de ar necessária para a abertura da VAS diante dos eventos respiratórios. Essa modalidade também é muito utilizada para a investigação da pressão terapêutica durante a titulação com aparelhos de APAP em domicílio. A terapêutica é indicada para o controle dos eventos respiratórios quando estes aumentam durante o sono REM e em pacientes com apneia posicional.[27,40,41]

BPAP – Bi Nível

Aparelho de pressão positiva que trabalha em dois níveis pressóricos e fornece pressão em diferentes níveis durante a inspiração e a expiração. O nível pressórico durante a inspiração é chamado de pressão inspiratória positiva nas vias aéreas (IPAP), reduz a limitação de fluxo causada pelo estreitamento das VAS durante o sono e aumenta o volume pulmonar; o nível pressórico durante a expiração é chamado de pressão expiratória positiva nas vias aéreas (EPAP), mantém a VAS aberta durante a expiração, impedindo o colapso.[42]

O aparelho BPAP é indicado para pacientes com distúrbios que levam a hipoventilação durante o sono, para pacientes com predominância em apneias centrais e para pacientes com a necessidade de pressões terapêuticas superiores a 15 cmH$_2$O, com o objetivo de promover maior tolerância a altas pressões. A regulagem das pressões no aparelho deve manter uma diferença entre IPAP e EPAP de no mínimo 4 cmH$_2$O e no máximo de 10 cmH$_2$O, sendo o nível mínimo para EPAP de 4 cmH$_2$O e para IPAP o máximo de 30 cmH$_2$O. A diferença entre as pressões de IPAP e EPAP será o ajuste da pressão de suporte (PS), no equipamento que tiver essa variável. Há também equipamentos de BPAP automáticos, porém é recomendado que o ajuste seja realizado a partir de uma titulação laboratorial.[10,42-44]

Apesar de haver sofisticação tecnológica, os aparelhos de pressão fixa são bons o suficiente para a grande maioria dos pacientes com AOS. Estudos que compararam a eficácia dos aparelhos automáticos com os de pressão fixa chegaram à conclusão que ambos eram semelhantes para a correção do IAH e na melhora da sonolência diurna. Em relação ao benefício da auto-PAP para com a fixa, a pressão média obtida foi 1,4 cmH$_2$O menor e o tempo de uso maior em 0,23 h/noite.[45] Para a prática clínica, esses resultados não são significativos não justificando a preferência para auto-PAPs. Por outro lado, outro estudo comparou 11 auto-PAPs disponíveis no mercado com vários testes que analisaram a resposta nas seguintes situações: em relação ao ronco, foi observado que alguns aparelhos não alteraram a pressão e, em outros, aumentam chegando até o nível de pressão quase máxima, mostrando uma diferença para o controle do ronco; na resposta à apneia central, alguns aparelhos não alteraram a pressão – resultado esperado – e, em outros, as pressões foram aumentadas para níveis altíssimos, caracterizando uma atuação inadequada. Concluindo, existe uma grande diferença na eficácia do tratamento entre os aparelhos de PAPs automáticos e na acurácia do relatório.[46] Portanto, deixar o paciente ser **tratado** pelo modo automático dos aparelhos, supondo que o autoajuste atenda as demandas necessárias, merece todo cuidado. Além do que o custo financeiro para os equipamentos de PAPs automáticos é mais elevado em relação aos de PAPs fixos.

MÁSCARA

As evidências na literatura mostram que a chave para o sucesso no tratamento com PAP é uma máscara adequada para as necessidades do paciente, confortável e bem ajustada.[2,22,47]

As máscaras possuem vários formatos, sendo constituídas de material plástico nos seus corpos e silicone ou gel nas partes em contato com a pele, e não há necessidade que a máscara seja da mesma marca do fabricante do aparelho de PAP. O tamanho da máscara deve ser adequado às características faciais do paciente, e, geralmente, os tamanhos disponíveis são: pequeno, médio, grande ou extragrande. A máscara ficará presa ao rosto por meio de um sistema de tiras de tecido elástico, chamado arnês. É importante que a máscara fique ajustada adequadamente ao rosto, de tal forma que não haja vazamento de ar pelas laterais e para a região dos olhos, caso contrário a pressão terapêutica ideal não será atingida. Por outro lado, não se deve apertá-la demais, pois, além de ficar desconfortável, poderá provocar lesões de pele. O ajuste ideal do arnês deve ser aquele que permite mudar de posição durante a noite, de tal maneira que a máscara não saia do lugar e não provoque vazamentos, sem, no entanto, ficar muito apertada. Bigode ou barba não é uma contraindicação ao uso das máscaras, desde que não comprometam a eficácia do tratamento.[2,47]

Tipos de Máscara

A máscara é a interface entre a PAP e o paciente, e a sua escolha é o processo mais importante.[47-49] Em 1981, Sullivan descreveu o uso de CPAP para o tratamento da AOS com o uso de uma máscara nasal.[37] Atualmente os dois tipos de máscaras mais comuns para tratar AOS são as máscaras nasal e oronasal (Fig. 15-1).[47]

Máscara Nasal

Envolve o nariz ou é inserida no interior da narina – modelo pillow/almofada nasal. e direciona o fluxo de ar apenas pela rota nasal.[48,49] A *nasal pillow* tem sido bem-aceita por ser mais leve e possuir um contato mínimo, porém, para pacientes que necessitem de pressões acima de 12 cmH$_2$O, pode contribuir para queixas nasais de ressecamento, ardência e dificuldades para o uso da PAP.[50]

Máscara Oronasal

Envolve o nariz e a boca, e o fluxo de ar é direcionado pelas duas rotas, nasal e oral. Foi descrita inicialmente pelo uso em pacientes com insuficiência respiratória e alta demanda ventilatória na ventilação não invasiva.[49] Na década de 1990, estudos favoráveis ao uso de

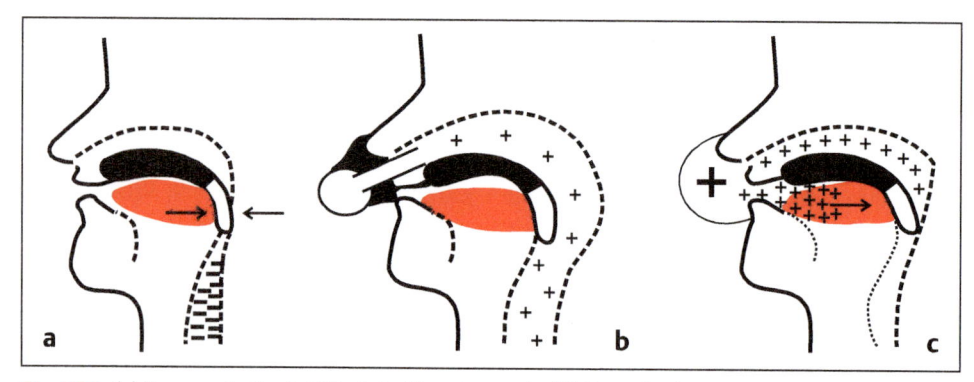

Fig. 15-1. (**a**) Representação da VAS obstruída pela apneia. (**b**) Correção da apneia pela PAP com uso de máscara nasal. (**c**) Uso da máscara oronasal gerando o deslocamento posterior da língua e obstruindo a VAS. (Adaptada de Sullivan et al.)[37] (Fonte: Andrade et al.)[49]

máscaras oronasais tiveram uma representatividade grande na literatura, porque elas já eram usadas por pacientes que tinham alta demanda no hospital. Assim, os estudos que testaram o uso da máscara oronasal em pacientes intolerantes a máscara nasal evidenciaram uma ampla melhora do IAH, e, então, essas evidências favoreceram cada vez mais o uso de máscaras oronasais para o tratamento da AOS.[51,52]

No entanto, em meados de 2011 a 2012, a efetividade das máscaras oronasais começou a ser questionada. A literatura evidenciou que o uso de máscaras oronasais para tratar AOS estava associado ao uso de pressões terapêuticas mais elevadas quando comparadas com as pressões utilizadas por máscaras nasais e nasais *pillows*. Além disso, em relação à adesão, constatou-se que os usuários das máscaras oronasais as utilizavam em menor número de horas/noite, aderindo muito menos à terapêutica.[48] Em outro estudo foi evidenciado que a máscara nasal foi mais efetiva para reduzir o IAH em comparação com a máscara oronasal para mesma pressão. Além disso, as máscaras nasais traziam um menor índice de despertares, menor incidência de vazamentos e maior preferência pelos pacientes (Fig. 15-1b).[53] A máscara oronasal, por direcionar o fluxo da PAP também pela rota oral (Fig. 15-1c), promove o deslocamento posterior da língua, que, por sua vez, aumenta a obstrução da VAS, sendo necessário o uso de pressões mais elevadas para abri-la. Outro fator que pode contribuir para o aumento da obstrução da VAS pelo o uso de máscaras oronasais é o do ponto de ancoragem para a fixação acontecer na mandíbula, pois, durante o sono, os músculos que sustentam a mandíbula relaxam e a pressão de fixação da máscara a empurra para trás, diminuindo o espaço retropalatal e retroglossal.[49]

A máscara oral envolve toda a boca e possui um dispositivo que traciona a língua, mantendo-a na cavidade oral, e evita que ela obstrua a VAS. Desse modo, a máscara oral poderia ser uma opção para esses pacientes que necessitam do direcionamento do fluxo da PAP pela rota oral, mas, em decorrência da baixa adesão, é pouco utilizada na prática clínica.[49]

Desse modo, máscaras nasais ou as *pillows* nasais devem ser a primeira opção de escolha no tratamento para AOS. A importância da equipe multidisciplinar deve ser ressaltada mais uma vez, pois todo paciente é avaliado quanto à permeabilidade nasal por médico otorrinolaringologista, favorecendo tratamentos e correções necessárias. Os pacientes respiradores orais, por hábito, são avaliados por fonoaudiólogo.[2] Nos casos em que a fonoterapia não for o suficiente para promover o vedamento da boca, podemos associar o uso de queixeira à máscara nasal. A opção de máscara oronasal só deve ser considerada quando não houver êxito com nenhum tratamento corretivo da obstrução nasal.[54-56]

ESCOLHA DA PAP E DA MÁSCARA

O tipo de aparelho (CPAP ou BPAP) e da máscara (oronasal ou nasal) deve ser prescrito pelo médico, com base no laudo da polissonografia de titulação.[1,38] Esse laudo deverá conter o tipo de máscara utilizado durante o procedimento de titulação e o tipo de equipamento utilizado – CPAP ou BPAP. A literatura médica descreve que o contato prévio do paciente com diferentes tipos de máscara e com a própria pressão do equipamento facilita a titulação e também favorece a adesão ao uso da terapêutica com PAP.[26,27,53]

Em nossa prática multidisciplinar, esse contato prévio é conduzido pelo fisioterapeuta, por meio de ações educativas com apresentação de vídeo ilustrativo sobre o que é a apneia, a atuação da PAP na VAS durante o sono e a dessensibilização. Esse procedimento se dá pela experimentação de modelos variados de máscaras e permite ao fisioterapeuta a escolha da máscara mais adequada. Assim, a máscara a ser escolhida deverá ser compatível tanto com a anatomia quanto para proporcionar uma menor resistência da respiração espontânea com o fluxo da pressão positiva, e, também, pode-se até sugestionar qual o nível da pressão de conforto para o início do exame para cada paciente.[2,22,56]

USO DE RAMPA

A rampa é um recurso existente nos aparelhos de pressão positiva que permite que a pressão inicial seja menor que a terapêutica. Esse recurso geralmente é usado no início da noite e visa a evitar desconfortos ao paciente, pois, com ele ainda acordado, fica intolerável receber altos níveis pressóricos. Existem aparelhos que a função de rampa se inicia automaticamente, outros onde o próprio paciente a aciona, mas, ambos, precisam ser pré-ajustados no mais próximo da latência do sono do paciente. No geral, os equipamentos permitem um ajuste de 5 a 45 minutos e há uma nova tecnologia em que, além dessa função iniciar automaticamente, o tempo de rampa será sincronizado com a latência do sono visando a uma terapêutica mais fisiológica. Não há evidência científica, mas, na prática clínica, é muito importante o paciente ser bem orientado em como proceder com a função de "Rampa" tanto no início da noite – qual botão aciona essa função – quanto para os despertares noturnos, permitindo reiniciar o fluxo apertando o botão *start/stop*. Para os pacientes que possuem os equipamentos de rampa automática e nos casos de despertares com equipamentos com o acionamento da rampa manual, deve-se apertar somente o botão da função rampa, sem precisar apertar o *start/stop*. É notório na prática clínica que, muitas vezes, os pacientes se queixam de despertar durante o sono e, ao tentar adormecer com a PAP, relatam queixas de pressão forte, muito volume de ar, dificuldade em respirar e terminam por interromper a terapia no meio da noite. Por outro lado, quando o paciente possui a orientação em como lidar com a função rampa durante os despertares, esse momento se torna melhor, pois ele sabe acionar a rampa e continua com a PAP até despertar em definitivo, favorecendo o uso por todo o período de sono.[26,57]

QUEIXEIRA

A queixeira ou retentor de queixo é um recurso de tecido elástico com velcro autoajustável. Será utilizada, juntamente com a máscara nasal, quando o paciente apresenta respiração oral que não teve resolução com outras práticas terapêuticas. Após colocar a máscara o paciente coloca o retentor de queixo, ajustando-o, sem ficar muito apertado, apenas. Para os casos em que não houver adaptação, deve-se evoluir para uma máscara oronasal.

DESCONFORTOS NASOFARÍNGEOS

Com o uso do aparelho de PAP é comum o aparecimento dos desconfortos nasofaríngeos como: ressecamento nasal, ressecamento da orofaringe, obstrução nasal e coriza.[2,44] É de extrema importância o acompanhamento destas queixas, pois, quando muito acentuadas, diminuem a chance de adesão ao uso de PAP. Os cuidados variam desde o uso de umidificadores, aquecedores, soro fisiológico para hidratação da mucosa e uso de medicamentos descongestionantes. Esses cuidados são muito importantes e devem ser reportados ao médico assistente rapidamente para se evitar a ocorrência de desconfortos que diminuam as horas de uso ou até mesmo tornem inviável o uso da PAP.[16-20]

ADESÃO

Apesar de ser extremamente eficaz e indicado como tratamento de primeira linha para apneia moderada à grave ou em casos de apneias leves com comorbidades ou sintomas, o uso da PAP no tratamento da AOS tem adesão bastante variável, sendo a intolerância à máscara um problema frequente. O uso inadequado por falta de acompanhamento especializado é um dos grandes problemas, já que a adesão do paciente, em longo prazo, é parcial. Estudos observaram que a adesão ao tratamento com CPAP varia de 30 a 80% para uso < 4 h, dependendo da metodologia utilizada. Os fatores identificados em comprometer a adesão variaram entre situações relacionadas com o equipamento, os efeitos colaterais da PAP, questões relacionadas com o paciente e o provedor de cuidados. A literatura sugere que em geral o suporte na primeira noite de uso pode aumentar a adesão, assim como o suporte na primeira semana prediz o uso em longo prazo, pois os pacientes geralmente tomam a decisão de aderir ao tratamento com CPAP entre o segundo e o quarto dia. O acompanhamento presencial logo no início e intensivo ao longo dos primeiros 30 dias é muito importante para monitorar a resposta terapêutica, analisar a adesão a partir dos registros do cartão de memória, reforçar a importância do uso e corrigir possíveis efeitos colaterais o quanto antes.[9,22,25-28]

Alguns fatores auxiliam a prever o fracasso ou o sucesso na adesão ao tratamento, tais como: obstrução nasal, insônia, depressão, claustrofobia e uso de hipnóticos na noite de titulação. Os pacientes que apresentarem um ou dois desses fatores nos alertam para uma atenção especial com a regularidade dos acompanhamentos, mantendo as consultas de retorno com intervalos mais próximos para aumentar a chance de adesão à terapia.[2,23-31]

Um plano de dessensibilização em muitos casos pode ser útil. O paciente é orientado a utilizar o equipamento algumas vezes durante o dia, enquanto acordado, e progressivamente aumentar o tempo de uso durante o sono. Outra estratégia que pode ser benéfica no início da adaptação é o uso de uma pressão subterapêutica que será reajustada progressivamente, conforme o feedback favorável do paciente.[23,31]

Manter o acompanhamento dos pacientes a cada 6 meses, após a fase inicial e adaptação adequada, se faz necessário, pois pode haver quedas no tempo de uso e desistências mesmo com o uso em tempo prolongado. Após a consolidação do sucesso terapêutico, podemos espaçar o retorno para uma avaliação anual, visando a manter uma terapêutica bem assistida, e deixamos em aberto o retorno sempre que necessário.[2,23] Alterações significativas de peso e controle de comorbidades necessitam de reajustes de pressão, e, quanto menor a pressão efetiva em uso, maior a possibilidade da manutenção da adesão ao tratamento.[2,32] O suporte a distância deve ser feito como complemento do suporte terapêutico presencial ou apenas após a adesão adequada.[33,34]

Alguns dispositivos de PAP possuem recursos que podem contribuir para o conforto e melhorar a resistência da respiração espontânea com a pressão positiva por meio da entrega diferenciada de fluxo:

Alívio Expiratório

Diminui a pressão terapêutica na transição da inspiração para a expiração e, antes do seu término, retorna para a pressão terapêutica, com o objetivo de reduzir a resistência durante a expiração do ar.

Alívio da Pressão na Vigília (*Sensawake*)

Esse alívio é específico dos aparelhos da Fisher e Paykel, em que a pressão terapêutica é reduzida no máximo até 4 cmH$_2$O na ocorrência de despertares conscientes ou inconscientes durante o sono, proporcionando mais conforto para a respiração do paciente, evitando a sensação brusca de altas pressões e fluxo.

Para ressecamento, o uso do umidificador pode diminuir o desconforto respiratório. O umidificador faz a aclimatação do ar do ambiente ao entrar no dispositivo, e, assim, entrega ao paciente um ar umidificado, para evitar o ressecamento das VAS e o ar frio, que alguns aparelhos possuem juntamente com a função de aquecimento do ar.

Embora esses recursos de alívio e umidificação tenham o objetivo de melhorar o conforto à terapia, até o momento não há evidências consistentes de melhora da adesão em longo prazo.[26,57-59] Talvez, porque eles só aumentem a adesão em grupos que tenham queixas prévias, como demonstrado em alguns estudos onde a umidificação aumentou a adesão nos indivíduos que apresentavam queixas nasais.[60]

CLÍNICA DE PAP/PROGRAMA DE ADAPTAÇÃO

A Clínica de PAP consiste no trabalho de atendimento ao paciente que tem indicação médica do uso da pressão positiva, com o objetivo de fornecer o suporte necessário e individualizado para a adaptação da terapêutica. Para tal, é necessário que o profissional fisioterapeuta respiratório tenha o conhecimento prévio da fisiopatologia da AOS, o conhecimento técnico-operacional dos mais variados equipamentos de PAPs, máscaras e demais acessórios que compõem a terapia, ter o conhecimento prévio que muitos pacientes podem apresentar outras doenças associadas (*overlap*), como a insuficiência cardíaca congestiva (ICC), doença pulmonar obstrutiva crônica (DPOC), além de outras desordens que cursam com a hipoventilação, além disso deve-se manter sempre atualizado com as evidências, para propor um suporte de qualidade.

EDUCAÇÃO DE PAP

A educação da PAP consiste em esclarecimentos ao paciente sobre o que é o tratamento com pressão positiva, informando sobre os diferentes tipos de aparelhos e máscaras, dessensibilização da VAS com a PAP e escolha personalizada do modelo da máscara, manuseio e cuidados com a higienização, conscientizá-lo sobre a importância do acompanhamento de um profissional para a adaptação e orientá-lo sobre o surgimento de possíveis desconfortos nasofaríngeos ao longo do tratamento. Quanto mais integrado e conscientizado o paciente estiver, maior será a sua aceitação quanto ao tratamento, favorecendo a adesão.[2,22]

MANUSEIO E PARTICULARIDADES DO APARELHO

O paciente deve ser orientado por um profissional que tenha conhecimento técnico de todos os aparelhos disponíveis no mercado para poder orientá-lo adequadamente e solucionar as dificuldades que podem ser apresentadas durante o processo de adaptação. A informação quanto ao manuseio do aparelho deverá ser passada ao paciente de maneira didática e objetiva, com orientação presencial, e é importante que o profissional se certifique que o paciente assimilou corretamente as orientações e que poderá executá-las adequadamente. A regulagem das pressões é de manuseio exclusivo do profissional que acompanha o paciente, evitando que parâmetros possam ser alterados pelo próprio paciente e possa ocorrer o comprometimento da terapêutica.[22]

HIGIENIZAÇÃO DA MÁSCARA, CIRCUITO E ARNÊS

A limpeza da máscara, do circuito e do arnês é fundamental para o bom desempenho da terapia e deve ser feita com água fria, detergente neutro e secar sem exposição solar. O paciente deve ser orientado a analisar sua máscara todas as manhãs, a desmontá-la e realizar a higienização da parte da máscara que entra em contato com as narinas ou rosto diariamente, pois o acúmulo de oleosidade e células mortas na máscara pode prejudicar a fixação e causar vazamento, bem como causar prurido e irritação na pele, dificultando o uso e comprometendo a terapia. O arnês é orientado a ser lavado mensalmente a princípio, mas, em casos de pacientes que transpirem com mais intensidade, deve-se lavar quando necessário. O circuito ou traqueia orienta-se lavar uma vez por semana.[2,22]

AUMENTO DAS HORAS DE USO E TOLERÂNCIA AO APARELHO

Estudos sugerem que o tempo mínimo para adesão à PAP é de 4 horas, mas o objetivo de uma terapêutica efetiva é proporcionar o uso da PAP por todo o período de sono do paciente. Desse modo, manter um contato próximo ao paciente é crucial para identificar as queixas e elaborar estratégias para solucioná-las o quanto antes. Para as primeiras noites de uso, o paciente deve ser orientado a usar o aparelho de acordo com sua tolerância, ou seja, a quantidade de tempo que for confortável para o uso, e, se algum desconforto aparecer depois de algumas horas de uso e não for mais possível voltar a dormir com o aparelho, ele deve desligar e voltar a usar somente na outra noite, bem como utilizar o aparelho por alguns minutos durante o dia acordado. Com esta conduta, evita-se aversão ao aparelho, e o aumento das horas de uso acontecerá gradativamente.

TROCA DE FILTRO

O filtro deve ser trocado com regularidade conforme indicação do fabricante do aparelho. Esta troca é importante para garantir o bom funcionamento e preservar a vida útil do aparelho, bem como evitar que as impurezas adentrem no sistema respiratório.[2,22]

VIDA ÚTIL DE APARELHO E COMPONENTES

O tempo de depreciação do aparelho é em média de 5 á 6 anos e, com um ano e meio, é indicado fazer a primeira revisão. A troca de máscara geralmente acontece no período de oito meses a um ano e meio. Nos casos em que a higienização precisa de uma frequência maior, como, por exemplo, em pacientes com sudorese intensa, esse tempo útil vai ser reduzido. O circuito tem durabilidade média de dois anos.

ACOMPANHAMENTO PERIÓDICO DO PACIENTE

O paciente que inicia o uso do aparelho de PAP deve ser acompanhado periodicamente, pois as evidências apresentam-se favoráveis a adesão quando o paciente possui um suporte terapêutico.[31] Os aparelhos de PAP possuem registros para *download*, (Fig. 15-2), e, embora os *downloads* de alguns dispositivos mais antigos forneçam dados básicos mínimos (dias de uso e horas de uso), a maioria dos dispositivos mais novos fornece informações sobre os dias de uso, horas de uso, vazamento do ar e o IAH. É importante resaltar que há uma variação das definições dos parâmetros entre os fabricantes, e, dessa forma, é importante conhecer as singularidades de cada um.[61-63] Os dados obtidos podem ser utilizados como ferramenta tanto para a análise da eficácia quanto para modificar a terapia. Nesses encontros periódicos, também o acompanhamento deve atender a necessidade da evolução terapêutica, assim iniciando em intervalos curtos, médios e em longo prazo.

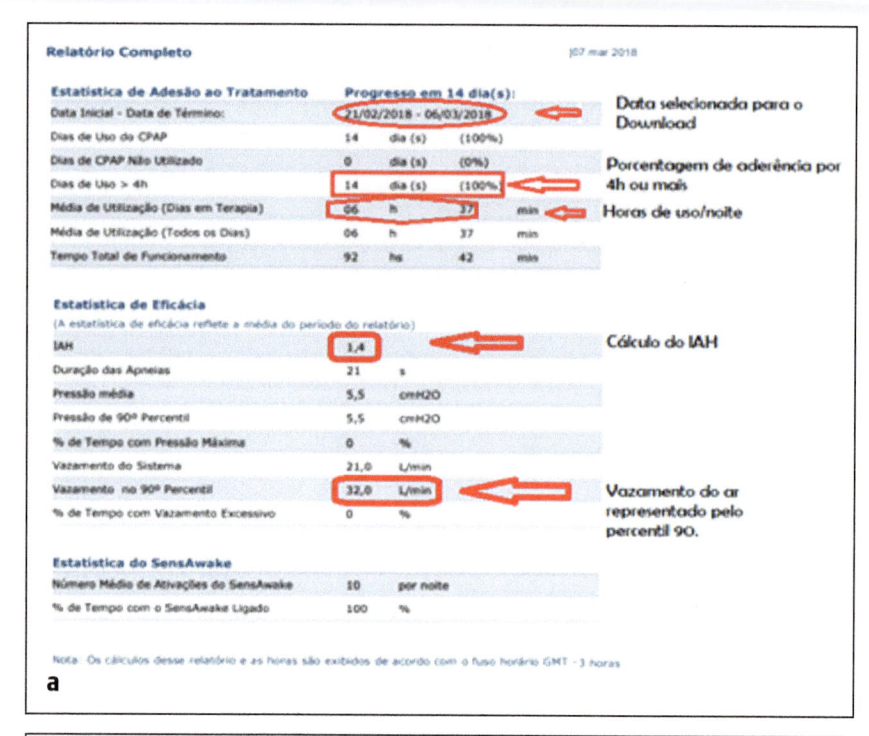

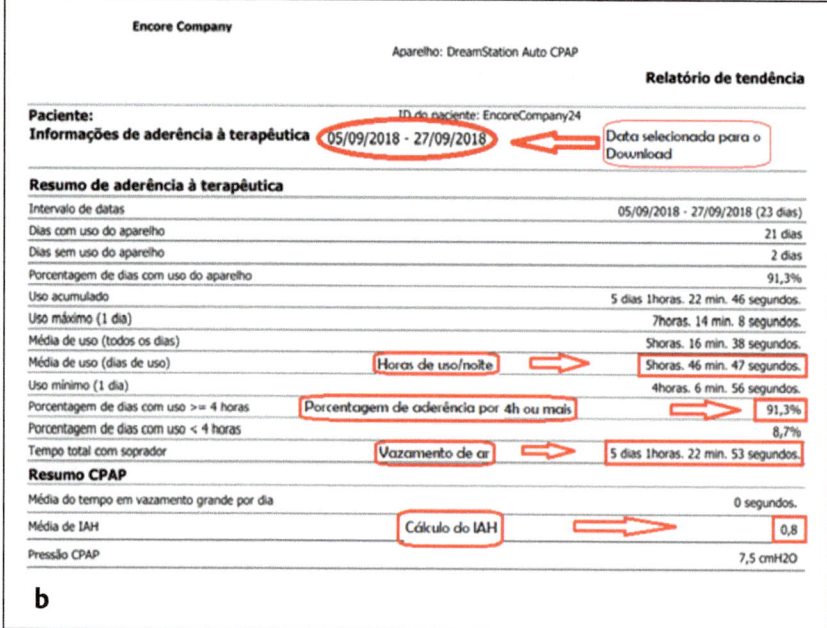

Fig. 15-2. Exemplo de relatório de PAP: (a) Fisher e Paykel. (b) Philips Dreamstation. *(Continua.)*

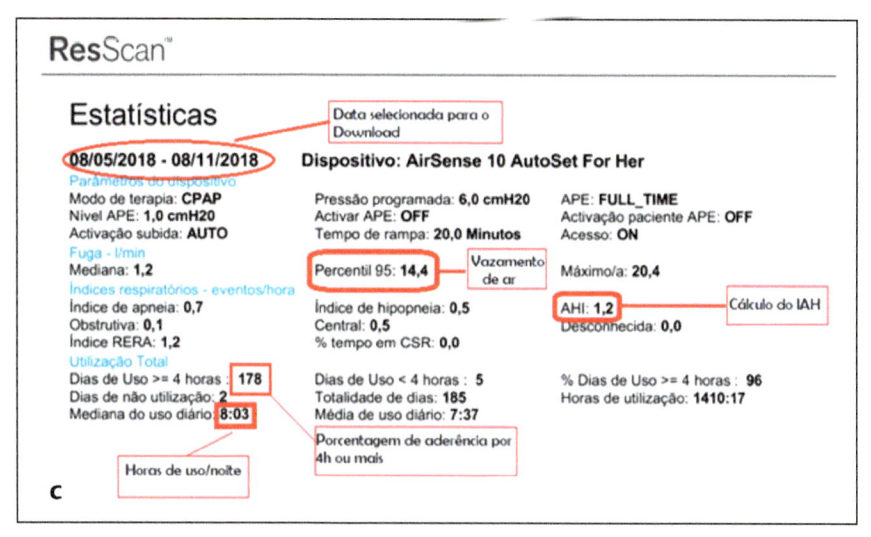

Fig. 15-2. *(Cont.)* (c) Resmed AirSense S10.

Intervalos em Curto Prazo

Atribui-se a educação da PAP a dessensibilização da VAS, a escolha personalizada da máscara, o ajuste da pressão, a orientação do uso e do processo de higienização, o contato telefônico após a primeira noite de uso, a revisão dos registros do dispositivo e o *feedback* sobre a terapêutica após a 1ª semana, 30 e 90 dias e solucionar queixas e dificuldades o quanto antes.[2,13,14,27,29,64]

Intervalos em Médio e Longo Prazo

Atribui-se também a checagem dos registros do dispositivo e o *feedback* sobre a evolução terapêutica após 6 meses e depois a cada 12 meses, reforçar sobre a importância do uso, esclarecer as dúvidas, avaliar a troca dos acessórios, regulagem da pressão, e atuar na resolução das queixas e dificuldades.[2,44]

É importante ressaltar que as necessidades dos pacientes são prioridades e pode-se retornar aos cuidados terapêuticos sempre que for necessário.

REFERÊNCIAS BIBLIOGRÁFICAS

1. Berry RB, Albertario CL, Harding SM, et al. The American Academy of Sleep Medicine. The AASM manual for the scoring of sleep and associated events: rules, terminology and technical specifications; www.aasmnet.org. American Academy of Sleep Medicine, Darien 2018 April; 2(5):201.
2. Pauna H, Infanger Serrano TL, Cabrini MAM, et al. Multidisciplinary approach to the patient with obstructive sleep apnea. J Otol Rhinol 2017;6:3.
3. Epstein LJ, Kristo D, Strollo PJ Jr, et al. Clinical guideline for the evaluation, management and long-term care of obstructive sleep apnea in adults. J Clin Sleep Med 2009;5:263.
4. Gay P, Weaver T, Loube D, et al. Evaluation of positive airway pressure treatment for sleep related breathing disorders in adults. Sleep 2006;29:381.

5. Schwab RJ, Badr SM, Epstein LJ, et al. An official American Thoracic Society statement. continuous positive airway pressure adherence tracking systems. The optimal monitoring strategies and outcome measures in adults. Am J Respir Crit Care Med 2013;188:613.
6. Aurora RN, Collop NA, Jacobowitz O, et al. Quality measures for the care of adult patients with obstructive sleep apnea. J Clin Sleep Med 2015;11:357.
7. Kohler M, Smith D, Tippett V, Stradling JR. Predictors of long-term compliance with continuous positive airway pressure. Thorax 2010; 65:829.
8. Dzierzewski JM, Wallace DM, Wohlgemuth WK. Adherence to continuous positive airway pressure in existing users: self-efficacy enhances the association between continuous positive airway pressure and adherence. J Clin Sleep Med 2016;12:169.
9. Sawyer AM, Gooneratne NS, Marcus CL, et al. A systematic review of CPAP adherence across age groups: clinical and empiric insights for developing CPAP adherence interventions. Sleep Med Ver 2011;15:343.
10. Gulati A, Oscroft N, Chadwick R, et al. The impact of changing people with sleep apnea using CPAP less than 4 h per night to a Bi-level device. Respir Med 2015;109:778.
11. Shelgikar AV, Durmer JS, Joynt KE, et al. Multidisciplinary sleep centers: strategies to improve care of sleep disorders patients. J Clin Sleep Med 2014;10(6) 693-7.
12. Hilbert J, Yaggi HK. Patient-centered care in obstructive sleep apnea: A vision for the future. Sleep Medicine Reviews 2018;37:138-47.
13. Ye L, Malhotra A, Kayser K, Willis DG, et al. Spousal involvement and CPAP adherence: a dyadic perspective. Sleep Med Rev 2015 Feb;19:67-74.
14. Batool-Anwar S, Baldwin CM, Fass S, Quan SF. Role of spousal involvement in Continuous Positive Airway Pressure (CPAP) adherence in patients with Obstructive Sleep Apnea (OSA). Southwest J Pulm Crit Care 2017 May;14(5):213-27.
15. Migueis DP, Thuler LCS, de Andrade L, et al. Systematic review: the influence of nasal obstruction on sleep apnea. Brazilian Journal of Otorhinolaryngology 2016;82(2):223-31.
16. Rodrigues MM, Gabrielli MFR, Garcia Jr OA, et al. Nasal airway evaluation in obstructive sleep apnea patients: volumetric tomography and endoscopic findings. Int J Oral Maxillofac Surg 2017 Oct;46(10):1284-90.
17. Wu BG, Sulaiman I, Wang J, et al. Severe obstructive sleep apnea is associated with alterations in the nasal microbiome and increase in inflammation. Am J Respir Crit Care Med 2018.
18. Aguilar F, Cisternas A, Montserrat JM, et al. Effect of nasal continuous positive pressure on the nostrils of patients with sleep apnea syndrome and no previous nasal pathology. Predictive factors for Compliance. Arch Bronconeumol 2016 Oct;52(10):519-26.
19. Parikh NG, Junaid I, Sheinkopf L, et al. Clinical control in the dual diagnosis of obstructive sleep apnea syndrome and rhinitis: a prospective analysis. Am J Rhinol Allergy 2014 Jan-Feb;28(1):e52-5.
20. Cisternas A, Aguilar F, Montserrat JM, et al. Effects of CPAP in patients with obstructive apnea: is the presence of allergic rhinitis relevant? Send to Sleep Breath 2017 Dec;21(4):893-900.
21. Zancanella E, Haddad FM, Oliveira LAMP, et al. Diretriz: Apneia obstrutiva do sono e ronco primário: diagnóstico e tratamento. Braz J Otorhinolaryngol 2014;80:S1-S16.
22. Telles SC, Paiva LB, Arrais T, et al. Brazilian consensus on sleep physiotherapy. Sleep Sci 2013;6:159-74.
23. Edinger JD, Radtke RA. Use of in vivo desensitization to treat a patient's claustrophobic response to nasal CPAP. Sleep 1993;16:678.
24. Edmonds JC, Yang H, King TS, et al. Claustrophobic tendencies and continuous positive airway pressure therapy non-adherence in adults with obstructive sleep apnea. Heart Lung 2015;44(2):100-6.
25. Weaver TE, Grunstein RR. Adherence to continuous positive airway pressure therapy: the challenge to effective treatment. Proc Am Thorac Soc 2008 Feb 15;5(2):173-8.
26. Kushida CA, Berry RB, Blau A, et al. Positive airway pressure initiation: a randomized controlled trial to assess the impact of therapy mode and titration process on efficacy, adherence, and outcomes. Sleep 2011 Aug 1;34(8):1083-92.

27. Balachandran JS, Yu X, Wroblewski K, et al. A brief survey of patients' first impression after CPAP titration predicts future CPAP adherence: a pilot study. J Clin Sleep Med 2013 Mar 15;9(3):199-205.
28. Launois SH, Pépin JL, et al. Sleep apnea in the elderly: A specific entity? Sleep Medicine Reviews 2007;11(2):87-97.
29. Budhiraja R, Parthasarathy S, Drake CL, et al. Early CPAP use identifies subsequent adherence to CPAP therapy. Sleep 2007;30:320.
30. Shapiro GK, Shapiro CM. Factors that influence CPAP adherence: an overview. Sleep Breath 2010;14:323.
31. Somiah M, Taxin Z, Keating J, et al. Sleep quality, short-term and long-term CPAP adherence. J Clin Sleep Med 2012 Oct 15;8(5):489-500.
32. Krakow B, McIver ND, Ulibarri VA, et al. Retrospective, nonrandomized controlled study on autoadjusting, dual-pressure positive airway pressure therapy for a consecutive series of complex insomnia disorder patients. Nature and Science of Sleep 2017;9:81-95.
33. Peppard PE, Young T, Palta M, et al. Longitudinal study of moderate weight change and sleep disordered breathing. JAMA. 2000;284(23):3015-21.
34. Kwiatkowska M, Ayas N. *Can telemedicine improve CPAP adherence?* Thorax 2010 Dec;65(12):1035-6.
35. Sparrow D, Aloia M, Demolles DA, et al. A telemedicine intervention to improve adherence to continuous positive airway pressure: a randomised controlled trial. Thorax 2010 Dec;65(12):1061-6.
36. Epstein LJ, Kristo D, Strollo PJ Jr, et al. Clinical guideline for the evaluation, management and long-term care of obstructive sleep apnea in adults. J Clin Sleep Med 2009;5:263.
37. Sullivan CE, Issa FG, Berthon-Jones M, Eves L. Reversal of obstructive sleep apnoea by continuous positive airway pressure applied through the nares. Lancet 1981;1(8225):862-5.
38. Schwab RJ, Badr SM, Epstein LJ, et al. An official American Thoracic Society statement: continuous positive airway pressure adherence tracking systems. The optimal monitoring strategies and outcome measures in adults. Am J Respir Crit Care Med 2013;188:613.
39. Basner RC. Continuous positive airway pressure for obstructive sleep apnea. N Engl J Med 2007 Apr 26;356(17):1751-8.
40. Xu T, Li T, Wei D, et al. Effect of automatic versus fixed continuous positive airway pressure for the treatment of obstructive sleep apnea: an up-to-date meta-analysis. Sleep Breath 2012;16:1017.
41. Bloch KE, Huber F, Furian M, et al. Autoadjusted versus fixed CPAP for obstructive sleep apnoea: a multicentre, randomised equivalence trial. Thorax 2018;73:174.
42. Antonescu-Turcu A, Parthasarathy S. CPAP and bi-level PAP therapy: new and established roles. Respir Care 2010 Sep;55(9):1216-29.
43. Schwartz SW, Rosas J, Iannacone MR, et al. Correlates of a prescription for bilevel positive airway pressure for treatment of obstructive sleep apnea among veterans. J Clin Sleep Med 2013;9(4):327-35.
44. Chai-Coetzer CL, Luo YM, Antic NA, et al. Predictors of long-term adherence to continuous positive airway pressure therapy in patients with obstructive sleep apnea and cardiovascular disease in the SAVE Study. Sleep 2013;36(12):1929-37.
45. Xu T, Li T, Wei D, et al. Effect of automatic versus fixed continuous positive airway pressure for the treatment of obstructive sleep apnea: an up-to-date meta-analysis. Sleep and Breathing 2012;16(4):1017-26.
46. Zhu K, Roisman G, Aouf S, et al. All APAPs are not equivalent for the treatment of sleep disordered breathing: a bench evaluation of eleven commercially available devices. J Clin Sleep Med 2015 Jul 15;11(7):725-34.
47. Schorr F, Genta PR, Gregório MG, et al. Continuous positive airway pressure delivered by oronasal mask may not be effective for obstructive sleep apnoea. Eur Respir J 2012 Aug;40(2):503-5.

48. Borel JC, Tamisier R, Dias-Domingos S, et al. Type of mask may impact on continuous positive airway pressure adherence in apneic patients. PLoS One 2013 May 15;8(5):e64382.
49. Andrade RGS, Madeiro F, Piccin VS, et al. Impact of acute changes in CPAP flow route in sleep apnea treatment. Chest 2016;150(6):1194-201.
50. Ryan S, Garvey JF, Swan V, et al. Nasal pillows as an alternative interface in patients with obstructive sleep apnoea syndrome initiating continuous positive airway pressure therapy. J Sleep Res 2011 Jun;20(2):367-73.
51. Prosise GL, Berry RB. Oral-nasal continuous positive airway pressure as a treatment for obstructive sleep apnea. Chest 1994 Jul;106(1):180-6.
52. Sanders MH, Kern NB, Stiller RA, et al. CPAP therapy via oronasal mask for obstructive sleep apnea.Chest 1994 Sep;106(3):774-9.
53. Teo M, Amis T, Lee S, et al. Equivalence of nasal and oronasal masks during initial CPAP titration for obstructive sleep apnea syndrome. Sleep 2011 Jul 1;34(7):951-5.
54. Richard BB. Retrospective: When were oronasal masks first used to treat obstructive sleep apnea? J Clin Sleep Med 2017 Mar 15;13(3):523-4.
55. Deshpande S, Joosten S, Turton A, et al. Oronasal masks require a higher pressure than nasal and nasal pillow masks for the treatment of obstructive sleep apnea. J Clin Sleep Med 2016;12:1263.
56. Andrade RGS, Viana FM, Nascimento JA, et al. Nasal vs oronasal CPAP for OSA treatment: a meta-analysis. Chest 2018;153:665.
57. Bakker JP, Marshall NS. Flexible pressure delivery modification of continuous positive airway pressure for obstructive sleep apnea does not improve compliance with therapy: systematic review and meta-analysis. Chest 2011 Jun;139(6):1322-30.
58. Nilius G, Franke KJ, Domanski U, et al. Effect of APAP and heated humidification with a heated breathing tube on adherence, quality of life, and nasopharyngeal complaints. Sleep Breath 2015 May 10.
59. Ruhle KH, Franke KJ, Domanski U, Nilius G. Quality of life, compliance, sleep and nasopharyngeal side effects during CPAP therapy with and without controlled heated humidification. Sleep Breath 2011 Sep;15(3):479-85.
60. Soudorn C, Muntham D, Reutrakul S, et al. Effect of heated humidification on CPAP therapy adherence in subjects with obstructive sleep apnea with nasopharyngeal symptoms. Respir Care 2016 Sep;61(9):1151-9.
61. Li QY, Berry RB, Goetting MG, et al. Detection of upper airway status and respiratory events by a current generation positive airway pressure device. Sleep 2015;38:597.
62. Reiter J, Zleik B, Bazalakova M, et al. Residual events during use of CPAP: prevalence, predictors, and detection accuracy. J Clin Sleep Med 2016;12:1153.
63. Huang HC, Hillman DR, McArdle N. Control of OSA during automatic positive airway pressure titration in a clinical case series: predictors and accuracy of device download data. Sleep 2012;35:1277.
64. Basoglu OK, Midilli M, Midilli R, et al. Adherence to continuous positive airway pressure therapy in obstructive sleep apnea syndrome: effect of visual education. Send to Sleep Breath 2012 Dec;16(4):1193-200.

SÍNDROME DA APNEIA DO SONO – CIRURGIAS DA FARINGE

CAPÍTULO 16

Danilo Anunciatto Sguillar ■ Renato Stefanini

HISTÓRICO E UVULOPALATOFARINGOPLASTIA

A cirurgia da faringe foi descrita primeiramente em 1964 por Ikematsu com o intuito de tratar pacientes com roncos,[1] e anos mais tarde foi modificada por Fujita que descreveu, pela primeira vez, a técnica de UPFP para a síndrome da apneia obstrutiva do sono (SAOS).[2] A técnica consistia na remoção das tonsilas palatinas, de tecido redundante da orofaringe, com preservação das camadas musculares, além de exérese da úvula e fechamento de planos musculares e mucosos com fio de sutura absorvível (Fig. 16-1). Posteriormente, esta técnica sofreu algumas modificações por autores como Hernandez,[3] Simmons,[4] Dickson,[5] Fairbanks,[6] Powell[7] e Abreu.[8] Pelo fato de abordar a linha média e ressecar tecidos, muitas vezes com a utilização de eletrocautério, vários estudos[9-10] demonstraram efeitos adversos, como sensação de corpo estranho na faringe, boca seca, insuficiência velofaríngea e estenose nasofaríngea, por vezes permanentes. Os resultados da UPFP, de acordo com uma metanálise,[11] pouco interferem na melhora significativa do índice de apneia e hipopneia (IAH), principalmente nos indivíduos com SAOS de grau moderado à grave. Além de a técnica ser questionada nos dias de hoje, alguns fatores foram considerados desfavoráveis nos resultados, como a gravidade da doença, a idade, a presença de múltiplos locais de obstrução, a obesidade e as desproporções maxilomandibulares, visto que naquela época não havia preocupação com a adequada seleção dos pacientes para abordagem cirúrgica.

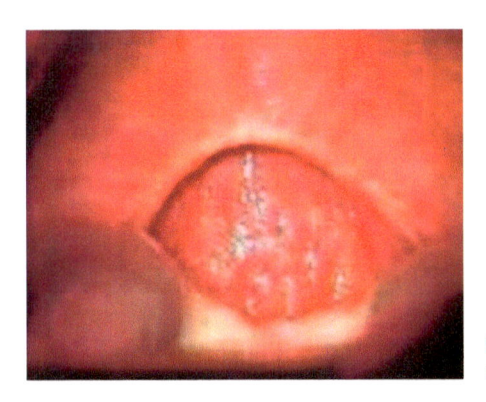

Fig. 16-1. Aspecto final da uvulopalatofaringoplastia.

Em 1986, Kamami descreveu uma técnica de UPFP assistida por *laser* (LAUP, *laser-assisted uvulopalatoplasty*), que consistia na utilização do *laser* de CO_2 na região de palato mole e úvula, em paciente acordado com anestesia tópica local, podendo ser reaplicado. Os resultados foram controversos na literatura, demonstrando melhora imediata, mas diminuindo taxa de sucesso com o passar do tempo.[12] Os efeitos colaterais variaram desde dor intensa relatada pelo paciente, hemorragia e sensação de corpo estranho, até estenoses e insuficiência velofaríngea. Atualmente este procedimento não é recomendado.

INDICAÇÃO CIRÚRGICA

Com o objetivo de padronizar os critérios de seleção do paciente candidato às cirurgias faríngeas, Friedman *et al.* propuseram um estadiamento clínico que agrupou a classificação de Mallampatti modificado,[13] os graus das tonsilas palatinas e o índice de massa corpórea. Estes pacientes foram submetidos à UPFP e demonstraram diferentes taxas de sucesso (Quadro 16-1). Mais recentemente, em 2014, foi proposto um novo estadiamento[14] para a indicação cirúrgica, valorizando-se, principalmente, a hipertrofia das tonsilas palatinas e incluindo pacientes com IMC > 40 kg/m². A técnica cirúrgica utilizada foi a amigdalectomia ampliada, que consiste na amigdalectomia, ressecção do palato *web* e fechamento por planos musculares e mucosos. As taxas de sucesso obtidas foram elevadas nos pacientes com tonsilas palatinas graus 3 e 4 (Quadro 16-2).

Desse modo, entende-se que os melhores resultados das cirurgias faríngeas são obtidos em pacientes jovens, não obesos, com alterações anatômicas isoladas em orofaringe, principalmente a hipertrofia das tonsilas palatinas, Mallampatti modificado grau 1 ou 2 e quadros mais leves da SAOS (Fig. 16-2).

Quadro 16-1. Estadiamento de Friedman

Estádio (taxa de sucesso)	Mallampati modificado	Tonsilas palatinas	IMC
I (80,6%)	1,2	3,4	< 40 kg/m²
II (37,9%)	1,2 3,4	1,2 3,4	< 40 kg/m²
III (8,1%)	3,4	1,2	< 40 kg/m²
IV (sem indicação cirúrgica)	1,2,3,4	1,2,3,4	> 40 kg/m²

Quadro 16-2. Estadiamento proposto pela UNIFESP[9]

Estádio (taxa de sucesso)	Mallampati modificado	Tonsilas palatinas	IMC
Estádio I (88,9%)	1 ou 2	3 ou 4	< 40 kg/m²
Estádio II (75%)	3 ou 4	3 ou 4	< 40 kg/m²
Estádio III (35,7%)	1 ou 2	1 ou 2	< 40 kg/m²
Estádio IV (38,5%)	3 ou 4	1 ou 2	< 40 kg/m²
Estádio V (100%)	1,2,3 ou 4	3 ou 4	> 40 kg/m²
Estádio VI (sem indicação cirúrgica)	1,2,3 ou 4	1 ou 2	> 40 kg/m²

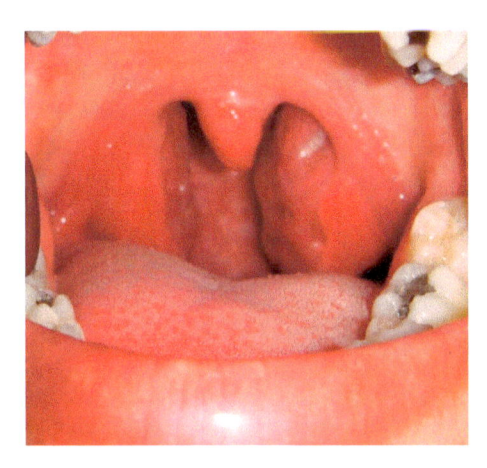

Fig. 16-2. Melhor candidato à cirurgia faríngea.

SUCESSO CIRÚRGICO

O tratamento cirúrgico pode ser indicado com o objetivo curativo, ou como tratamento coadjuvante. Não há padronização na literatura sobre critérios de cura para pacientes submetidos às técnicas cirúrgicas. A maioria das publicações admite que a redução de 50% do IAH basal e abaixo de 20 eventos por hora pode ser considerada cura. Outras publicações pontuam que o IAH deve ficar abaixo de 10 eventos por hora, e algumas publicações acreditam que cura deve ser atribuída àqueles pacientes com IAH abaixo de 5 eventos por hora.

A cirurgia pode ser indicada de forma coadjuvante em pacientes que falharam na adaptação de CPAP ou do aparelho intraoral (AIO). Em pacientes com SAOS grave, por exemplo, a cirurgia pode reduzir o IAH, tornando a SAOS mais leve, possibilitando a indicação de tratamentos, como a fonoterapia e o AIO, como alternativa ao CPAP.

CUIDADOS PERIOPERATÓRIOS

Os pacientes devem ser cuidadosamente avaliados com o intuito de serem evitadas complicações perioperatórias. Pacientes com comorbidades, como *diabetes mellitus*, cardiopatias, hipertensão arterial sistêmica e obesidade mórbida, necessitam de avaliação pré-operatória minuciosa para minimizar os riscos cirúrgicos. Deve-se evitar o uso de medicamentos pré-anestésicos, principalmente os benzodiazepínicos, além do cuidado na utilização de opioides no intraoperatório, pelo risco de depressão respiratória. O médico anestesiologista deve estar preparado para intubação difícil e pode necessitar de auxílio de broncoscópio na sala cirúrgica. A extubação deve ser realizada com cautela com o objetivo de evitar complicações graves, como o broncospasmo e o edema *ex-vaccum* (edema pulmonar por pressão negativa). Deve-se levar em consideração que o edema faríngeo, por conta da manipulação cirúrgica, gera sensação de sufocamento, portanto a cabeceira deve-se manter elevada ao redor de 30 graus nas primeiras horas pós-operatórias. Além da dor, podem ocorrer sangramentos e insuficiência velofaríngea transitória, dependendo da técnica empregada. No pós-operatório precoce, o controle da dor deve ser feito com o uso de analgésicos, corticoides sistêmicos e, em alguns casos, pode ser necessário o uso de opioides. Portanto, os opioides, durante o período perioperatório e nos primeiros dias que sucedem a cirurgia, podem ser indicados com cautela. Há estudos que utilizam infiltração intraoperatória de cola de fibrina ou ropivacaína para minimizar a dor pós-operatória e demonstram resultados inconsistentes na literatura.[15]

FARINGOPLASTIAS

Em 2003, foi descrita a primeira cirurgia com algumas mudanças substanciais em relação às uvulopalatofaringoplastias. Enquanto a UPFP era realizada com ressecção de tecido mucoso, com enfoque na linha média, a faringoplastia foi concebida para o reposicionamento de tecido muscular, com enfoque na parede lateral da faringe. Esta tendência de manipulação na parede lateral da faringe, evitando abordar linha média, segue sendo empregada até os dias de hoje, e suas variantes serão descritas a seguir.

Faringoplastia Lateral

Esta foi a denominação dada pelo Dr. Michel Cahali para a técnica descrita em 2003, que já sofreu algumas modificações, e, atualmente, está na sexta versão. Em trabalho publicado em 2004, a faringoplastia lateral demonstrou índice de sucesso de 60% superior à UPFP.[16] A técnica atual inicia-se com a amigdalectomia das palatinas. Em seguida, é realizada a separação do músculo palatofaríngeo do músculo constrictor superior da faringe, criando o retalho palatofaríngeo. Realiza-se a miotomia parcial do músculo constritor superior da faringe em sua porção cranial e a ligadura da porção caudal do músculo palatofaríngeo. O retalho é, então, suturado na parede lateral (músculo palatoglosso) com três suturas Donatti. Por fim, realiza-se a incisão vertical de alívio na parede posterior da orofaringe.[17]

Faringoplastia Expansora

Também conhecida como Faringoplastia Expansiva (FE), é uma técnica descrita em 2007 por dois autores, Dr. Kenny Pang e Dr. Tucker Woodson. A técnica consiste em remover as tonsilas palatinas, e, em seguida, realiza-se a miotomia do músculo palatofaríngeo em sua porção caudal. Realiza-se incisão superolateral em pilar anterior, identificando fibras do músculo palatoglosso. O coto cranial do músculo palatofaríngeo é então suturado neste seguimento criado (até a rafe pterigomandibular). É descrita também a ressecção parcial da úvula e a aproximação das fibras remanescentes do músculo palatofaríngeo com o músculo palatoglosso na região das lojas amigdalianas (Fig. 16-3).[18] Neste trabalho publicado em 2007, os autores demonstraram que os pacientes submetidos à faringoplastia tinham média de IAH de 44,2, e, no pós operatório, esta média foi para 12 (taxa de sucesso de 82,6%). Outro trabalho demonstrou queda da média do IAH de 27,7 para 6,5 em pacientes submetidos à FE (taxa de sucesso de 90%).[19]

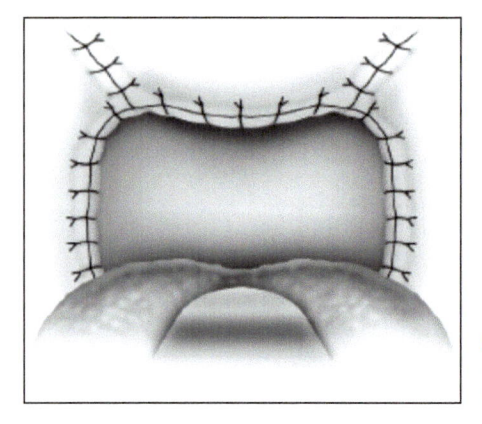

Fig. 16-3. Aspecto final da faringoplastia expansora. (Imagem extraída do artigo publicado por Pang e Woodson em 2007.)[13]

Faringoplastia Expansora Funcional

Foi descrita por dois italianos, Sorrenti e Piccin, como variante da técnica descrita por Pang e Woodson. A técnica consiste na amigdalectomia das palatinas, miotomia do músculo palatofaríngeo e rotação do coto cranial à rafe pterigomandibular sem incisão no pilar anterior (**túnel** submucoso) (Fig. 16-4). Os autores descreveram uma série de casos publicada em 2013, envolvendo 85 participantes, demonstrando média do IAH de 33,3, que foi reduzida para 11,7 (taxa de sucesso de 89,2%).[17,19]

Faringoplastia com Avanço Transpalatino (TPA)

Descrita por Woodson e Toohill, em 1993,[20] é uma técnica que voltou a ser mencionada quando este primeiro autor publicou um trabalho, em 2015, demonstrando padrões de colapsabilidade faríngea baseada em dados de exame de imagem e sonoendoscopia. Os três tipos de colapsabilidade faríngea e suas respectivas frequências de achado foram:

1. Oblíqua (52%);
2. Intermediária (23%);
3. Vertical (25%).

Os pontos de reparo anatômicos analisados foram palato duro, geno (inserção do tendão do músculo tensor palatino) e velofaringe (Fig. 16-5). Foi considerado com colapsabilidade

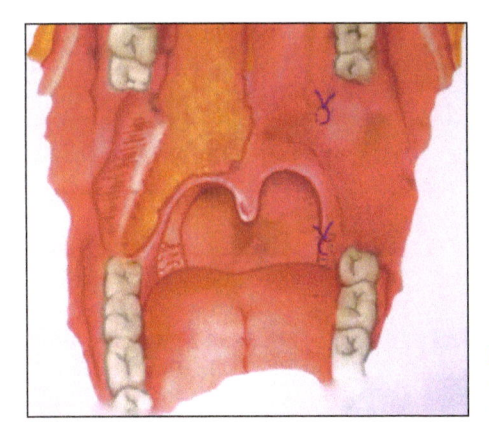

Fig. 16-4. Aspecto final da faringoplastia funcional. (Imagem extraída do artigo publicado por Sorrenti e Piccin em 2013.)[15]

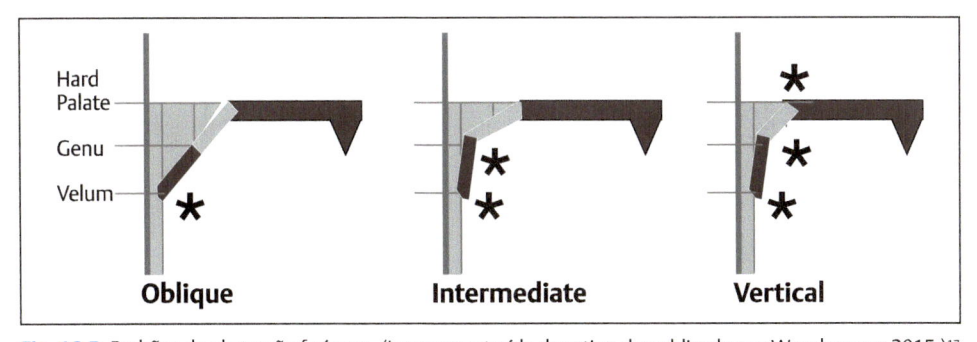

Fig. 16-5. Padrões de obstrução faríngea. (Imagem extraída do artigo de publicado por Woodson em 2015.)[17]

oblíqua o paciente com obstrução apenas na região da velofaringe; foi considerado com colapsabilidade intermediária o paciente com obstrução em velofaringe e geno; e, por fim, foi considerado com colapsabilidade vertical o paciente com obstrução nos três seguimentos:

1. Velofaringe;
2. Geno;
3. Palato duro.

Segundo Woodson, pacientes com conformação oblíqua e intermediária são candidatos às cirurgias de faringoplastia lateral ou expansora, já aqueles com conformação vertical são candidatos à TPA. A técnica consiste na pexia do palato mole em direção ao palato duro no sentido vertical e anterior, ancorado com fio de sutura absorvível.[21]

Faringoplastia Barbada

Esta cirurgia é a combinação de uma técnica cirúrgica palatal, descrita por Mantovani em 2012, e dos preceitos da faringoplastia expansora, descrita por Pang e Woodson. Recebe, na literatura, nomenclaturas como BAP (*barbed anterior pharyngoplasty*)[22,23] ou BRP (*barbed repositionpharyngoplasty*),[24] na dependência da variância técnica de cada autor. A técnica da faringoplastia barbada consiste em realização da amigdalectomia das palatinas; o segundo passo é a miotomia do músculo palatofaríngeo em sua porção caudal e, na sequência, realizam-se pontos no palato mole (são pontos de reparo: a espinha nasal posterior e a rafe pterigomandibular) e na parte cranial do músculo palatofaríngeo, promovendo o deslocamento anterior e lateral deste seguimento. Esta sutura combinada é preferencialmente realizada com um fio de sutura farpado, que tem a vantagem de aderir melhor ao tecido e não necessitar de nó. Este fio também pode ser biagulhado e, portanto, cada agulha ser utilizada em cada metade da faringe, partindo do ponto inicial (espinha nasal posterior). Destaca-se que publicações recentes estão realizando esta técnica com auxílio de um robô.[25]

PROCEDIMENTOS PALATAIS

Os procedimentos palatais têm como objetivo o enrijecimento do palato e consequente melhora do ronco. São geralmente indicados para pacientes com ronco primário e SAOS leve, em pacientes com amígdalas grau 1 ou 2 ou amigdalectomizados. A seguir, serão expostas algumas modalidades de procedimentos palatais, resumidas no Quadro 16-3.

Radiofrequência de Palato

A radiofrequência (RF) tem o princípio de realizar dissolução plasmática tecidual sem, entretanto, queimar o tecido. Esta termólise gera fibrose e enrijecimento palatal, podendo ser realizado em âmbito hospitalar ou ambulatorial. Normalmente são realizados 3 pontos palatais, um em linha média e os outros dois laterais, separados por uma distância em torno de 2 mm. Esta modalidade tem como vantagens ser um procedimento rápido, indolor e que pode ser realizado no ambulatório. Tem como desvantagens o alto custo e a necessidade de reaplicação.[26]

Implantes Palatais

A técnica consiste na colocação de implantes sintéticos de poliéster com o objetivo de gerar fibrose local e enrijecimento palatal. Geralmente são aplicados em três pontos no palato, um em linha média e dois laterais, separados por uma distância em torno de 2 mm,

Quadro 16-3. Procedimentos Palatais

Procedimento	Descrição	Vantagens	Desvantagens	Complicações
Radiofrequência do palato	• Termólise tecidual com temperatura controlada • Três pontos consecutivos, um em linha média e dois laterais	• Pouca dor • Anestesia local	• Custo alto • Novas aplicações necessárias	Infrequente: úlcera no palato
Implantes palatais	Inserção de 3-5 implantes de poliéster na região de palato mole com aplicador específico	• Pouca dor • Anestesia local • Podem ser removidos	Custo alto	Extrusão
Escleroterapia	Injeção de substância esclerosante no palato mole	• Baixo custo • Pouca dor	• Ausência de padronização • Área da esclerose é imprevisível	• Frequentes: ulcerações transitórias • Infrequentes: perfuração palatal
Sling surgery	• Pontos na região do palato mole • Preferência por fio farpado	• Baixo custo • Pouca dor • Fio pode ser removido	Sem muitas evidências na literatura	Infrequente: insuficiência velofaríngea

podendo chegar a mais de dois pontos, um de cada lado, totalizando cinco implantes. Este procedimento tem a vantagem de poder ser realizado em ambulatório e a desvantagem do alto custo. Complicações, como extrusão do implante, infecções e ulcerações, são infrequentes.[27]

Injeção Roncoplástica

Este procedimento consiste na injeção de substância esclerosante em três pontos distintos no palato com o mesmo objetivo dos métodos anteriores descritos, fibrose e enrijecimento. As substâncias possíveis são: etanol 50% ou etanolamina 5%, ou tetradecil sulfato de sódio e polidocanol, embora não haja uma padronização de doses na literatura. Tem como vantagens ser de baixo custo e poder ser realizado em ambulatório. A desvantagem é que não há garantias de que a área abordada seja a região submucosa, e, muitas vezes, há necessidade de reaplicação. Alterações esperadas: dor, edema local e ulceração temporária. Perfuração palatal é uma possível complicação, porém é pouco frequente.[28]

Suspensão Palatal (Sling Surgery)

Este procedimento é realizado com suturas na região do palato mole para suspensão e enrijecimento palatal com fios inabsorvíveis e de preferência farpados. Pode ser realizado (mas não recomendado) em ambulatório. Esta técnica (simples e barata) pode ser combinada com cirurgias nasais, por exemplo. Alterações, como sensação de corpo estranho e, raramente, insuficiência velofaríngea, podem ocorrer, e, nestes casos, o fio pode ser removido.[29]

CONSIDERAÇÕES FINAIS

As cirurgias faríngeas evoluíram ao longo dos anos e o entendimento das funções musculares propiciou mudanças significativas: o foco deve ser maior na parede lateral da faringe e menor na linha média, além do que os tecidos não devem ser ressecados e sim realocados. Os melhores resultados são obtidos quando a cirurgia é indicada de forma individualizada, levando em consideração a idade do paciente, a gravidade da apneia, o índice de massa corpórea e as alterações anatômicas específicas da via aérea. Devemos avaliar com critério as técnicas cirúrgicas que vão sendo descritas na literatura. Somente estudos bem desenhados podem demonstrar vantagens e desvantagens, e a escolha da melhor técnica cirúrgica deve-se basear nas taxas de sucesso publicadas, na experiência de cada cirurgião e na vontade expressa do paciente de ser submetido ao procedimento cirúrgico.

REFERÊNCIAS BIBLIOGRÁFICAS

1. Ikematsu T. Study of snoring, 4th report: therapy. J Jpn Otol Rhinol Laryngol 1964;64:434-5.
2. Fujita S, Conway W, et al. Surgical correction of anatomic abnormalities in obstructive sleep apnea syndrome: uvulopalatopharyngoplasty. Otolaryngol Head Neck Surg 1981;89:923-34.
3. Hernandez PJ, Abel T. A molecular basis for interactions between sleep and memory. Sleep Medicine Clinics 2011 Mar 1;6(1):71-84.
4. Simmons FB, Guilleminalt C, Silvestri R. Snoring, and some obstructive sleep apnea, can be cuted by orofaryngeal surgery. Arch Otolaryngol 1983;109(8):503-7.
5. Dickson RI, Blokmans A. Treatment of obstrutive sleep apnea by uvulopalatopharyngoplasty. Laryngoscope 1987;97:1054-9.
6. Fairbanks DW. Apnea-activated tongue stimulation for obstructive sleep apnea. Otolaryngol Head Neck Surg 1990:103-90.
7. Powell N, Riley R, Guilleminalt C, Troell R. A reversible uvulopalatal flap for snoring and sleep apnea syndrome. Sleep 1996;19:593-9.
8. Abreu H, Vidaurre A, Sarmento K, et al. Avaliação de novo método de uvulopalatofaringoplastia no tratamento do ronco. Arquivos da Fundação Otorrinolaringologia 2000;4(2):62-5.
9. Franklin KA, Anttila H, Axelsson S, et al. Effects and side-effects of surgery for snoring and obstructive sleep apnea e a systematic review. Sleep 2009;32:27-36.
10. Värendh M, Berg S, Andersson M. Long-term follow-up of patients operated with uvulopalatopharyngoplasty. Respir Med 2012;106:1788-93.
11. Caples SM, Rowley JA, Prinsell JR, et al. Surgical modifications of the upper airway for obstructive sleep apnea in adults: a systematic review and meta-analysis. Sleep 2010;33:1396-407.
12. Kamami Y. Out patient treatment of Sleep Apnea Syndrome with CO2 Laser: Laser - Assisted UPPP. The Journal of Otolaryngology 1994;23(6):395-8.
13. Friedman M, Ibrahim H, Bass L. Clinical staging for sleep disordered breathing. Otolaryngol Head Neck Surg 2002;127:13-21.
14. Vidigal TA, Haddad FLM, Cabral RFP, et al. New clinical staging for pharyngeal surgery in obstructive sleep apnea patients. Braz J Otorhinolaryngol 2014;80:490-6.
15. Segal N, Puterman M, Rotem E, et al. A prospective randomized doble-blind trial of fibrina glue for reduction pain and bleeding after tonsilectomy. Int J Pediatr Otorhinolaryngol. 2008;72(4):469-73.
16. Cahali MB, Formigoni GGS, Gebrim EMMS, et al. Lateral pharyngoplasty versus uvulopalatopharyngoplasty: a clinical, polysomnographic and computed tomography measurement comparison. Sleep 2004;27:942-50.
17. Li L, Feng J, Xie SH, Geng LC. Preemptive submucosal infiltration with ropivacaine for uvulopalatopharyngoplasty. Otolaryngol Head Neck Surg 2014;151(5):874-9.
18. Pang KP, Woodson BT. Expansion sphincter pharyngoplasty: a new technique for the treatment of obstructive sleep apnea. Otolaryngol Head Neck Surg 2007;137:110-4.

19. Carrasco-Llatas M, Marcano Acuña M, Zerpa-Zerpa V, Dalmau Galofre J. Surgical results of different palate techniques to treat oropharyngeal colapse. Eur Arch Otorhinolaryngol 2015;272(9):2535-40.
20. Sorrenti G, Piccin O. Functional expansion pharyngoplasty in the treatment of obstructive sleep apnea. Laryngoscope 2013;123(11):2905-8.
21. Woodson BT, Toohill RJ. Transpalatal advancement pharyngoplasty for obstructive sleep apnea. Laryngoscope 1993;103(3):269-76.
22. Woodson BT. A method to describe the pharyngeal airway. Laryngoscope 2015 May;125(5):1233-8.
23. Mantovani M, et al. Barbed roman blinds technique for the treatment of obstructive sleep apnea: how we do it? Eur Arch Otorhinolaryngol 2016;273(2):517-23.
24. Salamanca F, Costantini F, Mantovani M, et al. Barbed anterior pharyngoplasty: an evolution of anterior palatoplasty. Acta Otorhinolaryngol Ital 2014;34:434-8.
25. Vicini C, Hendawy E, Campanini A, et al. Barbed reposition pharyngoplasty (BRP) for OSAHS: a feasibility, safety, efficacy and teachability pilot study. We are on the giant's shoulders. Eur Arch Otorhinolaryngol 2015 Oct;272(10):3065-70.
26. Vicini C, Meccariello G, Cammaroto G, et al. Barbed reposition pharyngoplasty in multilevel robotic surgery for obstructive sleep apnoea. Acta Otorhinolaryngol Ital 2017 Jun;37(3):214-7.
27. De Kermadec H, Blumen MB, Engalenc D, Vezina JP, Chabolle F. Radiofrequency of the soft palate for sleep-disordered breathing: a 6-year follow-up study. Eur Ann Otorhinolaryngol Head Neck Dis 2014;131:27-31.
28. Choi JH, Kim SN, Cho JH. Efficacy of the pillar implant in the treatment of snoring and mild-to-moderate obstructive sleep apnea: a meta-analysis. Laryngoscope 2013;123:269-76.
29. Brietzke SE, Mair EA. Injection snoreplasty: extended follow-up and new objective data. Otolaryngol Head Neck Surg 2003;128:605-15.
30. Hur J. A new treatment for snoring: sling snoreplasty with a permanent thread. Acta Oto-Laryngologica 2008;128;12:1381-84.

SÍNDROME DA APNEIA DO SONO – FARINGOPLASTIA LATERAL

CAPÍTULO 17

Michel Burihan Cahali

INTRODUÇÃO

Houve grande avanço nas cirurgias de reconstrução da faringe para tratamento da síndrome da apneia obstrutiva do sono (SAOS) nos últimos 15 anos. Esta evolução nas técnicas cirúrgicas ocorreu em paralelo ao melhor entendimento do comportamento dinâmico da via aérea superior na SAOS,[1] além da identificação de marcos anatômicos que permitissem uma técnica segura de dissecção da faringe.

Descrevemos a técnica cirúrgica chamada faringoplastia lateral (FL) em 2003[2] e publicamos, em 2004,[3] um dos raros estudos prospectivos randomizados controlados desta área cirúrgica, comparando a FL com a uvulopalatofaringoplastia, que demonstrou a superioridade da FL. A partir de então, houve um novo direcionamento das cirurgias para a SAOS, com o abandono da filosofia inicial de exérese tecidual e estiramento de partes moles que marcaram as uvulopalatofaringoplastias.[4] Inicialmente, a FL introduziu os conceitos de reposicionamento de tecidos sem tensionamento, de manipulação cirúrgica da parede lateral da faringe e da importância da previsão do processo cicatricial pós-operatório no desenho da técnica cirúrgica. A partir disto, diferentes técnicas cirúrgicas, utilizando estes conceitos, surgiram em todo o mundo, como a faringoplastia expansora,[5] faringoplastia por relocação,[6] palatofaringoplastia em 2 pedaços[7] e faringoplastia expansora funcional.[8]

Ao longo dos anos, a FL sofreu modificações[9-12] que incorporaram novos conceitos à técnica, particularmente:

A) O reconhecimento da unidade anatômica formada pelos músculos palatofaríngeo--constritor superior da faringe como determinante da posição do palato mole;
B) O necessário acoplamento fisiológico língua-palato para a correta respiração durante o sono.

Assim, as modificações que originaram diferentes versões da FL tiveram o objetivo de evitar qualquer estiramento da mucosa faríngea, aumentar o espaço retropalatal em todas as dimensões e sustentar a parede lateral da faringe com a fixação de um retalho miomucoso do palatofaríngeo. Descrevemos, a seguir, nossa técnica atual de FL, chamada de versão 6, a qual realizamos desde 2015, e consideramos que a cirurgia melhor sumariza os conceitos originários desta técnica.

INDICAÇÕES E CONTRAINDICAÇÕES

Utilizamos a FL para o tratamento do ronco primário antissocial e da SAOS em adultos sintomáticos com índice de massa corpórea de até 35 kg/m². A gravidade da SAOS, tamanho das tonsilas e classificação de Mallampati não são critérios utilizados na indicação do procedimento. A localização ou padrão de fechamento da faringe durante o sono também não interfere na seleção para a cirurgia.[13]

São contraindicações para esta cirurgia: incompetência velofaríngea, graves deformidades faciais e mínima abertura de boca. Em casos já tonsilectomizados, é necessária a presença de músculo palatofaríngeo identificável na parede posterior da faringe para realizar-se o procedimento. A dependência do uso de medicações que provocam relaxamento muscular ou interferem no sono é uma contraindicação relativa que deve ser avaliada caso a caso.

TÉCNICA CIRÚRGICA

O procedimento é realizado por via oral, sob anestesia geral. Iniciamos a cirurgia pela tonsilectomia (Fig. 17-1). Em seguida, removemos um triângulo de tecido da área supratonsilar para ampliar a exposição da parede lateral da faringe, se necessário (Fig. 17-2). Em pacientes já tonsilectomizados, remove-se este triângulo junto com a fibrose da loja tonsilar, identificando e isolando o músculo palatofaríngeo. Em seguida, separamos o músculo palatofaríngeo do constritor superior da faringe, criando o retalho palatofaríngeo (Fig. 17-3). É importante que este retalho seja o mais espesso e mais longo possível. A porção mais cranial do retalho, na altura do arco palatofaríngeo, permanece conectada ao constritor neste momento, e, para liberá-la, fazemos a miotomia do constritor neste segmento cranial da loja tonsilar, junto ao palatofaríngeo, expondo a fáscia bucofaríngea neste local (Fig. 17-4).

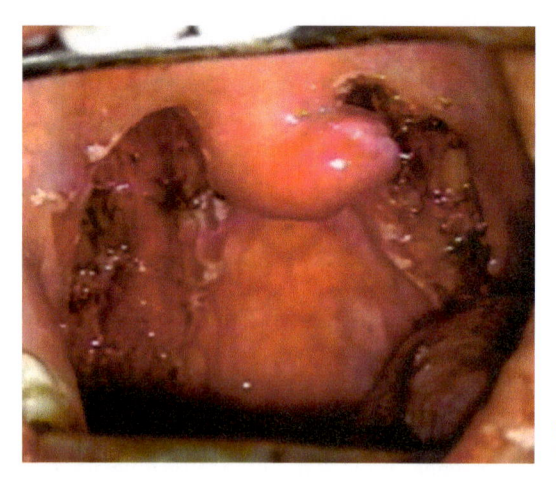

Fig. 17-1. Aspecto após a tonsilectomia bilateral.

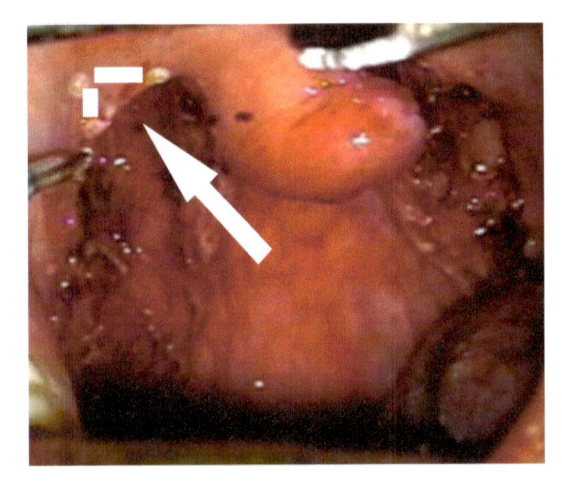

CAPÍTULO 17 ▪ SÍNDROME DA APNEIA DO SONO – FARINGOPLASTIA LATERAL 225

Fig. 17-2. Marcação da área supratonsilar direita a ser removida (seta).

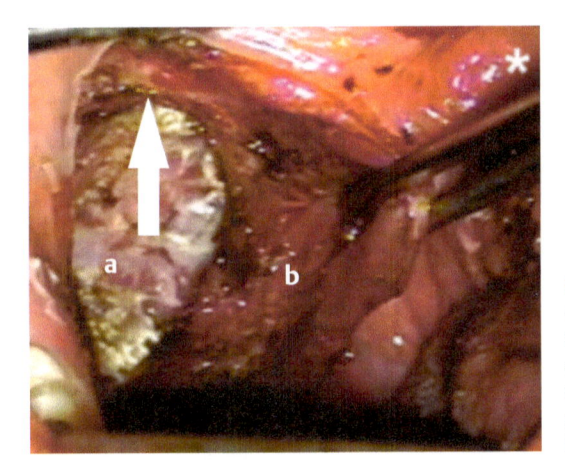

Fig. 17-3. Retalho do músculo palatofaríngeo direito separado do músculo constritor superior da faringe. *a.* Constritor superior da faringe. *b.* Palatofaríngeo. Ligação remanescente entre os músculos palatofaríngeo e constritor superior da faringe (seta). Úvula (asterisco).

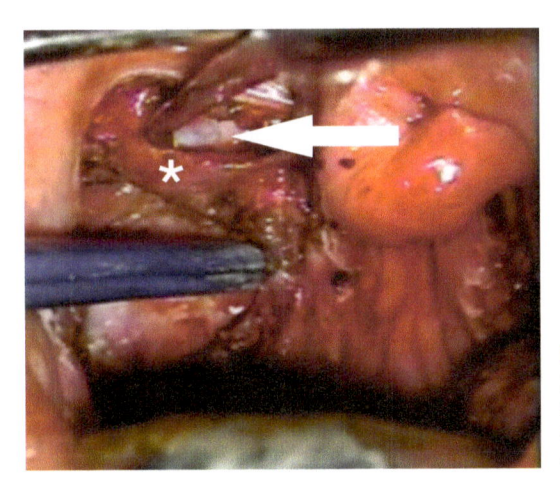

Fig. 17-4. Liberação cranial do retalho palatofaríngeo pela miotomia do constritor superior da faringe. Parte do constritor superior da faringe que será seccionada (asterisco). Fáscia bucofaríngea (seta).

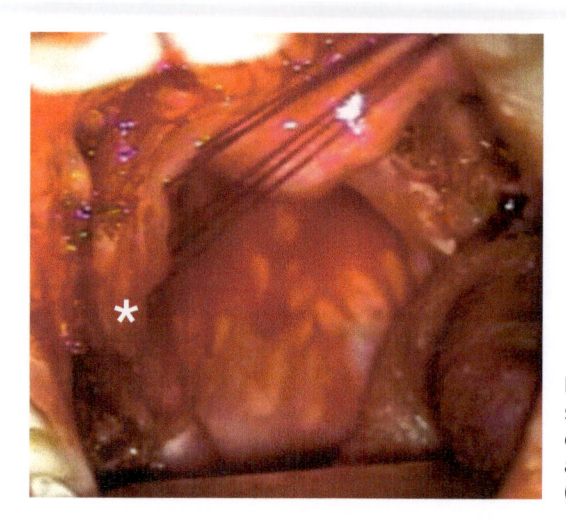

Fig. 17-5. Retalho palatofaríngeo direito suturado na parede lateral da faringe com três suturas tipo Donatti separadas, ainda sem os nós. Retalho palatofaríngeo (asterisco).

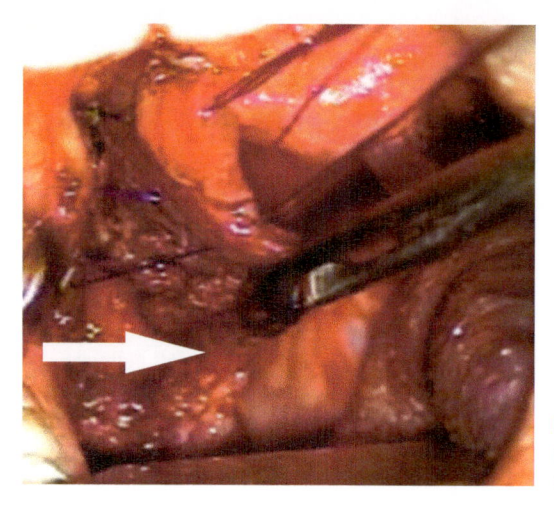

Fig. 17-6. Miotomia inferior do retalho palatofaríngeo abaixo da sutura Donatti mais distal. Local da miotomia (seta).

Para todas as suturas, utilizamos o fio monofilamentar absorvível 3-0. Realizamos duas suturas hemostáticas no terço médio da parede lateral muscular da faringe para reduzir sangramentos pós-operatórios. O retalho é então suturado na metade cranial da parede lateral da faringe com 3 suturas separadas tipo Donatti, deixando-se os nós para depois (Fig. 17-5). Faz-se a miotomia do palatofaríngeo o mais inferior possível, com cauterização local com bipolar (Fig. 17-6). As suturas Donatti são então fechadas (Fig. 17-7) e faz-se uma incisão vertical de alívio transfixando a mucosa entre o retalho e a parede posterior da faringe, o mais lateralmente possível, de forma que o retalho suturado se desprenda completamente da faringe (Fig. 17-8). Eventuais suturas simples podem ser necessárias para completar o fechamento da ferida no entorno do retalho. Todos os passos são repetidos no lado oposto, e a **úvula** é quase sempre totalmente preservada (Fig. 17-9).

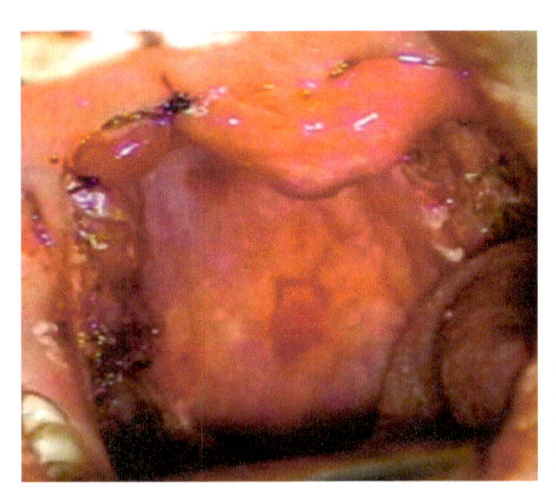

CAPÍTULO 17 ■ SÍNDROME DA APNEIA DO SONO – FARINGOPLASTIA LATERAL 227

Fig. 17-7. Aspecto após completar os nós das suturas Donatti para reposicionamento do retalho palatofaríngeo direito. Há duas suturas simples visíveis que completaram o fechamento da ferida em torno do retalho.

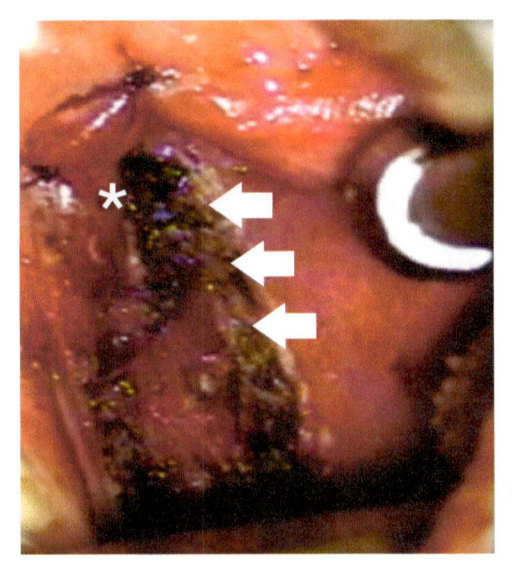

Fig. 17-8. Incisão transfixante (setas) de relaxamento entre o retalho palatofaríngeo (asterisco) e a parede posterior da faringe.

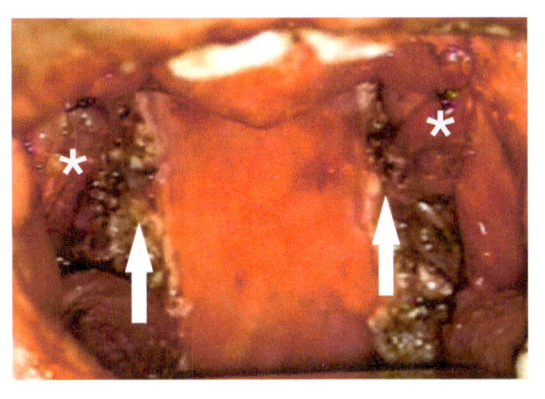

Fig. 17-9. Aspecto final da faringoplastia lateral. Retalhos palatofaríngeos (asteriscos). Incisões de alívio dos retalhos (setas).

Os cuidados pós-operatórios são similares a qualquer cirurgia palatofaríngea. A alta hospitalar geralmente ocorre no dia seguinte, com uso de antibioticoterapia profilática somente no hospital e uso de corticoides, antinflamatórios, analgésicos simples e analgésicos opiáceos para controle da dor. A dieta é líquida e pastosa nos primeiros 10 dias. Espera-se disfagia leve e incompetência velofaríngea para líquidos enquanto as suturas estiverem no local, com estes sintomas usualmente desaparecendo entre 1 e 2 meses após a cirurgia. Em raros casos em que há persistência destes sintomas, sem tendência de melhora por mais de 3 meses, o uso de fonoterapia costuma ser resolutivo. Alterações de paladar muito pontuais podem ocorrer e, em sua maioria, retornam ao normal em até 4 meses após a cirurgia.

As causas de insucesso mais comuns são a deiscência dos retalhos ou uma exagerada retração cicatricial, ou fibrose local pós-operatória. A maioria destes eventos é evitável com uma adequada técnica cirúrgica. Os pacientes são orientados que um aumento de peso pós-operatório de mais de 10% pode ser uma causa de recidiva da doença. O seguimento dos pacientes com SAOS moderada ou grave deve incluir a repetição da polissonografia após 6 meses da cirurgia.

REFERÊNCIAS BIBLIOGRÁFICAS

1. Genta PR, Edwards BA, Sands SA, et al. Tube law of the pharyngeal airway in sleeping patients with obstructive sleep apnea. Sleep 2016;39(2):337-43.
2. Cahali MB. Lateral pharyngoplasty: a new treatment for obstructive sleep apnea hypopnea syndrome. Laryngoscope 2003;113:1961-8.
3. Cahali MB, Formigoni GGS, Gebrim EMMS, et al. Lateral pharyngoplasty versus uvulopalatopharyngoplasty: a clinical, polysomnographic and computed tomography measurement comparison. Sleep 2004;27:942-50.
4. Fujita S, Conway W, Zorick F, et al. Surgical correction of anatomic abnormalities in obstructive sleep apnea syndrome: uvulopalatopharyngoplasty. Otolaryngol Head Neck Surg 1981;89:923-34.
5. Pang KP, Woodson BT. Expansion sphincter pharyngoplasty: a new technique for the treatment of obstructive sleep apnea. Otolaryngol Head Neck Surg 2007;137:110-4.
6. Li HY, Lee LA. Relocation pharyngoplasty for obstructive sleep apnea. Laryngoscope 2009;119(12):2472-7.
7. Komada I, Miyazaki S, Okawa M, et al. A new modification of uvulopalatopharyngoplasty for the treatment of obstructive sleep apnea syndrome. Auris Nasus Larynx 2012;39(1):84-9.
8. Sorrenti G, Piccin O. Functional expansion pharyngoplasty in the treatment of obstructive sleep apnea. Laryngoscope 2013;123(11):2905-8.
9. Cahali MB. Lateral pharyngoplasty. In Friedman M, ed. Sleep apnea and snoring: surgical and non-surgical therapy. Philadelphia: Saunders Elsevier; 2009. p. 227-32.
10. Cahali MB. Faringoplastía lateral. In Boccio CM, ed. Ronquido y apnea obstructiva del sueño. 1ª ed. Buenos Aires: Librería Akadia Editorial; 2010. p. 249-53.
11. de Paula Soares CF, Cavichio L, Cahali MB. Lateral pharyngoplasty reduces nocturnal blood pressure in patients with obstructive sleep apnea. Laryngoscope 2014;124(1):311-6.
12. Meraj TS, Muenz DG, Glazer TA, et al. Does drug-induced sleep endoscopy predict surgical success in transoral robotic multilevel surgery in obstructive sleep apnea? Laryngoscope 2017;127:971-6.
13. Blumen MB, Latournerie V, Bequignon E, et al. Are the obstruction sites visualized on drug-induced sleep endoscopy reliable? Sleep Breath 2015;19(3):1021-6.

SÍNDROME DA APNEIA DO SONO – FARINGOPLASTIAS E VARIANTES

CAPÍTULO 18

José Antonio Pinto ▪ Heloisa dos Santos Sobreira Nunes
Luciana Balester Mello de Godoy

INTRODUÇÃO

A síndrome da apneia obstrutiva do sono (SAOS) é uma doença complexa e multifatorial caracterizada por episódios de colapso parcial ou total de diferentes regiões de via aérea superior, tais como fossas nasais, palato, úvula, tonsilas palatinas da base da língua, paredes laterais da faringe e epiglote, durante o sono.[1,2]

Há muito se diz que o CPAP (*continuous airway pressure*) é a primeira linha de indicação no tratamento da SAOS, sendo eficaz quando usado adequadamente e de acordo com os padrões da Academia Americana de Medicina do Sono (AASM)[2,3]. No entanto, em decorrênia da difícil adesão desta modalidade de tratamento em alguns pacientes, a eficácia real do CPAP é baixa, com uma grande proporção de abandono pelos usuários dentro de um ano da prescrição. A cirurgia para a SAOS, por outro lado, não depende de nenhuma forma de adesão do paciente, e, quando o topodiagnóstico é combinado com o procedimento faríngeo correto, resultados efetivos em longo prazo têm sido demonstrados.[3]

O tratamento cirúrgico da SAOS evoluiu nos últimos anos com diferentes técnicas. Em 1964, Ikematsu[1,2] desenvolveu um procedimento cirúrgico para diminuir o ronco encurtando o palato e a úvula. Quesada, em 1977,[2,4] introduziu o conceito de ressecção parcial do palato, técnica considerada como a primeira uvulopalatofaringoplastia (UPFP). Fujita, em 1981,[2,5] publicou a técnica da UPFP modificando o procedimento original de Ikematsu e gerando grande entusiasmo na comunidade otorrinolaringológica. Muitas variações da técnica de UPFP foram descritas desde então, modificando o conceito de ressecção agressiva do palato para cirurgia reconstrutiva, com melhora da função da faringe por alterar a sua forma.

Cahali, em 2003,[2,6] descreveu a faringoplastia lateral, técnica cirúrgica em que ampliava a parede lateral da faringe com a microdissecção do músculo constritor superior da faringe, gerando suporte para a parede lateral da mesma e diminuindo o colapso lateral em pacientes com SAOS.

Em 2007, Pang e Woodson[2,7] descreveram a faringoplastia do esfíncterexpansiva que consiste na amigdalectomia seguida pela rotação do músculo palatofaríngeo, uvulectomia parcial e fechamento dos pilares amigdalianos anteriores e posteriores. A finalidade é criar tensão na parede lateral e remover o volume das paredes laterais da faringe. Em 2012, Sorrenti[2,8] aprimorou a técnica, estabilizando o músculo palatofaríngeo com uma cirurgia menos agressiva e mais fisiológica.

FARINGOPLASTIA LATERAL EXPANSIVA

Partindo do conceito cirúrgico reconstrutivo da via aérea superior, a faringoplastia lateral expansiva é um procedimento com o intuito de expandir o espaço faríngeo, abordando o colapso retropalatal anteroposterior e lateral.

A faringoplastia lateral expansiva consiste em amigdalectomia bilateral, dissecção e secção do músculo constritor superior da faringe (Fig. 18-1a,b); após a identificação e elevação do músculo palatofaríngeo, realiza-se a secção inferior do mesmo (Fig. 18-1c); o músculo palatofaríngeo é fixado com fio Vicryl 3,0 próximo ao hâmulo do processo pterigóideo ipsilateral através de um túnel palatino (Fig. 18-1d,f) e, em seguida, realizado fechamento de mucosa com sutura (Fig. 18-1f).

Com a faringoplastia lateral expansiva é possível corrigir o colapso anteroposterior retropalatal e laterolateral em um único tempo cirúrgico.

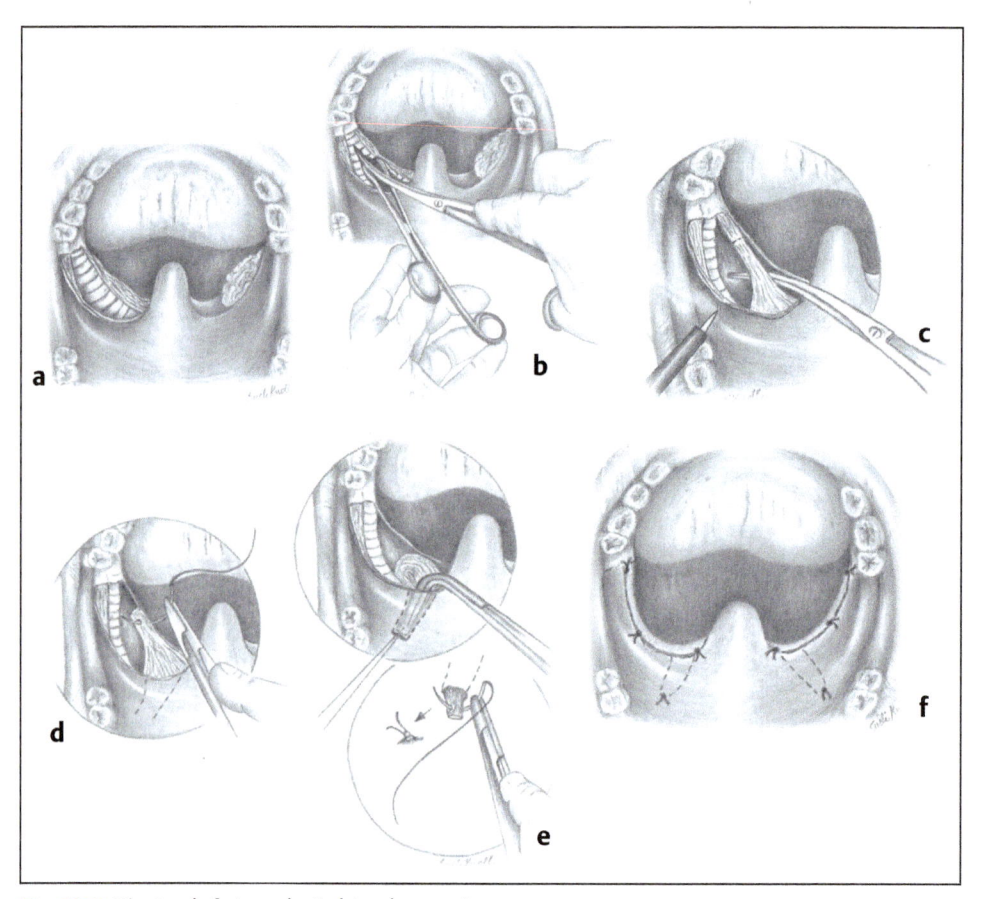

Fig. 18-1. Técnica da faringoplastia lateral expansiva.

FARINGOPLASTIA BARBED

Em 2012, Mantovani[9-11] utilizou fios de sutura ancorados não absorvíveis para elevar, enrijecer e avançar o palato. Em 2015, Vicini,[12] após estudos em cadáveres sobre as linhas vetoriais de tensão do palato, utilizou o princípio da sutura ancorada com fios absorvíveis bidirecionais.[12,13]

Na faringoplastia barbed, inicia-se marcando os pontos de tensão do palato, espinha nasal posterior e rafe pterigomandibular, bilateralmente (Fig. 18-2a).

Utiliza-se uma única sutura ancorada, bidirecional, absorvível, composta por copolímero de ácido glicólico e carbonato de trimetileno, tamanho 0. Uma agulha é introduzida no ponto central e depois passa dentro do palato, girando em torno da rafe pterigomandibular até sair na parte mais superior da rafe; o fio é puxado até que trave na zona de transição central, que é uma zona livre, presente entre as duas direções do fio (Fig. 18-2b). A agulha é reintroduzida perto do ponto de saída, passando ao redor da rafe pterigomandibular até que ela saia na loja amigdaliana, depois para a parte superior do músculo palatofaríngeo e sai perto da mucosa do pilar posterior e não através dela (Fig. 18-2c). O pilar posterior é inserido na junção entre o terço superior e os dois terços inferiores. Então, a agulha é passada de volta pela loja amigdaliana outra vez e esta sutura é suspensa novamente ao redor da rafe; uma tração suave é aplicada apenas no fio e nenhum nó é realizado (Fig. 18-2d). Isto leva a um reposicionamento estável do pilar posterior para uma localização mais lateral e anterior, sem qualquer nó, e este ponto é repetido pelo menos três vezes

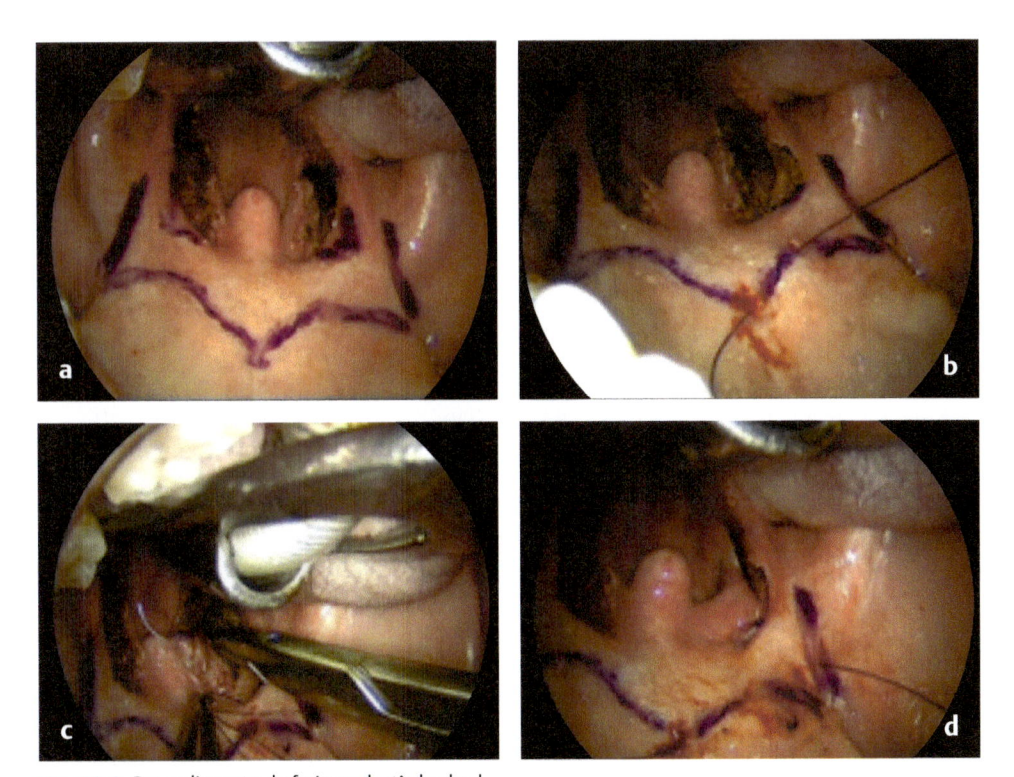

Fig. 18-2. Procedimento da faringoplastia barbed.

entre a rafe e o músculo até que o polo inferior do músculo seja alcançado. O lado oposto é feito da mesma maneira. Finalmente, cada fio sai na rafe do mesmo lado, e, então, o fio é cortado enquanto o tecido é puxado para baixo para maior tração.

A ponta da úvula não é removida se for curta, em vez disso uma pequena ilha da mucosa é removida de sua face anterior com cautério monopolar, assim a coagulação do tecido submucoso é feita com cautério bipolar, e, após a supressão dessa fossa mucosa, a úvula irá se inclinar para a frente. Se a úvula é muito longa, é realizada uvulectomia.

A sutura do tipo ancorada, reabsorvível e bidirecional provou ser mais rápida e fácil de manusear, porque é uma tecnologia sem nós (o nó no interior da cavidade oral pode ser um passo difícil para os cirurgiões menos experientes). Além disso, a sutura ancorada permite a execução de mais voltas ao redor do músculo, criando uma espécie de rede densa, para melhor distribuição das forças de reposicionamento sobre o retalho muscular.

REFERÊNCIAS BIBLIOGRÁFICAS

1. Ikematsu T. Study of snoring, 4th report: therapy. J Jap Oto-rhino-laryngol. 1964;64:434-5.
2. Pinto JA. Lessons from 50 years of uvulopalatopharyngoplasty. J Sleep Disord Ther 2016;5:246.
3. Rotenberg BW, Vicini C, Pang EB, Pang KP. Reconsidering first-line treatment for obstructive sleep apnea: a systematic review of the literature. J Otolaryngol Head Neck Surg 2016 Apr;45:23.
4. Quesada P, Pedro-Botet J, Fuentes E, Perello E. Partial resection of the soi palate in treatment of the syndrome of hypersomnia and periodic breathing in obese persons. ORL-DIPS. 1977;5:81-8.
5. Fujita S, Conway W, Zorick F, Roth T. Surgical correction of anatomic abnormalities in obstructive sleep apnea syndrome: uvulopalatopharyngoplasty. Otolaryngol Head Neck Surg 1981;89(6):923-34.
6. Cahali MB. Lateral pharyngoplasty: a new treatment for obstructive sleep apnea hypopnea syndrome. Laryngoscope 2003;113(11):1961-8.
7. Pang KP, Woodson BT. Expansion sphincter pharyngoplasty: a new technique for the treatment of obstructive sleep apnea. Otolaryngol Head Neck Surg 2007;137(1):110-4.
8. Sorrenti G, Piccin O. Functional expansion pharyngoplasty in the treatment of obstructive sleep apnea. Laryngoscope 2013;123(11):2905-8.
9. Mantovani M, Minetti A, Torretta S, et al. The velo-uvulo-pharyngeal lift or roman blinds technique for treatment of snoring: a preliminary report. Acta Otorhinolaryngol Ital 2012;32(1):48-53.
10. Binar M, Karakoc O. Anterior palatoplasty for obstructive sleep apnea: a systematic review and meta-analysis. Otolaryngol Head Neck Surg 2018;158(3):443-9.
11. Salamanca F, Costantini F, Mantovani M, et al. Barbed anterior pharyngoplasty: an evolution of anterior palatoplasty. Acta Otorhinolaryngol Ital 2014;34(6):434-8.
12. Vicini C, Hendawy E, Campanini A, et al. Barbed reposition pharyngoplasty (BRP) for OSAHS: a feasibility, safety, efficacy and teachability pilot study. We are on the giant's shoulders. Eur Arch Otorhinolaryngol 2015;272(10):3065-70.
13. Montevecchi F, Mecariello G, Firinu E, et al. Prospective multicentre study on barbed reposition pharyngoplasty standing alone or as a part of multilevel surgery for sleep apnoea. Clin Otolaryngol 2018;43(2):483-8.

SÍNDROME DA APNEIA DO SONO – CIRURGIA DE BASE DE LÍNGUA

José Antonio Pinto ▪ Arturo Frick Carpes

INTRODUÇÃO

As taxas de insucesso no tratamento da SAOS por meio das tradicionais cirurgias de VAS, como a uvulopalatofaringoplastia (UPFP), têm sido atribuídas ao topodiagnóstico impreciso. A delimitação adequada dos sítios anatômicos obstrutivos nos múltiplos níveis, especialmente em hipofaringe e base de língua, alinhada aos novos conceitos de controle central da respiração, é fundamental ao entendimento da dinâmica de colapso.

Inúmeros procedimentos vêm sendo utilizados nos últimos anos na correção de obstruções de hipofaringe e região retrolingual: cirurgias esqueléticas otimizando o posicionamento muscular e a relação conteúdo continente do complexo ósseo maxilomandibular e seu conteúdo de partes moles criando espaço e sobretudo tensão. Métodos de suspensão de língua, redução volumétrica tecidual por variadas formas de energia e, mais recentemente, neuroestimulação do hipoglosso visam estabilizar a VAS na tentativa de melhores resultados cirúrgicos.

A Academia Americana de Medicina do Sono em suas recomendações para o tratamento cirúrgico dos DRS enfatiza que a UPFP não oferece adequado porcentual de resolução das síndromes apneicas moderadas à grave. Os procedimentos combinados, sequenciais e com base no topodiagnóstico ganharam espaço nas recomendações cirúrgicas.[1] Friedman, em 2004, já havia descrito que, quando a cirurgia da base de língua é somada à UPFP em seu grupo de pacientes estágio III, o sucesso terapêutico passa de 8,1% para 43,8%. Nos pacientes estágio II, passa de 37,9% para 74%.[2]

Contraditoriamente, um estudo recente nos Estados Unidos concluiu que aproximadamente 35.000 cirurgias para DRS são realizadas anualmente, mas somente 20% dessas incluem procedimentos na hipofaringe, muito abaixo da prevalência de 55% das obstruções nesse nível.[3,4] Fricke et al. demonstraram que 33% das crianças submetidas à adenotonsilectomia e que mantinham DRS residual apresentavam hipertrofia de tonsila lingual não observada inicialmente.[5]

Neste contexto, o exame endoscópico de VAS com manobra de Müller e protrusão mandibular, medidas tridimensionais baseadas em tomografia computadorizada (TC), ressonância nuclear magnética (RNM) e, mais recentemente, a sonoendoscopia (DISE: *drug-induced sleep endoscopy*) representam avanços importantes no planejamento da estratégia de tratamento mais eficaz e menos invasiva.

Katsantonis et al. relata que os colapsos de VAS ocorrem em múltiplos níveis, sendo mais frequentes nas seguintes áreas anatômicas: palato, 25%; palato e base de língua,

55%; base de língua somente, 10% e supraglote, 10%.[3] Abdullah, estudando 893 pacientes submetidos à DISE, encontraram 87% de obstruções em múltiplos níveis. Em 89 pacientes candidatos à cirurgia, havia a combinação de 302 obstruções, assim envolvidas:[6]

1. Palato – 69 (22,8%)
2. Faringe lateral – 64 (21,2%)
3. Tonsilas – 41 (13,6%)
4. Base de língua – 62 (20,5%)
5. Epiglote – 37 (12,3%)
6. Hipofaringe – 29 (9,6%)

AVALIAÇÃO E CLASSIFICAÇÕES DAS ÁREAS DE COLAPSO

O colapso da região retrolingual determinando eventos respiratórios durante o sono é resultante do desequilíbrio no controle central da respiração. A sobreposição de fatores como macroglossia, discrepância maxilomandibular, hiperplasia tonsilar lingual ou hipotonia acrescentam predisposição ao colapso do ponto de vista anatômico, com ampla variação em grau e morbidade. de acordo com sua contribuição obstrutiva em outros níveis da VAS. Porém, paradoxalmente, a presença de alterações anatômicas passa a orientar as estratégias de tratamento cirúrgico. Uma vez que estabelecida anatomia favorável, aumentamos a chance porcentual de retorno ao equilíbrio no controle dinâmico das áreas colapsáveis da VAS.

Dessa forma, o sucesso do tratamento cirúrgico da SAOS depende de um estadiamento topográfico adequado dos sítios obstrutivos e suas interrelações para que possamos entender a mecânica do colapso e tratar seus múltiplos níveis de maneira global.

O segmento colapsável da VAS compreende parte da rinofaringe e toda orofaringe, e áreas retropalatal e retrolingual. Tem como limites: **superior** – linha horizontal paralela à posição natural da cabeça que passa pela espinha nasal posterior até a parede posterior da faringe; **inferior** – linha paralela ao limite superior que cruza a margem superior do osso hioide e estende-se até a parede posterior da faringe. Acima desses limites estão a rinofaringe e a cavidade nasal, áreas sujeitas à obstrução estáticas, mas não colapsáveis. Inferiormente há a proteção rígida do arcabouço laringotraqueal, não sujeita a colapsos na ausência de laringotraqueomalacias. A reconstrução tridimensional tomográfica pode demonstrar onde se encontram as áreas de estreitamento orofaríngeo retropalatal, retrolingual ou hipofaríngeo (Fig. 19-1).[7]

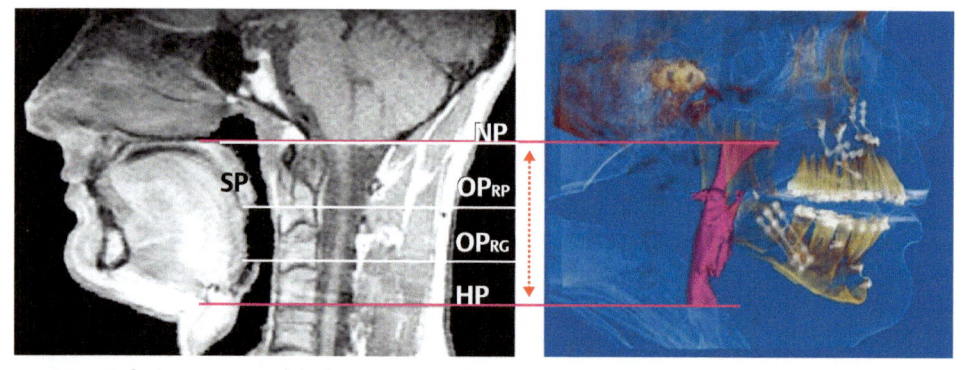

Fig. 19-1. Referência para medida do segmento colapsável da VAS. NP: nasofaringe; OP$_{RP}$, orofaringe retropalatal; OP$_{RG}$, orofaringe retrolingual; HP: hipofaringe; SP: palato mole.[7]

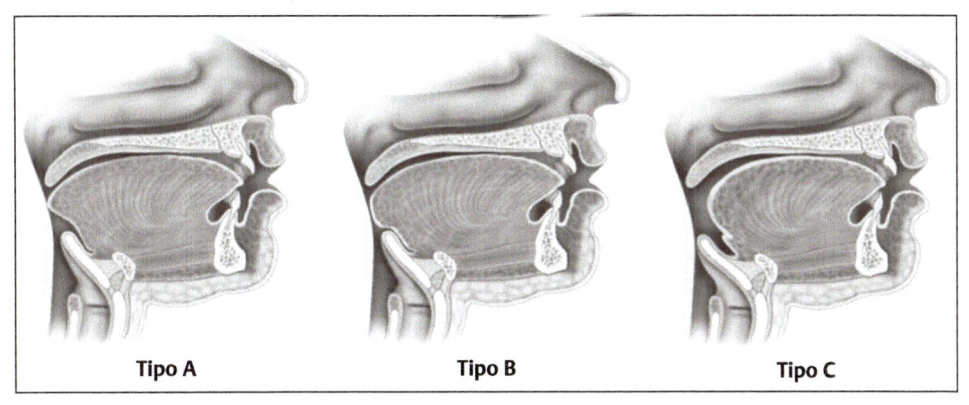

Fig. 19-2. Sistema de classificação de Moore da base de língua e epiglote para SAOS.
Tipo A (10%): obstrução alta de base de língua (10%). Tipo B (50%): obstrução alta e baixa em base de língua e retroepiglótica secundária (50%). Tipo C (40%): obstrução retroepiglótica primária isolada (40%) (Modificada de Moore KE, 2002.).[8]

Duas classificações e um novo exame complementar tornaram-se importantes ao manejo das obstruções em orofaringe retrolingual e hipofaringe, e passaremos a discutir a seguir.

Moore *et al.*, em 2002, descreveram um sistema de classificação da base de língua e epiglote para SAOS (Fig. 19-2).[8] Utilizando nasofibrofaringoscopia em vigília e cefalometria contrastada com bário, avaliaram 248 pacientes apneicos. Obstrução alta de base de língua estava presente em 10% dos casos e foi denominada tipo A. Obstrução alta e baixa em base de língua e retroepiglótica secundária estava presente em 50% dos casos e foi denominada tipo B. Obstrução retroepiglótica primária isolada estava presente em 40% dos casos e foi denominada tipo C. Nenhuma correlação estatística foi encontrada entre a classificação e a severidade da SAOS, idade ou padrão esquelético facial. Porém o uso deste sistema de classificação permite avaliar e descrever padrões do estreitamento da base de língua de forma mais completa e uniformizada, orientando a estratégia de tratamento mais adequada.

Friedman *et al.* validaram o sistema de classificação clínica para hipertrofia de tonsilas linguais por meio de exame endoscópico, que consiste em uma escala de 0 a 4: sendo 0, a ausência completa de tecido linfoide; 1, tecido linfoide espalhado sobre a base da língua; 2, tecido linfoide cobrindo a totalidade da base da língua com espessura vertical limitada; 3, tecido linfoide significativamente levantado cobrindo a totalidade da base da língua em aproximadamente 5 a 10 mm de espessura; 4, tecido linfoide subindo acima da ponta da epiglote, superiormente a 1 cm de espessura (Fig. 19-3).[9,10]

A soma das informações geradas pela avaliação de Moore[8] e Friedman[9] permite diferenciar os componentes anatômicos da obstrução ao nível da orofaringe retrolingual e hipofaringe. O componente muscular geralmente está associado a algum grau de hipertrofia linfoide, e a quantificação relativa tem-se mostrado importante na escolha estratégia de tratamento, como veremos a seguir. Por outro lado, todo o processo de aquisição de informações nesta fase diagnóstica se deu na presença de, ao menos, três variáveis que fundamentalmente precisam ser consideradas: a vigília, o ciclo respiratório e o posicionamento.

A sonoendoscopia aparece então como uma valiosa e acessível ferramenta na avaliação topográfica da VAS, uma vez que elimina o viés do tônus muscular permitindo a observação da relação estrutural anatômica dinâmica e o controle central da respiração, ago-

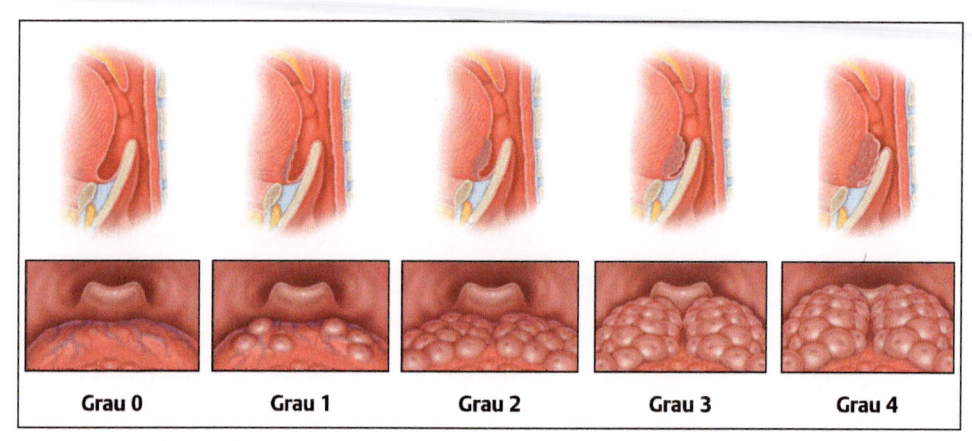

Fig. 19-3. Classificação de Friedman para tonsila lingual. Grau 0: ausência completa de tecido linfoide. Grau 1: tecido linfoide espalhado sobre a base da língua. Grau 2: tecido linfoide cobrindo a totalidade da base da língua com espessura vertical limitada. Grau 3: tecido linfoide significativamente levantado cobrindo a totalidade da base da língua. Grau 4: tecido linfoide subindo acima da ponta da epiglote (Modificada de Friedman M, 2015.).[9,10]

ra em cenário induzido compatível com as condições reais onde os eventos respiratórios acontecem. Não há outra forma objetiva de identificação das obstruções por glossoptose, ptose da epiglote ou medialização das aritenoides e tecidos redundantes supraglóticos, se não fazendo uso da endoscopia com sedação. Para Soares *et al.*, a supraglote é responsável por 15% dos sítios obstrutivos de forma isolada.[11] Esse é o tipo de colapso que não irá responder à cirurgia em outros níveis, a procedimentos esqueléticos ou eventualmente a CPAP. Não identificar obstruções em hipofaringe ou supraglote e oferecer abordagem específica ao paciente é provavelmente a principal causa de falha na estratégia de tratamento.

A necessidade de linguagem comum e padronização dos achados leva à referência ao trabalho de Kezirian, Hohenhorst e Vries por meio da classificação **VOTE** para sonoendoscopia. Três níveis são observados: a orofaringe retropalatal, a retrolingual e a hipofaringe. Porém, de maneira a descrever tanto a topografia de colapso quanto sua configuração e grau, os achados são distribuídos da seguinte forma: V (*velum*), O (*oropharynx*), T (*tongue*), E (*epiglottis*). Conforme figura abaixo, as caixas abertas refletem a configuração potencial que pode ser visualizada, relacionada com uma estrutura específica. As caixas sombreadas refletem o fato de que uma estrutura específica ou configuração não pode ser avaliada (por exemplo, paredes laterais de orofaringe em direção anteroposterior). O grau de obstrução tem um número para cada estrutura: 0, sem obstrução (não vibração); 1, obstrução parcial (vibração); 2, obstrução completa (colapso); X, não visualizado. A obstrução da orofaringe pode ser distinguida como relacionada unicamente com as tonsilas palatinas ou incluindo as paredes laterais, com ou sem componente tonsilar. A configuração é classificada como anteroposterior (A-P), lateral ou concêntrica, para estruturas com grau de obstrução maior que 0 (Quadro 19-1).[12]

A simplificação exagerada dos mecanismos de colapso com base na classificação VOTE é uma das limitações da técnica, com potencial de confusão aos avaliadores menos experientes.[13] Da mesma forma, esta classificação não contempla às obstruções supraglóticas posteriores aritenoídeas, achado cada vez mais citado na literatura e que, frequentemente, embasa a indicação de cirurgias laríngeas em nossa prática assistencial (Fig. 19-4).

Quadro 19-1. Classificação VOTE

Estrutura	Grau de obstrução	Configuração		
		A-P	Lateral	Concêntrica
Velum				
Paredes laterais da orofaringe				
Base de língua				
Epiglote				

A-P: anteroposterior.

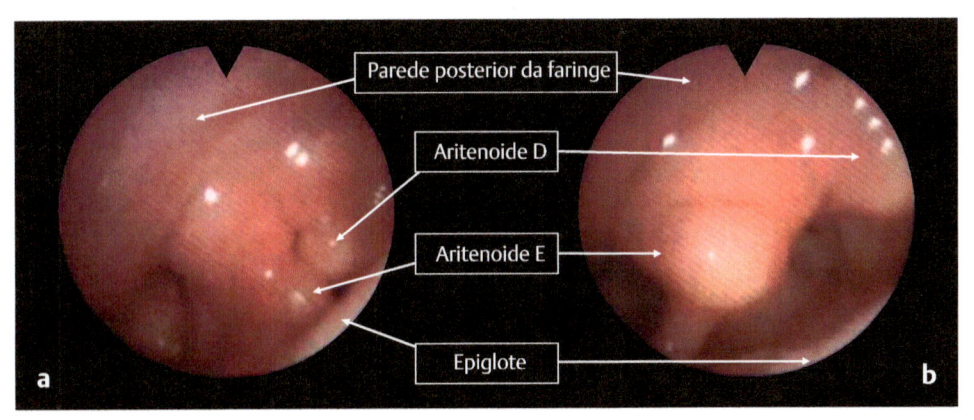

Fig. 19-4. Sonoendoscopia demonstrando obstrução supraglótica posterior. (**a**) Período inspiratório com apneia obstrutiva. (**b**) Momento expiratório após apneia obstrutiva.

ANATOMIA CIRÚRGICA DA LÍNGUA

Aboussouan *et al.* demonstram que a maior causa de insucesso da Uvulopalatofaringoplastia (UPFP) é a obstrução de base da língua não tratada.[14] Riley *et al.* chamam a atenção para a hesitação dos cirurgiões em realizar procedimentos na base da língua, em geral em decorrência da falta de treinamento, confiança e riscos aumentados.[15] Assim, o conhecimento anatômico é o primeiro passo para se reverter essas tendências.

A língua é um órgão muscular recoberto por uma membrana mucosa, presa no assoalho da boca ao osso hioide, à mandíbula, ao processo estiloide e à faringe. É dividida em duas regiões anatômicas pelo *sulco terminal* (V lingual): língua oral (2/3 anteriores) e língua faríngea (terço posterior). O sulco terminal é uma ranhura em forma de **V** atrás das papilas circunvaladas. O ápex desse **V** é posterior e representa o *forame cego* (remanescente da abertura do ducto tireoglosso).[16]

A língua apresenta um ápice e uma borda, uma face dorsal, uma ventral e uma raiz. O ápice repousa sobre os dentes incisivos e a borda relaciona-se a cada lado com as gengivas e os dentes. A superfície dorsal da língua oral é coberta pelas papilas filiformes, fungiformes e circunvaladas. A base (porção faríngea) da língua representa a parede anterior da orofaringe e apresenta uma massa de tecido linfoide recoberta por papilas lenticulares constituindo a **tonsila lingual**, porção inferior do anel de Waldeyer. Posteriormente ela se reflete sobre a parte anterior da epiglote (como a **prega glossoepiglótica mediana**) e sobre a parede lateral da faringe (**prega glossoepiglótica lateral ou faringoepiglótica**). O espaço de cada lado da prega glossoepiglótica mediana é denominado **valécula da epiglote**. A raiz da língua é a parte que repousa sobre o assoalho da boca, presa à mandíbula e ao osso hioide (músculos gênio-hióideo e milo-hióideo). Os nervos, vasos e músculos intrínsecos entram na língua ou a deixam através de sua raiz, que não está coberta de membrana mucosa (Fig. 19-5).

O termo língua é usado para se referir à língua intrínseca, que é a parte da língua encapsulada pelo tecido conjuntivo. A língua intrínseca inclui todos os músculos intrínsecos mais as partes internas dos músculos extrínsecos. A estrutura muscular da língua é dividida na região mediana por um septo de tecido conjuntivo profundo. Cada metade é constituída de quatro músculos intrínsecos e quatro extrínsecos. Os músculos extrínsecos têm inserção óssea (mandíbula, osso hioide ou processo estiloide), enquanto a outra extremidade insere-se dentro da língua. Em contraste, os músculos intrínsecos originam-se e inserem-se dentro da língua e não têm inserção óssea (Fig. 19-6).

Geralmente, os músculos extrínsecos tendem a mover a posição de toda a língua, enquanto os músculos intrínsecos mudam sua forma. Os músculos intrínsecos formam o corpo da língua, e são eles: o longitudinal superior e inferior, o transverso e o vertical. Os músculos longitudinais deformam a língua durante a fala e deglutição. Os músculos transversos a estreitam e alongam. Já os verticais a achatam e alargam. O músculo longitudinal superior (SL) e o transverso (TV) seguem a curvatura da língua ao longo de seu comprimento. O SL é mais espesso na base da língua, enquanto o TV é mais fino na mesma área. O músculo genioglosso (GG) tem dois ventres que se inserem nos tubérculos geniais mandibulares: o GG horizontal (hGG) inferiormente e o ventre em forma oblíqua GG (oGG) superiormente. O músculo gênio-hióideo (GH) está abaixo do hGG, sendo difícil separar os dois músculos. O músculo hioglosso (HG) origina-se do osso hioide e seu curso inicial é lateral ao músculo longitudinal inferior (IL).[17]

Como veremos a seguir, as técnicas de resseção de base de língua têm como limite superficialmente o tecido linfoide tonsilar e mais profundamente o músculo longitudinal superior, de maneira a evitar lesões às placas motoras, musculatura responsável pelo tônus e anteriorização da língua (os feixes oblíquos e principalmente os horizontais do músculo genioglosso) (Fig. 19-7).[18,19]

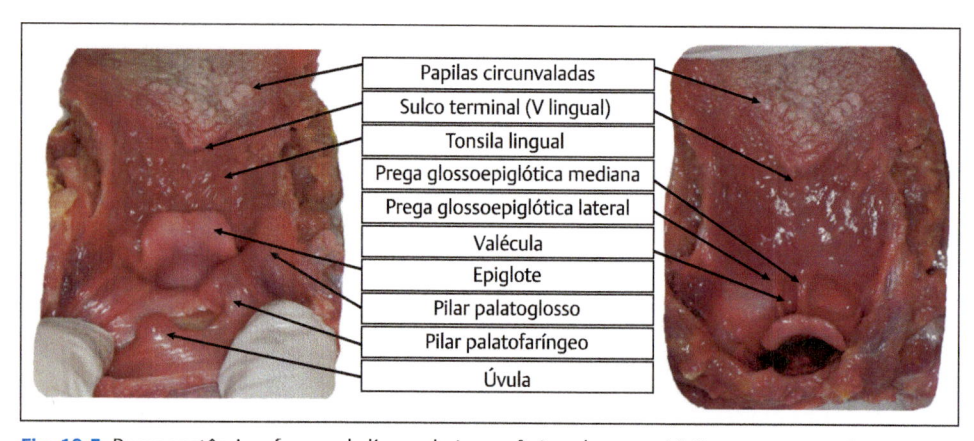

Fig. 19-5. Peças anatômicas frescas de língua, laringe e faringe humana. Visão posterossuperior.

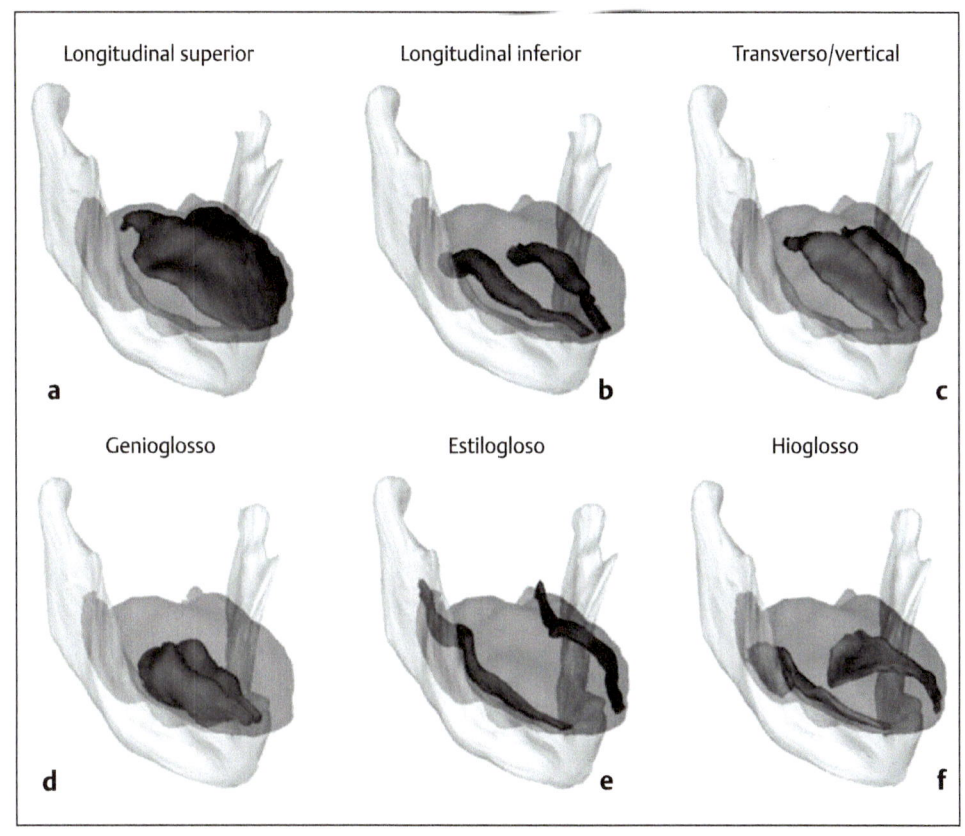

CAPÍTULO 19 ■ SÍNDROME DA APNEIA DO SONO – CIRURGIA DE BASE DE LÍNGUA   239

Fig. 19-6. Músculos da língua humana. Representados como objetos separados por uma questão de clareza, mas, na realidade, há sobreposição extensa (Modificada de Sanders & MU, 2013).[17]

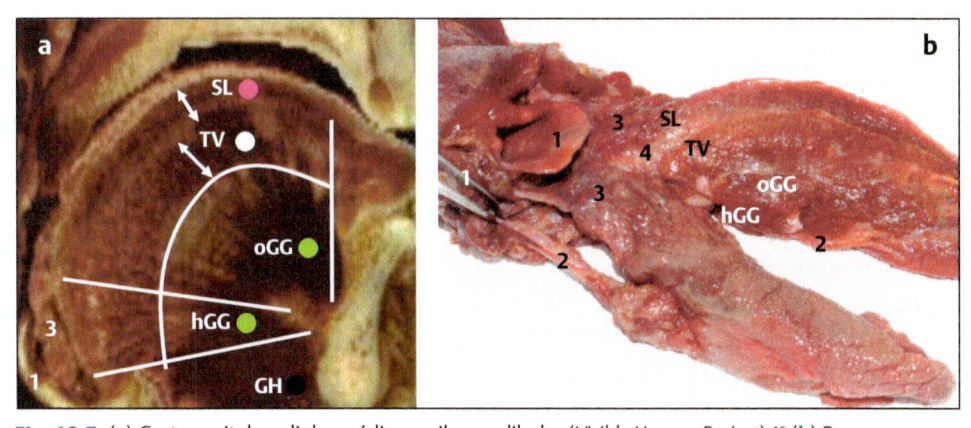

Fig. 19-7. (a) Corte sagital em linha média maxilomandibular (*Visible Human Project*).[18] **(b)** Peça anatômica fresca de língua e laringe humanas.[19] *1.* Epiglote; *2.* artéria lingual; *3.* tonsila lingual; *4.* septo conjuntivo; SL: músculo longitudinal superior; TV: músculos transverso e vertical; oGG: fibras oblíquas do músculo genioglosso; hGG: fibras horizontais do músculo genioglosso; GH: músculo gênio-hioide.

As principais artérias da língua são suas duas **artérias linguais** e os ramos da carótida externa ao nível do corno maior do osso hioide. A artéria lingual fornece um **ramo supra-hióideo** no bordo posterior do músculo hioglosso, passa profundamente a esse músculo e origina dois ramos dorsais à língua que suprem o segmento faríngeo da língua e tonsila palatina. Perto da borda anterior do músculo hioglosso ela se divide na **artéria profunda da língua e artéria sublingual**. A artéria sublingual supre a glândula sublingual e musculatura da língua. As veias profundas da língua acompanham o trajeto da artéria, e drenam para veia facial ou jugular interna.[20] A localização da artéria lingual é fundamental para identificar a localização do pedículo neurovascular da língua. Lauretano descreve que a artéria tem três segmentos no corpo da língua. Esses incluem o oblíquo, o profundo e o anterior.[21] A posição do feixe neurovascular varia entre os indivíduos e muda com a tração e o movimento da língua. Posteriormente a artéria lingual penetra na parede lateral e ventral da língua correndo obliquamente em direção paralela ao bordo inferior da mandíbula. A artéria cursa medial ao músculo hioglosso e nervo hipoglosso. Aproximadamente a 2 cm da borda posterior da língua, a artéria muda de direção e cursa verticalmente (segmento profundo). O segmento profundo está aproximadamente a 2 cm da linha média. A artéria aproxima-se da linha média em seu segmento anterior ficando lateral ao músculo genioglosso, a 1 cm da linha média. Posteriormente ao V lingual a cada artéria lingual, origina um ou dois ramos verticais, a artéria dorsal da língua. Estes últimos delimitam a área segura para dissecção cirúrgica.[22] Geralmente o curso das veias assume uma forma sigmoide na língua. O nervo hipoglosso corre lateral à veia no segmento oblíquo, e anteroinferiormente nos segmentos profundo e anterior. O segmento anterior passa a ser uma referência anatômica superficial a aproximadamente 1-1,5 cm do frênulo. Estudos anatômicos localizam a artéria lingual a 2,7 cm inferior e 1,6 cm lateralmente ao forame cécum, 0,9 cm superior ao osso hioide e 2,2 cm medial a mandíbula.[21] Esta localização inferolateral permite uma ampla área segura para ressecção na porção posterior da língua medialmente aos segmentos oblíquos do pedículo neurovascular. Devemos ter cuidado em medidas estáticas, uma vez que o deslocamento para exposição cirúrgica tende a medializar as estruturas vasculares, como demostrado por Hou *et al.* por meio de estudo angiotomográfico em 124 pacientes (Fig. 19-8).[23]

A inervação motora da musculatura intrínseca e extrínseca da língua, excluindo o palatoglosso, é dada pelo **nervo hipoglosso** (XII). O ramo medial do nervo hipoglosso inerva os protrusores da língua (genioglosso e gênio-hióideo). O ramo lateral inerva os retratores da língua (estiloglosso e hioglosso). A inervação sensorial para o tato, dor e temperatura no segmento oral da língua e gengiva lingual é dada pelo **nervo lingual** (V3, ramo do nervo alveolar inferior). Ele também contém fibras pós-ganglionares aferentes viscerais especiais (paladar) do **nervo corda do tímpano** (VII) através do gânglio geniculado e fibras parassimpáticas para as glândulas submandibulares e sublinguais. O **nervo glossofaríngeo** (IX) fornece paladar e tato para a língua faríngea e valécula. O **ramo interno do nervo laríngeo superior** (X) fornece fibras sensoriais à base de língua e epiglote. Embora as papilas circunvaladas façam parte do segmento oral da língua, elas são inervadas pelas fibras de sensação geral e paladar do nervo glossofaríngeo.

A inervação da língua humana tem especializações não relatadas em outras línguas mamíferas. Essas especializações parecem permitir o controle motor fino da forma da língua. Muitas fibras musculares contêm múltiplas placas motoras, sugerindo que elas são alguma variante do altamente especializado tipo de fibra de músculo tônico lento. Uma

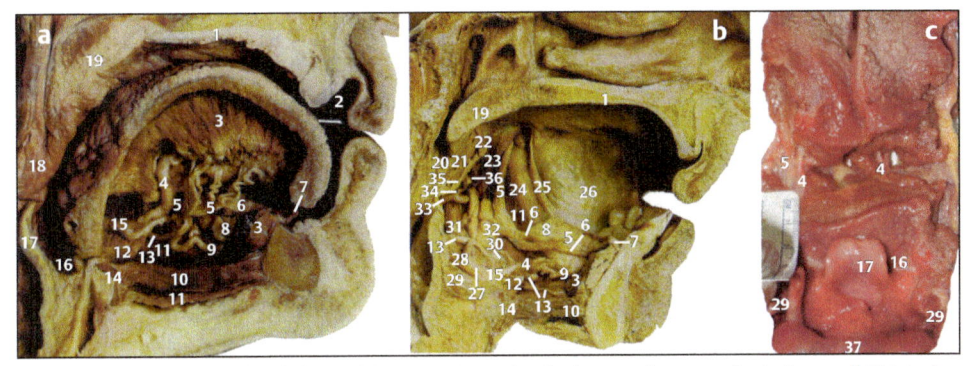

Fig. 19-8. Língua e assoalho da boca. (**a**) Dissecção profunda da metade esquerda da língua. (**b**) Metade esquerda da boca com língua removida. (**c**) Língua e ádito laríngeo. *1.* Palato duro; *2.* vestíbulo da boca; *3.* genioglosso; *4.* artéria lingual profunda; *5.* nervo lingual; *6.* ducto submandibular; *7.* orifício do ducto submandibular na papila sublingual; *8.* glândula sublingual; *9.* artéria sublingual; *10.* gênio-hióideo; *11.* milo-hióideo; *12.* hipoglosso; *13.* nervo hipoglosso; *14.* corpo do osso hioide; *15.* artéria lingual; *16.* valécula; *17.* epiglote; *18.* parte bucal da faringe; *19.* palato mole; *20.* arco palatofaríngeo; *21.* tonsila; *22.* extremidade superior do arco palatoglosso; *23.* pterigóideo medial; *24.* borda superior do corpo da mandíbula desdentada; *25.* extremidade da membrana mucosa; *26.* membrana mucosa cobrindo o bucinador; *27.* extremidade inferior do ligamento estilo-hióideo; *28.* constritor médio da faringe; *29.* corno maior do osso hioide; *30.* veia satélite do nervo hipoglosso; *31.* estilo-hióideo; *32.* parte profunda da glândula submandibular; *33.* artéria facial; *34.* artéria palatina ascendente; *35.* veia palatina externa (paratonsilar); *36.* estiloglosso; *37.* parede posterior da faringe (Modificada de Arturo Frick Carpes, 2010.)[19]

vez que a placa motora é a interface fisiológica entre o neurônio motor e a fibra muscular, o conhecimento de sua área de distribuição dentro do músculo se faz necessário para estabelecimento dos limites de ressecção cirúrgica. Detalhes sobre a inervação da língua são essenciais para uma melhor compreensão do controle motor das funções da língua e para o desenvolvimento de novas terapias, visando ao tratamento dos distúrbios respiratórios do sono (Fig. 19-9).[24]

TÉCNICAS CIRÚRGICAS PARA A BASE DA LÍNGUA

Por causa da frequência das obstruções em orofaringe retrolingual e hipofaringe, a abordagem da base de língua constitui etapa importante no tratamento da SAOS. Uma grande variedade de técnicas e ferramentas para cirurgia nestes níveis de obstrução foram descritas, seja por meio de cirurgias esqueléticas que promovam o avançamento maxilomandibular e secundariamente estabilizando estes segmentos colapsáveis, seja por intervenções diretas sobre a própria base da língua, ou supraglote. Procedimentos usando *laser* de CO_2, eletrocautério, radiofrequência e cirurgia tradicional modificam a forma e o tamanho da base da língua dos tecidos moles e da hipofaringe. O espaço da VAS é aumentado, reduzindo a massa de tecido mole. A morbidade da técnica pode ser alta, e a exposição é difícil. Os resultados, a morbidade e as complicações correlacionam-se diretamente com a agressividade da ressecção. A remoção ou dano tecidual piora a recuperação pós-operatória (dor, edema, disfagia, sangramento, infecção). As ferramentas com efeitos térmicos significativos são associadas com mais dor do que os dispositivos de baixa temperatura que usam o plasma (como o *Coblation; Smith Nephew, Austin, TX, EUA*).

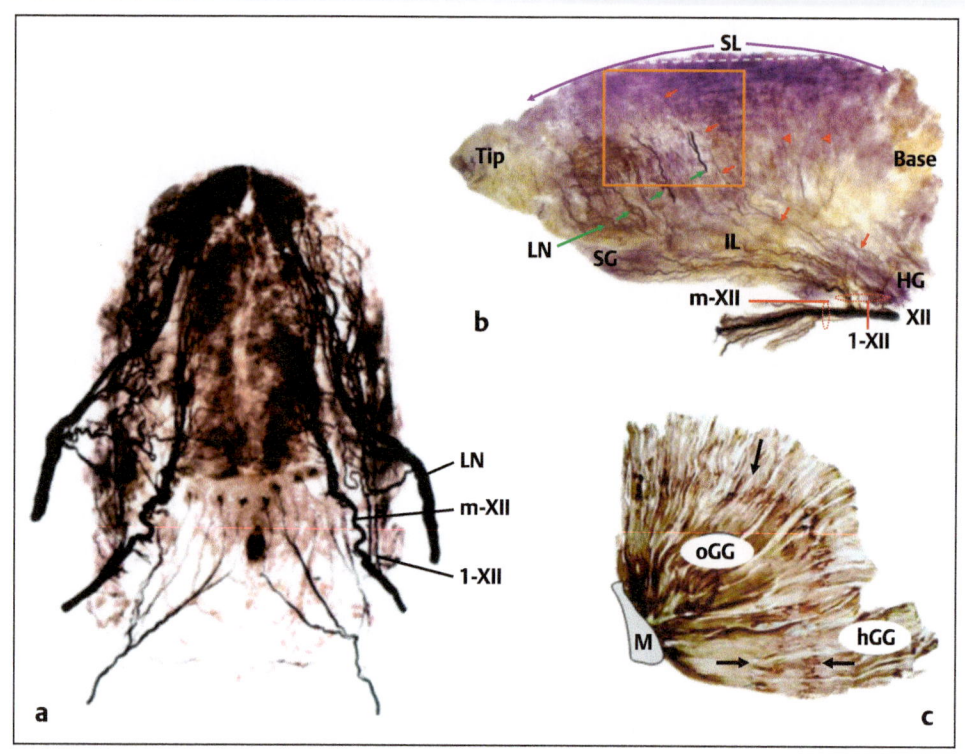

Fig. 19-9. (**a**) Mapa da ramificação e da distribuição dos nervos da língua humana adulta por coloração de Sihler. O nervo hipoglosso (XII) com seus ramos foi localizado entre os nervos linguais (LN) e glossofaríngeo (IX) na língua posterior. O nervo XII e seus ramos laterais (l-XII) e medial (m-XII). (**b**) Vista lateral de língua humana por coloração de Sihler. (**c**) Corte sagital da língua corado por acetilcolinesterase. SL: músculo longitudinal superior; HG: músculo hipoglosso; oGG: fibras oblíquas do músculo genioglosso; hGG: fibras horizontais do músculo genioglosso; M, mandíbula; *Setas pretas*: distribuição de placas motoras (Modificada de Mu e Sanders, 2010.)[24]

Procedimentos disponíveis para a hipofaringe e base de língua:

- Cirurgia endoscópica da base de língua;
- Glossectomia de linha média (*laser*, Coblation, TORS);
- Glossectomia submucosa (SMILE);
- Glossectomia trans-hióidea;
- Avanço de genioglosso;
- Tíreo-hioidopexia;
- Epiglotectomia;
- Suspensão da base da língua por ancoragem;
- Avançamento maxilomandibular;
- Distração osteogênica;
- Neuroestimulação do hipoglosso.

Os trabalhos anteriores a década de 1980 referem-se a casos isolados de macroglossia, principalmente sindrômica na população pediátrica, sem casuística adequada para avaliação de resultados ou validação da técnica.

Riley e Powell demonstraram a efetividade do avanço maxilomandibular na correção do colapso retrolingual com resultados efetivos.[25] Os protocolos da escola de Stanford não se reproduziram ao redor do mundo por falta de treinamento, falta de conhecimento técnico, confiança e riscos aumentados.

Fujita *et al.* descreveram a glossectomia de linha média (GLM), usando raios *laser* de CO_2 em 12 pacientes com SAOS grave, nos quais 11 já haviam sido submetidos a UPFP sem sucesso. Quarenta e dois por cento responderam com sucesso à GLM, com redução do IAH de 64 eventos/h para 15 eventos/h. As complicações foram mínimas, como: sangramento discreto, odinofagia prolongada em um paciente e alteração temporária da gustação. Os pacientes que não responderam ao tratamento apresentavam fechamentos laterais da hipofaringe, eram obesos e com hipoplasias mandibulares.[26] Woodson e Fujita modificaram a técnica chamando-a de lingualplastia, em que, além da GLM, ressecavam cunhas laterais da língua com sutura anteroposterior, produzindo avanço e lateralização da língua. Os resultados foram melhores, com 79% de sucesso em 17 pacientes (n = 22) e redução do IAH de 50,2 para 8,6 eventos por hora. Todos foram traqueotomizados e o índice de complicações foi maior (sangramento, edema, odinofagia, enfisema subcutâneo).[27] Mickelson apresentou seus resultados com a GLM associada à epiglotidectomia com *laser* de CO_2 em 12 pacientes com SAOS grave, 11 já com UPFP prévia, com resposta bem-sucedida em 3 pacientes (25%). O IAH nestes 3 pacientes diminuiu de 69,7 para 10 eventos por hora.[28] Chabolle descreveu a técnica de glossectomia trans-hióidea, via cervical, ressecando em média 21 cm^3 de volume da base da língua em dez pacientes, com redução do IAH de 64 para 24 eventos por hora. Trata-se de técnica de maior morbidade, exigindo traqueostomia.[29]

Li utilizou o Nd: Yag *laser* através de fibra, ressecando a base de língua e tonsilas linguais, associado a UPFP, com taxa de sucesso de 63,6% (14/22) e redução de 50% do IAH pré-operatório.[30]

Novas tecnologias vêm sendo usadas recentemente, como o ultrassom para localizar os pedículos neurovasculares da língua (artéria lingual, nervo hipoglosso) e a ablação via intraoral com ponteira de radiofrequência bipolar de baixa temperatura, Coblator (Smith Nephew, Austin, TX, EUA). A radiofrequência bipolar excita os eletrodos em um meio condutor (solução salina) para criar um campo de plasma de partículas ionizado que quebra as ligações intercelulares no tecido. A irrigação constante auxilia a manter baixa temperatura causando dano mínimo ao tecido saudável circundante. Este processo torna possível ressecar quantidades significativas de tecido sem causar necrose e contração cicatricial na base da lingua.[31] Esta tecnologia impulsionou inicialmente o desenvolvimento de duas técnicas bem disseminadas: a excisão lingual submucosa intraoral minimamente invasiva (SMILE - *submucosal minimally invasive lingual excision*), usando dissecção submucosa guiada com endoscópio sob anestesia geral,[32] e a lingualplastia submucosa intraoral sob anestesia geral.[33]

Os resultados da glossectomia para a SAOS são quase universalmente relatados em associação a outros procedimentos concomitantes. Colombini *et al.* descrevem a utilização do avanço maxilomandibular associado a glossectomia de linha média com bons resultados, visando a diminuir a morbidade do avanço e maximizar a VAS (Fig. 19-10).[34]

Pinto *et al.* utilizam o *laser* de CO_2 por meio de microcirurgia de laringe sob anestesia geral para a realização de glossectomia de linha média, delimitando área posterior as papilas circunvaladas, com extensão em média de 2 cm^2. A ressecção com *laser* de CO_2 usa em geral 15 watts de energia, e posteriormente vaporiza as tonsilas linguais e epiglote com

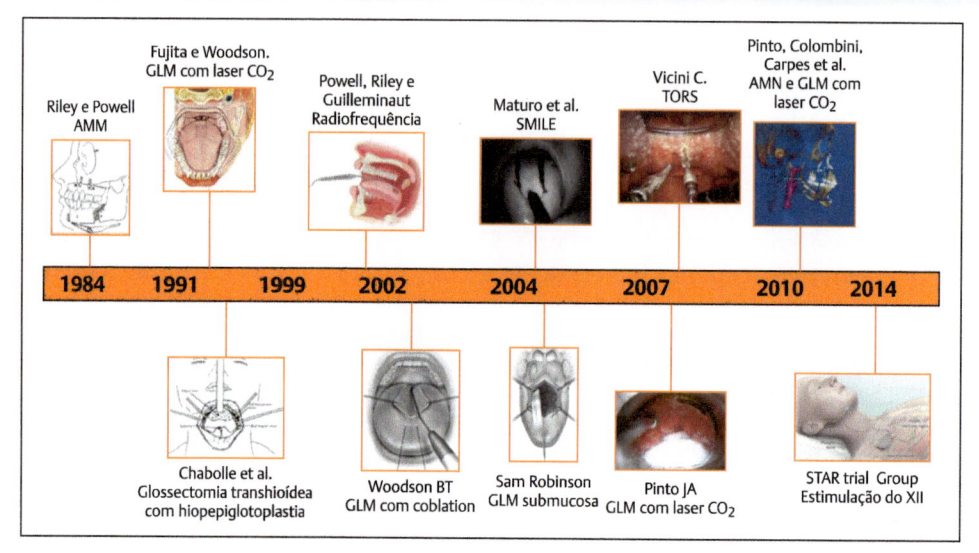

Fig. 19-10. Breve linha do tempo no estudo das técnicas cirúrgicas em base de língua para tratamento da SAOS destacando alguns pontos de interesse. AMM: avanço maxilomandibular; GLM: glossectomia de linha média; SMILE: excisão lingual submucosa minimamente invasiva; TORS: cirurgia robótica transoral; STAR Trial Group: grupo experimental de terapia de estimulação para redução da apneia.

swiftlaser.[35] A abordagem da base da língua por meio do instrumental de microcirurgia de laringe é mais bem executada nos casos de Mallampati I e II com exposição adequada para remoção de tonsilas linguais hiperplásicas.

Técnica cirúrgica de glossectomia de linha média com *laser* de CO_2 (Fig. 19-11):

1. Paciente em anestesia geral, intubação nasal ou oral com sonda metálica ou de *teflon*, em decúbito dorsal;
2. Exposição da base da língua com laringoscópio largo, em suspensão. (Esteja seguro de estar na linha média);
3. Acoplar o microscópio operatório e o *laser* de CO_2;
4. Delimitar a área de ressecção posterior às papilas circunvaladas até a implantação da epiglote. Esta área de ressecção deve ter 2 cm de largura, 1,5 a 2 cm de profundidade e 5 a 6 cm de comprimento;
5. Ressecção com *laser* de CO_2 é realizada utilizando energia de 15 a 20 watts, em modo contínuo, com remoção de uma cunha de tecido lingual e, posteriormente, o *swiftlaser* é usado para vaporizar tonsilas linguais e, muitas vezes, a margem livre da epiglote e tecidos redundantes da região aritenoídea;
6. Áreas vizinhas devem ser protegidas com cotonoides úmidos;
7. Eletrocautério deve estar disponível, pois pode haver sangramento não controlado pelo *laser*, principalmente se sairmos da linha média;
8. Traqueostomia inicial é excepcional, indicada em pacientes com obstrução severa;
9. Corticosteroides e antibióticos são prescritos.

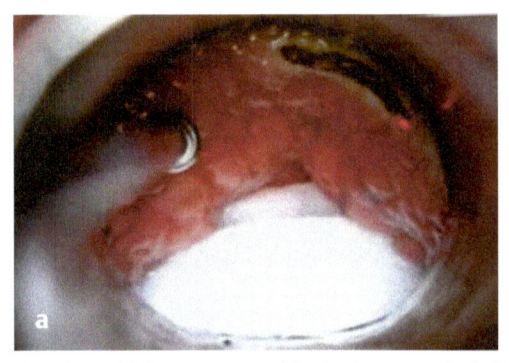

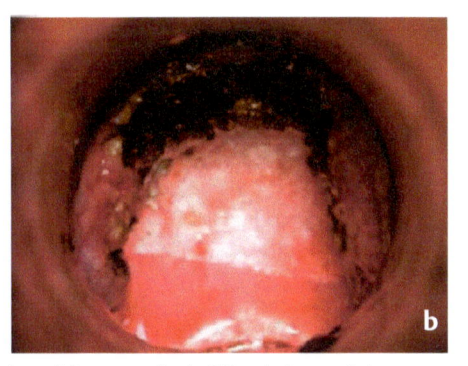

Fig. 19-11. Visão transoperatória de glossectomia de linha média por meio de CO_2 e laringoscópio.
(**a**) Início de dessecção. Observa-se o feixe de *laser* e incisão curva superior em tonsilas linguais.
(**b**) Aspecto imediato após ressecção linfoide e muscular. Observa-se cotonoide protetor em valécula e a epiglote inferiormente.

A glossectomia submucosa pode ser realizada como um procedimento único ou em vários tempos, guiada por endoscópio rígido 30°, 45° ou 70°, com anestesia local ou geral. Com o paciente semissentado e a boca aberta mantida com abridor de boca, a língua é tracionada anteriormente com fio de sutura. Utilizamos três pontos de tração (linha média e duas laterais). Após antissepsia, é feita incisão em linha média com a própria ponteira de ablação Coblator Procise XP (Smith Nephew, Austin, TX, EUA). Em seu campo de plasma de temperatura inferior a 80°C, o tecido vai sendo removido com irrigação salina, e sangramentos discretos podem ser cauterizados concomitantemente. A remoção de tecido pela linha média anterior às papilas circunvaladas segue em direção posterior. Dependendo da quantidade de tecido linfoide ou muscular redundante, a ressecção progride às valéculas até a exposição da face lingual da epiglote. A área anterior de ressecção lingual é parcialmente suturada com fios absorvíveis, deixando aberta a parte posterior para drenagem de fluidos ou sangue. Cuidados são necessários na preservação do pedículo neurovascular da língua, usando-se um ultrassom/*doppler* para mapear lateral e profundamente a artéria lingual. Antibiótico profilático de amplo espectro, como as cefalosporinas, e cobertura anaeróbia (metronidazol) são administrados no transoperatório, bem como a dexametasona 10 mg. No pós-operatório utilizamos analgésicos, colutórios, gelo, inibidor de bomba de próton e dieta líquida (Fig. 19-12).

A cirurgia robótica transoral (TORS) para SAOS foi introduzida em 2008, por Vicini, apresentando em 2012 experiência em 151 casos de OSAS e não OSAS.[36] A TORS é mais comumente realizada por meio do equipamento daVinci Surgical System (Intuitive Surgical Inc., Sunnyvale, CA, EUA). Os procedimentos por meio da TORS envolvem precisas excisões endoscópicas dos tecidos da cavidade oral, da orofaringe e hipofaringe, da laringe e base do crânio, com instrumentos articulados em 3D, câmeras em alta definição, controlados por cirurgião de um console remoto. O aparato exige sala cirúrgica dedicada e pessoal especializado no manejo. Tecnologia bastante efetiva em cirurgia oncológica, a TORS parece apresentar melhores resultados que a Coblation, removendo maior quantidade de tecido lingual, com melhor exposição, porém com custos mais consideráveis. Comparativamente, um sistema robótico é bem mais dispendioso em comparação ao Coblation ($2.000.000,00 contra $20.000,00) para implantação inicial. Em nosso núcleo, o custo para o uso do coblator por paciente é um décimo do que para TORS. Atualmente

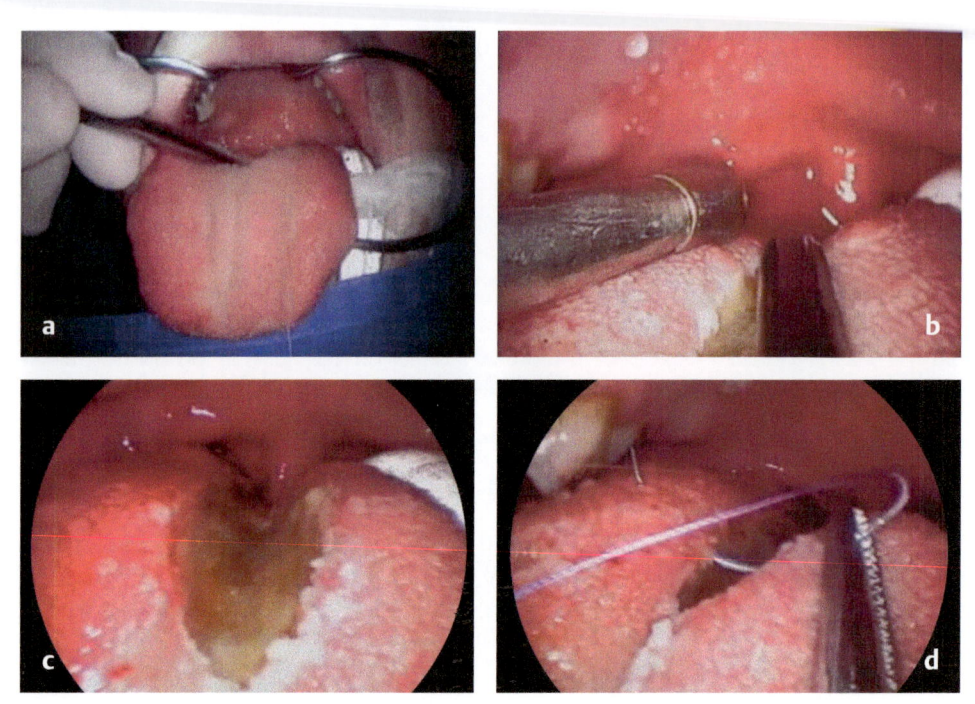

Fig. 19-12. Glossectomia submucosa em anestesia geral com intubação oral. (**a**) Exposição com abridor de boca e tração por sutura anterior. (**b**) Início da ablação por meio de ponteira de Coblator Procise XP (Smith Nephew, Austin, TX, EUA). (**c**) Aspecto imediato após ablação muscular em linha média. (**d**) Sutura da porção anterior com fio absorvível.

dispomos de 39 unidades daVinci operacionais no Brasil e um número cada vez maior de profissionais com formação para o uso. Com isso, o custo por procedimento tem reduzido muito nos últimos anos, e o número de casos operados aumentado, ampliando as amostras para que possamos avaliar os reais benefícios da técnica (Fig. 19-13).

Cammaroto *et al.*, em revisão sistemática, verificou média de 34,4% de falhas em pacientes tratados com TORS e 38,5% em tratados por Coblation. As complicações foram mais frequentes na TORS (21,3%) do que na cirurgia por Coblation (8,4%). A TORS mostrou resultados levemente melhores, porém com maior taxa de complicações mínimas. Desta forma, estas tecnologias se mostram igualmente efetivas, dependendo de fatores a considerar.[37]

A estimulação elétrica do nervo hipoglosso (XII) ou seus principais ramos tem sido usada para tratar pacientes com SAOS.[38-40] Novos dispositivos vêm sendo utilizados em pacientes cuidadosamente selecionados. Os primeiros resultados confirmam a melhora do fluxo aéreo e a estabilidade da VAS, sem causar microdespertares ou efeitos neuromusculares adversos. Estudos a médio e longo prazo são necessários, visto que, embora a estimulação elétrica do XII tenha demonstrado ser efetiva como tratamento para SAOS, alguns pacientes apresentam pouca ou nenhuma melhora da ventilação. Isso sugere que a identificação correta dos ramos nervosos estimulados, protocolos de estimulação adequados e o desenho do eletrodo podem afetar os resultados.[24]

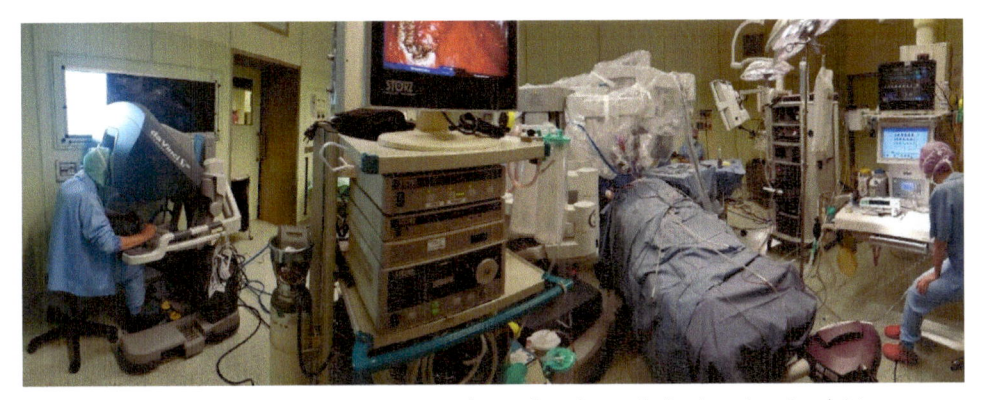

Fig. 19-13. Disposição de equipamentos e pessoal em sala cirúrgica dedicada a cirurgia robótica.

Cirurgia Endoscópica de Base de Língua

A cirurgia endoscópica de base de língua (CEBL) é um procedimento que reduz o volume da língua pela remoção direta dos tecidos por meio de visão endoscópica e instrumento de ressecção elétrico monopolar ou radiofrequência bipolar de baixa temperatura. Oferece boa visualização e manipulação bimanual precisa de tecido lingual em um procedimento que é seguro e fácil de aprender.

A área de segurança para técnicas de ressecção da base de língua é delimitada pelos feixes nervosos e vasculares, assim como pela distribuição usual das placas motoras intramusculares, de maneira a tornar o procedimento o menos invasivo possível ao lesar a menor quantidade possível de tecido, porém mantendo um volume adequado de ressecção, já que os resultados têm dependência diretamente proporcional a essa relação. Laurentano et al. mostraram que o feixe neurovascular (artéria lingual e nervo hipoglosso) corre em localização consistentemente lateral (1,6 cm) e inferior (2,7 cm) de forame cécum.[21] Hou et al. relataram resultados semelhantes e definiram a zona de segurança (31,4 ± 3,82 em largura) para cirurgia de língua em pacientes com SAOS.[22] No sentido lateral, temos as artérias dorsais da língua protegendo o nervo lingual. O **V** lingual anteriormente demarca a medialização das artérias linguais. Todavia, nesta região elas são profundas e, na maioria dos casos, a ressecção avança este limite por volta de 10 mm mantendo-se profundamente acima das fibras horizontais do músculo genioglosso. Hemiepiglotectomias verticais ou horizontais e/ou hemiepiglotectomias (ambas por meio de *laser* de CO_2 ou a frio) podem fazer parte da indicação e são realizadas concomitantemente (Fig. 19-14).

O procedimento é realizado com o paciente em anestesia geral, com intubação preferencialmente nasotraqueal, na posição supina e com o pescoço estendido. A CEBL deve ser conduzida antes de qualquer outro procedimento adjuvante multinível, evitando dificuldades na visualização por hemorragias ou edema. Não usamos mais suturas de tração na língua, e nunca realizamos frenotomia para auxiliar a exposição, pois estes passos podem causar laceração da língua ou sangramento. O abridor de boca de Kilners--Doughty, modificado por Carpes AF em 2016, permite exposição adequada da base de língua, delimita a área segura de ressecção e protege os feixes neurovasculares laterais, tornando o procedimento mais seguro no início da curva de aprendizado (Fig. 19-15).[41]

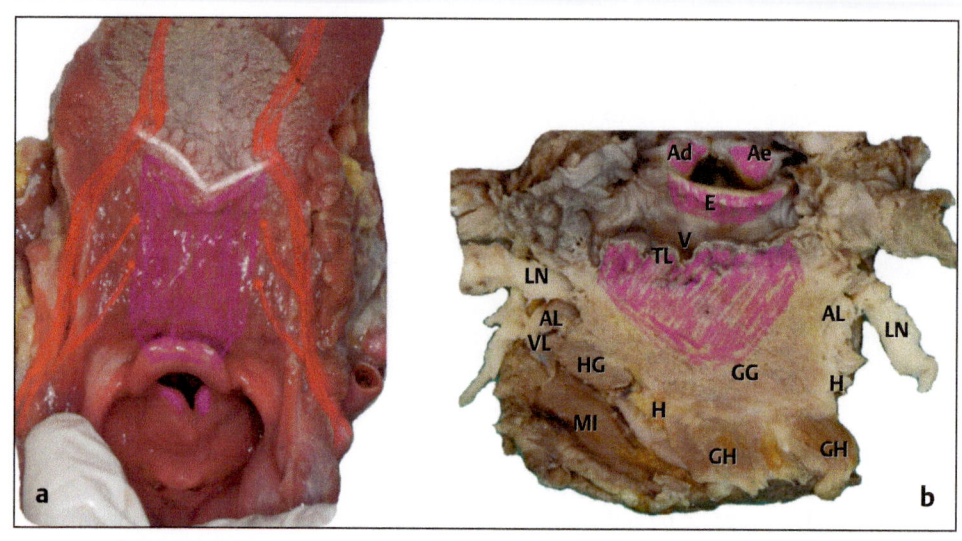

Fig. 19-14. Área de segurança para ressecções de base de língua (desenho em roxo). (**a**) Peça anatômica fresca de língua e laringe humana em vista posterior. Representação de artérias linguais (linhas vermelhas largas); representação de artérias dorsais da língua (linhas vermelhas finas); demarcação de V lingual (linha branca). (**b**) Peça anatômica formalizada de língua e laringe humana. Corte coronal da base de língua ao nível da valécula, visão anteroposterior. LN: nervo lingual; AL: artéria lingual; VL: veia lingual; HG: músculo hioglosso; H: nervo hipoglosso; GG: músculo genioglosso; GH: músculo gênio-hioide; MI: músculo miloide; TL: tonsila lingual; E: epiglote; Ad e Ae: aritenoide direita e esquerda; V: valécula.

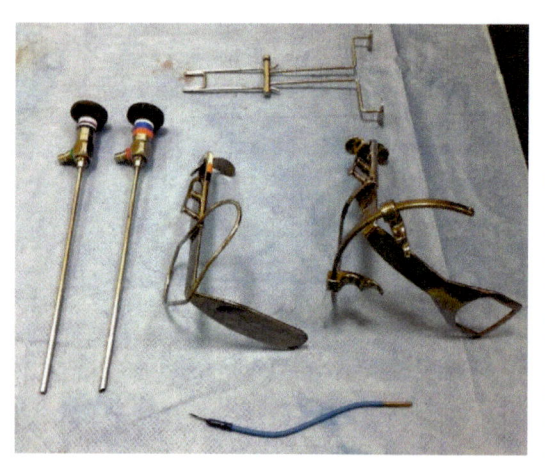

Fig. 19-15. Instrumental básico para cirurgia endoscópica de base de língua. À direita, abridor de boca de Kilners-Doughty modificado por Carpes AF para exposição de área segura à ressecção. À esquerda, abridores de McIVOR com lâmina longa. Ótica de 4 mm e 30° fornece o melhor ângulo de visualização. Note prolongador tipo ponta agulha do eletrocautério monopolar angulado conforme anatomia do paciente.[41]

Todavia, abridores de Davis ou McIvor podem adequadamente cumprir a função de exposição. O comprimento e largura das lâminas varia de acordo com as particularidades anatômicas de cada paciente. A maioria dos casos exige lâminas longas que são posicionadas na linha média da língua de modo a não distorcer sua forma. No decorrer da cirurgia, à medida que alongamos a área ressecada, procedemos a seguidos reposicionamentos do abridor de boca, a fim de otimizar a exposição no sentido da valécula à ponta da língua.

Ótica de 4 mm e 30º fornece o melhor ângulo de visualização, além de praticidade de uso, em cirurgias nasais combinadas. A exposição dessa forma garante ampla visualização do campo operatório, comparativamente superior aos métodos laringoscópicos e não inferior à robótica.

Para acompanhar o ângulo de visão, o prolongador tipo ponta agulha do eletrocautério monopolar ou a ponteira de ablação devem ser gentilmente dobrados conforme anatomia do paciente. Este processo não é recomendado pelo fabricante do coblator, porém empiricamente a ponteira aceita bem uma curvatura suficiente para que o contato de sua superfície ativa esteja corretamente alinhado à base de língua, sem comprometer os ductos de aspiração e irrigação. Algumas ponteiras descartáveis de eletrocautério não suportam a angulação necessária e quebram.

Nossa experiência demostrou que, entre as ponteiras do coblator, a PROcise Max é mais robusta e, uma vez observados detalhes do uso, dificilmente é danificada durante a cirurgia, independentemente do volume de tecido ressecado. Em cirurgias com ampla ressecção ou uso do coblator em procedimentos associados (turbinoplastia, adenoidectomia ou amigdalectomia), a ponteira PROcise XP por vezes sofreu desgaste prematuro danificando a capacidade de ablação por fundição de seus eletrodos bipolares mais delicados, embora mantida a configuração usual de 7 para o modo de ablação e 3 para o modo de coagulação.

Um sistema de suporte do endoscópio fixado ao lado da mesa cirúrgica possibilita a introdução de um terceiro instrumento em campo cirúrgico. Quando a ressecção é realizada por meio da ponteira monopolar, o uso de suporte fixo se justifica pela necessidade de tração tecidual para o corte. O instrumental angulado de cirurgia endoscópica nasal também abrange as necessidades para abordagem de base de língua agregando praticidade à técnica.

Quando a ressecção é realizada por meio da ponteira coblator, o uso de suporte não compensa a agilidade no posicionamento e limpeza da ótica se empunhada em mão não dominante, uma vez que esta tecnologia dispensa a adição de tração tecidual, aspiração e irrigação.

O cirurgião posiciona-se na cabeceira da mesa cirúrgica enquanto a torre do sistema de vídeo é colocada lateralmente ou em frente ao pé da mesa (Fig. 19-16).

Sugerimos que a ressecção se inicie com ablação, demarcando a linha média da área de segurança, e, posteriormente, a ressecção de um dos lados seja completada. Dessa forma o lado contralateral serve de orientação anatômica e controle da área ressecada já que não é possível medir diretamente o volume ressecado (uma das desvantagens da técnica quando comparada a TORS ou eletrocautéiro). A ablação é mais eficaz com movimentos em sentido vertical. Dois aspiradores com fontes independentes são necessários à técnica com coblator, um para a própria ponteira e outro para aspiração complementar.

Primeiro, abordamos o quadrante da valécula (área mais sujeita a sangramentos pela rica capilarização superficial. Nesta topografia, é importante não haver ressecção mais profunda do que o fundo da valécula (no sentido vertical em direção ao osso hioide), sob a pena de formação de bolsa de retenção que pode levar a disfagia persistente. O tecido tonsilar geralmente é superficial e pode ser facilmente removido com limites laterais mais amplos neste plano de dissecção. Ao atingir o plano muscular, é nítida a redução no desempenho da ablação, sinal de alerta para permanecer dentro de 1 a 1,5 cm da linha média em virtude da localização inferolateral das artérias linguais na base da língua.

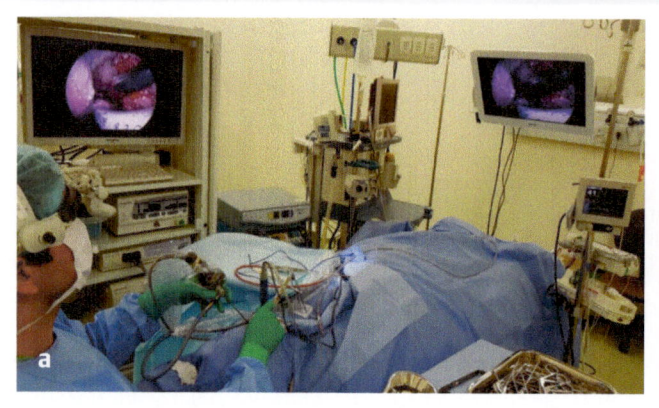

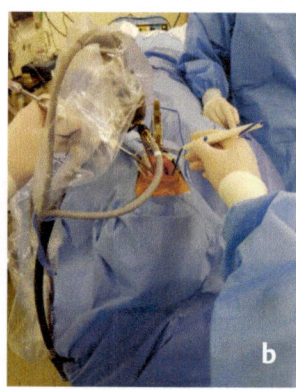

Fig. 19-16. Visão transoperatória da disposição de equipamentos e pessoal para cirurgia endoscópica de base de língua. Note a presença do monitor de análise biespectral BIS (Bispectral index, Aspect Medical Systems, Norwood, MA, EUA), já que de rotina realizamos sonoendoscopia previamente à indução anestésica. (**a**) Uso de Coblator PROcise Max (Smith Nephew, Austin, TX, EUA). (**b**) Uso de eletrocautério e suporte para ótica possibilitando introdução de um terceiro instrumento em campo cirúrgico. Observa-se intubação orotraqueal neste caso.

Passamos então a reposicionar o abridor de boca sucessivamente no sentido anterior para ressecção muscular profunda (músculo longitudinal superior, sem atingir fibras horizontais de genioglosso) até o limite não necessariamente mais anterior do que 10 mm além das papilas circunvaladas.

Havendo concomitante procedimento em parede lateral de faringe, tentamos preservar a margem lateral da mucosa da base da língua e a parte inferior do pilar anterior da fossa tonsilar para evitar uma cicatriz contínua entre esses sítios (Fig. 19-17).

O sangramento é controlado com o modo de coagulação na ponteira coblator. Vasos mais calibrosos vão exigir coagulação por meio de eletrocautério bipolar sobressalente. A ferida não é fechada e a cicatrização é primária.

Corticosteroide sistêmico e intermitente aplicação de analgésicos são utilizados para as primeiras 24 h após a cirurgia. Antibiótico profilático (cefalazolina) é aplicado na indução anestésica somente. Para um vigoroso controle da dor, cetorolaco (30 mg, q6h), *spray* oral com cloridrato de benzildamina e aplicação de dexametasona pasta oral na base da língua são prescritos.

Distúrbio do paladar pode ser queixa de alguns pacientes, mas é um problema negligenciado pela maioria dos casos até as primeiras 6 semanas após a CEBL. No entanto, o risco potencial desta queixa deve ser partilhado previamente com os pacientes. As técnicas tradicionais de glossectomia incorrem em 8-56% de alterações do paladar.[27] Traqueostomia pré-operatória, permanência em unidade de terapia intensiva ou sangramento pós-operatório não foi registrado em nossa série de casos.

Gunawardena *et al.* relataram que o IAH caiu de 44,0 ± 4,3 para 12,5 ± 2,3 após a lingualplastia submucosa com uvulopalatoplastia concomitante ou anterior ± avanço palatal.[42] Suh, em 2013, relatou resultados semelhantes de que o IAH diminuiu de 52,0 para 18,3 com uma alteração mediana de -26,1 após cirurgia de palato combinada à glossectomia de linha média aberta.[43] Nossos resultados, ainda não publicados, com essa estratégia de tratamento têm evitado a indicação de cirurgias esqueléticas maiores em nossa prática

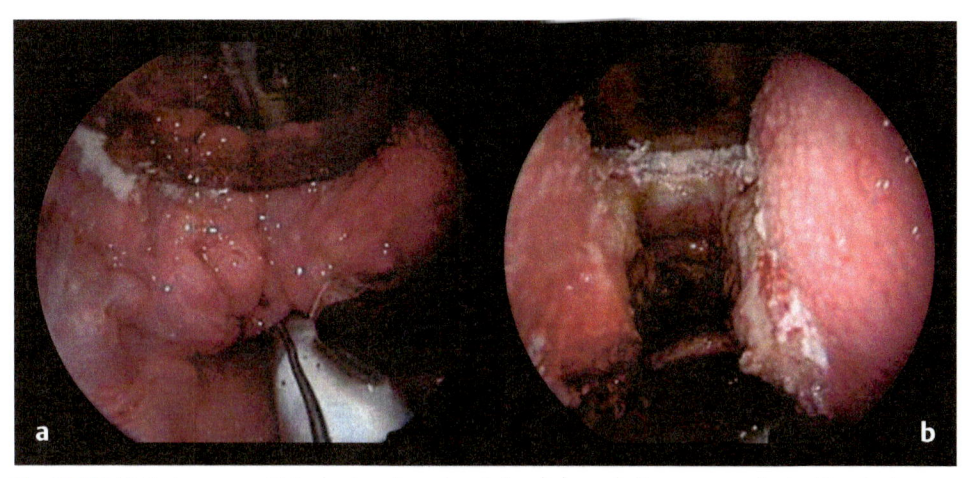

Fig. 19-17. Visão transoperatória de cirurgia endoscópica de base de língua por meio de ótica de 4 mm e 30 graus. (**a**) Tonsilas linguais grau 4 de Friedman.[10] (**b**) Aspecto final imediato de ablação por meio de coblator, sem epiglotectomia.

diária. A progressiva incorporação da sonoendoscopia no processo diagnóstico também vem possibilitando a indicação e adaptação mais adequada de aparelhos intraorais de reposicionamento mandibular (AIO), aumentando o leque de opções ao paciente para tratamento da SAOS.

Fluxograma de indicação:

- Atualmente a pertinência da indicação da CEBL é determinada primariamente pelo topodiagnóstico e mecanismo de colapso em detrimento da gravidade clínica ou polissonográfica.
- Pacientes com padrão obstrutivo tipo A de Moore,[8] confirmado por meio de sonoendoscopia, têm indicação de CEBL isolada ou associada a outras técnicas na coincidência de sítios obstrutivos à nível nasal (cirurgia nasal funcional) ou orofaríngeo retropalatal (faringoplastia lateral ou expansiva).
- Pacientes com padrão obstrutivo tipo B de Moore,[8] confirmado por meio de sonoendoscopia, têm indicação de CEBL associada ao avanço genioglosso (este último com variações técnicas relacionadas com particularidades esqueléticas individuais) e ainda associada a outras técnicas na coincidência de sítios obstrutivos ao nível nasal (cirurgia nasal funcional) e orofaríngeo retropalatal (faringoplastia lateral ou expansiva).
- Pacientes com padrão obstrutivo tipo C de Moore,[8] confirmado por meio de sonoendoscopia, têm indicação de epiglotectomia parcial, horizontal ou vertical (conforme o padrão de colapso), isolada ou associada ao avanço genioglosso (na coexistência de alterações esqueléticas pertinentes), e ainda associada a outras técnicas na coincidência de sítios obstrutivos ao nível nasal (cirurgia nasal funcional), orofaríngeo retropalatal (faringoplastia lateral ou expansiva) ou laríngeo posterior (aritenoidectomia parcial).

A classificação de Friedman para hipertrofia de tonsilas linguais auxilia na determinação do volume de ressecção muscular. Pelo princípio de que todo o volume tonsilar deve ser ressecado na CEBL, quanto maior o grau de hipertrofia tonsilar, menor a necessidade ressecção muscular. Os resultados da técnica estão diretamente relacionados com o volu-

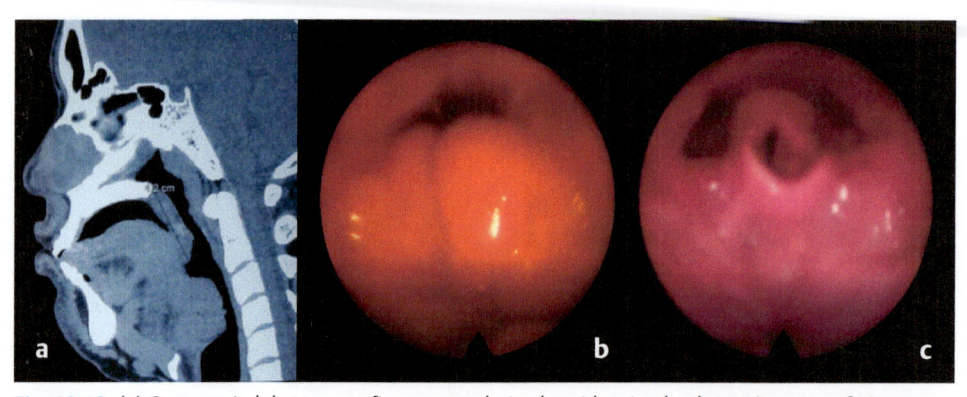

Fig. 19-18. (a) Corte sagital de tomografia computadorizada evidenciando obstrução em orofaringe retrolingual e hipofaringe tipo B de Moore,[8] e hipertrofia de tonsila lingual grau 4 de Friedman.[10] **(b)** Visão por meio de endoscópio flexível da mesma base de língua. **(c)** Visão por meio de endoscópio flexível após cirurgia endoscópica de base de língua do mesmo paciente.

me de ressecção, assim como está a morbidade pós-operatória. Assim, com valores baixos na classificação de Friedman, o volume de ressecção muscular será maior que o tonsilar, o que parece justificar índices mais elevados de disfagia, alterações do paladar e sangramento transoperatório neste grupo de pacientes (Fig. 19-18).[10]

Porque a SAOS é causada geralmente por obstruções multinível, o foco verdadeiro para eficácia deve estar na intervenção cirúrgica multinível.

REFERÊNCIAS BIBLIOGRÁFICAS

1. Caples SM, Rowley JA, Prinsell JR, et al. Surgical modifications of the upper airway for obstructive sleep apnea in adults: a systematic review and meta-analysis. Sleep 2010;33(10):1396-407.
2. Friedman M, Ibrahim H, Joseph NJ. Staging of obstructive sleep apnea/hypopnea syndrome: a guide to appropriate treatment†. Laryngoscope 2004;114(3):454-9.
3. Katsantonis GP, Moss K, Miyazaki S, Walsh JK. Determining the site of airway collapse in obstructive sleep apnea with airway pressure monitoring. Laryngoscope 1993;103(10):1126-31.
4. Kezirian EJ, Hohenhorst W, Vries ND. Drug-induced sleep endoscopy: the VOTE classification. Eur Arch of Otorhinolaryngology. 2011;268(8):1233-6.
5. Fricke BL, Fricke BL, Donnelly LF, et al. Comparison of lingual tonsil size as depicted on MR imaging between children with obstructive sleep apnea despite previous tonsillectomy and adenoidectomy and normal controls. Pediatric Radiology 2006;36(6):518-23.
6. Abdullah VJ, WY. Video sleep nasendoscopy: the Hong Kong experience. Otolaryngol Head Neck Surg 2003;36(3):461-71.
7. Carpes AF. Análise volumétrica da via aérea superior. In José Antônio Pinto NE, Ronco e apneia do sono: técnicas cirúrgicas avançadas. Rio de Janeiro: Revinter; 2014. p. 101-11.
8. Moore KEPC. A practical method for describing patterns of tongue-base narrowing (modification of Fujita) in awake adult patients with obstructive sleep apnea. J Oral Maxillofac Surg 2002 Mar;60(3):252-60.
9. Friedman M, Yalamanchali S, Gorelick G, et al. A standardized lingual tonsil grading system: interexaminer agreement. Otolaryngol Head Neck Surg. 2014;152(4):667-72.
10. Friedman MYS. A standardized lingual tonsil grading system: interexaminer agreement. Otolaryngol Head Neck Surg 2015;152(4):667-72.

11. Soares D, Sinawe H, Folbe AJ, et al. Lateral oropharyngeal wall and supraglottic airway collapse associated with failure in sleep apnea surgery. Laryngoscope. 2012;122(2):473-9.
12. Kezirian EJ, Maselli J, Vittinghoff E, et al. Obstructive sleep apnea surgery practice patterns in the United States: 2000 to 2006. Otolaryngol Head Neck Surg 2010;143(3):441-7.
13. Vito AD, Llatas MC, Vanni A, et al. European position paper on drug-induced sedation endoscopy (DISE). Sleep and Breathing 2014;18(3):453-65.
14. Aboussouan LS, Golish JA, Wood BG, et al. Dynamic pharyngoscopy in predicting outcome of uvulopalatopharyngoplasty for moderate and severe obstructive sleep apnea. Chest 1995;107(4):946-51.
15. Riley RW, Powell NB, Li KK, et al. An adjunctive method of radiofrequency volumetric tissue reduction of the tongue for OSAS. Otolaryngol Head Neck Surg 2003;129(1):37-42.
16. Williams PLWR. The tongue. In Williams PL. Gray's Anatom 1989:1323-30.
17. Sanders I, Mu L. A three-dimensional atlas of human tongue muscles. Anatomical Record-Advances in Integrative Anatomy and Evolutionary Biology 2013;296(7):1102-14.
18. National Library of Medicine's. Visible human project. 1994.
19. Carpes AFJA. Anatomia cirúrgica das vias aéreas superiores. In Pinto JA. Ronco e Apneia do Sono. Rio de Janeiro: Revinter; 2010. p. 3-21.
20. Gardner EGD. Anatomy: a regional study of human structure. 4rd ed. Philadelphia: WB Saunders Company; 1988.
21. Lauretano AM, Lauretano AM, Li KK, et al. Anatomic location of the tongue base neurovascular bundle. Laryngoscope 1997;107(8):1057-9.
22. Hou TSJ. The definition of the V zone for the safety space of functional surgery of the tongue. Laryngoscope 2010;66-70.
23. Hou KZ. Tongue surgery in patients with OSAS. Laryngoscope 2012.
24. Mu L, Sanders I. Human tongue neuroanatomy: nerve supply and motor endplates. Clinical Anatomy 2010;23(7):777-791.
25. Riley RW, Powell NB, Guilleminault C. Inferior mandibular osteotomy and hyoid myotomy suspension for obstructive sleep apnea: a review of 55 patients. J Oral Maxillofacial Surg 1989;47(2):159-64.
26. Fujita SWB. Laser midline glossectomy as a treatment for obstructive sleep apnea. Laryngoscope 1991;2(2):805-9.
27. Woodson BT, Fujita S. Clinical experience with lingualplasty as part of the treatment of severe obstructive sleep apnea. Otolaryngol Head Neck Surg 1992;107(1):40-8.
28. Mickelson ASRL. Midline glossectomy and epiglottidectomy for obstructive sleep apnea syndrome. Laryngoscope 1997;614-9.
29. Chabolle FWI. Tongue base reduction with hyoepiglottoplasty: a treatment for severe obstructive sleep apnea. Laryngoscope 1999;1273-80.
30. Li HYWP. Same-stage palatopharyngeal and hypopharyngeal surgery for severe obstructive sleep apnea. Acta Otolaryngol 2004;820-6.
31. Robinson S, Krishnan S, Krishnan S, et al. Conventional tongue base volumetric reduction for obstructive sleep apnea. Oper Techniq Otolaryngol Head Neck Surg 2012;23(1):36-44.
32. Maturo S, Mair EA. Submucosal minimally invasive lingual excision: an effective, novel surgery for pediatric tongue base reduction. Ann Otol Rhinol Laryngol 2006;115(8):624-30.
33. Robinson S, Ettema SL, Brusky LT, Woodson BT. Lingual tonsillectomy using bipolar radiofrequency plasma excision. Otolaryngol Head Neck Surg 2006;134(2):328-30.
34. Colombini N, Pinto JACA. Maxillomandibular advancement (MMA) and midline glossectomy (MLG): surgical treatment of moderate and severe Osas. Sleep Medicine 2009.
35. Pinto JACN. Maxillomandibular advancement and glossectomy for OSAS. Otolaryngol Head Neck Surg 2007;100-1.
36. Vicini C, Dallan I, Canzi P, et al. Transoral robotic tongue base resection in obstructive sleep apnoea-hypopnoea syndrome: A preliminary report. ORL 2016;72(1):22-7.
37. Cammaroto GMF. Tongue reduction for OSAHS: TORSs vs coblations, technologies vs techniques, apples vs oranges. Eur Arch Otorhinolaryngol 2017;637-45.

38. Eisele DW, Smith PL, Alam D, Schwartz AR. Direct hypoglossal nerve stimulation in obstructive sleep apnea. Arch Otolaryngol Head Neck Surg 1997;123(1):57-61.
39. Oliven A, O'Hearn DJ, Boudewyns A, et al. Upper airway response to electrical stimulation of the genioglossus in obstructive sleep apnea. J Applied Physiol 2003;95(5):2023-9.
40. Schwartz AR, Bennett ML, Smith PL, et al. Therapeutic electrical stimulation of the hypoglossal nerve in obstructive sleep apnea. Arch Otolaryngol Head Neck Surg 2001;127(10):1216-23.
41. Carpes AF. Avaliação polissonográfica e endoscópica em crianças com sequência de Robin isolada submetidas a palatoplastia. São Paulo; 2015.
42. Gunawardena I, Robinson S, Mackay S, et al. Submucosal lingualplasty for adult obstructive sleep apnea. Otolaryngol Head Neck Surg 2013;148(1):157-65.
43. Suh G. Evaluation of open midline glossectomy in the multilevel surgical management of obstructive sleep apnea syndrome. Otolaryngol Head Neck Surg 2013:166-71.

SÍNDROME DA APNEIA DO SONO – CIRURGIAS ESQUELÉTICAS

CAPÍTULO 20

Arturo Frick Carpes

INTRODUÇÃO

Existem múltiplas causas que contribuem para a patogênese dos distúrbios respiratórios do sono (DRS). Traços fenotípicos, como acordar muito facilmente durante um evento respiratório (um limiar de excitação respiratória baixo), atividade muscular dilatadora da via aérea superior (VAS) ineficaz ou reduzida durante o sono e componentes instáveis do controle ventilatório (alto ganho de alça), somam-se a níveis variados de comprometimento anatômico da VAS, formando o complexo anatomofisiológico multifatorial dos DRS na maioria dos pacientes.[1]

Os DRS englobam as síndromes apneicas e hipopneicas obstrutivas, centrais ou mistas (SAOS), o ronco primário (RP) e a síndrome da resistência das vias aéreas superiores (SRVAS). As estratégias terapêuticas frente a essas condições se mostram mais consistentes e com taxas de resolução maiores quando os pacientes são submetidos rotineiramente a uma fase diagnóstica rigorosa e à tomada de decisão individualizada, dentro de um ambiente onde todas as técnicas clínicas ou cirúrgicas estão equilibradamente disponíveis para abordagem de todos os múltiplos níveis obstrutivos.

Pacientes com deformidades craniofaciais e DRS, comparados com controles normais, têm mandíbulas menores e retroposicionadas, espaço aéreo posterior (PAS) estreitado, tonsilas palatinas e palato mole hipertrofiados, osso hioide rebaixado e retrusão mandibular.[2] Lee recentemente, em 2007, demonstra como a respiração oral estreita significativamente a cavidade nasal e oral, os níveis orofaríngeos retropalatal e retrolingual, e alonga a VAS tornando-a mais instável durante o ciclo respiratório no sono.[3] Os músculos dilatadores faríngeos encontram-se anteriores a faringe e tornam-se menos eficientes em vias áreas elípticas com maior diâmetro anteroposterior. Estas alterações são muito prevalentes em respiradores orais.

Nesse contexto, a cirurgia esquelética facial na abordagem dos DRS ocupa espaço importante no arsenal terapêutico. Deve ser entendida como todo procedimento ósseo que visa a alterar o arcabouço maxilomandibular, o qual contém a área colapsável da via aérea superior (ACVAS), otimizando esta relação conteúdo-continente em benefício à estabilidade mecânica local durante o ciclo respiratório no sono. As técnicas esqueléticas menores, como avanço genioglosso, avanço de mento e expansão transversa maxilar cirurgicamente assistida, oferecem abordagem menos invasiva, com impacto em sítios anatômicos específicos. Por sua vez, os procedimentos esqueléticos maiores que incluem movimentação de segmentos ósseos amplos, como o avanço maxilar ou mandibular isolado e o avanço maxilomandibular ou frontofacial, levam a modificações tridimensionais em todos os níveis da via VAS.

A abrangência da Medicina do Sono tornou-se exponencialmente ampla nos últimos anos em diversas especialidades. A área de atuação exige hoje não somente o domínio teórico, mas um nível de amadurecimento técnico especializado que pode levar anos para ser atingido. Kezirian *et al.* caracterizaram fatores que afetam a decisão dos cirurgiões na seleção de procedimentos no tratamento dos DRS.[4] Segundo os autores, este processo leva em consideração não somente a história do paciente, exame físico e outras avaliações relacionadas com o padrão obstrutivo, mas também o nível de evidência científica, a experiência pessoal do cirurgião, preferências do paciente e a remuneração envolvida. Cirurgiões reportam não terem sido treinados adequadamente para realizar procedimentos em hipofaringe, como avanço genioglosso, suspensão hioídea, cirurgia endoscópica de base da língua ou cirurgias esqueléticas da face. Além disso, eles identificam essa deficiência como fator primário na seleção da técnica aplicada.[5]

Guilleminault publicou, em 2011, estudo com mais de 400 crianças evidenciando que alterações craniofaciais (como micrognatia, retrognatia, palato ogival e atresia maxilar) são muito mais frequentes que a hipertrofia adenoamigdaliana em pacientes com DRS.[6] Somando a isso, inúmeros artigos evidenciam aumento da porcentagem de sucesso no manejo dos DRS em qualquer população de pacientes quando as técnicas craniofaciais são opção ao tratamento de faces com discrepâncias maxilomandibulares, ou mesmo normais.

Dito isso, torna-se irrevogável a conscientização da abordagem necessariamente interdisciplinar no manejo dos DRS para que possamos indicar ao paciente certo o tratamento certo. Crianças, adultos, homens, mulheres (antes e após a menopausa), obesos, sindrômicos ou não, devem ser avaliados em um ambiente de equipe sadio, efetivamente multidisciplinar. Como diria um professor admirado: *Man of many arts... master of none!* Otorrinolaringologia, odontologia, neurologia, endocrinologia, fonoaudiologia, nutrição, genética, pediatria, pneumologia, fisioterapia devem trabalhar juntas em busca excelência assistencial, acadêmica e na pesquisa. Assim, os protocolos não se tornam limitados em opções diagnósticas e indicações terapêuticas.

Uma complexa relação entre o controle central da respiração, os componentes ósseos e tecidos moles determina a forma e função da VAS. Para entendermos os mecanismos de obstrução em pacientes portadores de DRS, assim como o princípio funcional das técnicas esqueléticas e suas eventuais complicações, devemos conhecer as particularidades anatômicas dos segmentos colapsáveis da VAS. Da mesma forma, consistência na terminologia torna a localização dos sítios de obstrução mais acurada, uniformizando a informação.

NOVOS CONCEITOS SOBRE A TOPOGRAFIA DA OBSTRUÇÃO

Podemos dividir a VAS em seis regiões de maior interesse:

1. Cavidade nasal;
2. Rinofaringe;
3. Orofaringe retropalatal;
4. Orofaringe retrolingual;
5. Hipofaringe;
6. Supraglote.

A padronização da descrição topográfica, sistematizando as observações pertinentes relativas a cada exame diagnóstico, pode orientar a tomada de decisão terapêutica.

Sítios e Níveis de Obstrução
Sítio Obstrutivo
Refere-se a um determinado ponto anatômico de estreitamento da VAS. O Sítio pode ser **estático** quando não sofre influência do ciclo respiratório, da fase do sono, da posição de decúbito e da abertura oral. São exemplos desvio septal nasal, hipertrofia de conchas nasais, de tonsila faríngea, palatina, lingual e tumorações. Pode também apresentar componente **dinâmico,** como colapso de parede lateral da orofaringe, da base de língua, ptose epiglótica ou da supraglote posterior. Os sítios podem ser únicos ou múltiplos na VAS e ainda estar relacionados com doenças inflamatórias da VAS, como rinite ou polipose nasal.

Nível de Obstrução
Refere-se a uma região tridimensional determinada da VAS. São eles:

- Nível nasal (composto pela cavidade nasal e rinofaringe);
- Nível orofaríngeo retropalatal (estende-se da espinha nasal posterior à margem medial inferior do palato mole);
- Nível orofaríngeo retrolingual (da margem medial inferior do palato mole à valécula);
- Nível hipofaríngeo (da margem superior da epiglote e pregas faringoepiglóticas até a cartilagem cricoide inferiormente).

Cada nível pode apresentar múltiplos sítios de obstrução, geralmente característicos, que exigem métodos diagnósticos específicos e implicam em opções de tratamento e prognóstico distintos.

Segmento Colapsável da VAS (SCVAS)
O segmento da VAS sujeito a variações de calibre, quando exposto às condições mecânicas e neuromusculares impostas pelo controle central do ciclo respiratório durante o sono, é referido como **segmento colapsável da VAS (SCVAS).**[7]

O SCVAS é composto por três níveis:

1. Orofaríngeo retropalatal;
2. Orofaríngeo retrolingual;
3. Hipofaríngeo.

Tem como limites:

- *Superior*: linha horizontal paralela à posição natural da cabeça que passa pela espinha nasal posterior até a parede posterior da faringe;
- *Inferior*: linha paralela ao limite superior que cruza a margem superior do osso hioide e estende-se até a parede posterior da faringe.

Acima desses limites estão a rinofaringe e cavidade nasal (que compõem o nível nasal da VAS). Ambas estão sujeitas a obstruções estáticas, mas não são colapsáveis por condições mecânicas e neuromusculares impostas pelo controle central do ciclo respiratório durante o sono. Inferiormente há proteção rígida do arcabouço laringotraqueal, não sujeita a colapsos na ausência de laringotraqueomalacias. Vale lembrar que a criança não apresenta o nível orofaríngeo retrolingual. A margem inferior do palato geralmente coincide com a superior da epiglote. Com o crescimento, há alongamento vertical da faringe,

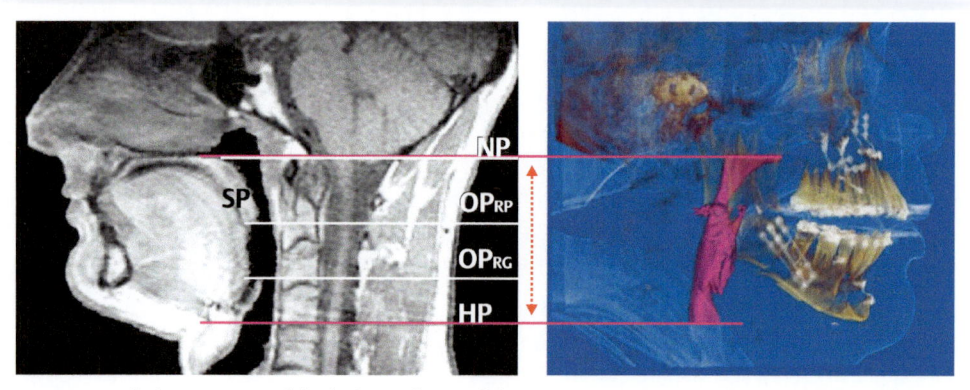

Fig. 20-1. Referência para medida da área colapsável da VAS (ACVAS). NP: nasofaringe; OPRP: orofaringe retropalatal; OPRG: orofaringe retrolingual; HP: hipofaringe; SP: palato mole. Em rosa a direita, o volume da área colapsável da VAS (VACVAS).

distanciamento entre palato e epiglote, que caracteriza conceitualmente o surgimento do nível orofaríngeo retrolingual.

A reconstrução tridimensional tomográfica ajuda a ilustrar os limites anatômicos dos níveis passíveis de colapso da VAS (Fig. 20-1).[7]

Hipofaringe e Supraglote

A hipofaringe (ou laringofaringe) estende-se da margem superior da epiglote e pregas faringoepiglóticas até a margem inferior da cartilagem cricoide, onde se estreita e torna-se contínua com o esôfago. Posteriormente, a laringofaringe relaciona-se com os corpos vertebrais de C4-6. Suas paredes posteriores e laterais são formadas pelos músculos constritores, médio e inferior. É tradicionalmente reconhecida como sendo formada por três componentes anatômicos: os seios piriformes, a parede faríngea posterior e a região pós-cricoídea.

A supraglote compreende estruturas superiores a um plano imaginário desenhado ao longo dos ventrículos laríngeos. A epiglote é considerada como margem superior da laringe supraglótica, que também inclui as pregas ariepiglóticas, as pregas ventriculares e região aritenoídea (excluindo as paredes posteriores que pertencem aos seios piriformes).

Dessa forma, por definição, o nível hipofaríngeo apresenta intersecção anterossuperior do nível orofaríngeo retrolingual e anteroinferior da supraglote. Frequentemente causa dificuldade na descrição topográfica das obstruções (Fig. 20-2).

ANATOMIA CIRÚRGICA RELEVANTE ÀS TÉCNICAS ESQUELÉTICAS

Faringe

A faringe é um tubo fibromuscular que se estende da base do crânio à borda inferior da cartilagem cricoide na porção anterior e à borda da vértebra C6 na região posterior. Anatomicamente a faringe está em frente à coluna vertebral e fáscia pré-vertebral, e atrás da cavidade nasal, cavidade oral e laringe. É dividida em quatro regiões: a nasofaringe, a orofaringe (retropalatal e retrolingual), e a hipofaringe (ou laringofaringe) (Fig. 20-2). Os tratos alimentar e respiratório tornam-se comuns na porção média da faringe. Sua natureza colapsável potencialmente compromete o fluxo respiratório durante o sono.[8]

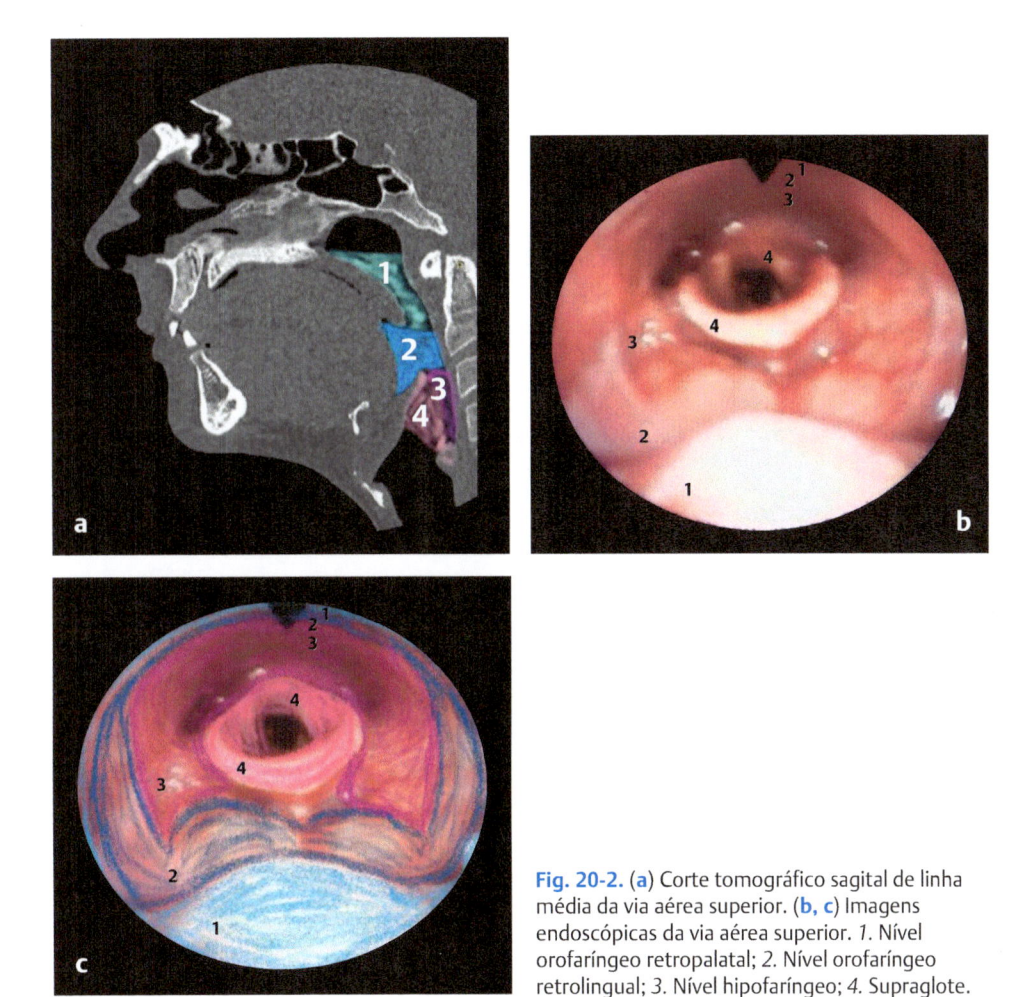

Fig. 20-2. (a) Corte tomográfico sagital de linha média da via aérea superior. **(b, c)** Imagens endoscópicas da via aérea superior. *1.* Nível orofaríngeo retropalatal; *2.* Nível orofaríngeo retrolingual; *3.* Nível hipofaríngeo; *4.* Supraglote.

A **nasofaringe** é posterior à cavidade nasal, estendendo-se desde a porção superior da coana até a margem superior do palato mole. O teto e a parede posterior da nasofaringe formam uma superfície contínua, sendo inferior ao corpo do esfenoide e a parte basilar do osso occipital. A tonsila faríngea está na membrana mucosa do teto e parede posterior da nasofaringe, e é frequentemente sítio de obstrução na hiperplasia adenoideana. A parede lateral da nasofaringe contém a tuba auditiva e cartilagem, tensor e elevador do palato, e músculo salpingofaríngeo. Posteriormente a tuba auditiva e prega salpingofaríngea está o recesso faríngeo.

A **orofaringe** estende-se do palato mole (ao nível da espinha nasal posterior) à margem superior da epiglote. É cercada lateralmente pelos arcos palatoglossos e palatofaríngeos. Para fins de classificação topográfica dos sítios obstrutivos, é dividida em orofaringe retropalatal e retrolingual.

Logo abaixo da mucosa está a fáscia faringobasilar, a submucosa da parede faríngea, que é espessada e visível superiormente, uma vez que não há camada muscular externa a ela. Prende-se à base do crânio, à tuba auditiva e à borda posterior da lâmina medial do processo pterigoide; ao ligamento pterigomandibular e à extremidade posterior da linha milo-hióidea da mandíbula; ao osso hioide e às cartilagens cricoide e tireoide. A fáscia faringobasilar serve para limitar as deformações da faringe e, desta forma, auxiliar na manutenção de sua patência. Ela separa o epitélio dos músculos constritores faríngeos, cobre os músculos palatofaríngeos e o músculo constritor superior para criar o leito tonsilar. Abaixo desse ponto, mistura-se como fina camada, agora denominada fáscia bucofaríngea, que permite a expansão faríngea e mobilidade, cercando os músculos constritores e contendo os nervos do plexo faríngeo (Fig. 20-3).[9] Amigdalectomias e técnicas que abordam

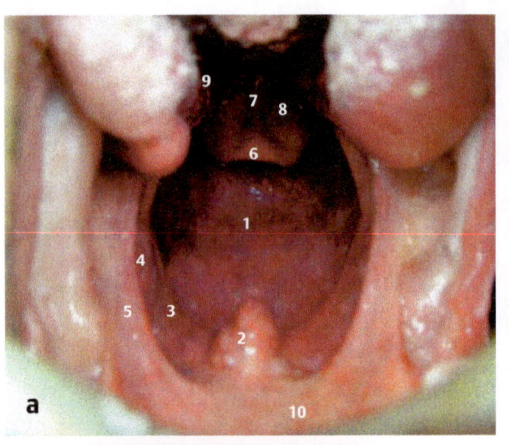

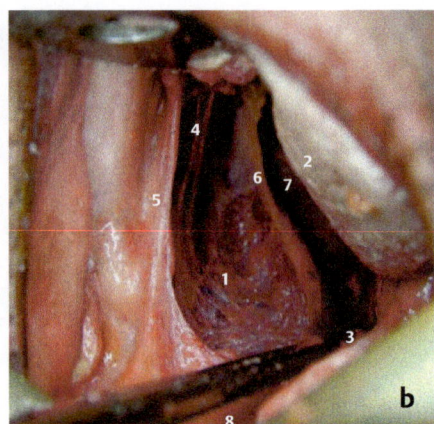

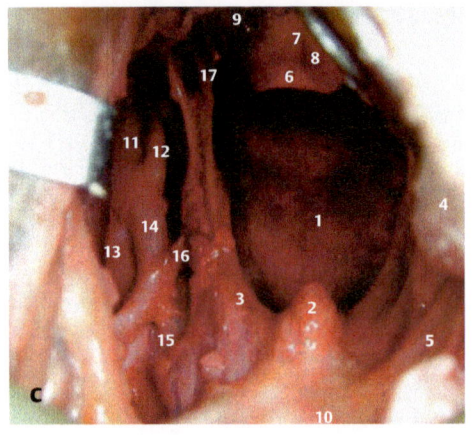

Fig. 20-3. (a) Vista superior da cavidade oral e orofaringe, dissecção em cadáver. *1.* Parede posterior da orofaringe; *2.* úvula; *3.* pilar palatofaríngeo (posterior); *4.* tonsila palatina; *5.* pilar palatoglosso (anterior); *6.* epiglote; *7.* prega glossoepiglótica mediana; *8.* valécula direita; *9.* prega glossoepiglótica lateral; *10.* palato mole. **(b)** Vista superior de loja tonsilar palatina esquerda, dissecção em cadáver. *1.* Fáscia bucofaríngea; *2.* dorso da língua; *3.* úvula; *4.* artéria faríngea ascendente; *5.* pilar anterior; *6.* pilar posterior; *7.* parede posterior da orofaringe; *8.* palato mole. **(c)** Vista superior da cavidade oral e orofaringe, dissecção em cadáver. *1.* Parede posterior da orofaringe; *2.* úvula; *3.* pilar palatofaríngeo (posterior); *4.* dorso da língua; *5.* pilar palatoglosso (anterior); *6.* epiglote; *7.* prega glossoepiglótica mediana; *8.* valécula direita; *9.* prega glossoepiglótica lateral; *10.* palato mole; *11.* artéria carótida comum; *12.* artéria laríngea superior; *13.* artéria carótida interna; *14.* artéria carótida externa; *15.* fáscia pré-vertebral; *16.* artéria lingual seccionada.

a parede lateral da faringe que respeitam o limite da pseudocápsula tonsilar e da fáscia faringobasilar tendem a preservar a inervação faringe e seus reflexos tônicos.

A parede muscular faríngea está revestida pela fáscia bucofaríngica e forrada pela fáscia faringobasilar. É composta por duas camadas com três músculos cada. A camada externa é composta pelos músculos constritores circulares (superior, médio e inferior) e contrai peristalticamente para empurrar o bolo alimentar para o esôfago. A camada interna é composta por músculos longitudinais (o palatofaríngeo, estilofaríngeo e salpingofaríngeo) que elevam e dilatam a faringe para acomodar o bolo durante a deglutição.[10] A musculatura constritora apresenta seus pontos fixos anteriormente, onde se prendem a osso ou cartilagens, enquanto eles se expandem posteriormente e sobrepassam um sobre o outro, de baixo para cima, terminando na rafe tendínea mediana. O **músculo constritor superior** tem uma origem anterior contínua à lâmina pterigoide medial, ao hâmulo pterigoide, à rafe pterigomandibular e ao extremo posterior da linha milo-hióidea. Deste ponto, ele segue posteriormente para se inserir na linha média, no tubérculo faríngeo do osso occipital superiormente e na rafe faríngea inferiormente. O **constritor médio** tem uma origem anterior relativamente menor da porção baixa do ligamento estilo-hióideo e do corno maior e menor do osso hioide. Ele segue, posteriormente, para se inserir na rafe faríngea, cobrindo o constritor superior acima e estendendo-se ao nível da laringe abaixo. O músculo estilofaríngeo e nervo glossofaríngeo passam através do espaço entre o constritor superior e médio. O **músculo constritor inferior** surge da linha oblíqua na lâmina da cartilagem tireoide e cricoide. O arco de fibras abraça o constritor médio. Fibras inferiores da cartilagem cricoide correm horizontalmente e constituem o **músculo cricofaríngeo**. Os três constritores são inervados por ramos do plexo faríngeo, IX, X e plexo simpático. O músculo cricofaríngeo é inervado pelo ramo externo do nervo laríngeo superior. A ação dos músculos constritores faríngeos é elevação e compressão da faringe (Fig. 20-4).[11]

Os músculos faríngeos (estilo, salpingo e palatofaríngeo) dilatam a faringe e elevam a laringe na fonação e deglutição. O **músculo estilofaríngeo** surge da área medial do processo estiloide, desce perto do constritor faríngeo superior e passa através do espaço entre o constritor superior e médio, antes de se inserir na borda posterior da cartilagem tireoide. Ele eleva a laringe e a faringe, inervado pelo glossofaríngeo (IX). O **músculo salpingofaríngeo** origina-se da cartilagem da tuba de Eustáquio, descendo no interior do músculo constritor superior para se inserir na cartilagem tireoide da mesma forma que o estilofaríngeo. Ele fica na parede muscular da faringe, adicionando uma prega logo abaixo da tuba de Eustáquio. O salpingofaríngeo eleva a laringe e faringe e abre a tuba de Eustáquio. É inervado pelo plexo faríngeo. O **músculo palatofaríngeo** origina-se da aponeurose palatina e insere-se na parede faríngea posterior e na cartilagem tireoide. Ele eleva a laringe e a faringe enquanto rebaixa o palato. É inervado pelo plexo faríngeo.

Extensas áreas de origens e inserções musculares, trama de fáscias e ligamentos tornam íntima a relação conteúdo-continente do SCVAS, justificando o aumento da tensão muscular e o ganho de volume eventual por meio dos deslocamentos cirúrgicos de restruturação óssea. As respostas em tecidos moles às expansões e avanços esqueléticos são mais evidentes na musculatura da faringe. A musculatura supra-hioídea e a lingual são mais longas, com ampla extensão de movimento ativo e relaxamento. São estruturalmente mais sujeitas ao colapso e exigem movimentos cirúrgicos mais amplos.

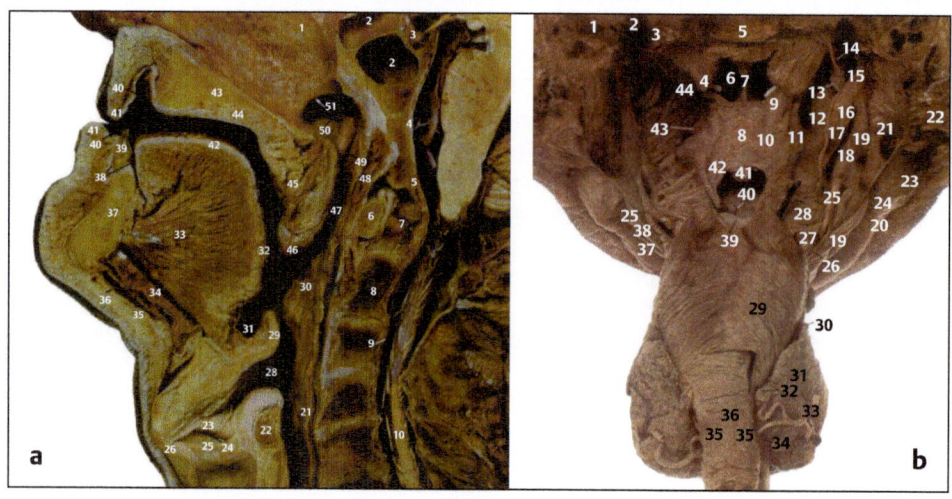

Fig. 20-4. (a) Boca, palato e faringe – Corte sagital através da cabeça e pescoço, metade direita.
1. Septo Nasal; 2. seio esfenoidal; 3. glândula hipófise; 4. clivo; 5. margem anterior do forame magno;
6. arco anterior do atlas; 7. dente do áxis; 8. corpo do áxis; 9. espaço subaracnóideo espinhal;
10. medula espinhal; 11. corpo de C6; 12. septo subaracnóideo; 13. esôfago; 14. traqueia; 15. incisura jugular do manúbrio do externo; 16. istmo da glândula tireoide; 17. segundo anel traqueal; 18. arco da cartilagem cricoide; 19. parte inferior da laringe; 20. lâmina da cartilagem cricoide; 21. parte laríngea da faringe; 22. músculo aritenoide transverso; 23. prega vestibular; 24. ventrículo da laringe; 25. prega vocal; 26. lâmina da cartilagem tireoide; 27. corpo do osso hioide; 28. prega ariepiglótica; 29. epiglote; 30. parte bucal da faringe; 31. valécula; 32. parte pós-sulcal do dorso da língua; 33. genioglosso; 34. gênio-hióideo; 35. milo-hióideo; 36. platisma; 37. corpo da mandíbula; 38. gengiva; 39; dente incisivo central inferior esquerdo; 40. vestíbulo da boca; 41. lábio; 42. parte pré-sulcal do dorso da língua; 43. palato duro; 44. glândulas palatinas no mucoperiósteo; 45. palato mole; 46. úvula; 47. parte nasal da faringe; 48. tonsila faríngea; 49. recesso faríngeo; 50. abertura da tuba auditiva; 51. coana.
(b) Faringe, aspecto posterior com a maior parte de constritores superiores e médios ressecada.
1. Seio sigmoide; 2. bulbo jugular; 3. artéria carótida interna; 4. porção cartilaginosa do canal auditivo (marcador da abertura); 5. clivo; 6. coana; 7. vômer; 8. palato mole; 9. elevador do véu palatino; 10. salpingofaríngeo; 11. constritor superior (bordo seccionado); 12. pterigóideo medial; 13. nervo lingual; 14. nervo alveolar inferior; 15. corda do tímpano; 16. nervo glossofaríngeo; 17. estilofaríngeo; 18. estiloglosso; 19. estilo-hióideo; 20. apófise estiloide; 21. ventre posterior do digástrico; 22. glândula parótida; 23. masseter; 24. ângulo da mandíbula; 25. nervo hipoglosso; 26. nervo parotídeo-hióideo; 27. corno maior do hioide; 28. constritor médio (recobrindo o marcador vermelho); 29. constritor inferior (recobrindo o marcador azul); 30. artéria tireóidea superior; 31. lobo lateral da glândula tireoide; 32. glândula paratireoide superior; 33. artéria tireoide inferior; 34. nervo laríngeo recorrente; 35. músculo longitudinal do esôfago; 36. músculo circular do esôfago; 37. nervo laríngeo interno; 38. artéria lingual; 39. epiglote; 40. forame cego da língua; 41. úvula; 42. palatofaríngeo; 43. hâmulo pterigoide; 44. tensor do véu palatino.

Estudos recentes indicam que o nervo glossofaríngeo também inerva o elevador do véu palatino, constritores faríngeos e músculos cricofaríngeos através do plexo faríngeo. A atividade do nervo glossofaríngeo tem efeito dilatador da via aérea faríngea, e sua estimulação amplia o diâmetro lateral aos níveis retropalatal e orofaríngeo. Por sua vez, o estímulo do ramo faríngeo vagal estreita a via aérea retropalatal e a retroglossal.

A inervação sensorial da faringe se dá pelo nervo vago (X) através de fibras somáticas gerais aferentes originadas do núcleo sensorial do nervo trigêmeo via nervo maxilar (gânglio pterigopalatino) para a nasofaringe. É uma via eferente que transmite informações quanto à mecânica do colapso local ao controle central da respiração. Técnicas de partes moles, como a cirurgia endoscópica de base de língua, radiofrequência e aplicação de esclerosantes, podem eventualmente lesar as terminações nervosas periféricas e mecanorreceptores locais, conferindo efeito adverso à estabilidade do SCVAS. O nervo glossofaríngeo (IX) possui fibras aferentes da mucosa faríngea abaixo da nasofaringe. O tratamento cirúrgico da parede lateral, reduzindo o volume de tecido mole ou enrijecendo-o, pode eventualmente lesar o nervo glossofaríngeo e, ainda, afetar potencialmente a função dilatadora do músculo estilofaríngeo. É um ponto importante a ser observado durante cirurgias de partes moles abordando a parede lateral.[12]

A irrigação sanguínea da faringe é dada por múltiplas fontes, a maioria é o ramo da artéria carótida externa e inclui a faríngea ascendente, a palatina ascendente, a facial, a lingual, a laríngea e as artérias tireóideas superior e inferior. As artérias carótida e facial são laterais aos músculos constritores, médio e inferior, da orofaringe e laringofaringe. A artéria carótida interna está, com frequência, localizada uns poucos centímetros posterolateralmente à tonsila. As **artérias palatinas menores** anastomosam-se com a **faríngea ascendente** (ramo palatino), **facial** (ramo palatino ascendente) e **dorsal da língua** (ramo tonsilar) no palato mole. Riley menciona, em 1990, estes vasos como importantes fontes de suprimento sanguíneo acessório para o palato em cirurgia de avanço maxilar,[13] quando os vasos palatinos maiores são inadvertidamente seccionados nos cortes posteriores da osteotomia de Le Fort I.[14] A artéria **faríngea ascendente** está sob risco de lesão durante procedimentos cirúrgicos que tratam os tecidos moles da lateral da faringe, o que torna delicada a realização dos mesmos concomitantemente a cirurgias esqueléticas maxilares (Fig. 20-3).

Fatores contribuintes para obstrução anatômica da VAS incluem processos inflamatórios locais ou sistêmicos que geram aumento difuso dos tecidos linfáticos, amiloidose, hipertrofia da língua e musculatura faríngea, compressão por gordura extrafaríngea ou deformidades estruturais. O volume de gordura depositado nas paredes laterais da faringe tem boa correlação com a severidade dos DRS. Inversamente, a perda dessa gordura melhora a obstrução lateral faríngea. Neoplasias, traumas, doenças metabólicas, mesmo sendo raros, devem ser considerados no diagnóstico diferencial da obstrução.

Língua

No contexto dos DRS, a língua pode ser relativamente grande, o arcabouço esquelético que a contém pode ser relativamente pequeno, a tonsila lingual pode estar hipertrofiada, o seu tônus muscular pode ser deficiente ou refém de um controle central da respiração desequilibrado durante o sono.

Quatro músculos extrínsecos se inserem externamente à língua:

1. Genioglosso;
2. Hioglosso;
3. Estiloglosso;
4. Palatoglosso.

O **genioglosso** protrui e deprime a língua, e amplia o espaço aéreo posterior (PAS). Sua contração é fásica em relação à inspiração; essa atividade diminui durante o sono, torna-se praticamente inexistente durante o sono REM, cessa em pacientes com apneia obstrutiva do sono durante o evento respiratório e aumenta com o término da obstrução.[15]

Mecanorreceptores controlam a atividade do músculo genioglosso e são críticos na manutenção da patência da VAS em pacientes com SAOS. Ele se origina da superfície lingual anterior da mandíbula, no tubérculo genial superior, imediatamente acima da inserção muscular gênio-hioídea. Esse tubérculo pode ser palpado e é referência no planejamento da cirurgia de avanço genioglosso para inclusão à inserção muscular durante a osteotomia. A distância do bordo superior do tubérculo genial ao ápex da raiz dentária pode ser de apenas 5 mm, exigindo cuidados transoperatórios.[16] O **músculo hioglosso** surge da face lateral e do corno maior do osso hioide, viaja verticalmente e passa lateral a porção posterior do genioglosso. Ele cursa entre o estiloglosso lateralmente e o músculo longitudinal inferior medialmente para se inserir na língua. Ele a retrai. O avanço cirúrgico do complexo hioide-hioglosso pode anteriorizar a base de língua para ampliar o PAS. O **estiloglosso** estende-se do processo estiloide e do ligamento para inserir-se na face lateral e inferior da língua. Ele a movimenta para cima e para trás. O **palatoglosso** estende-se da aponeurose palatina inferiormente através da tonsila e forma o **arco palatoglosso** (pilar anterior). Ele se insere lateralmente à língua e é responsável pela elevação da sua face posterior.[11] Reflexos mecanorreceptores ativam o músculo palatoglosso dilatando a faringe sob pressão negativa na VAS (Fig. 20-5).

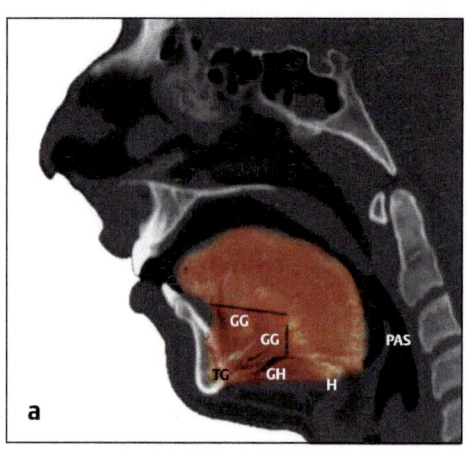

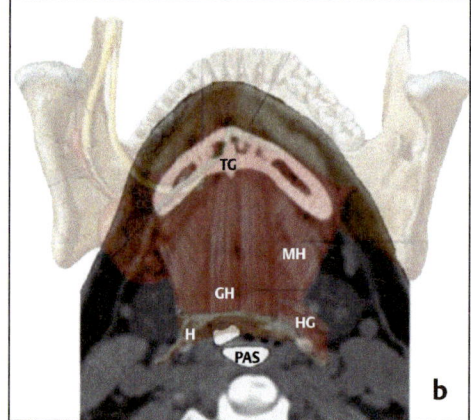

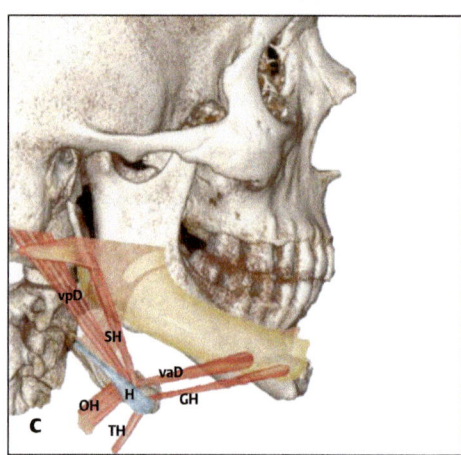

Fig. 20-5. (**a**) Corte tomográfico sagital com sobreposição de musculatura da língua. (**b**) Corte tomográfico axial com sobreposição de ilustração da mandíbula e musculatura da língua. (**c**) Reconstrução tomográfica volumétrica de face com sobreposição de ilustração de musculatura supra e infra-hióidea. GG: Fibras oblíquas e horizontais do músculo genioglosso; GH: Músculo gênio-hioide; H: Osso hioide; TG: Tubérculo geniano; PAS: Espaço aéreo posterior; HG: Músculo hio-glosso; MH: Músculo milo-hioide; vpD: Ventre posterior do músculo digástrico; vaD: Ventre anterior do músculo digástrico; SH: Músculo estilo-hioide; OH: Músculo omo-hioide; TH: Músculo tíreo-hioide.

Em 1999, McWhorter *et al.* descrevem o músculo genioglosso como o dilatador da faringe mais importante, e, em uma extensão menor, o tensor do véu palatino, que pode precisar de uma ação coordenada do músculo palatofaríngeo para influenciar adequadamente o colapso da VAS.[12] O gênio-hioide e o esterno-hioide são considerados músculos dilatadores da faringe. Os músculos infra-hióideos (tireo-hioide, omo-hioide e esterno-hioide) trabalham em conjunto com o gênio-hioide no osso hioide, e o movimento anterior desse osso por uma tração muscular ou por intervenção cirúrgica dilata o segmento retroepiglótico por meio da tração no ligamento hioepiglótico.[17] Assim, a patência inspiratória da área retropalatal, retrolingual e hipofaríngea se dá principalmente (mas não de forma isolada) pela contração tônica sincronizada do tensor do véu palatino, genioglosso e músculos hióideos, respectivamente.

O **milo-hióideo** estende-se da linha milo-hióidea na superfície interna da mandíbula à linha média onde fibras posteriores se inserem no osso hioide e fibras anteriores encontram fibras milo-hióideas contralaterais na rafe mediana. Ele eleva o osso hióide e, consequentemente, o assoalho da boca e base da língua. O músculo gênio-hióideo e a musculatura lingual estão acima do músculo milo-hióideo e do ventre anterior do digástrico. O **músculo digástrico** consiste em ventre anterior e posterior. Origina-se medialmente no processo mastóideo como o ventre posterior e segue anteriormente, transformando-se em um tendão que atravessa o osso hioide e continua anteriormente como ventre anterior. Os músculos digástricos, assim como os milo-hióideos e gênio-hióideos, ajudam na abertura oral. Em função de suas inserções mandibulares e hióideas, estão envolvidos na abertura do PAS com a cirurgia de avanço mandibular.[3]

Osso Hioide

Não se articula com outros. É um osso móvel que participa da fonação e deglutição. Algumas disfagias severas sindrômicas estão relacionadas com a ausência ou a má-formação deste osso. O alongamento vertical da faringe em humanos pode ser o responsável pela frouxidão da base de língua que produz obstrução durante o sono. Esse comprimento é medido pela distância entre o plano mandibular (MP) e o osso hioide (H) na cefalometria lateral (MP-H). A referência normal é 11-19 mm. Quanto maior a distância, maior a predisposição à SAOS. O constritor médio da faringe insere-se ao hioide lateralmente. Durante a fase faríngea da deglutição, o hioide é elevado pelos músculos supra-hióideos (milo-hióideo, ventre anterior do digástrico, gênio-hióideo, estilo-hióideo, hioglosso, genioglosso, estiloglosso e palatoglosso), que elevam a laringe. Os músculos infra-hióideos (tíreo-hióideo, omo-hióideo e esterno-hióideo) rebaixam e estabilizam o osso hioide e, com o gênio-hioide, estabilizam e dilatam a laringofaringe retro-epiglótica tencionando o ligamento hioepiglótico.[14] Esses músculos são fásicos com a inspiração, e fatores que afetam a posição hióidea podem adversamente afetar a musculatura e causar o estreitamento da laringofaringe. Terris, em 1999, sugeriu que a imobilização cirúrgica do osso hioide durante os procedimentos de suspensão pudesse causar disfagia (Fig. 20-6).[18]

Mandíbula

A mandíbula, ou maxila inferior, desenvolve-se da **cartilagem de *Meckel*** e consiste no corpo horizontal, porção alveolar e dois ramos verticais que se estendem superiormente ao **ângulo mandibular** com inclinação média de 125°. O **ramo mandibular** contém o **processo coronoide** anterior e **processo condilar** posterior (centro de crescimento), que são separados pela **incisura da mandíbula**. Os **tubérculos geniais**, que podem estar fundidos

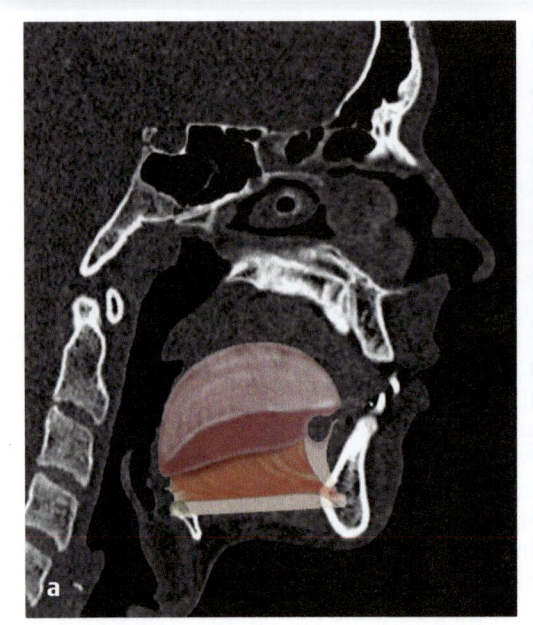

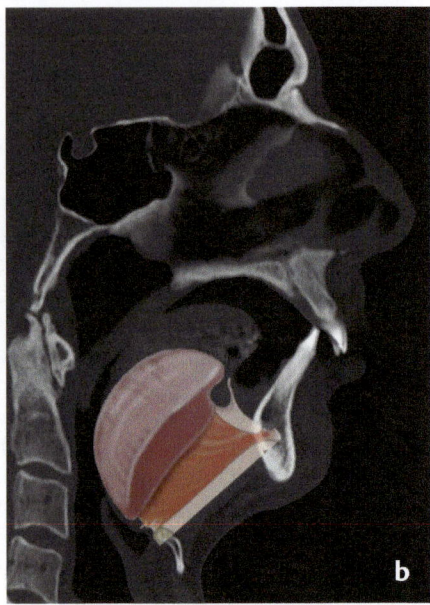

Fig. 20-6. Cortes tomográficos sagitais medianos da VAS e sobreposição de diagrama representando a língua, músculo genioglosso e gênio-hióideo. (**a**) Paciente mesofacial, sem discrepância maxilomandibular. Posição adequada do osso hioide confere relação horizontal entre a origem e a inserção muscular supra-hióidea. Arquitetura favorável à estabilidade da VAS. (**b**) Paciente dolicofacial, retrognata. Distância do hioide ao plano mandibular alongada conferindo relação vertical entre a origem e a inserção da musculatura supra-hióidea. Arquitetura favorável ao colapso obstrutivo do SCVAS.

na linha média formando a apófise geni, projetam-se da face lingual do corpo mandibular como espinhas mentais superior e inferior (Fig. 20-7).

Os **músculos genioglosso** e **gênio-hióideo** inserem-se nas **espinhas superior** e **inferior** respectivamente. Imediatamente inferior ao tubérculo genial está a inserção do ventre anterior do digástrico, na **fossa digástrica**.

O **canal mandibular** contendo o **nervo alveolar inferior** fica posterossuperiormente à linha milo-hióidea. A **língula** é uma fina saliência óssea na face interna, sobre o forame do canal mandibular, e serve como referência para margem cirúrgica inferior no corte horizontal medial da osteotomia sagital mandibular. Segundo Terris e Good, a distância entre a língula e a incisura mandibular varia de 10,5-15 mm. Assim o **forame mandibular** se posiciona 15-20 mm inferior à incisura mandibular e 4-5 mm abaixo da língula.[19] O corte horizontal medial da osteotomia é então idealmente posicionado 10 mm abaixo da incisura mandibular, ou seja, 7 mm acima do **forame mandibular** aproximadamente. O nervo alveolar inferior (V3) desce com o nervo lingual entre os músculos pterigoide medial e lateral. Seu **ramo milo-hióideo** fica na ranhura milo-hióidea e fornece o ramo motor para o músculo milo-hioide e o ventre anterior do digástrico. Ele então entra no forame mandibular para inervar a dentição mandibular. O nervo alveolar inferior e os vasos associados seguem através do canal mandibular; eles atravessam o forame mental, como nervo mental e os vasos mentais. O **nervo mental** inerva a pele do lábio inferior e do queixo, a mucosa labial e a gengiva adjacente. No forame mental, o feixe vasculonervoso é suscetível à injúria durante procedimentos cirúrgicos. O forame mental é localizado na lateral do corpo mandibular, inferiormente, entre os ápices das raízes do primeiro e segundo molar, havendo variações individuais pequenas nesta localização.[14]

Os músculos masseter e pterigoide medial inserem-se lateral e medialmente ao ramo e ângulo mandibular servindo como suprimento sanguíneo à mandíbula proximal, o que ajuda na vitalidade óssea após osteotomias. O suprimento sanguíneo da mandíbula distal é dado pela artéria alveolar inferior. Ela viaja através do canal mandibular e supre a dentição, osso e tecidos moles adjacentes. A mandíbula é também irrigada anteriormente de forma secundária por vasos nos músculos gênio-hioide, genioglosso e ventre anterior do digástrico. Ao nível do primeiro pré-molar, a artéria alveolar inferior fornece os ramos incisivo e mental. O ramo incisivo supre os dentes anteriores e as estruturas de suporte. O ramo mental une-se aos vasos labiais inferiores e submentuais para suprir o mento. Vasos de a cápsula articular temporomandibular e músculo pterigoide lateral suprem o côndilo. O músculo temporal insere-se no processo coronoide e fornece o suporte sanguíneo para essa área do ramo (Fig. 20-7).

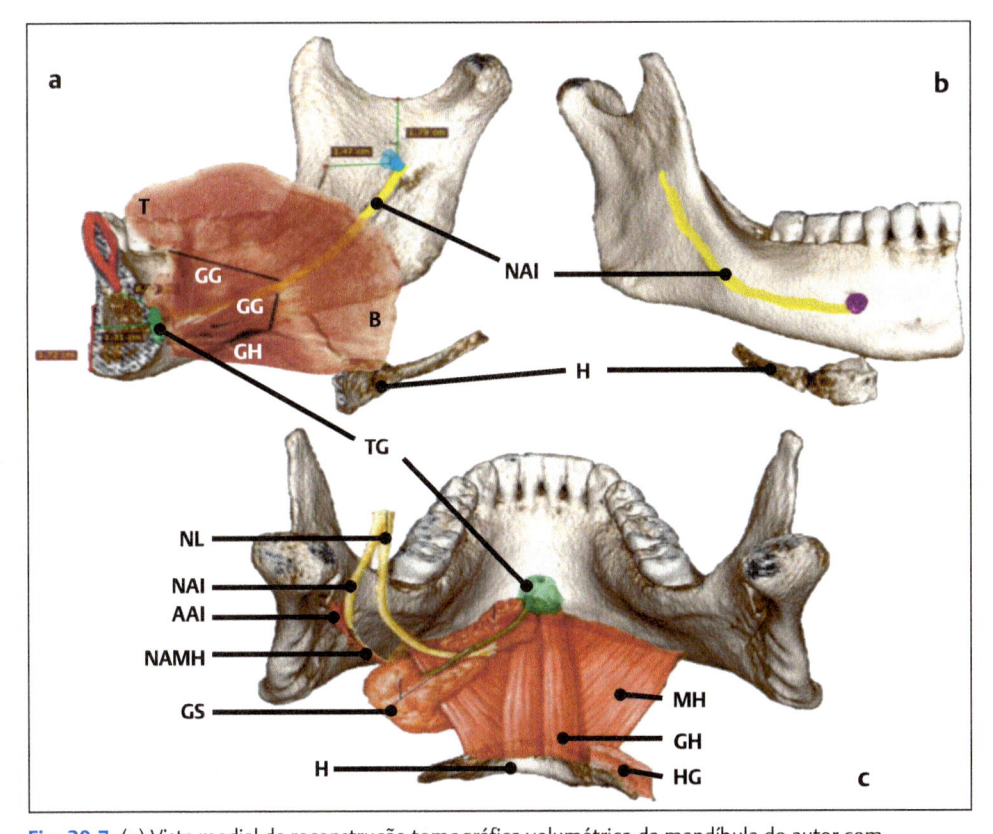

Fig. 20-7. (a) Vista medial de reconstrução tomográfica volumétrica da mandíbula do autor com sobreposição de ilustração da musculatura da língua. (b) Vista lateral oblíqua. (c) Vista posterior com sobreposição de ilustração da musculatura supra-hióidea. GG: Fibras oblíquas e horizontais do músculo genioglosso; GH: músculo gênio-hioide; H: osso hioide; TG – em verde: Tubérculo geniano; NAI: Nervo alveolar inferior; Em vermelho: Dente incisivo central; Ponto azul: Língula; Ponto roxo: Forames mentonianos; NL: Nervo lingual; AAI: Artéria alveolar inferior; NAMH: Nervo e artéria milo-hióideos; GS: Glândula salivar submandibular; HG: Músculo hioglosso; MH: Músculo milo-hioide.

Maxila

O crescimento do osso maxilar é o responsável pelo alongamento vertical da face entre os seis e doze anos de idade. Segundo Gardner, a face desenvolve-se a partir de lâminas de osso membranoso e tem cinco componentes: as extensões zigomática e frontal, o osso palatino, o processo alveolar e os seios aéreos maxilares.[10] O **palato duro** encontra-se ao nível do áxis no adulto e mais alto na criança. É formado pelos processos palatinos das maxilas anteriormente e pelas lâminas horizontais dos ossos palatinos, complementados pelos processos pterigoides do esfenoide, posteriormente. Na região dos dentes incisivos centrais maxilares aparece o **forame incisivo** por onde passam o **nervo palatino** e o **ramo terminal da artéria esfenopalatina**. Nas porções ósseas maxilopterigopalatinas, descendo pelas paredes laterais das cavidades nasais, encontram-se os **canais palatinos maiores e menores**, que se abrem medialmente ao nível do terceiro molar no palato duro posterior e servem de veículo aos pedículos vasculonervosos homônimos. O **forame palatino maior** pode ser usado para acessar o **ramo maxilar do nervo trigêmeo** (V2) na fossa pterigopalatina com anestesia local. A literatura clássica descreve uma lâmina fibrosa palatina, inserida no terço posterior do palato ósseo, que serve de base para as inserções dos músculos do palato, músculo tensor do véu palatino, **elevador do palato**, músculos da úvula, palatofaríngeo e palatoglosso, de maneira a justificar os efeitos de tensão muscular e o ganho volumétrico da VAS com a cirurgia de avanço maxilar. Cada **processo pterigoide** apresenta duas lâminas verticais, lateral e medial, separadas posteriormente pela fossa pterigoide, onde se encontram as inserções de origem do **músculo pterigoide medial**. O avanço maxilar por meio de osteotomia Le Fort I que inclua os processos pterigoides mediais pode levar a limitações de abertura oral e alterações da tuba de Eustáquio, geralmente temporárias (Fig. 20-8).

De fundamental conhecimento para a realização das técnicas cirúrgicas esqueléticas, a **artéria maxilar emite os ramos palatino descendente, alveolar superior e posterior, infraorbital, e gengivais externos**, junto à tuberosidade posterior da maxila. Em seguida, abaixo do nervo maxilar, a artéria maxilar atravessa a bolsa fibrosa que veda a entrada da fissura pterigomaxilar e penetra na fossa pterigopalatina. O nervo maxilar é visto pouco acima da artéria maxilar, emitindo ramos homônimos e satélites dos ramos arteriais. **Os ramos septal e nasal lateral posterior** originam-se da artéria maxilar, ainda no interior da fossa pterigopalatina, e adentram a cavidade do nariz tangenciando as bordas superior e inferior do forame esfenopalatino, respectivamente. No limite posterossuperior da maxila, encontra-se a **fissura orbital inferior**, em comum com o limite posterior da órbita. Na margem inferior dessa fissura, encontra-se o **sulco infraorbital**, guia do conjunto vasculonervoso infraorbital, que por ele chega ao canal infraorbital, palco de raras, mas descritas, complicações cirúrgicas (Fig. 20-9).[9,20]

AVALIAÇÃO DA VIA AÉREA SUPERIOR

Com a evolução dos estudos relativos aos DRS várias ferramentas se tornaram complementares na avaliação anatômica e funcional da VAS. Análise facial, endoscopia com manobra de Müller e protrusão mandibular, sonoendoscopia, cefalometria, tomografia computadorizada (TC), ressonância magnética dinâmica (RMD) têm sido usadas não somente para revelar potenciais diferenças estruturais da VAS, mas para o melhor entendimento fisiopatológico da doença, indicação cirúrgica e avaliação dos resultados terapêuticos.

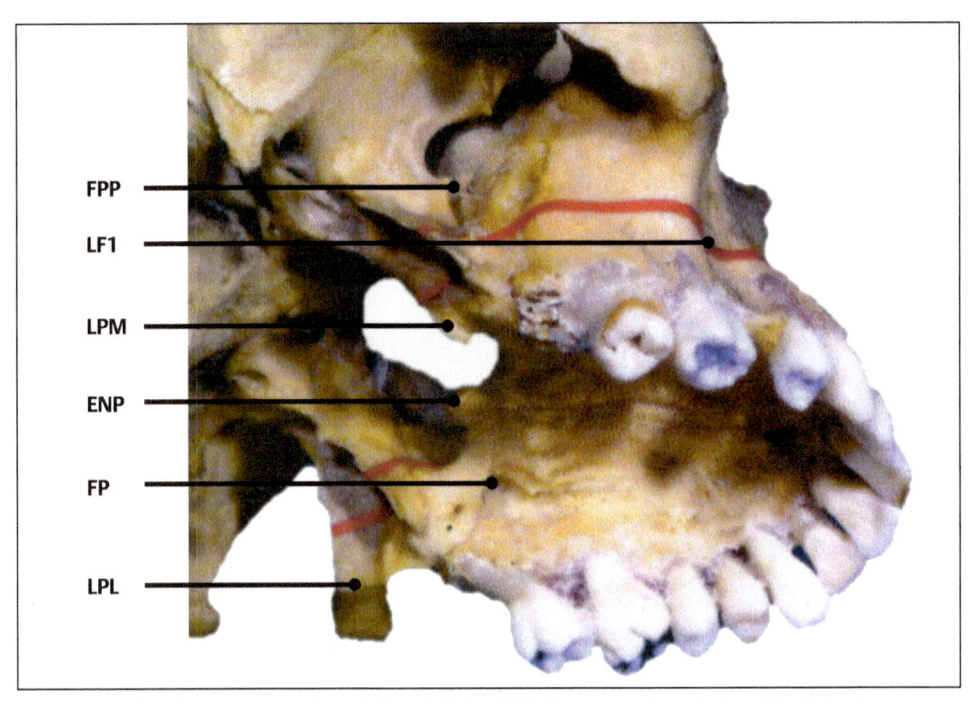

Fig. 20-8. Crânio humano seco, vista oblíqua inferior. FPP: Fissura pterigopalatina; LF1: Linha de osteotomia tipo Le Fort I; LPM: Lâmina pterigóidea medial; ENP: Espinha nasal posterior; FP: Forame palatino; LPL: Lâmina pteriogóidea lateral.

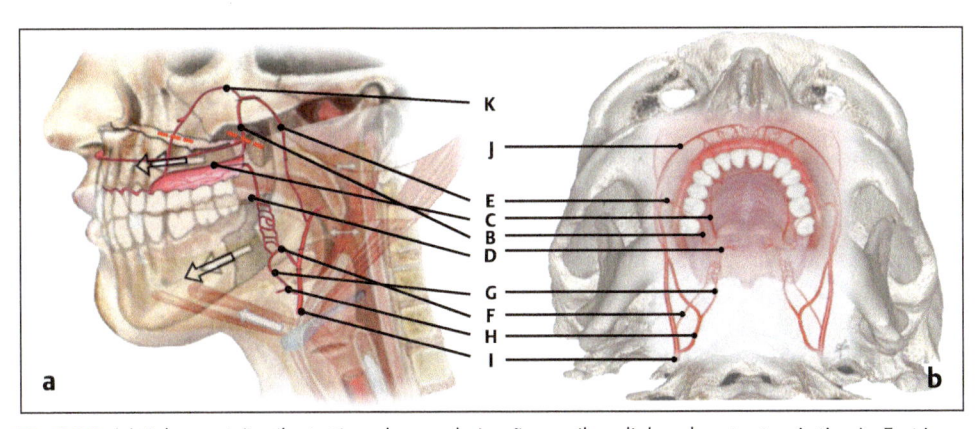

Fig. 20-9. (a) Sobreposições ilustrativas da vascularização maxilar e linhas de osteotomia tipo Le Fort I e de ramo mandibular com efeito do avanço maxilomandibular sobre a musculatura da ACVAS.
(b) Ênfase ao risco de lesão vascular das artérias faríngea e palatina ascendentes nas cirurgias de parede lateral da faringe. Aumentando (Linhas vermelhas tracejadas): Regiões de possíveis secções vasculares inerentes à osteotomia tipo Le Fort I. K: Artéria nasopalatina; J: Artéria labial superior; E: Artéria maxilar; C: Artéria palatina maior; B: Artéria palatina descendente; D: Artéria palatina menor; G: Artéria palatina ascendente; F: Artéria faríngea ascendente; H: Artéria facial; I: Artéria carótida externa.

Análise Facial

Auxilia na identificação do padrão de crescimento e características esqueléticas relacionadas com os DRS. Um exame atento pode levar a suspeita das medidas cefalométricas mais comumente relacionadas com a SAOS, como:

- Retrognatia;
- Retrusão maxilomandibular;
- Plano mandibular inclinado;
- Altura facial aumentada;
- Mordida aberta anterior;
- Posicionamento inferior do hioide.

Principalmente na população pediátrica, sintomas respiratórios relacionados com os DRS estão associados a características morfológicas relativas a uma face longa e estreita (dolicofacial, ângulo plano mandibular elevado, palato estreito, e apinhamento dentário severo em maxila e mandíbula), alergias, resfriados frequentes, respiração oral habitual, além de hipertrofia adenoamigdaliana.[21]

A avaliação facial tem como princípios:

- *Posição natural da Cabeça (PNC)*: é uma orientação padronizada e reprodutível da cabeça alcançada quando se está olhando para um ponto distante à frente, ao nível dos olhos. O paciente deve repousar com o olhar no horizonte, sem hiperestender ou flexionar o pescoço. Esta posição se assemelha (varia ± 2°) ao plano cefalométrico de Frankfort (é o plano horizontal determinado pelo o ponto mais alto na margem superior da abertura do canal auditivo externo e o ponto mais baixo na margem inferior da órbita);[22]
- *Relação cêntrica (RC)*: é o posicionamento mandibular mais retrusivo em relação à maxila, fazendo com que os seus côndilos se acomodem o mais intimamente possível no interior das respectivas cavidades articulares. Esta relação independe da posição dentária e, portanto, faz dela o parâmetro inicial para o planejamento de movimentações esqueléticas. É frequente o posicionamento ativo involuntário (ou não) da mandíbula para compensar discrepâncias esqueléticas, ou por hábitos parafuncionais. Avaliar o paciente nessas condições pode levar a diagnóstico inadequado;
- *Máxima intercuspidação habitual (MIH)*: também chamada de oclusão cêntrica, é uma posição de acomodamento maxilomandibular com máximo contato entre as cúspides dentárias. Pacientes respiradores orais têm por hábito manter a protrusão mandibular voluntária a fim de mascarar deficiências mandibulares;
- *Posição relaxada dos lábios*: pacientes respiradores orais tem por hábito a contração labial e mentual no esforço de atingir o vedamento labial. Tal contração pode mascarar excessos verticais da maxila e a inclinação inadequada de incisivos.

A face é predominantemente morfogenética e segue seu arcabouço estrutural à medida que se desenvolve tridimensionalmente. Alterações obstrutivas nasofaríngeas durante a fase de crescimento vão impactar cumulativamente essa concepção cromossômica de padrão facial até seu amadurecimento ósseo, por volta dos 16 a 18 anos. Porém se faz necessário diferenciar a **face adenoideana** (face longa genética, em que não há obstrução nasal ou respiração oral obrigatória) da face longa do respirador bucal. A aparência facial não é diagnóstica do padrão respiratório.[23]

Também é importante sabermos que, a partir dos 3 anos de idade, já é possível avaliar clinicamente a face e definir o padrão esquelético. A morfologia facial foi mantida em 88% dos indivíduos acompanhados entre 5 e 12 anos pelo grupo de Klocke em 2002.[24] Segundo Bishara et al.,[25] quando definido pela cefalometria, o tipo facial é preservado dos 5 aos 25 anos em 77% da população. Desta maneira, podemos precocemente planejar intervenções clínicas, ortodônticas, cirúrgicas ou simples orientações quando necessárias.

A vista frontal evidencia os terços faciais. O terço superior vai desde o *triquium* (implantação dos cabelos) até a **glabela**. O terço médio estende-se da glabela ao ponto subnasal. O terço inferior, do subnasal até o ponto **gnátio** no mento. A **proporção dos terços faciais** é de 0,3:0,35:0,3 em uma face harmônica. Por meio desses critérios, a face pode ser classificada em três padrões de crescimento no sentido vertical:

- *Mesofacial (crescimento normal)*: tende à proporcionalidade entre o diâmetro vertical e transverso. Possui, normalmente, uma relação maxilomandibular normal e uma musculatura e face harmoniosa.
- *Braquifacial (crescimento horizontal)*: face curta e larga, com mandíbula forte e quadrada, normalmente com arcadas dentárias mais amplas.
- *Dolicofacial (padrão de crescimento vertical)*: face comprida e estreita, com perfil convexo e arcadas dentárias frequentemente portadoras de apinhamentos. Possui musculatura orofacial desequilibrada, ângulo do plano mandibular muito inclinado com tendência a mordida aberta anterior.[26]

Estudo bem conduzido no município de Bauru/SP avaliou a cefalometria de 2.009 pacientes entre 3 e 7 anos de idade, e demonstrou que 54,5% eram mesocefálicos, 13,5% braquifaciais e 22% eram dolicofaciais.[27] (Dados compatíveis com a literatura internacional na faixa etária adulta.)

A avaliação dos terços faciais também revela projeção relativa da maxila e mandíbula. **Deficiência do terço médio** caracteriza-se por aumento do sulco nasolabial, menor suporte do lábio superior e altera suporte nasal e columelar. **Excesso vertical da maxila** tem como características o terço facial médio longo, incompetência labial, exposição excessiva dos incisivos ao repouso e plano mandibular aumentado (Fig. 20-10).

Na vista de perfil, a medida do ângulo facial, formado entre os pontos **glabela** em partes moles (G'), **subnasal** (Sn) e **pogônio** em partes moles (Pg'), fornece dados para classificarmos a face em três padrões: (na linguagem cefalométrica convencionada, a apóstrofe indica a referência em partes moles do respectivo ponto ósseo.) (Fig. 20-10).

- *Face padrão II*: ângulo facial menor de 165° confere um perfil convexo característico com degrau sagital positivo entre a maxila e a mandíbula, decorrente de protrusão maxilar e/ou deficiência mandibular;
- *Face padrão I*: ângulo facial entre 165° e 175° em que a maxila e a mandíbula estão bem relacionadas entre si e compõem uma face harmoniosa;
- *Face padrão III*: ângulo facial maior de 175° confere um perfil côncavo exibindo um degrau sagital negativo entre a maxila e a mandíbula, em razão de prognatismo mandibular e/ou deficiência maxilar.[28]

Note que, em pacientes com face normal, a rotação do plano mandibular é maior no sexo feminino quando comparado ao masculino. Nos dolicocéfalos, esta rotação horária é maior independentemente do sexo (Fig. 20-11).

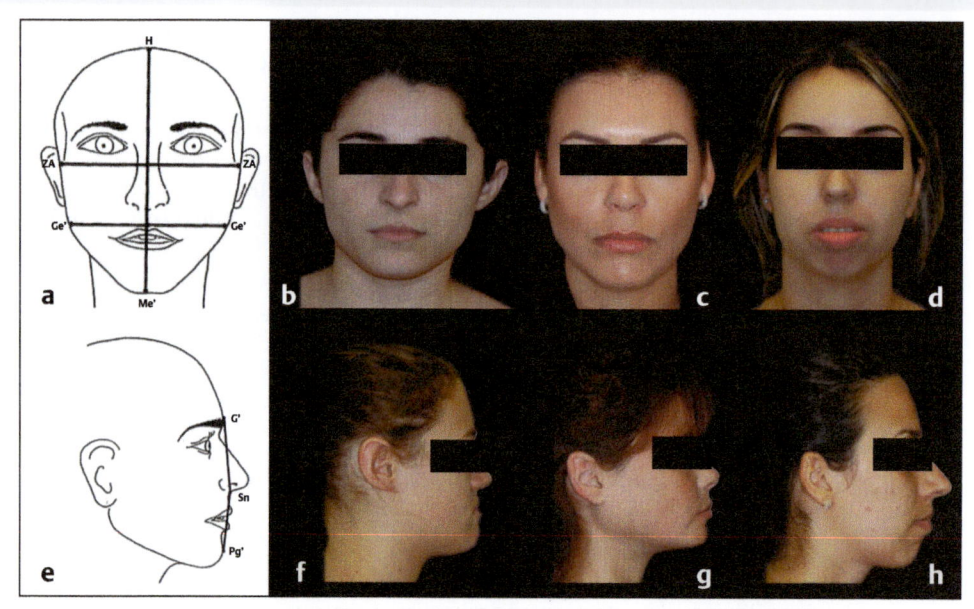

Fig. 20-10. (**a-d**) Avaliação facial em vista frontal: (**b**) braquifacial, (**c**) mesofacial, (**d**) dolicofacial. (**e-h**) Avaliação facial em vista lateral ou perfilometria: (**f**) face classe III, (**g**) face classe I, (**h**) face classe II. H: *Triquium*; ZA: arco zigomático; Go': ponto gônio em partes moles; Me: ponto mento em partes moles; G': ponto glabela em partes moles; Sn: ponto subnasal; Pg': ponto pogônio em partes moles.

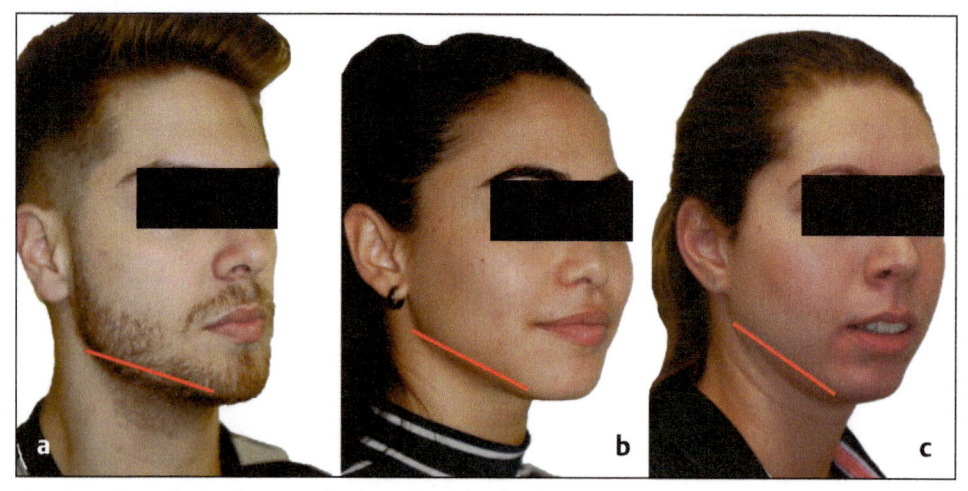

Fig. 20-11. Rotação do plano mandibular como indicador de excessos verticais ou retrognatia. (**a**) Face mesocefálica masculina. (**b**) Face mesocefálica feminina. (**c**) Face dolicocefálica feminina.

A análise facial traz informações clínicas importantes ao planejamento cirúrgico:

- *Comprimento dos terços faciais*: a face longa é típica no respirador oral. Distúrbio de crescimento com aumento do 1/3 médio e inclinação horária da mandíbula levam a um SCVAS alongado e estreito. Excessos verticais são tratados com impacção da região anterior da maxila que possibilita a rotação anti-horária mandibular gerando avanço esquelético;
- *Exposição dos incisivos superiores pela análise do sorriso*: pode indicar os limites a eventual impacção anterior da maxila. À medida que avançamos a maxila, também aumentamos a exposição dos incisivos superiores a uma taxa de 1:0,2. A distância ideal da margem inferior do lábio superior em repouso à margem oclusal dos incisivos superiores é de 2 a 3 mm para o sexo feminino e 0 a 1 mm para o masculino. Ao sorriso, a exposição da gengiva não deve ultrapassar 2 a 3 mm ao nível dos incisivos superiores;
- *Ângulo nasolabial*: orienta as modificações previstas com o avanço maxilar e pode indicar a necessidade de rotação do plano oclusal para reduzir o impacto estético nesta região;
- *Ângulo mentolabial*: pode indicar limites ao eventual avanço mentoniano funcional a fim de reduzir o impacto estético nesta região.

A análise do sorriso pode evidenciar as atresias transversas maxilares e os excessos verticais. Um corredor bucal (distância entre a margem lateral dos dentes posteriores e a comissura labial de cada lado) largo reflete deficiência transversa maxilar. Exposição gengival excessiva reflete o excesso vertical maxilar ou lábio superior curto. Arco do sorriso não **consoante** (relação paralela da margem inferior do lábio superior e alinhamento oclusal maxilar) reflete mordida aberta anterior (Fig. 20-12).[29]

A análise intraoral de Edward Angle, em 1899, classificou as maloclusões dentárias, simplificadamente, em (Fig. 20-13):[30]

- *Oclusão normal*: relação anteroposterior normal entre a maxila e mandíbula. Não há desalinhamentos ou desnivelamentos dentários;
- *Angle I*: relação anteroposterior normal entre a maxila e mandíbula. Intercuspidação entre primeiros molares é adequada. A maloclusão é caracterizada pela má posição de outros dentes;
- *Angle II*: arco inferior proximal normal em sua relação para o arco superior.

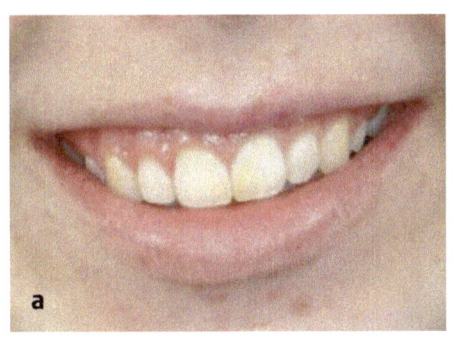

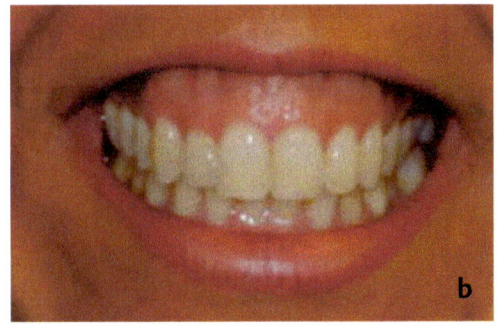

Fig. 20-12. Análise do sorriso. (**a**) Desnivelamento maxilar. (**b**) Exposição excessiva de gengiva por excesso vertical maxilar. Note o corredor bucal (distância entre os dentes posteriores e a comissura labial bilateralmente) aumentado sugerindo atresia transversa maxilar. *(Continua.)*

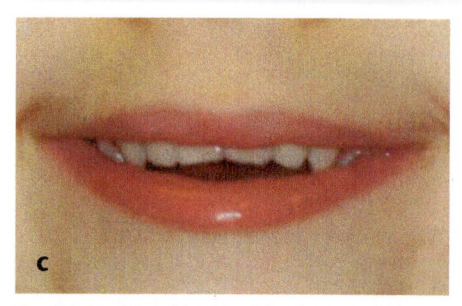

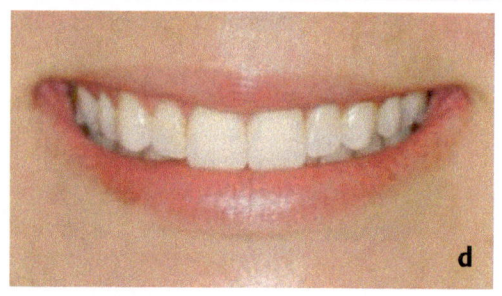

Fig. 20-12. *(Cont.)* (**c**) Mordida aberta anterior. Note a incongruência da margem inferior do lábio superior com a linha oclusal dentária. (**d**) Sorriso ideal. Harmonia entre seus componentes, espessura labial, tamanho dos dentes, exposição da gengiva, alinhamento e nivelamento dentários, paralelismo da margem inferior do lábio superior com a linha oclusal dentária e corredor bucal.

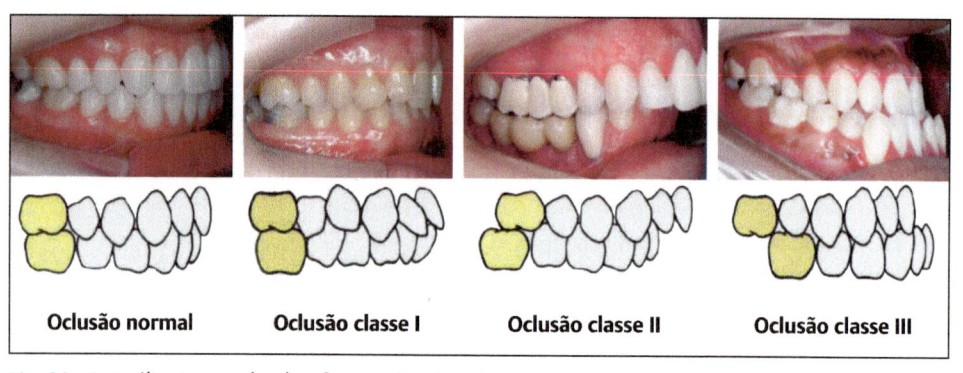

Fig. 20-13. Análise intraoral e classificação de Edward Angle.[30]

Burgersdijk *et al.* descreveram a prevalência de anomalias dentofaciais em um grupo de 1.327 homens e 1.276 mulheres holandeses, com idades entre 15 e 74 anos. A classe I foi observada em 69% da amostra, a classe II em 28% e a classe III em 2%.[31] Ao avaliarem a prevalência de maloclusões em adultos norte-americanos (18 a 50 anos), Proffit e colaboradores observaram que 43% da amostra apresentava relação sagital de classe I, 51,1% maloclusão classe II e 5,7% maloclusão classe III.[32]

A mordida profunda ou sobremordida corresponde a uma maloclusão vertical, originada pela sobreposição aumentada dos dentes superiores anteriores em relação aos dentes inferiores, ou seja, quando há um trespasse vertical acima do normal (geralmente a partir de 2 mm) entre as duas arcadas na posição de oclusão. Esta situação leva a uma redução de volume da caixa maxilomandibular alterando desfavoravelmente a relação conteúdo--continente, além de alterar o perfil facial.

A mordida aberta é um tipo de maloclusão frequentemente encontrada em respiradores orais e corresponde à ausência de contacto entre os dentes superiores e inferiores, podendo ser anterior, posterior ou lateral. Pode estar envolvida uma desordem esquelética (mordida aberta esquelética) ou relacionar-se com hábitos parafuncionais – mordida aberta dentoalveolar – (Fig. 20-14).

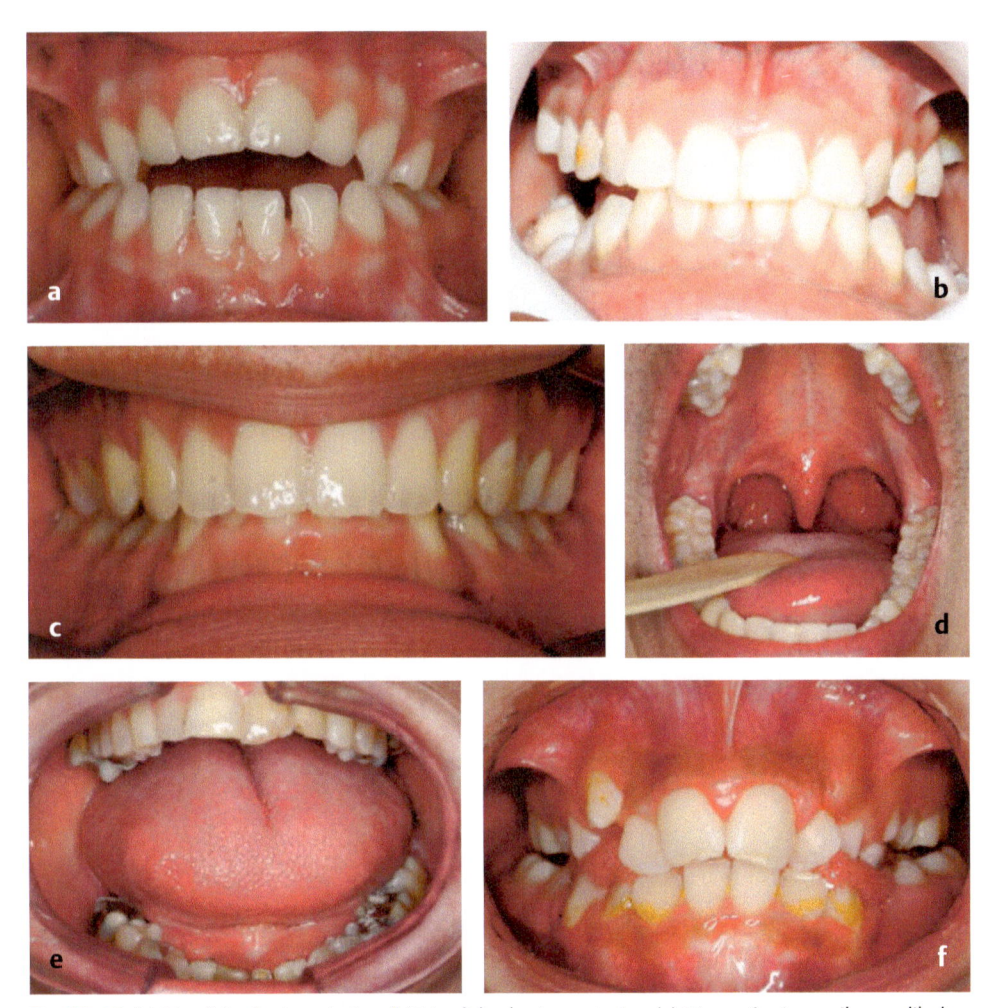

Fig. 20-14. (**a**) Mordida aberta anterior. (**b**) Mordida aberta posterior. (**c**) Discrepância maxilomandibular transversa compensada ortodonticamente. Note a inclinação para lingual (medial) dos dentes inferiores. (**d**) Relação conteúdo-continente ideal da cavidade oral. (**e**) Excesso de conteúdo de partes moles. (**f**) Restrição do continente esquelético.

Alterações do fluxo aéreo nasal e consequente respiração bucal, na fase de crescimento da face, podem levar à atresia maxilar com mordida cruzada e palato ogival, causando prejuízo à estabilidade oclusal, constrição da cavidade nasal e alterações no desenvolvimento da fala. A cavidade nasal, oral, rinofaringe e orofaringe retropalatal reduzidas levam à resistência nasal elevada, contribuindo para instabilidade da VAS. As deficiências transversas maxilares são muito prevalentes, com incidência geral de 2 a 16% da população de crianças e adultos, sindrômicos ou não.[33] Podem ser isoladas ou associadas à mordida aberta, cruzada ou assimetrias (Fig. 20-15).[34]

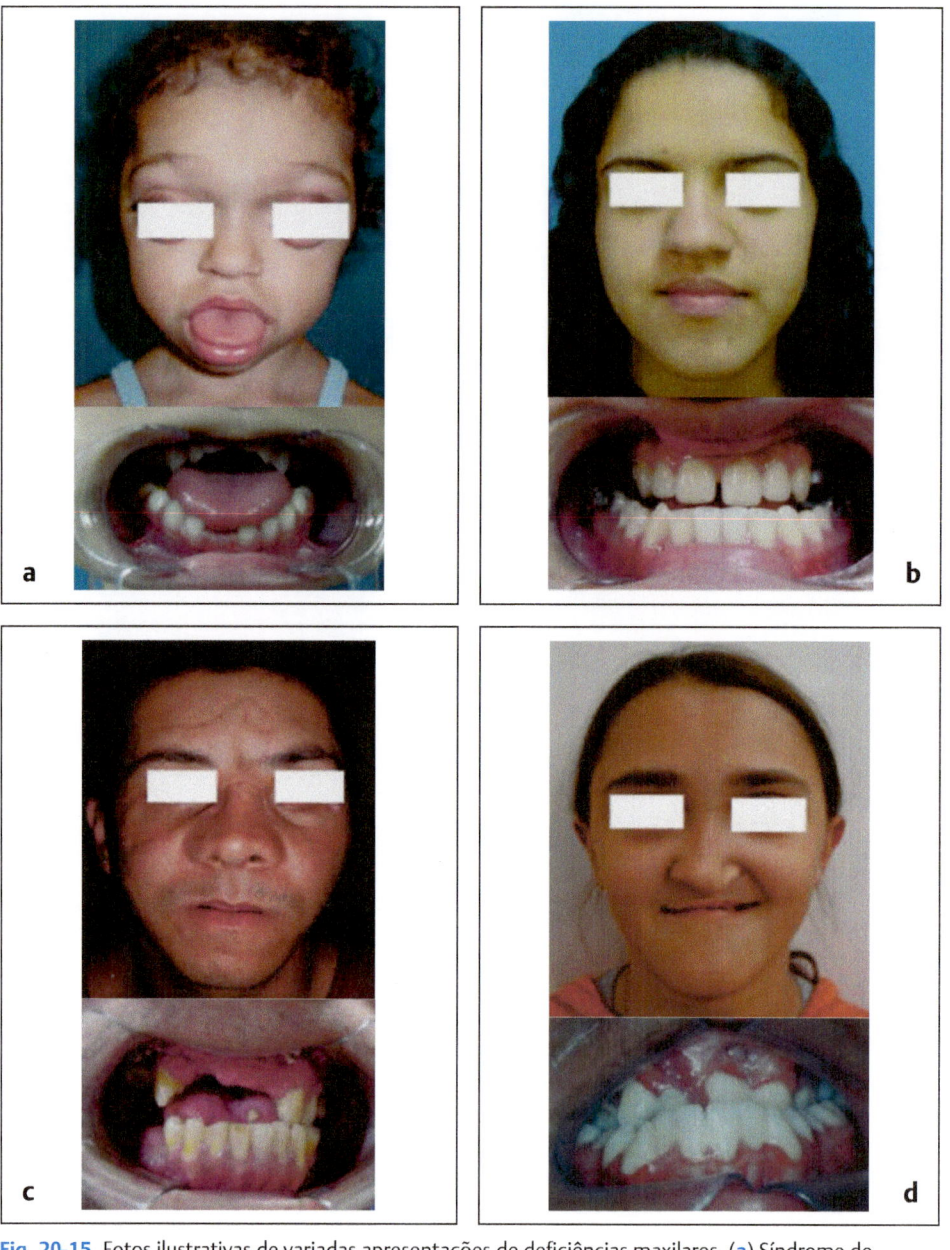

Fig. 20-15. Fotos ilustrativas de variadas apresentações de deficiências maxilares. (**a**) Síndrome de Crouzon; (**b**) respiradora oral; (**c**) assimetria facial; (**d**) fissura labiopalatina. (Cortesia Dr. Nivaldo Alonso e Dr. Dov Goldemberg.)

Nasofibrofaringolaringoscopia

Ferramenta indispensável no topodiagnóstico dos sítios obstrutivos. Avalia toda VAS quanto a alterações anatômicas, motoras, inflamatórias ou tumorais. Estados alérgicos, poliposes, desvio de septo nasal, hipertrofia de conhas, atresias de coana, hipertrofia de tonsilas (faríngea, palatina, lingual), paralisias laríngeas, pólipos, neoplasias, entre outros, são achados que devem ser descartados pelo exame endoscópico. A realização da manobra de Müller apresenta valor preditivo positivo de apenas 33% para diagnóstico de SAOS e não demonstra correlação com a gravidade da doença.[35] Apesar disso, em nossa experiência, acrescenta informação quanto a forma e o grau de colapsabilidade das paredes laterais da faringe e base de língua. Da maneira análoga, a manobra de protrusão mandibular realizada durante o exame sugere com boa correlação se os tecidos moles inseridos na mandíbula irão responder efetivamente a avançamentos cirúrgicos ou por meio de aparelho intra-oral (AIO). Em alguns casos, observamos a elevação e anteriorização da laringe com estabilização da base de língua e epiglote. Já, em outros pacientes, a protrusão mandibular ativa não causa efeito em partes moles dessa topografia, indicando que talvez não se beneficiem de técnicas esqueléticas menores ou AIO. Nestes casos, outros exames complementares para o entendimento do mecanismo de obstrução (como a sonoendoscopia, por exemplo) podem ser necessários (Fig. 20-16).

A observação da relação do véu palatino, base de língua e epiglote com as paredes posterior e laterais da faringe por meio da nasofibrofaringolaringoscopia nos habilita a classificar o paciente conforme Fujita, 1993;[36] Moore, 2002;[37] e Friedman, 2015[38] (ver o capítulo de cirurgia de base de língua).

Cefalometria

Oferece avaliação bidimensional, comparando estruturas como palato mole, língua e medidas lineares ou angulares de área da VAS. Sua principal desvantagem é a falta de dados normativos para medições de tecidos moles. Em geral, as medidas lineares e angulares que caracterizam o segmento colapsável da VAS (SCVAS) mais estreito e longo predispõem ao efeito de Bernoulli, às leis de Starling e Pouseille, e estão relacionadas diretamente aos DRS com correlação significativa (retrognatia, distância do osso hioide à espinha nasal posterior, plano oclusal inclinado, altura facial aumentada, etc.).[39]

A distância linear entre o osso hioide e a espinha nasal posterior, maior que 72 mm nos homens e 62 mm nas mulheres, apresenta forte correlação com SAOS.[40] São alterações que tipicamente caracterizam a face do respirador oral, fenótipo prevalente em consultórios otorrinolaringológicos. Outros achados que se correlacionam com o diagnóstico dos

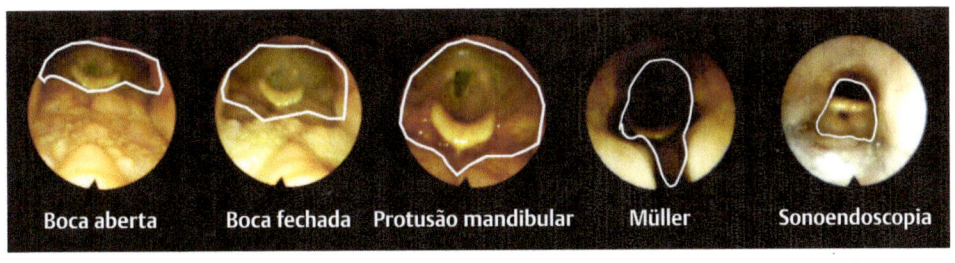

Fig. 20-16. Imagens capturadas durante realização de nasofibrofaringolaringoscopia e sonoendoscopia de um mesmo paciente demonstrando impacto na ACVAS das respectivas manobras.

Stanford
- Posicionamento inferior do hioide
- PAS estreito
- Úvula longa
- Retrognatia

Rivlin
- Encurtamento mandibular
- Retrognatia

Lowe
- Retrusão maxilomandibular
- Plano oclusal inclinado, mordida aberta anterior
- Altura facial aumentada, língua longa

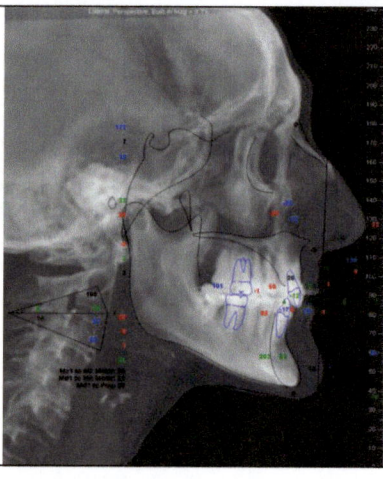

Fig. 20-17. Características craniofaciais relacionadas aos DRS segundo os respectivos autores.

DRS são o palato mole longo e espesso, o espaço da via aérea posterior (PAS) reduzido, o aumento da distância da ponta da língua até a base da valécula, além de anormalidades na posição maxilar e mandibular em relação à base do crânio (como a micrognatia, por exemplo).[41,42] A análise cefalométrica de pacientes submetidos a UPFP com sucesso cirúrgico incompleto, por Riley *et al.* em Stanford, também concluiu que a base da língua era causa de obstrução persistente, demonstrando a pertinência do exame em acrescentar informações relevantes ao estudo de casos (Fig. 20-17).[43]

Radiografias Dentais

Incluindo vistas periapical e panorâmicas, elas podem ser obtidas para avaliar a saúde periodontal e o estado geral da dentição, ou ainda como auxílio à localização dos ápices dentários e feixe neurovascular alveolar inferior. São úteis na avaliação da saúde oral, preparo ortodôntico e planejamento cirúrgico em técnicas esqueléticas.

A **tomografia computadorizada (TC)** melhora significativamente o contraste de tecidos moles em relação aos exames radiográficos descritos anteriormente. A acurácia da cefalometria lateral em predizer alterações do espaço aéreo é de 1,5 mm, enquanto projeções laterais derivadas de TC são até dez vezes mais precisas.[44]

A chegada do *voxel* (representação tridimensional do *pixel*) marca a evolução dos estudos bidimensionais para o 3D. O *voxel* acrescenta, além da profundidade, informações relativas ao posicionamento no espaço de determinado ponto.[45] Com isso, tornou-se possível realizar a reconstrução tridimensional da VAS e cálculos volumétricos à partir da aquisição de imagens em cortes finos.[42]

O processo de aquisição da tomografia computadorizada para avaliação e planejamento virtual deve seguir os parâmetros seguintes:

- *Escaneamento*: espessura de corte < 1 mm e espaçamento entre cortes < 1 mm.
- *Campo*: 20 cm a 25 cm, do seio frontal até margem superior da cartilagem tireoide.
- *Algorítimo*: GE Standard (Siemens H30s; Toshiba FC20; Philips B).
- *Inclinação do Gantry*: 0 grau.

- *Formato do documento*: DICOM.
- *Séries*: original/primária/axial (sem reconstruções, reformatações ou arquivos pós-processamento).

Posicionamento do paciente: plano de Frankfurt[46] paralelo ao Gantry e perpendicular à mesa; mordida em relação cêntrica (boca fechada); musculatura faríngea e língua relaxadas, sem deglutir; respiração nasal lenta e superficial.

Os índices cefalométricos relevantes com base em TC são aqueles capazes de medir o comprimento da área colapsável da VAS, assim como a relação conteúdo-continente maxilomandibular (Fig. 20-18):

- *VSCVAS*: volume do segmento colapsável da via aérea superior (do plano palatino à margem superior do osso hioide). Valores de referência: 9.200-11.000 mm³. (viés de aquisição pode tornar os valores inconsistentes).
- *PNS-H*: comprimento do SCVAS. Relaciona o posicionamento do osso hioide à espinha nasal posterior. A distância linear, maior que 72 mm nos homens e 62 mm nas mulheres, apresenta correlação diretamente proprocional à gravidade do DRS.[40]
- *MP-H*: distância do osso hioide ao plano mandibular. (média: 19 mm, desvio-padrão: ± 6).

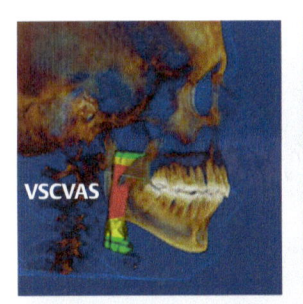

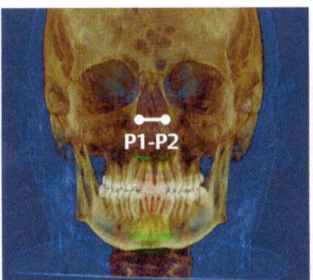

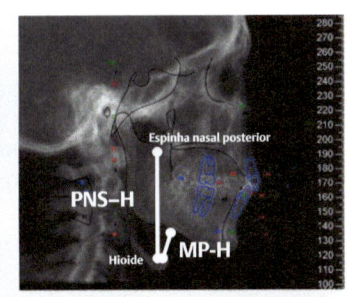

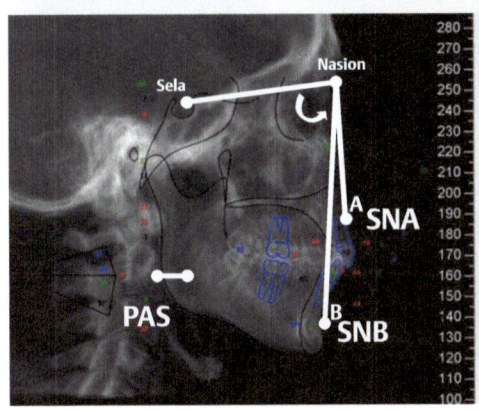

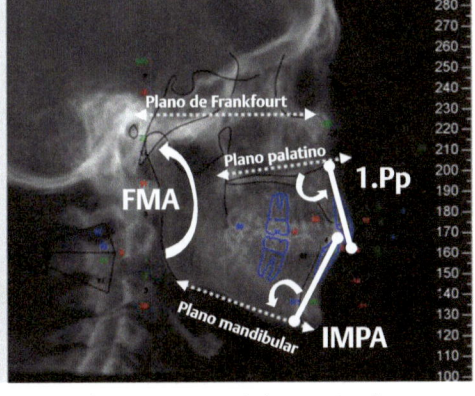

Fig. 20-18. Reconstruções tomográficas e cefalometrias com destaque para os índices mais relevantes aos DRS. VSCVAS: volume do segmento colapsável da via aérea superior; P1-P2: largura da abertura piriforme; PNS-H: comprimento da SCVAS; MP-H: distância do osso hioide ao plano mandibular; PAS: espaço aéreo posterior; SNA: ângulo entre pontos A, *nasion* e sela; SNA: ângulo entre pontos B, *nasion* e sela; FMA: ângulo entre os planos de Frankfurt e mandibular; 1.Pp: ângulo entre incisivos centrais superiores e plano palatino; IMPA: ângulo entre incisivos centrais inferiores e plano mandibular.

- *SNA*: registra a posição anteroposterior da maxila em relação à base do crânio (média: 82°, desvio-padrão: ± 2°).
- *SNB*: registra posição anteroposterior da mandíbula em relação à base do crânio (média: 80°, desvio-padrão: ± 2°).
- *PAS*: espaço aéreo posterior demonstra a abertura do corredor respiratório próximo à base da língua (média: 15 mm, desvio-padrão: ± 3,5). Sendo < 11 mm é geralmente considerado como um dos critérios de seleção para o avanço maxilomandibular.
- *P1-P2*: largura da abertura piriforme (média: 22 mm, desvio-padrão: ± 2 em mulheres, e 24 mm ± 2 em homens). Válvulas nasais internas estreitas, achado frequente em respiradores orais, aumentam a resistência nasal e são passíveis de correção por meio da piriformeplastia.
- *Ângulo FMA:* formado pela intersecção do plano de Frankfurt (linha horizontal que se traça desde o ponto mais superior do conduto auditivo externo ao ponto mais inferior da margem orbitária) com o plano mandibular (tangente ao bordo inferior mandibular). *Normodivergentes*: quando os valores de FMA são entre 21 e 29°. *Hipodivergentes*: quando os valores de FMA são menores que 21°. *Hiperdivergentes*: valores de FMA maiores que 30°. Dolicofaciais apresentam ângulo FMA aumentado com rotação horária do plano mandibular e do plano oclusal (linha desde o bordo incisal do incisivo central superior até ao ponto médio do primeiro molar superior). O estudo dessa variável ajuda na indicação de técnicas esqueléticas que envolvem a rotação anti-horária do plano mandibular e oclusal.
- *Ângulo 1. Pp*: ângulo de inclinação dos incisivos superiores em relação ao plano palatino (média: 110°. desvio-padrão: ± 5°). Importante na avaliação da projeção do lábio superior. Orienta a extensão dos movimentos cirúrgicos maxilares.
- *IMPA*: ângulo de inclinação dos incisivos inferiores em relação ao plano mandibular:
  - *Média*: 87°;
  - *Desvio-padrão*: ± 5°. Importante na avaliação da projeção do lábio inferior. Orienta a extensão dos movimentos cirúrgicos mandibulares.

A inclinação de incisivos superiores e inferiores sofre impacto de tratamentos ortodônticos prévios e hábitos parafuncionais. Sua avaliação é fundamental na otimização dos avançamentos ósseos e desfecho estético equilibrado.

A maior parte dos dados publicados aponta para potenciais diferenças na estrutura esquelética e dimensões da VAS entre pacientes com DRS e controles saudáveis ou roncadores.[47-49] Em geral, o SCVAS é descrito como menor em pacientes apneicos comparado a controles, especialmente por causa de uma relação conteúdo-continente alterada. A área seccional do espaço aéreo contido ao nível da maxila e da mandíbula é significativamente menor (no sentido anteroposterior e transversal), e, inversamente, os tecidos moles (o palato, a parede posterior da faringe e a língua) são mais volumosos nos pacientes com DRS.[50-52] Porém, nenhuma medida isolada de partes moles ou ósseas, seja linear, de área seccional ou de volume. é fidedigna ao diagnóstico dos DRS. A presença de um número maior de medidas alteradas tem valor preditivo positivo maior do que uma única medida com grande alteração.[53,54]

Viés de Aquisição

Particularidades circunstanciais referentes a postura, ciclo respiratório, abertura oral, relaxamento e posição da língua, decúbito e inclinações craniocervicais devem ser levadas em consideração tanto no preparo da aquisição quanto na própria avaliação de tomografias, ressonância magnética, endoscopias ou sonoendoscopia, e mesmo durante o exame físico de pacientes com DRS. Os pacientes com SAOS possuem caracteristicamente uma grande instabilidade do SCVAS. Fatores anatômicos e neuromusculares contribuem para o processo (ação neurorregulatória controlada pela pressão de CO_2, as propriedades histológicas da musculatura e tecido conjuntivo, fase do sono, idade, sexo e medicações).[55] As medidas dependentes de tecido mole sofrem tamanha variação que se tornam estatisticamente pouco significativas para o diagnóstico dos DRS. Da mesma forma, o uso de medidas volumétricas para avaliação de resultados pós-operatórios pode não apresentar uma relação direta com os achados polissonográficos e questionários subjetivos dos pacientes. Os exames são extremamente dependentes do posicionamento craniocervical no momento da aquisição da imagem. Muto *et al.* descreveram o efeito da posição cefálica no espaço faríngeo da VAS. Uma variação de 10 graus a mais ou a menos em relação ao plano horizontal ou pequena hiperextensão cervical faz com que o espaço aéreo posterior (PAS) mude de 2,5 mm para 22,5 mm (Fig. 20-19).[56]

Miyamoto *et al.* descreveram por meio de cefalometrias que (ao contrário do que parece lógico) o volume do SCVAS em pacientes com SAOS aumenta significativamente quando em decúbito dorsal, o que não acontece nos pacientes sem SAOS.[57] Tal fato sustenta a hipótese da ação dos mecanorreceptores faríngeos protegendo a VAS em situações de eminente colapso nesses pacientes. Tagaito *et al.* realizaram medidas tridimensionais no segmento colapsável da faringe de pacientes com SAOS em posição sentada e decúbito dorsal. Observaram que, após aplicação de anestesia tópica na faringe (bloqueio dos me-

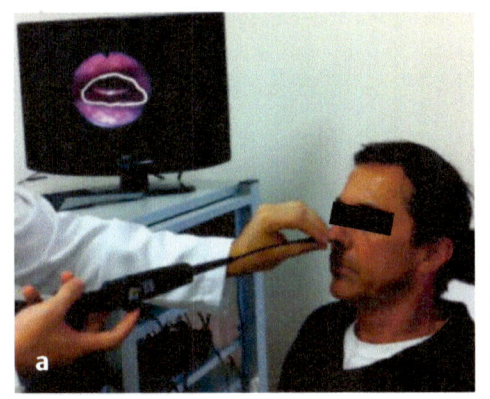

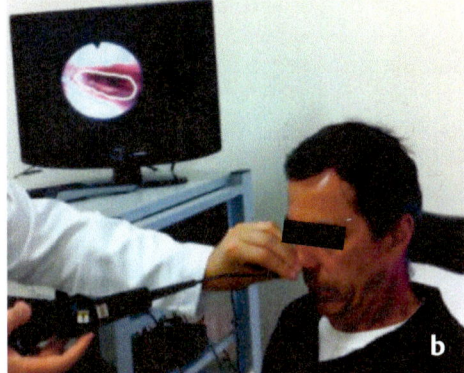

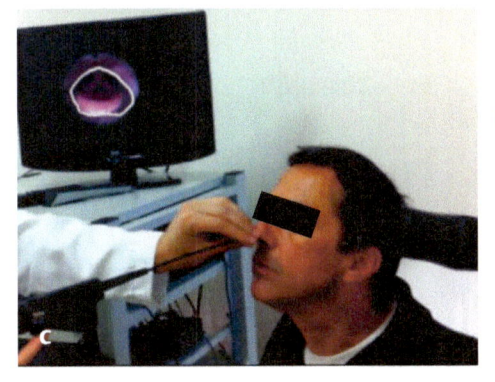

Fig. 20-19. Viés de postura na aquisição de exames. Deve ser considerado na análise crítica dos dados endoscópicos, tomográficos e fotográficos. (**a**) Posição adequada da cabeça e respectivo impacto no SCVAS. (**b**) Rotação horária da cabeça e glossoptose secundária. (**c**) Hiperextensão cervical e consequente deslocamento superior e anterior da laringe com aumento de tensão das paredes faríngeas e diâmetro da SCVAS.

canorreceptores), houve redução do volume neste segmento.[58] Desta linha de evidências partem protocolos de manejo cirúrgico da SAOS que indicam cirurgia esquelética antes de procedimentos em partes moles, mesmo sem discrepâncias maxilomandibulares, evitando lesão da inervação e de receptores faríngeos. Extensa revisão da literatura, realizada em 2012 por Prinsell *et al.*, evidenciou que os melhores resultados cirúrgicos estavam no grupo submetido à cirurgia esquelética primária com procedimentos extrafaríngeos associados. Esses pacientes evoluíram melhor do que os tratados com CPAP, cirurgia esquelética primária isolada, cirurgia esquelética secundária como fase II de Stanford, cirurgia esquelética primária com procedimentos intrafaríngeos concomitantes ou procedimentos em partes moles isolados.[59]

No seu estudo com TC dinâmica, Yucel *et al.* descreveram uma área seccional estreita e um palato mole espesso em pacientes severamente afetados, comparados a pacientes com SAOS leve à moderada.[60] Avrahami *et al.* compararam a área seccional de 24 pacientes adultos com SAOS severa na vigília e no sono. De acordo com os resultados apresentados, a VAS é menor durante o sono do que na vigília.[61] Com o uso na TC ultrarrápida, Galvin *et al*s. demonstraram o aumento da colapsabilidade e da instabilidade da VAS em pacientes com SAOS quando comparados a controles. Segmentos orofaríngeo, retropalatal e retrolingual estreitam-se em todas as dimensões durante a inspiração, e a língua perde o tônus e aumenta seu volume na expiração.[62]

Li *et al.*, em 2003, analisaram 194 tomografias, tentando diferenciar pacientes normais, roncadores e apneicos pelo volume do SCVAS. Chegaram aos seguintes valores: **pacientes normais** (9,2-11,56 cm³); **ronco primário** (3,74-9,91 cm³); **SAOS** (2,73-16,01 cm³).[48] Portanto, há sobreposição completa dos valores de volume do SCVAS e evidência da instabilidade da VAS nos pacientes com SAOS. Nestes casos, o SCVAS pode apresentar volume normal ou aumentado na dependência de fatores relativos ao momento de aquisição das imagens (posição, ciclo respiratório, sono ou vigília). Oda M *et al.*,[63] no mesmo ano, realizaram tomografias em dez diferentes situações em três pacientes (normal, roncador primário e SAOS) chegando surpreendentemente aos mesmos resultados da amostra de 194 pacientes de Li *et al.*

Dessa forma, na dependência de fatores de aquisição, o mesmo paciente pode apresentar volume do SCVAS extremamente variável. Não é exata a correlação do volume da VAS com o diagnóstico ou gravidade da SAOS. Isto torna o valor individual dos dados tomográficos questionáveis para estes fins. Extrapolando essa questão para a análise tomográfica pós-operatória, grande parte dos estudos não consegue alinhar o ganho volumétrico da VAS com a melhora polissonográfica alcançada. A explicação é que, antes de ganhar volume, as técnicas cirúrgicas esqueléticas promovem melhora da tensão e estabilidade ao fluxo de ar na VAS, seja por redução dos tecidos redundantes, anulação dos mecanismos constrictores musculares ou alteração da relação conteúdo-continente maxilomandibular.

Sonoendoscopia (DISE: *Drug-Induced Sleep Endoscopy*)

Representa avanço importante no planejamento da estratégia de tratamento mais eficaz e menos invasiva. Introduzida em 1991 por Croft e Pringle,[64] permite uma inspeção direta e dinâmica de todos os níveis da VAS sem o viés do tônus muscular em vigília. Por meio desta técnica, o examinador pode realizar, de modo objetivo, o estadiamento topográfico (local, forma e intensidade) dos sítios obstrutivos e suas inter-relações para que possamos entender a mecânica do colapso e tratar seus múltiplos níveis da maneira menos invasiva possível, mantendo chances porcentuais adequadas de resolução.

Não há outra forma objetiva de identificação das obstruções, por glossoptose, ptose da epiglote ou medialização das aritenoides e tecidos redundantes supraglóticos, se não fazendo uso da endoscopia com sedação. Para Soares et al., a supraglote é responsável por 15% dos sítios obstrutivos de forma isolada.[65] Esse tipo de colapso, principalmente quando isolado, não irá responder à cirurgia em outros níveis, dificulta a adaptação ao CPAP e pode não responder a procedimentos esqueléticos. Obstruções em supraglote por ptose epiglótica aritenoídea são provavelmente a principal causa de falha nas estratégias de tratamento esqueléticos usuais. Por outro lado, essas formas de colapso têm chance porcentual adequada de resposta a procedimentos específicos (epiglotectomia parcial vertical ou horizontal, hemiaritenoidectomias, cirurgia endoscópica de base de língua), evitando cirurgias em outros níveis não baseadas em topodiagnóstico.[66] Pacientes que demonstram eventos respiratórios com padrão obstrutivo circular completo ao nível orofaríngeo retropalatal não são candidatos adequados à terapia por estimulação do hipoglosso.

Em nossa experiência, o padrão obstrutivo circular completo ao nível orofaríngeo retropalatal, retrolingual e hipofaríngeo persistente no decúbito lateral indica baixo porcentual de sucesso terapêutico por meio de técnicas de partes moles, assim como a necessidade de avanços esqueléticos maiores. A manobra de protrusão mandibular confere medidas correlacionadas com a titulação necessária aos aparelhos intraorais (AIO). A ampliação tridimensional adequada do SCVAS frente à manobra ajuda a definir candidatos à cirurgia endoscópica de base de língua e/ou avanço genioglosso.

As principais indicações da sonoendoscopia são:

- Titulação de CPAP em pacientes com baixa aderência ao tratamento.
- Titulação de AIO.
- Avaliação topográfica (local, forma e intensidade) pré-operatória em casos primários específicos ou secundários.

PROCEDIMENTOS MENTONIANOS

A osteotomia mandibular como parte da estratégia de tratamento dos DRS foi usada pela primeira vez pelo grupo de pesquisa de Stanford no início da década de 1980. Powell e Riley aplicaram esta cirurgia em conjunto com a suspensão do hioide em pacientes com SAOS severa.[67] Desde então, duas principais variações da técnica designada osteotomia mandibular com avanço do genioglosso foram incluídas em diversos protocolos cirúrgicos: a mentoplastia e o avanço genioglosso.

Ambos os procedimentos visam primariamente a colocar tensão por alongamento da musculatura dilatadora da faringe, em especial os músculos genioglosso e gênio-hióideo, avançando suas inserções mandibulares, além de aumentar o volume do arcabouço esquelético que contém a VAS ao nível da orofaringe retrolingual e hipofaringe, e sustentar a epiglote. Estas técnicas podem ser realizadas em conjunto com cirurgias em outros níveis, ou de maneira sinérgica concomitante a procedimentos em base de língua (cirurgia endoscópica de base de língua), ou ainda em associação complementar ao avanço maxilomandibular. Uma vez que não envolve diretamente sítios ou centros de crescimento ósseo, nem interfere na oclusão dentária, as osteotomias mandibulares de linha média vêm sendo utilizadas também no esqueleto em desenvolvimento, aumentando o leque de indicação para a faixa etária abaixo dos 16 anos.

Mentoplastia de Avanço Muscular

Envolve ampla porção da margem mandibular inferior com seus músculos inseridos. Isto conduz ao alongamento anterior dos músculos genioglosso, gênio-hióideo, milo-hióideo e digástricos anteriores, conferindo também tração anterossuperior do osso hioide com aumento subsequente no espaço aéreo posterior (PAS) e encurtamento do SCVAS. O pedículo tende a ser bem vascularizado; no entanto, há risco de lesão dos nervos mentuais, danos às raízes dos dentes e fratura mandibular.[68]

O impacto estético secundário à mentoplastia deve ser avaliado durante o planejamento cirúrgico e pode eventualmente ser um dos fatores motivadores ao procedimento por parte de pacientes retrognatas. Com essa variante técnica, há mudança estética favorável ao perfil no terço inferior da face e região mentocervical (Fig. 20-20).

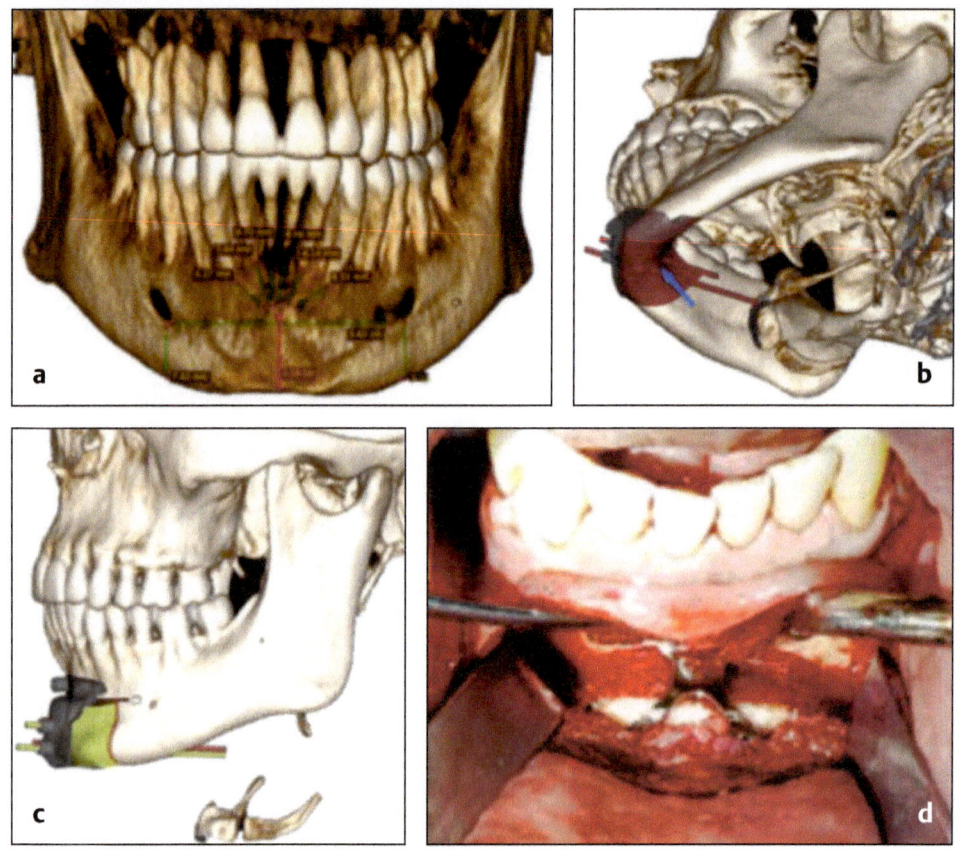

Fig. 20-20. Mentoplastia de avanço muscular. (**a**) Reconstrução tomográfica tridimensional e medidas de distância do tubérculo geniano aos ápices dentários e forames mentonianos. (**b, c**) Planejamento virtual de deslocamento e guias de osteotomia. (**d**) Transoperatório, após fixação interna rígida com avanço de 8 mm. *(Continua.)*

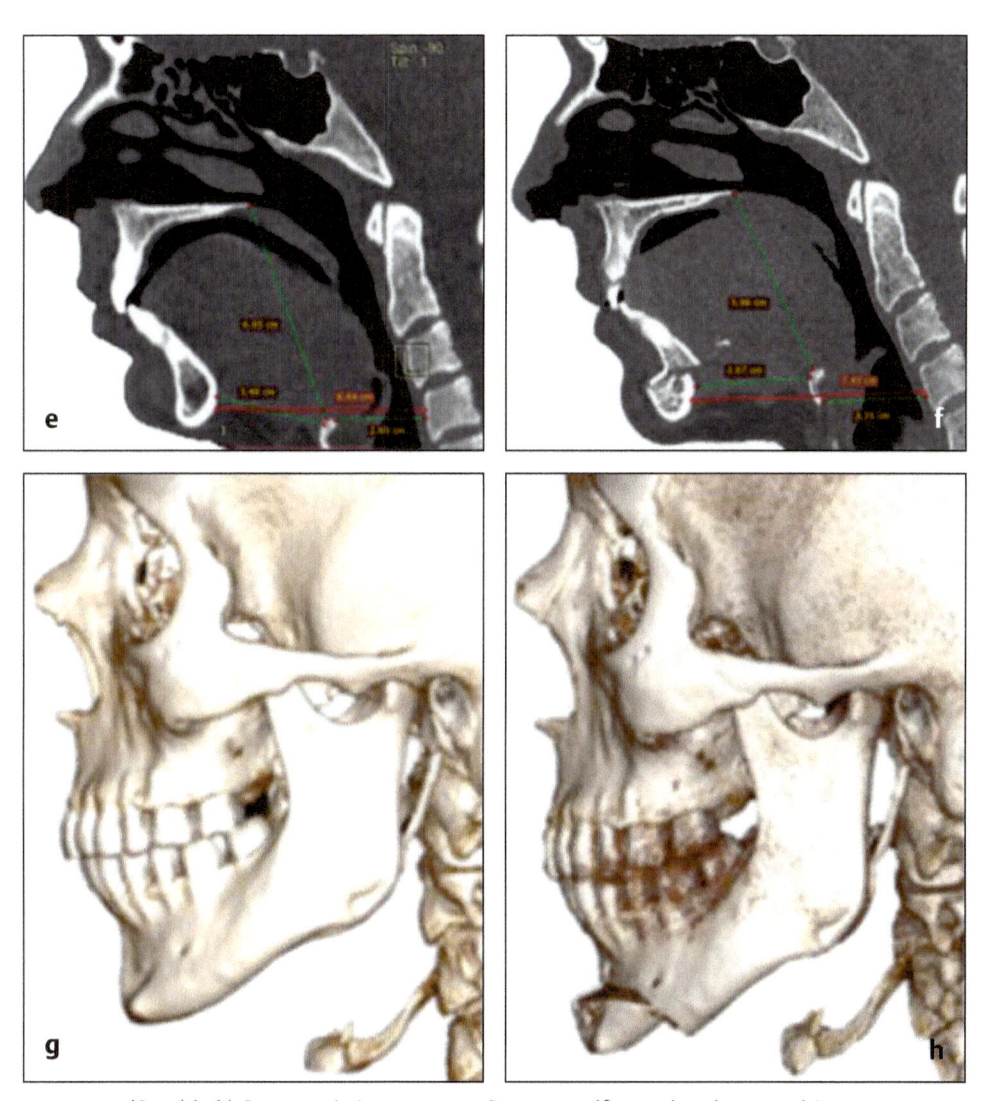

Fig. 20-20. *(Cont.)* **(e-h)** Cortes sagitais e reconstruções tomográficas pré e pós-operatórios demonstrando deslocamento superior e anterior do osso hioide e impacto em partes moles. *(Continua.)*

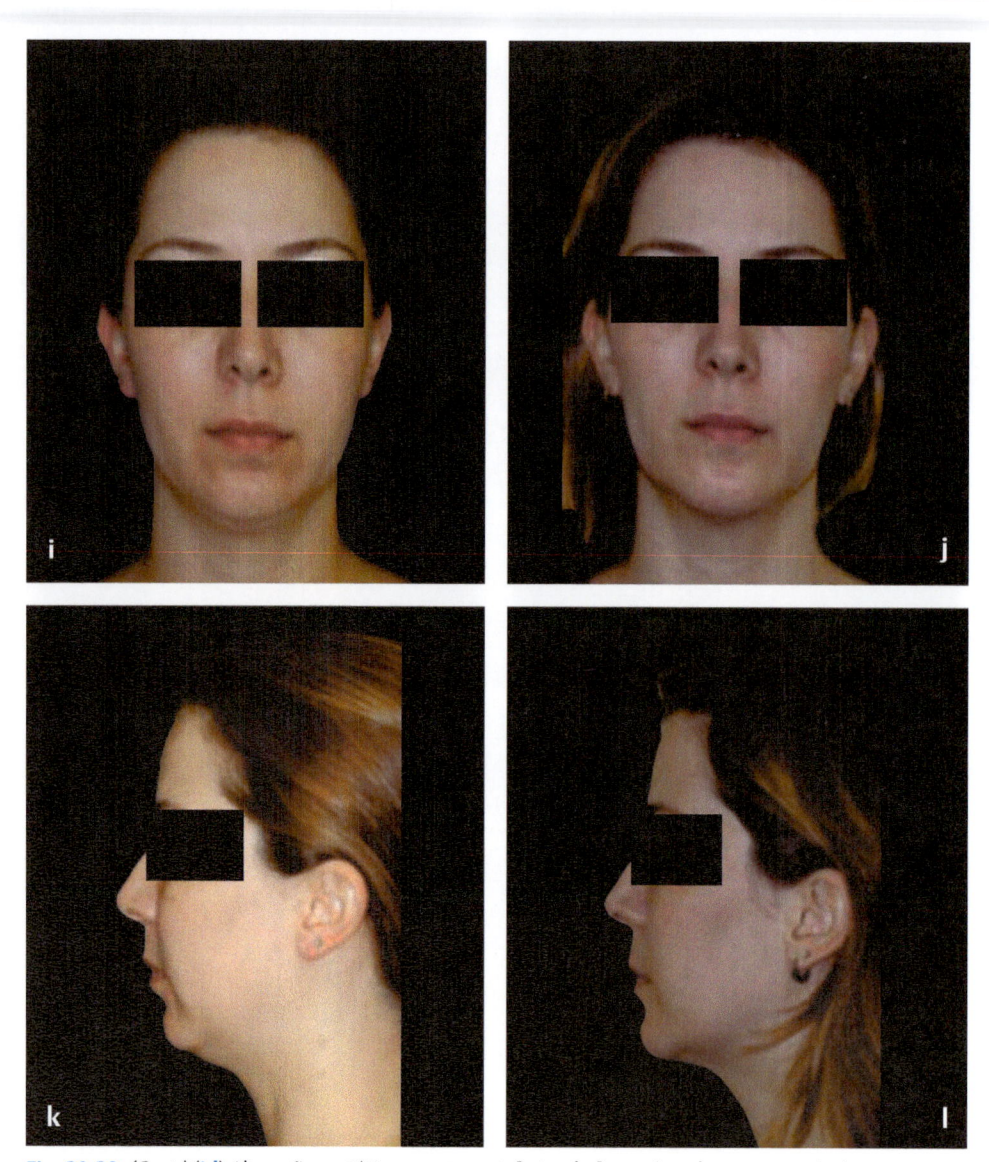

Fig. 20-20. *(Cont.)* **(i-l)** Alterações estéticas em terço inferior da face e ângulo mentocervical.

Avanço Genioglosso (AGG)

É a técnica preconizada em pacientes sem discrepâncias maxilomandibulares, nos quais a perfilometria contraindica o avanço de amplo segmento ósseo, como na mentoplastia. Nestes casos, uma osteotomia bicortical retangular limitada em torno do tubérculo genial evita impacto estético desfavorável. O tubérculo genial isolado, mantendo o músculo genioglosso inserido, é avançado por toda a espessura do mento (em média 9 a 14 mm) por meio da osteotomia. A janela óssea, em geral, tem 20 mm de largura e 10 mm de altura. Se for muito pequena, haverá incorporação limitada de fibras do genioglosso; se for muito grande, há risco maior de lesão radicular dentária e de fratura da sínfise mandibular. Wang *et al.* avaliaram 90 tomografias de mandíbulas adultas e determinaram que a distância média dos ápices das raízes dos incisivos à margem superior do tubérculo genial foi de 7,1 a 9,1 mm.[69] Bell *et al.* recomendaram uma distância de ao menos 5 mm abaixo do ápice da raiz para uma osteotomia evitar a desvitalização dentária.[70] Desta maneira a osteotomia segura e eficaz pode ser de difícil realização em alguns casos. A cortical externa e a medular são removidas permitindo a fixação interna rígida da cortical interna alinhada a externa. A sobrecorreção do segmento ósseo pode resultar em avulsão dos anexos musculares ou estrangulamento por torção do pedículo. O movimento ósseo limitado mantém inalterado esteticamente o contorno mandibular, porém também limita a potencial tração dos outros músculos dilatadores da VAS.

A não inclusão da apófise gene ao segmento avançado (tanto no AGG como na mentoplastia) é observada frequentemente em execuções cirúrgicas não planejadas adequadamente, e é muito prevalente em casos de insucessos dessas duas técnicas no tratamento dos DRS (Fig. 20-21).

A via de acesso de ambas as técnicas é intraoral. O lábio inferior é evertido e o sulco gengivolabial exposto. Infiltração anestésica local com epinefrina é usada para hemostasia. A incisão mucosa é feita de pré-molar a pré-molar, aproximadamente 10-15 mm abaixo do sulco gengivolabial. O músculo mentual e o periósteo são incisados e o descolamento subperiostal é realizado para expor o local da osteotomia. Os nervos mentuais são identificados e preservados. Para a mentoplastia, são demarcadas três linhas verticais no segmento de osteotomia para referência de simetria. Os guias são posicionados e uma serra piezoelétrica é usada para osteotomia, reduzindo o risco de trauma em tecidos moles e lesão térmica. O segmento ósseo é avançado conforme planejamento, preservando suas inserções musculares. Então é realizada fixação interna rígida em posição por meio de parafusos e/ou placa(s).

Para essa etapa cirúrgica, há uma dica empírica importante: a fixação deve contemplar os segmentos laterais da osteotomia, sendo as placas idealmente posicionadas bilateralmente na margem mandibular inferior. Dessa maneira, evita-se a rotação horária tardia do mento que pode ocorrer pela tração muscular quando há o uso de placa única na linha média da margem mentoniana superior (técnica clássica). Este efeito indesejado infere potencial comprometimento de resultados funcionais e estéticos.

O tecido mole é suturado por planos, com reconstrução individual dos músculos mentuais e mucosa. Um curativo de pressão elástica pode ser aplicado sobre a pele. Cuidado pós-operatório em unidade de terapia intensiva não é geralmente necessário. Porém, observação intra-hospitalar por aproximadamente 24 h é pertinente.

Atualmente utilizamos o planejamento cirúrgico virtual com base em tomografia computadorizada da face realizada dentro de protocolos específicos de aquisição das imagens. Por meio de programas de manipulação dos arquivos DICOM (utilizamos especificamente o de código aberto Blender – blender.org),[71] o desenho da osteotomia é realizado a fim de que o segmento ósseo a ser avançado tenha forma e tamanho adequados para conter a apófise gene e a maior área de inserção muscular possível, respeitando as margens de segurança de 5 mm superiores (abaixo dos ápices dentais) e 5 mm laterais (aos forames mentuais). Da mesma forma, podemos criar guias de osteotomia para serem utilizadas no transoperatório, tornando o procedimento mais rápido, seguro e com impacto estético previsível (Fig. 20-20).

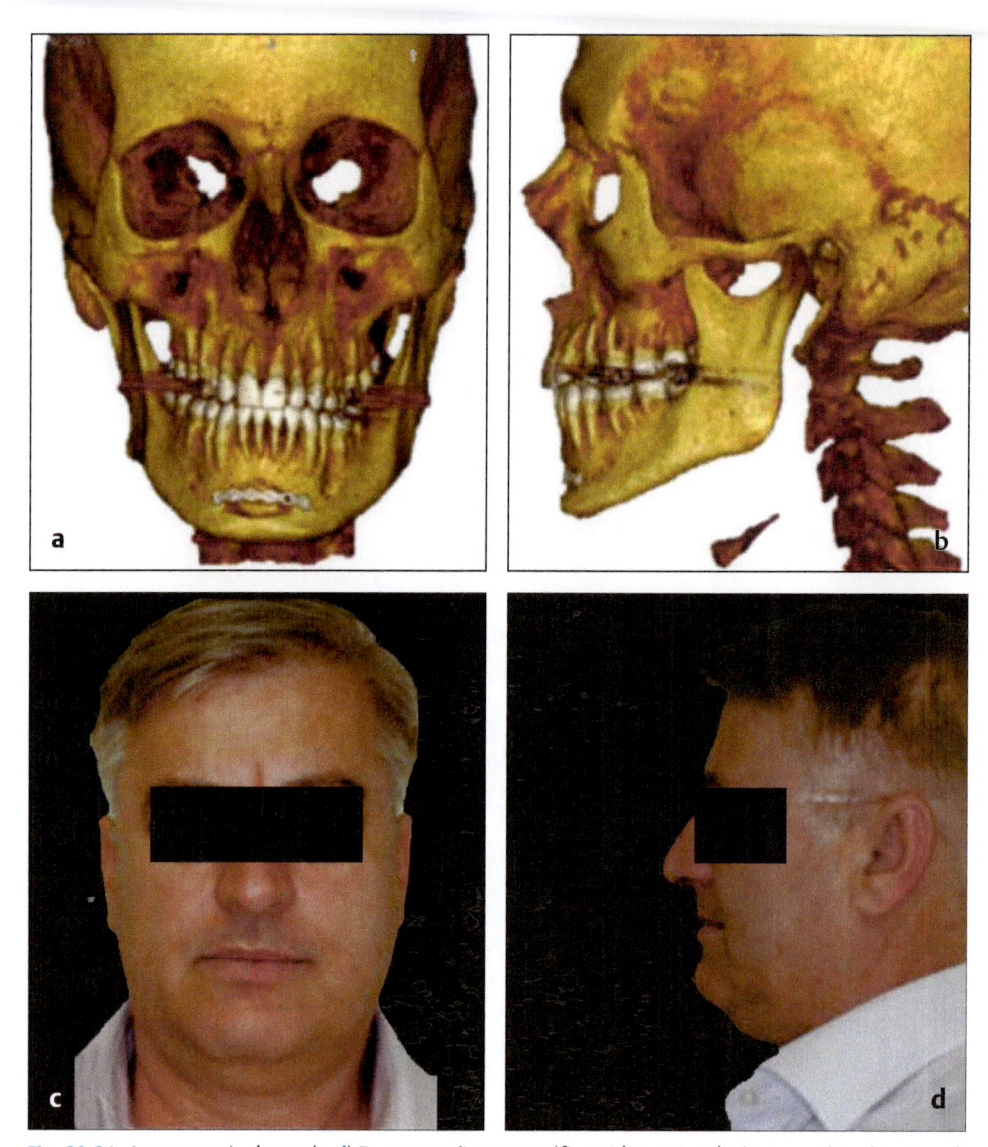

Fig. 20-21. Avanço genioglosso. (**a-d**) Reconstrução tomográfica tridimensional pós-operatória. *(Continua.)*

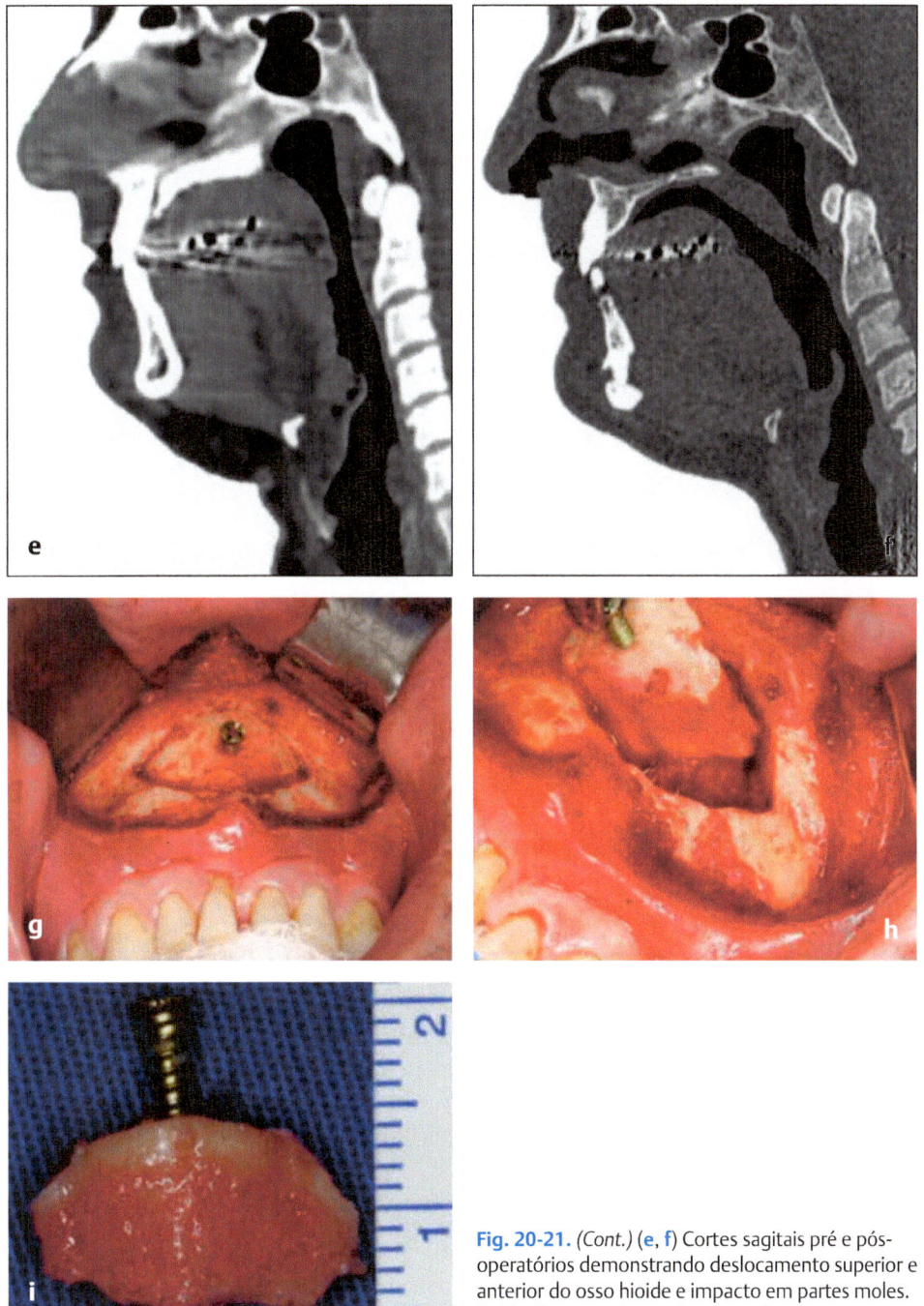

Fig. 20-21. *(Cont.)* (**e**, **f**) Cortes sagitais pré e pós-operatórios demonstrando deslocamento superior e anterior do osso hioide e impacto em partes moles. (**g-k**) Técnica cirúrgica. *(Continua.)*

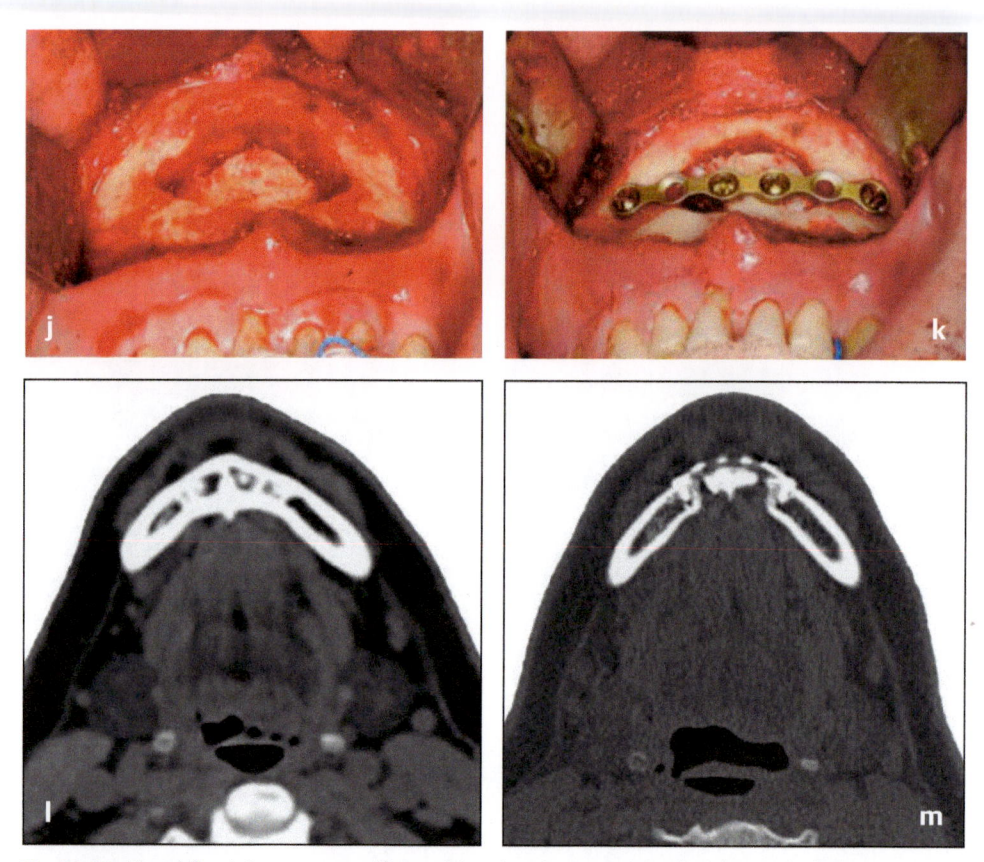

Fig. 20-21. (Cont.) (l, m) Cortes tomográficos axiais pré e pós-operatórios demonstrando deslocamento anterior da tuberosidade geniana e secundariamente de base de língua. Cortical interna avança por toda espessura mentoniana e passa a ocupar a posição da externa.

As técnicas esqueléticas menores devem ser aplicadas dentro do conceito de abordagem multinível, sendo geralmente associadas a cirurgias de partes moles. Os melhores resultados estão diretamente relacionados com a maior área de inserção muscular avançada, a amplitude do avanço e a seleção adequada dos pacientes. O estudo de Neruntarat[72] compara resultados de curto e longo prazos, em pacientes submetidos a UPFP, suspensão hioídea e osteotomia mandibular, respeitando o conceito multinível de tratamento. Em sua análise retrospectiva de 46 pacientes, foi encontrado um sucesso terapêutico (critério de Sher)[73] de 78,3% após 6 meses de seguimento. Frapier et al. realizaram mentoplastia com avanço genioglosso em 25 adolescentes com DRS (idade média de 14,6 ± 1,4 anos), respiradores orais com excesso vertical da face e retrognatia. Três a seis meses após o procedimento, eles reportaram redução dos DRS (p = 0, 8), fragmentação do sono e boca seca, além de reversão do padrão respiratório de oral para nasal, com restauração do selamento labial, sem a contração dos músculos labiomentuais (p < 0, 1).[74]

O experiente grupo de Cardim[75] relata a necessidade de correção cirúrgica precoce das alterações de crescimento facial causadas pela respiração bucal, enfatizando o conceito de que, quanto mais postergado o tratamento, mais profundas devem ser as correções estruturais para o reestabelecimento morfofuncional. Mesmo no esqueleto em crescimento, a osteotomia do assoalho nasal e o tratamento do desvio septal são realizados para o restabelecimento de um fluxo aéreo nasal. A osteotomia do assoalho nasal possibilita a rápida expansão da maxila e a descida do palato ogival. Da mesma forma, o avanço do mento provoca uma distensão e redistribuição das forças musculares do assoalho bucal que facilita a reeducação postural do lábio inferior e da língua, otimizando a estabilidade da VAS.

O acompanhamento fonoaudiológico pós-operatório para a automatização da respiração nasal, da mecânica dos músculos periorais e da posição da língua é determinante para o sucesso do tratamento, uma vez que a estrutura osteomuscular tende aos vícios de posicionamento. Este remodelamento ósseo e o reajuste dos músculos da face para as novas posições ósseas estabelecem satisfatoriamente uma face mais harmônica, o que une estética e função, conferindo uma qualidade de vida melhor para estes grupos de pacientes.

Dados ainda não publicados de nossa amostra sugerem que os procedimentos são eficientes quando bem indicados. A pertinência da indicação do AGG e da mentoplastia de avanço muscular é determinada primariamente pelo topodiagnóstico e mecanismo de colapso em detrimento da gravidade clínica ou polissonográfica do DRS. Pacientes portadores de discrepâncias maxilomandibulares típicas do respirador oral (face longa e retrognatia), que respondem satisfatoriamente às manobras de protrusão na sonoendoscopia, representam a população com maior chance porcentual de sucesso.

Critérios de indicação do AGG e da mentoplastia de avanço muscular:

- *Pacientes com padrão obstrutivo Tipo B de Moore[37] (ver capítulo de cirurgia de base de língua)*: confirmado o padrão por meio de sonoendoscopia, estes pacientes têm indicação de AGG (em faces normais) ou mentoplastia (em retrognatas) associado à cirurgia endoscópica de base de língua (CEBL), ainda associada a outras técnicas na coincidência de sítios obstrutivos ao nível nasal (cirurgia nasal funcional) e orofaríngeo retropalatal (faringoplastia lateral ou expansiva).
- *Pacientes com padrão obstrutivo Tipo C de Moore*:[37] confirmado o padrão por meio de sonoendoscopia, estes pacientes têm indicação de mentoplastia isolada (em retrognatas) ou AGG (em faces normais) associado à epiglotectomia parcial, horizontal ou vertical (conforme o padrão de colapso), ainda associada a outras técnicas na coincidência de sítios obstrutivos ao nível nasal (cirurgia nasal funcional), orofaríngeo retropalatal (faringoplastia lateral ou expansiva) ou supraglótico posterior (aritenoidectomia parcial).

Complicações

O planejamento tridimensional tanto das osteotomias como do movimento ósseo a ser realizado reduz significativamente as complicações mais frequentes, como lesão em raízes dentárias, e parestesias na região labial e mentual.

Hematoma em assoalho da boca, deiscência da sutura intraoral, infecção local e fratura mandibular também são relatados na literatura. A deiscência da sutura intraoral cura espontaneamente na maioria dos casos. Parestesia transitória do lábio inferior e dos incisivos centrais inferiores pode persistir por várias semanas.[76] Em geral, lesões da raiz dentária, lesões do nervo mentual e fratura mandibular têm sido relatadas apenas muito raramente como complicações potenciais.[77] Alterações da articulação da fala ou disfagia não foram relatadas nem foram observadas em nossos próprios pacientes.

PROCEDIMENTOS MANDIBULARES E MAXILARES

A indicação das técnicas esqueléticas da face no tratamento dos DRS deve estar embasada em uma fase diagnóstica qualitativa e topográfica completa. A individualização multidisciplinar deve prevalecer. Para isso, a equipe deve ser capaz de oferecer equilibradamente todas as técnicas clínicas e cirúrgicas validadas, colocando em prática inicialmente a estratégia menos invasiva que ainda mantenha chance percentual adequada de resolução da doença. O paciente deve ser esclarecido quanto aos potenciais riscos e benefícios de cada procedimento pertinente ao seu caso, assim como quanto a morbidade e caráter progressivo da doença em questão, de maneira a assumir protagonismo em uma tomada de decisão baseada em evidências.

A cirurgia esquelética da face no tratamento da SAOS foi sugerida pela primeira vez por Kuo *et al.*, em 1979, com a correção da retrusão mandibular como alternativa à traqueotomia.[78] Riley e Powell relataram, em 1985, o avanço mandibular e maxilar combinados para correção do colapso retrolingual com resultados efetivos na SAOS.[43] Hoje, o avanço maxilomandibular pode ser visto como um procedimento cirúrgico bem estabelecido dentre as ferramentas para o tratamento dos DRS. Porém, os protocolos da escola de Stanford não se reproduziram ao redor do mundo por falta de treinamento, falta de conhecimento técnico, confiança e riscos aumentados.

Avanço Maxilomandibular (AMM)

Como a estratégia de tratamento dos DRS é uma técnica que se diferencia da cirurgia ortognática clássica, uma vez que os DRS exigem grandes avanços e vetores elaborados de movimentação, os pacientes são geralmente mais velhos e têm frequentemente outras comorbidades. Além disso, a motivação estética facial e a oclusão dentária que fomentam cirurgias menores passam a ser secundárias ao objetivo principal de anteriorizar os tecidos da faringe ligados à maxila, à mandíbula e ao hioide para estruturalmente aumentar o tônus da musculatura dilatadora da faringe e ampliar tridimensionalmente todos os níveis colapsáveis da VAS.

O procedimento consiste no uso da osteotomia sagital mandíbular bilateral com avanço do segmento distal e da osteotomia tipo Le Fort I com avanço maxilar, concomitantes ou isoladamente, dependendo do tipo de discrepância esquelética a ser corrigido.

O avanço bimaxilar ou maxilomandibular cria expansão principalmente nos dois níveis da orofaringe e na hipofaringe, com impacto secundário na rinofaringe. Para otimizar a permeabilidade ao nível da hipofaringe, o movimento do bloco maxilomandibular pode ser combinado com a mentoplastia de avanço muscular ou com o AGG. A cirurgia de avanço mandibular isolada amplia o nível orofaríngeo retroligual e hipofaríngeo. Inserções musculares e ligamentos são reposicionados anteriormente, incluindo o músculo genioglosso e gênio-hioide, o ventre anterior do digástrico e milohioide, sustentando base de língua, epiglote e parede lateral hipofaríngea. Enquanto isso, a cirurgia de avanço maxilar amplia o nível orofaríngeo retropalatal e rinofaríngeo com aumento da tensão e redução da colapsabilidade da musculatura supra-hióidea, velofaríngea e dos constritores faríngeos. O avanço da maxila desloca os tecidos moles do palato para a frente e tensiona os músculos dos pilares palatinos, com impacto na sustentação da língua. O grupo da Universidade do estado de São Paulo em Ribeirão Preto submeteu 20 pacientes com SAOS à ressonância magnética e polissonografia no pré-operatório e 6 meses após AMM. Relataram aumento volumétrico médio de 26,72% ao nível retropalatal e de 27,2% ao nível retrolingual da orofaringe (Fig. 20-22).[79]

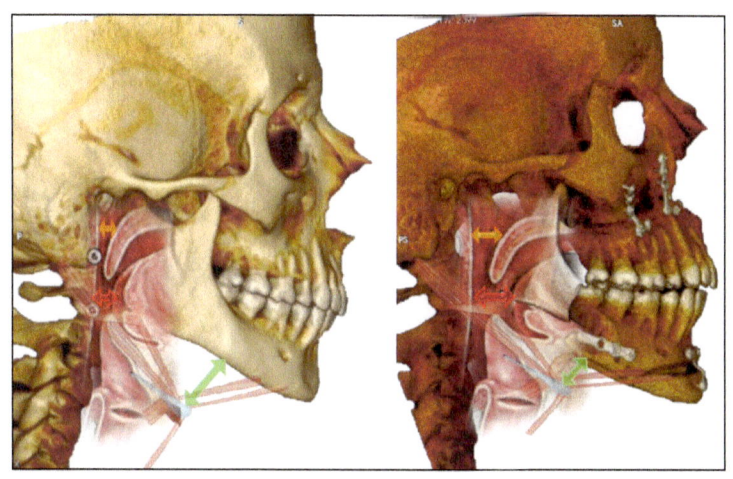

Fig. 20-22. Impacto do AMM na VAS. Reconstrução tomográfica tridimensional pré e pós-operatória demonstrando o encurtamento e alargamento do SCVAS. Setas amarelas: ganho anteroposterior ao nível orofaríngeo retropalatal. Setas vermelhas: ganho anteroposterior ao nível orofaríngeo retrolingual. Setas verdes: redução da distância hioide ao plano mandibular.

Vários estudos controlados demonstram que o AMM é uma estratégia de tratamento cirúrgico altamente efetivo para a SAOS.[13,80,81] A eficácia parece ser semelhante aos aparelhos de pressão positiva CPAP. A taxa de sucesso é geralmente entre 75 e 100%,[59,82] com uma taxa de sucesso a longo prazo que se aproxima de 90%.[83] Li *et al*.[84] demonstraram, por meio de cefalometria e nasofibrofaringolaringoscopia, que a área faríngea aumentou 48% da quantidade do avanço linear maxilar, e que o diâmetro anteroposterior faríngeo aumentou 53% do avanço maxilar em cinco pacientes após o AMM.

Além disso, há a percepção subjetiva do paciente de um resultado cirúrgico muito favorável. O avanço simultâneo da maxila e mandíbula altera a estrutura esquelética da face, desse modo resultando em um aparente rejuvenescimento do terço médio e inferior. Este efeito positivo na estética facial é observado na maioria dos casos após a cirurgia de AMM em pacientes com SAOS. Um estudo constatou que, aos 6 meses após a cirurgia, 50% dos pacientes relataram aparência mais jovem e 36% relataram uma aparência facial mais atraente.[83]

Em 1993, muito antes do advento da sonoendocopia, os grandes nomes da conceituada universidade californiana de Stanford, Riley, Powell e Guilleminault, descreveram um dos mais conhecidos protocolos para indicação do AMM, baseado na topografia da obstrução na VAS, o **Protocolo de Stanford** (Fig. 20-23):[85]

- *Fase I*: pacientes com obstrução tipo I (palato mole) recebem UPFP e pacientes com obstrução tipo 3 (base de língua) recebem AGG com suspensão de hioide. Pacientes com tipo 2 (palato e base de língua) recebem UPFP e AGG com suspensão de hioide concomitantes. Pacientes apresentando deformidades nasais recebem a reconstrução nasal durante fase I.
- *Fase II*: após seguimento e reavaliação em 6 meses, aos casos malsucedidos da fase I, é oferecido o AMM.

Submetidos a este protocolo, pacientes com SAOS leve e moderada apresentaram altas taxas de sucesso (70 a 80%). Porém, o modelo de segmentação do tratamento em fases,

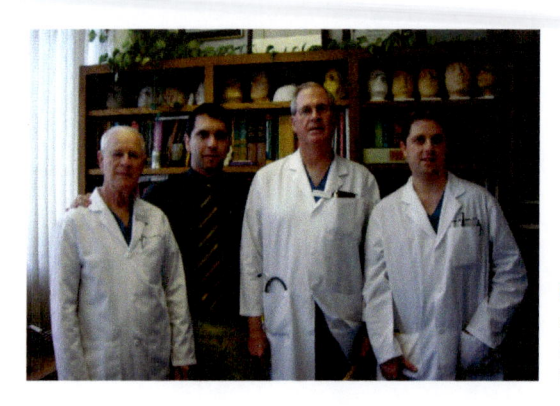

Fig. 20-23. Universidade de Stanford/CA. Da esquerda para direita: Dr. Nelson Powell, Dr. Arturo Carpes, Dr. Robert Riley, *Fellows* em medicina do sono, 2007.

associado à morbidade pós-operatória das técnicas cirúrgicas de partes moles, contribuiu para redução do sucesso cirúrgico a 42% nos pacientes com SAOS grave submetidos somente à fase I. Com isso, muitos autores passaram a sustentar a pronta indicação do AMM nos casos de SAOS grave associados ou não a dismorfias craniofaciais.[86,87] Prinsell é muito citado por seu estudo em 1999, no qual pacientes com estreitamento em orofaringe retrolingual e hipofaringe, causado por glossoptose, eram submetidos primariamente ao AMM.[80] Uma década antes, Waite *et al*.[88] propuseram um protocolo em que o AMM aparece como a primeira opção cirúrgica para pacientes com deformidades craniofaciais.

Dito isso, embora o AMM tenha sido recomendado principalmente em pacientes com SAOS e deficiência maxilomandibular significativa, a técnica também é defendida atualmente para o tratamento da SAOS em pacientes com estrutura maxilofacial normal. Ainda assim, segundo a Associação Brasileira de Sono em suas recomendações para o diagnóstico e tratamento da SAOS no Adulto de 2013, a cirurgia craniofacial de avanço maxilomandibular está indicada em indivíduos portadores de SAOS moderada e grave, que não têm adesão às terapias de pressão positiva da via aérea ou aos aparelhos intraorais e que apresentem deformidades craniofaciais (retrognatismo mandibular/deficiência maxilar anteroposterior e transversal).[89] Adultos jovens, indivíduos não obesos e com menor IAH apresentaram maior benefício com a cirurgia.[89,90] Os pacientes que demonstraram uma redução substancial do IAH basal por meio da terapia com AIO parecem ser bons candidatos ao AMM.

Nossa experiência reforça que o tripé para indicação das cirurgias esqueléticas da face é: equilíbrio estético facial, funcional relativa articulação temporomandibular (DTM) e oclusão dentária, e SAOS. Desta maneira a cirurgia pode ser pertinente em um amplo espetro de pacientes. Por exemplo, casos com ronco primário e queixa estética por biretrusão maxilomandibular; SAOS grave e face normal; face longa e disfunção da articulação temporomandibular, independentemente da presença ou gravidade do distúrbio respiratório. O uso das técnicas esqueléticas deve sempre respeitar este tripé. Na face, também vale a premissa de que a forma leva à função.

A complexidade cirúrgica, o incremento em tempo operatório e potencial morbidade não contraindicam procedimentos em partes moles concomitantes, apesar da lesão inerente aos mecanorreceptores locais. Esta estratégia de associação multinível tem como objetivo otimizar a tensão local e possível ganho de volume no SCVAS. Eventualmente proporciona um procedimento esquelético com movimentos mais estáveis (não superiores a 12 mm), reduzindo a incidência de complicações oclusais ou articular temporomandibular.

Critérios pró-indicação do AMM como tratamento da SAOS:

- SAOS sintomática.
- IDR superior a 20 eventos/h.
- Índice de despertares superior a 15/h.
- Tempo total de $SatO_2$ abaixo de 90%, superior a 10% do tempo total de sono.
- IAH com prevalência de apneias obstrutivas.
- Hipertensão, arritmias noturnas.
- Comorbidades cardiorrespiratórias e/ou metabólicas.
- Não aderência ao CPAP.
- Falha de outras formas de tratamento, Fase I, AIO, cirurgia bariátrica.
- Anormalidades craniomaxilofaciais.
- Impacto estético favorável ou DTM.
- Opção do doente.
- IMC < 35.

As principais contraindicações relativas para o AMM são pacientes com obesidade classe III (IMC ≥ 40 kg/m²), idade avançada (> 70 anos), doenças neurológicas ou musculares que afetem a função respiratória e comorbidades clínicas que impossibilitem ou aumentem o risco para uma cirurgia de grande porte.

Como toda cirurgia, o AMM também apresenta riscos e complicações, sendo raras as complicações graves. A taxa de incidência de complicações aumenta com a idade do paciente, especialmente após os 45 anos. Dentre as mais frequentes podemos citar sangramento transoperatório e infecções locais, com taxa reportada de aproximadamente 3%. A parestesia pós-operatória temporária na área do nervo mentoniano é uma complicação típica da osteotomia sagital mandibular relatada em 85% dos pacientes. Alterações da sensibilidade permanentes são menos frequentes (anestesia < 1%; hiperestesia < 5%).[13,82] Má oclusão dentária pode ser considerada um achado em até 44% dos pacientes, geralmente resolvida por meio de ortodontia. Recuperação da abertura máxima da boca e da força de mordida levará algum tempo e não será adquirida em todos os casos.

A disfunção da articulação temporomandibular (DTM) é uma complicação potencial após cirurgia maxilomandibular. Kerstens *et al.* relataram que 11,5% dos 480 pacientes submetidos à cirurgia para deformidade dentofacial desenvolveram sintomas da articulação temporomandibular (ATM) após a cirurgia.[91] Entretanto, a vasta maioria dos pacientes que apresentam sintomas da ATM pré-operatórios relatou melhora após a cirurgia.[92,93] Aqui dois grupos de pacientes têm de ser distinguidos: primeiramente, pacientes com oclusão normal que se submetem ao AMM para o tratamento da SAOS somente; e, em segundo lugar, pacientes com a retrusão maxilomandibular marcada onde o AMM é pretendido para o alivio dos DRS e para melhorar a relação oclusal. Desta maneira, a ATM sempre deve ser avaliada no planejamento cirúrgico. Deslocamentos do disco articular podem indicar a necessidade de procedimento articular concomitante ao AMM. Assimetrias condilares ou degenerações podem exigir rotações do plano oclusal e amplitude de avanços menores, e cuidados pós-operatórios diferenciados para evitar a sobrecarga condilar.

Em grandes avanços maxilares, os pacientes podem desenvolver incompetência velofaríngea de natureza temporária. Outras complicações são edema hipofaríngeo leve a moderado temporário (20%) e hematoma hipofaríngeo (5,7%) obstruindo em parte a via aérea.[94] Além disso, complicações severas, tais como a perda de dentes, a paralisia do nervo facial, a osteomielite e a amaurose, foram relatadas.[82,88] Uma revisão sistemática bem conduzida revelou a existência de um grande número de complicações variadas associadas à cirurgia ortognática relatadas a seguir.[95]

Riscos e complicações mais frequentes no AMM:

- Lesão de nervos, alteração da sensibilidade (50,0%).
- Distúrbios da ATM (13,64%).
- Hemorragia (9,9%).
- Disfunção da tuba auditiva, problemas auditivos (6,82%).
- Infecção (6,82%).
- Osteotomias inadequadas (4,55%).
- Má consolidação óssea (4,55%).
- Recidiva esquelética (4,55%).
- Desvio do septo (2,28%).
- Necrose óssea (2,28%).
- Lesões dos tecidos moles (2,28%).
- Vertigem posicional (2,28%).
- Complicações dentárias (2,28%).
- Inchaço pós-operatório (2,28%).
- Depressão (2,28%).

O planejamento para o AMM deve basear-se na anamnese e no exame físico do paciente, com análise facial, no exame endoscópico da VAS, e sonoendoscopia, na análise tomográfica tridimensional e na oclusão dentária. Determinar os vetores e a extensão do deslocamento ósseo correlaciona-se diretamente com o grau de redução no IAH.[79] O cirurgião planeja o maior ganho de tensão, estabilidade e/ou volume possíveis da VAS por meio do reposicionamento esquelético tridimencional, tendo como limites o impacto estético no terço médio e inferior da face, a função da ATM e a estabilidade oclusal dentária. Alterações de perfil facial, instabilidade das ATMs ou da oclusão dentária são mais frequentes em avanços superiores a 15 mm. Deslocamentos de 8 a 12 mm são mais estáveis e não determinam, na maior parte das vezes, alterações estéticas indesejadas. Um planejamento cirúrgico envolvendo a chamada rotação anti-horária do plano oclusal pode ser utilizado para redução de efeitos estéticos desfavoráveis, principalmente em válvulas nasais, quando grandes avanços são necessários.

Arnett e colaboradores difundiram o uso de medidas cefalométricas aplicadas às partes moles da face, indicando a posição anteroposterior ideal para maxila, mandíbula e mento. Esta análise ajuda a identificar retrusões maxilomandibulares, prever o impacto estético dos movimentos esqueléticos e ainda quantifica grosseiramente o deslocamento ósseo aceitável para cada tipo facial em particular.[28] As medidas baseiam-se na distância horizontal de pontos específicos à **linha verdadeira vertical** (LVV). Esta linha é determinada como perpendicular à **posição natural da cabeça** (PNC) e posicionada no ponto subnasal (Fig. 20-24).

Valores normais das distâncias horizontais à LVV:

- Glabela (Gb' – LVV):
  - 8,5 mm ± 2,4 (sexo feminino).
  - 8,0 mm ± 2,5 (sexo masculino).
- Pogonion (Pog' – LVV):
  - 2,6 mm ± 1,9 (sexo feminino).
  - 2,6 mm ± 1,9 (sexo masculino).

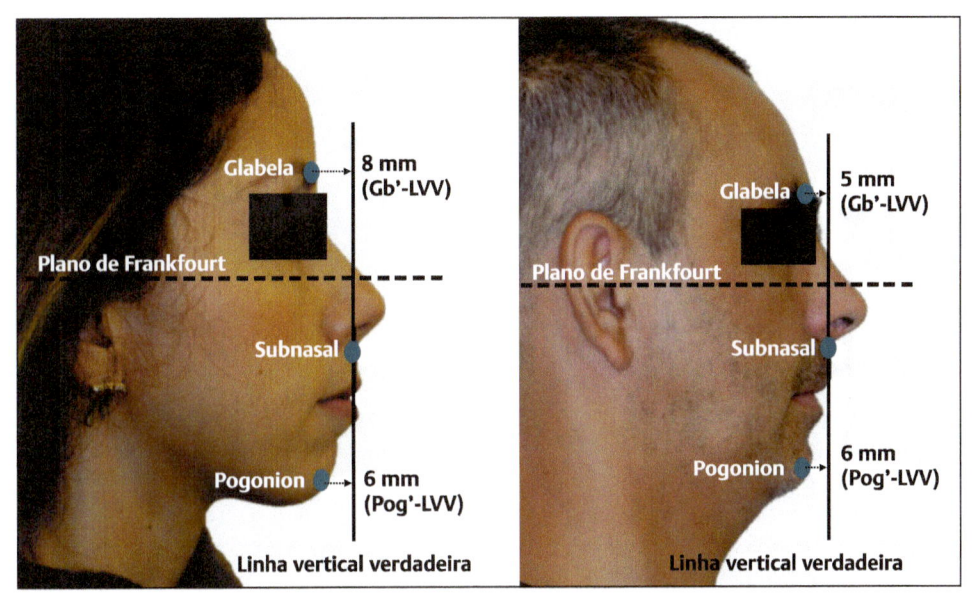

Fig. 20-24. Análise facial de Arnett et al. baseada no plano de Frankfurt (posição natura da cabeça) à linha vertical verdadeira. Indica a posição anteroposterior ideal para maxila, mandíbula e mento, e é útil no diagnóstico de alterações craniofaciais e no planejamento cirúrgico. Gb'-LVV: distância do ponto glabela à linha vertical verdadeira; Pog'-LVV: distância do ponto pogônio à linha vertical verdadeira.

Grande parte dos pacientes com indicação de AMM para SAOS apresenta oclusão dentária classe I de Angle e não necessita de preparo ortodôntico, podendo ser submetidos imediatamente à cirurgia. Porém, a realização de movimentos maxilares e mandibulares exige boa intercuspidação e inclinações dentárias adequadas para estabilidade oclusal e estética facial pós-operatória. Com isso, em casos de maloclusões, vários meses de ortodontia, incluindo ou não exodontias com alinhamento e nivelamento dentário, podem ser necessários visando à condição ideal para realização da cirurgia esquelética. Pacientes com SAOS moderada e grave devem fazer uso da terapia de pressão positiva durante esse período de preparo, evitando a morbidade da doença já diagnosticada. Contenção e ajustes ortodônticos também são usualmente necessários durante meses após a cirurgia.

Em casos específicos, à premência de imediato tratamento da SAOS, outra estratégia de manejo aplicada é a de **ganho antecipado** ou *surgery first*. Nesta, o paciente é submetido ao reposicionamento esquelético maxilomandibular antes da finalização do preparo ortodôntico. Com isso se trata a doença respiratória primariamente. As particularidades oclusais e estéticas são abordadas no momento pós-operatório. Essa tomada de decisão deve ser individualizada.

Rotineiramente, quando o preparo ortodôntico resultou em significativa mudança da posição dentária, os pacientes são submetidos a novo estudo tomográfico, ao escaneamento intraoral e à fotogrametria (malha tridimensional da face criada a partir de sequência padronizada de fotografias). Nesta fase, não para diagnóstico, mas como base para planejamento cirúrgico. Estes dados são sobrepostos em programas de análise tridimensional (utilizamos especificamente o de código aberto Blender – OrtogOnBlender),[71] a fim de alimentar o planejamento virtual. Guias cirúrgicos são então impressos em impressora 3D e vão determinar tanto o desenho das osteotomias quanto a movimentação óssea final (Fig. 20-25).

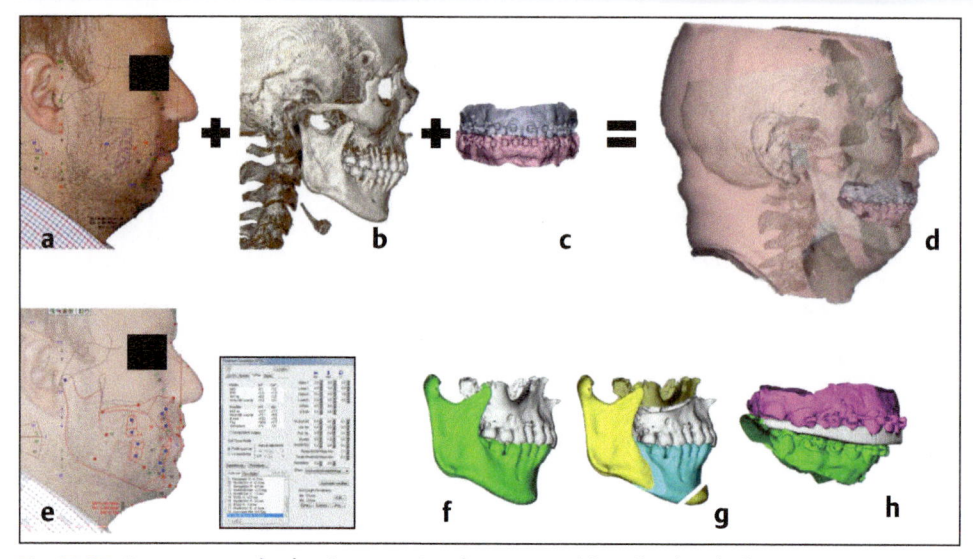

Fig. 20-25. Componentes do planejamento virtual para AMM. (**a**) Análise facial e fotogrametria. (**b**) Reconstrução tomográfica volumétrica. (**c**) Escaneamento tridimensional intraoral. (**d**) Sobreposição de dados possibilitando avaliação da repercussão em partes moles faciais da movimentação esquelética. (**e**) Cefalometria e planejamento bidimensional dos movimentos anteroposteriores. (**f**, **g**) Transcrição tridimensional do planejamento bidimensional. (**h**) Confecção do guia cirúrgico intermediário.

Nas faces com discrepâncias maxilomandibulares ou biretrusões, o avanço ósseo tem como alvo os valores cefalométricos normais ou extrapolados, de acordo com a gravidade da doença, as características cefalométricas, a predição estética facial e a condição articulatória temporomandibular prévia. Já, em faces harmônicas, o avanço vai sempre além dos valores cefalométricos normais.

A quantificação da extensão de avanço é obtida pela distância linear no plano horizontal entre pontos específicos antes e após o deslocamento ósseo. Desta maneira, será distinta na dependência de qual ponto da face está sendo avaliado, uma vez que os movimentos são tridimensionais e incluem rotações. Em um caso usual de AMM com rotação anti-horária do plano oclusal, o avanço ao nível a espinha nasal anterior pode ser de 5 mm, enquanto, ao nível do pogônio, pode ser de 15 mm, por exemplo.

Técnica Cirúrgica

Exige a intubação nasotraqueal, eventualmente com auxílio broncoscópico (sem sedação em situações de via aérea difícil), em especial nos pacientes obesos com circunferência cervical aumentada, deficiência mandibular significativa e osso hioide baixo. Deve-se considerar a utilização de acesso arterial para monitorização da pressão sanguínea e sondagem vesical.

O paciente é cuidadosamente posicionado e protegido. O tubo nasotraqueal é fixo por meio de sutura transeptal nasal. A sequência de procedimento pode iniciar pela maxila ou mandíbula na dependência do planejamento. Desta maneira, a infiltração anestésica local é dividida por essa lógica.

Rotineiramente, procede-se a incisão mucosa da mandíbula com descolamento subperiosteal medial e lateral desde o ramo até o corpo mandibular ao nível distal do 1° molar, permitindo a osteotomia sagital clássica de Obwegeser Dal-Pont,[96] com corticotomia lateral anterior ao ângulo mandibular bilateralmente, mas não completa. Em seguida, realiza-se incisão mucosa da maxila, com descolamento subperiosteal amplo de cavidades nasais e fossa pterigomaxilar, viabilizando a osteotomia tipo Le Fort I e a mobilização da maxila para posição planejada. Posteriormente, há a fixação intermaxilar rígida orientada por **guia cirúrgico** intermediário (peça de impressão 3D), com pré-fabricação baseada na necessidade de avanço, conforme planejamento cirúrgico virtual, tomando-se os cuidados com a posição do côndilo mandibular. A maxila é rigidamente fixada com placas de titânio nos pilares nasais anteriormente e nos zigomáticos posteriormente.

Após, as osteotomias sagitais mandibulares são finalizadas. A separação óssea lingual prossegue horizontalmente entre a língula e a incisura semilunar preservando-se o nervo alveolar inferior. Depois de alinhar a mandíbula a uma oclusão dentária correta (agora conforme a nova posição da maxila), a osteossíntese é realizada de forma rígida por meio de parafusos bicorticais ou miniplacas.

A princípio, o enxerto ósseo é obtido do osso ilíaco ou cortical mandibular, quando necessário. É utilizado para estabilizar a maxila, e será posicionado em espaço ósseo eventualmente criado pelo avanço maxilomandibular. O movimento ósseo mais instável é a rotação do plano oclusal sem impacção maxilar anterior. Este resulta em espaço ósseo maxilar posterior que necessariamente deve ser enxertado.

São instalados elásticos de contensão, que permitem a abertura da boca, para ajudar a prevenir movimentos ósseos indesejados no pós-operatório. Em todos os casos de AMM, alguma recidiva esquelética deve ser prevista. Os fatores que determinam a quantidade de recidiva incluem a técnica de osteossíntese, o vetor e a quantidade de avanço. Na maxila e na mandíbula, 10 a 30% podem ser considerados respectivamente. Assim, em um avanço de 10 milímetros, um movimento líquido para diante de 7-9 mm persistirá a longo prazo.

A osteotomia do mento pode fazer parte do planejamento e segue a mesma técnica descrita anteriormente no texto como procedimentos mentonianos (Fig. 20-26).

Manejo Pós-Operatório

No paciente com SAOS, é mais complicado do que na cirurgia ortognática convencional, apesar da imediata melhora na patência da VAS. Os pacientes são extubados e acordados no centro cirúrgico, mantendo-se fixação intermaxilar elástica. Esta permite que os pacientes abram a boca, reduzindo assim o risco de aspiração ou obstrução das vias aéreas. Os pacientes eventualmente são monitorados na unidade de terapia intensiva no primeiro dia de pós-operatório. Fármacos não opioides são utilizados para analgesia pós-operatória. O uso de narcóticos deve ser monitorado em decorrência do aumento potencial de comprometimento das vias aéreas. O controle da hipertensão arterial é importante para reduzir o edema. Oxigênio umidificado (35%) através de máscara facial fornece algum alívio para secreções, se necessário. Todos os pacientes são incentivados a deambulação precoce e a iniciar dieta líquida já no pós-operatório imediato. O edema pós-operatório geralmente tem pico 72 horas após a cirurgia. A média de internação hospitalar é de 3,5 dias. Os critérios de alta incluem uma via aérea estável, ingestão oral adequada de fluidos e controle satisfatório da dor.

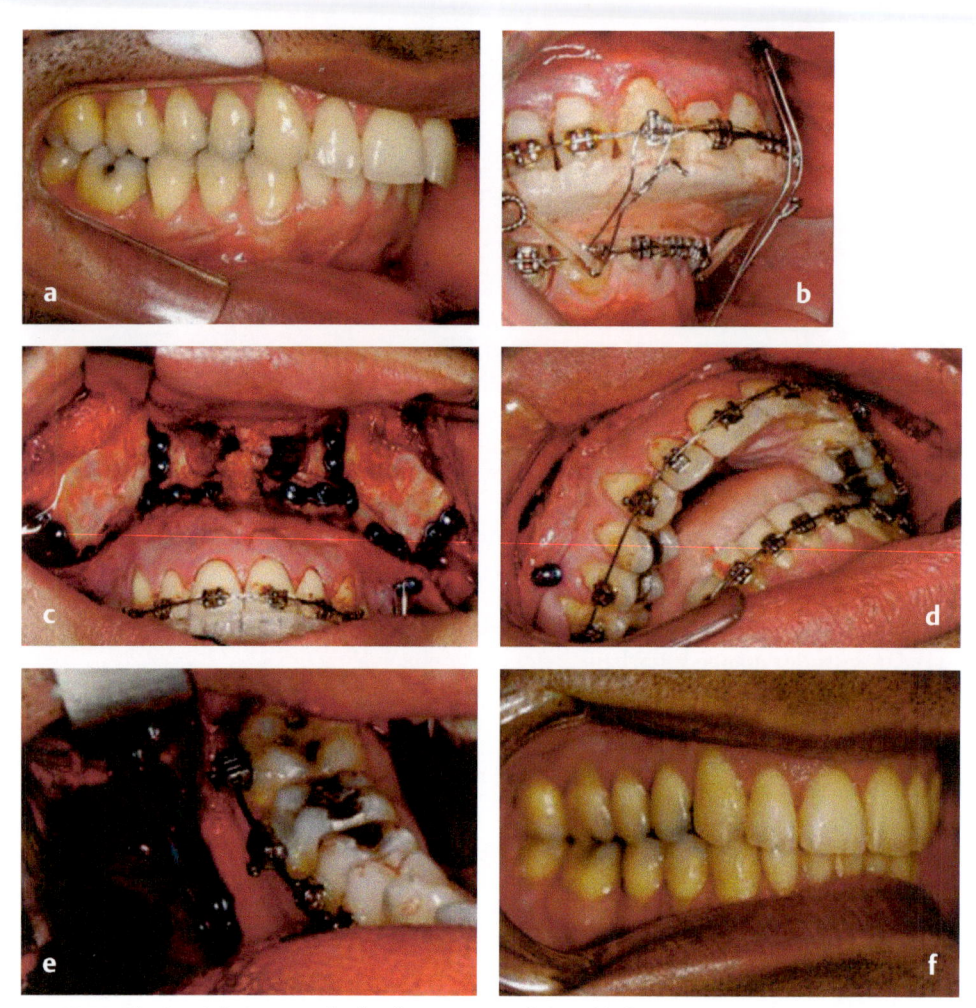

Fig. 20-26. Técnica cirúrgica e resultados do avanço maxilomandibular com mentoplastia. (**a**) Análise intraoral evidenciando classe II de Angle. (**b**) Bloqueio intermaxilar transoperatório. Guia intermediário posicionado após osteotomia maxilar. (**c**) Osteotomia tipo Le Fort I, avanço e fixação interna rígida maxilar, por meio de miniplacas de titânio. (**d**) Fotografia transoperatória após fixação maxilar e antes da cirurgia mandibular evidenciando a extensão do avanço. (**e**) Osteotomia tipo Obwegeser, avanço e fixação interna rígida mandibular por meio de miniplaca de titânio. (**f**) Aspecto da oclusão dentária pós-operatória em classe I de Angle. *(Continua.)*

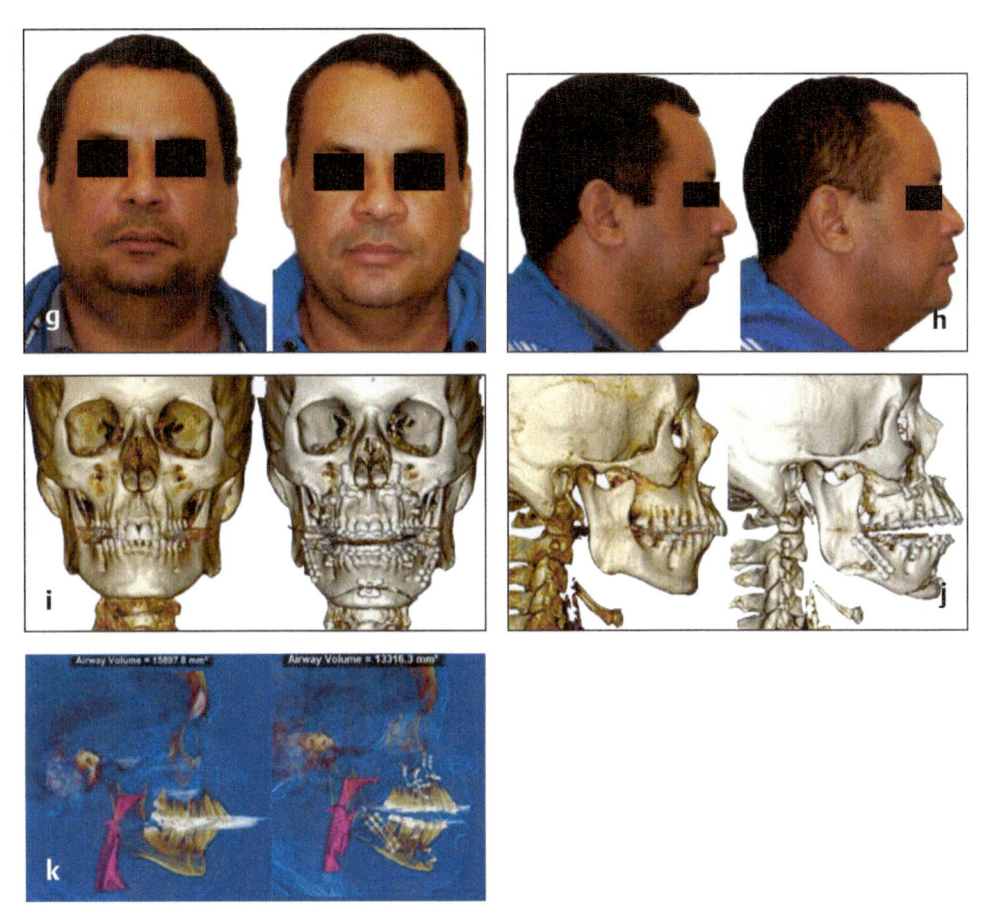

Fig. 20-26. *(Cont.)* (**g**) Fotografias de face frontais pré e pós-operatórias evidenciando o ganho estético secundário favorável. (**h**) Fotografias de face de perfil pré e pós-operatórias evidenciando o ganho estético secundário favorável. (**i**) Reconstrução tomográfica tridimensional frontal da face pré e pós-operatória. (**j**) Reconstrução tomográfica tridimensional lateral da face pré e pós-operatória. (**k**) Reconstrução tomográfica volumétrica da área colapsável da via aérea superior pré e pós-operatória.

A maioria dos pacientes é capaz de retornar ao trabalho em tempo integral dentro de 2 a 6 semanas. Os descongestionantes e a lavagem nasal com soro fisiológico devem ser administrados na primeira semana pós-operatória. Uma vez que as osteotomias maxilares eventualmente lesam a mucosa nasossinusal, crostas e edema podem prejudicar a respiração nasal. Recomenda-se aconselhamento nutricional, enfatizando líquidos claros durante a primeira semana, seguido de uma dieta macia por 2 meses. Atualmente, a maioria dos autores não mantém a fixação intermaxilar elástica prolongada, já que utilizam sistemas modernos de placas de titânio para osteossíntese.

As visitas de seguimento e acompanhamento ortodôntico são recomendadas até a recuperação completa com intercuspidação dentária estável. Uma TC e PSG em 6 meses ou mais após AMM são recomendados. Os pacientes sintomáticos devem ser solicitados a continuar o CPAP nasal até que uma polissonografia de seguimento tenha confirmado o sucesso cirúrgico.

EXPANSÃO RÁPIDA DA MAXILA

Alterações craniofaciais típicas de respirador oral, como micrognatia, retrognatia e atresia maxilar, são mais prevalentes em pacientes pediátricos com SAOS que a própria hipertrofia adenoamigdaliana.[6] A atresia maxilar é uma anomalia craniofacial comum e desempenha um papel importante entre a relação maxilomandibular e os DRS. É caracterizada tipicamente pelo palato estreito e arqueado, com arcos dentais estreitos e retrusão do terço médio da face em relação à base craniana. A dentição geralmente está inclinada em direção à língua, criando um espaço intraoral atrésico. Estas condições levam à relação conteúdo-continente inadequada com resistência nasal aumentada, retrusão da língua e apinhamento dentário, que contribuem ao estreitamento ao nível nasal, rinofaríngeo, orofaríngeo retropalatal e orofaríngeo retrolingual.[97] De acordo com as diretrizes da Academia Americana de Otorrinolaringologia, a presença destas anomalias esqueléticas é critério para recomendação de um estudo polissonográfico do sono e início da investigação quanto à presença de DRS.[98]

Esforço multidisciplinar colaborativo deve ser considerado no manejo destes pacientes em virtude do amplo espectro de apresentação das alterações dentofaciais e miofuncionais associadas. Metanálise conduzida na Unicamp relata algumas opções eficazes para prevenção e tratamento das atresias maxilares. As não cirúrgicas incluem o treinamento miofuncional e reeducação de hábitos parafuncionais, aparelhos ortodônticos funcionais de avanço mandibular e aparelhos de expansão rápida não cirúrgica da maxila, como, por exemplo, o Hyrax.[99]

A expansão maxilar é uma das técnicas baseadas nos princípios da distração osteogênica, que, por questões didáticas, serão abordadas separadamente.

Expansão Rápida Não Cirúrgica da Maxila (ERM)

Foi descrita na literatura odontológica na década de 1975,[100] porém somente em 1998 foi sugerida primariamente como terapia para os DRS.[101] Pirelli descreveu a técnica, em 2004, para tratar com sucesso a SAOS em crianças com atresia maxilar e, após 12 anos de seguimento, relata resultados de exame ortodôntico, otorrinolaringológico, questionários do sono e PSG mantidos normais.[102] Vários outros grupos corroboraram este trabalho, demonstrando ser ele eficaz para diminuir a resistência da VAS por meio do aumento do volume das vias aéreas dentro do complexo nasomaxilar, com aumento na largura transversal da cavidade nasal e do palato duro.[103] Guilleminault e colaboradores availaram crianças com SAOS e atresia maxilar randomizadas para adenamigdalectomia e ERM. Polissonografias, após 3 meses, mostraram eventos residuais suficientemente severos para justificar a intervenção ortodôntica complementar em todas as crianças submetidas inicialmente a cirurgia tonsilar isolada. Em combinação com adenamigdalectomia, a ERM teve uma taxa de cura de 87,5% em crianças com SAOS.[104]

A força aplicada pelo dispositivo de expansão cria a separação da sutura palatal mediana. Uma taxa de ao menos 0,25 mm/dia caracteriza a expansão como rápida. Isso resulta em distração osteogênica transversa do palato, levando a um aumento na largura da maxila por alongamento ósseo.[97] A técnica aplicada ao esqueleto em crescimento causa aumento na largura da abertura piriforme e aumento do volume da cavidade nasal, ao nível rinofaríngeo e da orofaringe retropalatal, associado à resistência nasal reduzida e ao fluxo nasal total aumentado. A língua tem a oportunidade de se posicionar mais adequadamente tocando a pré-maxila, aumentando a estabilidade da VAS ao nível orofaríngeo retrolingual. Os efeitos terapêuticos da ERM incluem ainda a adequação do espaço para o alinhamento dentário, e o fechamento de mordidas abertas anteriores e cruzadas posteriores, visando a expansão esquelética máxima do complexo maxilomandibular, a fim de otimizar a relação conteúdo-continente (Fig. 20-27).

O ganho volumétrico é maior quando a ERM é iniciada antes do pico puberal de crescimento, demonstrando uma relação inversa da idade de início do tratamento com o sucesso em longo prazo. Aos 4 anos de idade, o esqueleto craniofacial alcança 60% de

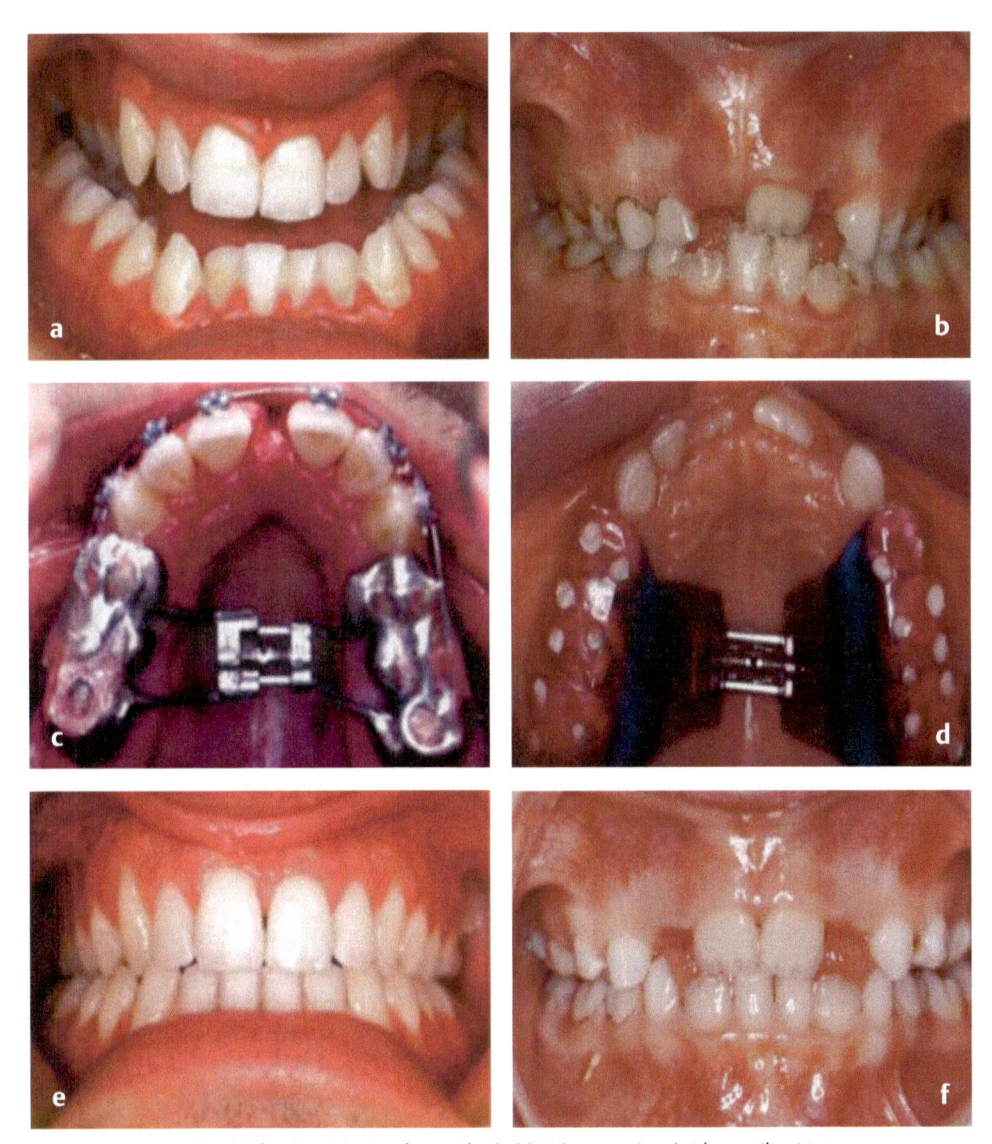

Fig. 20-27. Expansão rápida não cirúrgica da maxila. (**a,b**) Pré-expansão rápida maxilar. Note graus diferentes de atresia transversa maxilar entre esses dois pacientes. Inclinação lingual dos dentes posteriores mandibulares mascarando parcialmente a discrepância maxilomandibular em cada caso. (**c,d**) Fase final de expansão com distratores completamente ativados. (**e,f**) Aspecto oclusal dentário tardio.

seu tamanho adulto. Aos 7 anos, 75% do crescimento craniofacial total é atingido, e, aos 12 anos, o crescimento craniofacial total alcança 90%. A expansão deve ser iniciada o mais precocemente possível dentro da faixa de 3 a 15 anos de idade.

A expansão maxilar é um tratamento ortodôntico não invasivo comum e bem tolerado por crianças. Como terapia para os DRS, acrescenta pouco ou nenhum risco ou morbidade. Há um alto nível de aceitação, especialmente porque muitas crianças com DRS apresentam alterações dentarias concomitantes. O tratamento é realizado ambulatorialmente durante um período de 4 a 6 meses, e algum tipo de dispositivo retentor é necessário em longo prazo para manter a forma expandida do arco dental e palatino. O tempo total de tratamento é dependente da erupção dentária e da habilidade de sustentar a respiração nasal. Desta maneira, o sincronismo da terapia fonoaudiológica e o uso de medicações nasais podem ser necessários. Antes dos 3 anos de idade, o treinamento miofuncional e a reeducação de hábitos parafuncionais já podem ser aplicados, facilitando a transição da respiração oral para nasal.

Expansão Rápida Maxilar Assistida Cirurgicamente (ERMAC)

A expansão cirúrgica da maxila não é considerada uma opção para o paciente pediátrico antes da cessação do crescimento da maxila, por volta dos 16 anos de idade, e faz-se necessária em qualquer idade após o fechamento das suturas palatinas. Nesta fase, em razão da progressiva interdigitalização da sutura palatina mediana, ocorre mais uma inclinação dentária do que um real alongamento ósseo palatino como resultado de expansão não cirúrgica. Desta forma, a expansão ainda é possível, mas há necessidade de osteotomias tipo Le Fort I, na linha média palatina e nos pilares piterigoides, viabilizando a distração osteogênica transversa da maxila.[105]

A ERM ou ERMAC devem ser consideradas precocemente como tratamento dos DRS, já que o sincronismo da intervenção odontológica e otorrinolaringológica parece ser crítico para resultados adequados também no que se refere ao crescimento da face. A recomendação atual dentro da otorrinolaringologia pediátrica é que crianças portadoras de discrepâncias maxilomandibulares, respiradoras orais ou não, sejam referidas à avaliação odontológia e fonoterápica para possível tratamento complementar precoce dos DRS (Fig. 20-28).

DISTRAÇÃO OSTEOGÊNICA (DOG)

Crianças portadoras de síndromes craniofaciais, em especial aquelas com craniossinostose sindrômica associada a hipoplasia mediofacial, micrognatia, hipotonia muscular, compressão de tronco cerebral ou deformação na base de crânio (por exemplo, sequência de Pierre-Robin, síndrome de Nager, síndrome de Stickler, síndrome velocardiofacial, síndrome de Pfeiffer, síndrome de Treacher-Collins), apresentam prevalência de SAOS de até 40%, número até 20 vezes maior que nas crianças normais de mesma faixa etária.[106-108] A distração osteogênica é usada para expandir o esqueleto facial nesta população, permitindo grandes avanços, sem a necessidade de enxertia óssea e com menor risco de lesão em tecidos moles ou recidiva.

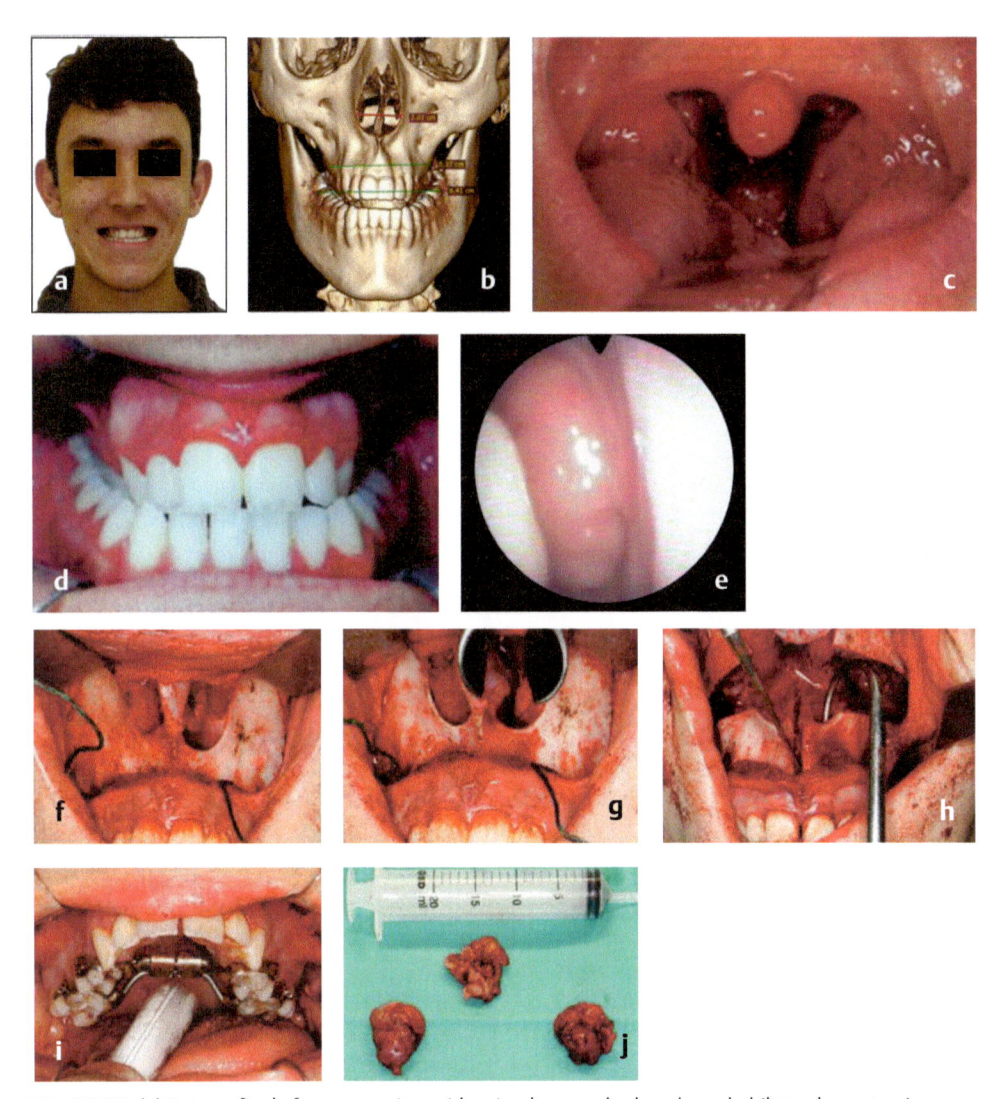

Fig. 20-28. (**a**) Fotografia de face ao sorriso evidenciando corredor bucal amplo bilateral por atresia transversa maxilar. (**b**) Reconstrução tomográfica tridimensional da face com medidas do diâmetro transverso maxilar e mandibular pré-operatórias evidenciando discrepância maxilomandibular, atresia e retrusão maxilar. (**c**) Hipertrofia de tonsilas palatinas grau III/IV. (**d**) Análise intraoral demonstrando inclinação para lingual compensatória dos dentes posteriores mandibulares bilateralmente, mascarando parcialmente atresia transversa maxilar. (**e**) Hipertrofia de tonsila faríngea à nasofibroscopia flexível. (**f**) Fotografia transoperatória evidenciando piriformeplastia realizada à esquerda. (**g**) Desvio de septo nasal e piriformeplastia realizada bilateralmente. (**h**) Osteotomia tipo Le Fort I e mediana maxilar interincisiva com *down fracture* maxilar. (**i**) Distrator palatino de Hirax posicionado. (**j**) Tonsilas palatinas e faríngeas ressecadas. *(Continua.)*

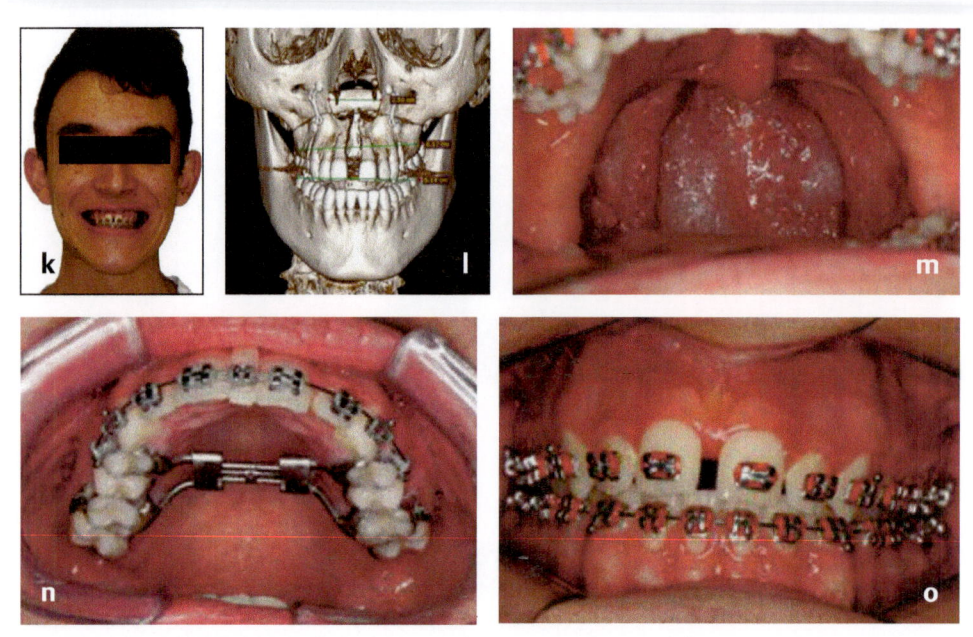

Fig. 20-28. *(Cont.)* **(k)** Fotografia de face no período pós-operatório inicial de ativação. **(l)** Reconstrução tomográfica tridimensional da face com medidas do diâmetro transverso maxilar e mandibular pós-operatórias e osteotomias ainda não ossificadas. **(m)** Aspecto intraoral pós-operatório de duas semanas. **(n)** Fase de distração final com distrator de Hirax completamente ativado, expansão palatina sem inclinação dentária bucal e prótese dentária provisória mascarando diastema. **(o)** Aspecto oclusal em fase final de ortodontia ainda mantendo pequeno diastema incisivo central.

A distração osteogênica foi introduzida na cirurgia maxilofacial por McCarthy em 1992.[109] Caracteriza-se como um processo dinâmico, constituído pelo alongamento do esqueleto facial e partes moles adjacentes, obtidos por meio de tração gradual aplicada a duas superfícies ósseas osteotomizadas, por meio de um dispositivo mecânico. Uma osteotomia da mandíbula, da sutura palatina mediana ou do terço médio da face sem avanço é seguida por curto período de latência de 2 a 4 dias. Em seguida, os dois ou mais segmentos ósseos são lentamente deslocados em sentidos opostos, a uma taxa em torno de 0,5 a 1 mm/dia que determina o tempo do período de **ativação**. Assim, o tecido desmineralizado que ocupa a região osteotomizada e tecidos moles adjacentes são alongados lentamente durante a fase rica em fatores de crescimento e a angiogênese. Segue o período de **consolidação**, caracterizado pela deposição mineral durante 4 a 10 semanas, que finaliza o processo de osteogênese. A maioria dos dispositivos distratores internos tem uma amplitude de distração de 15 a 25 mm, assim, para avanços maiores, os dispositivos externos são preferidos. O dispositivo é então removido e a ortodontia é usada para adequar a oclusão dentária, ajudando a evitar recidivas. A ERMAC representa uma forma de DOG (Fig. 20-28).

Distração Osteogênica Mandibular

É um método amplamente utilizado ao manejo da VAS de pacientes portadores de severa retrusão mandibular, como tipicamente na sequência de Robin (SR) e nas microssomias hemifaciais. O alongamento mandibular promove o deslocamento da base de língua para uma posição mais anterior, permitindo, assim, a abertura da VAS ao nível orofaríngeo retrolingual e hipofaríngeo.

São considerados 3 tipos de distração, segundo o número de osteotomias:

1. *Distração monofocal*: um único foco de osteogênese.
2. *Bifocal*: fragmento intermediário como **eixo**.
3. *Trifocal*: dois focos de regeneração óssea e uma zona de consolidação por compressão (transporte ósseo).

O acesso preferencial é o intraoral, e a exposição é resultado de uma dissecção subperiostal do ângulo mandibular. A osteotomia é traçada de acordo com o sentido de alongamento necessário, com dupla corticotomia. As hastes são locadas por via transcutânea, com implantação óssea bicortical (Fig. 20-29).

Seus resultados são nitidamente superiores àqueles obtidos por meio da glossopexia, especialmente no que diz respeito à deglutição. Em pacientes selecionados, que não responderam aos tratamentos clínicos, esta técnica permite evitar a indicação de traqueostomia e gastrostomia.[110,111] Segundo a experiência do grupo de cirurgia craniomaxilofacial da Universidade do Rio Grande do Sul, esta é uma opção cirúrgica efetiva para crianças, demonstrando melhorias nos sintomas clínicos pós-operatórios, nos exames endoscópicos e parâmetros polissonográficos. Relatam menores taxas de morbidade e mortalidade, além da redução de custos globais dos cuidados médicos e hospitalares.[112]

No entanto, o manejo adequado desse fenótipo de pacientes por equipes experientes, dentro de centros especializados com controle de refluxo gastroesofágico, o uso de

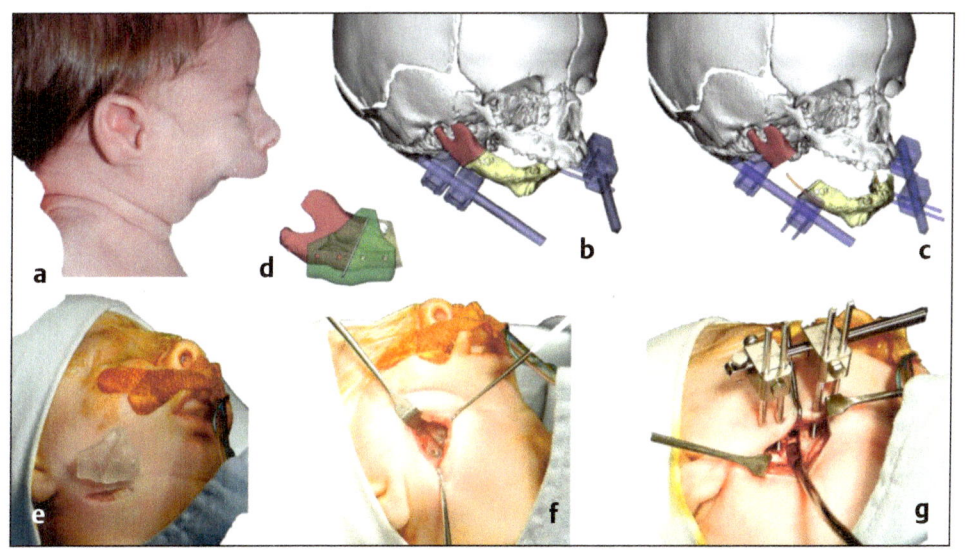

Fig. 20-29. (**a**) Fotografia em perfil de paciente apresentando micrognatia severa. (**b,c**) Planejamento virtual das osteotomias, posicionamento dos distratores e vetores de distração osteogênica mandibular. (**d**) Modelo virtual de guia de osteotomia. (**e,f**) Fotografia transoperatória evidenciando incisão e guia de osteotomia impresso. (**g**) Fotografia transoperatória evidenciando osteotomia mandibular, nervo alveolar inferior direito íntegro e fixação de distratores externos.

técnicas de alimentação e o uso de cânula nasofaríngea, eventualmente, podem tornar as indicações cirúrgicas desnecessárias.[113]

Pontos negativos relacionados com a DOG são principalmente decorrentes de complicações inerentes ao procedimento, além de aspectos como o custo dos dispositivos distratores e escassez de grupos aptos a realizar esse tipo de cirurgia. Os resultados limitados obtidos nos pacientes com SR sindrômica e naqueles com obstrução em níveis superiores da VAS assemelham-se aos da glossopexia. Nestes casos, a traqueostomia aparece como a técnica de escolha.[111]

Distração Osteogênica do Terço Médio da Face

Inclui avanços ósseos ao nível de osteotomias tipo Le Fort III. Uma complexa relação entre os componentes ósseos e tecidos moles da VAS determina sua forma, patência e função. Com isso, diversas síndromes são associadas a DRS por estreitamento faríngeo causado pela retrusão do terço médio da face. Estas incluem a doença de Crouzon, a síndrome de Apert, a síndrome de Treacher-Collins, a acondrodisplasia e, em certa medida, a fissura labiopalatina.[114]

Nas craniossinostoses sindrômicas, embora os ossos membranosos do esqueleto facial tenham crescimento anormal, os componentes cartilaginosos estão inafetados. A displasia facial é severa, com maxila grosseiramente hipoplásica em todas as dimensões e o nariz e mandíbula, relativamente, proeminentes. Encurtamento da base de crânio ocorre, e a maxila é retruída com pequeno e arqueado palato duro resultando em uma cavidade nasal reduzida com frequente desvio septal e estreita abertura coanal, frequentemente confundida com estenose. Há aproximação medial e estreitamento das lâminas pterigóideas com importante redução da dimensão transversa da rinofaringe. Isto resulta em uma redução do comprimento, profundidade e largura da faringe.[115]

As indicações para a DOG são baseadas na análise da malformação esquelética subjacente a ser tratada. DOG é um procedimento tecnicamente exigente, onde a cirurgia e o seguimento pós-operatório são igualmente importantes. O mau posicionamento do distrator ou o planejamento inadequado do vetor podem levar à falha terapêutica. Uma longa curva de aprendizado é a regra. Ainda assim, a taxa de complicação global será maior do que no AMM.

Assim como na DOG, os distratores internos são removidos após 6 a 12 semanas e os dispositivos externos após 3 a 8 semanas (dependendo da extensão do deslocamento ósseo necessária), período de consolidação óssea mínima para prevenir recidiva.

Uma questão importante é o alto custo da técnica em função dos dispositivos, o que pode inviabilizar seu uso em larga escala.

Ortodontia será necessária em momento ideal na maioria dos casos em busca de oclusão dentária apropriada.

A DOG indicada unicamente no tratamento dos DRS será uma exceção para pacientes com retrusão mandibular ou maxilar severa onde o avanço convencional corre o risco de instabilidade esquelética pela dimensão do deslocamento. Assim, a maioria dos pacientes com indicação apresenta doenças sindrômicas, fissura labiopalatina ou deformidades pós-traumáticas.

As operações auxiliares do tecido mole, assim como a cooperação próxima entre o cirurgião craniofacial, o neurocirurgião e o pediatra, serão necessárias.

Avanço Facial

No contexto da SAOS, o avanço do terço médio da face por meio de osteotomia tipo Le Fort III promove o ajuste do volume do SCVAS, além de melhorar o aspecto estético craniofacial.

A exposição é realizada, principalmente, por acesso bicoronal, completada por uma incisão intraoral vestibular superior para abordagem da sutura esfenomaxilar. A osteotomia da órbita inicia-se à altura da sutura frontozigomática e prolonga-se caudal e posteriormente, em direção à fossa temporal. A secção continua-se medialmente, ao nível do assoalho orbitário, atrás das vias lacrimais; a extensão até a parede medial permite confluir na sutura frontonasal. De forma similar, a osteotomia prossegue caudal e posteriormente à parede posterolateral da maxila, em direção à sutura esfenomaxilar, que é separada. A sutura temporozigomática é seccionada por via alta. Neste momento, o conjunto da pirâmide óssea pode ser mobilizado com fórceps. Completada a osteotomia, o avanço do terço médio da face pode ser realizado com estabilização dos segmentos ósseos com material de síntese no mesmo tempo cirúrgico ou com avanço gradual, por meio de um distrator (Fig. 20-30).[116]

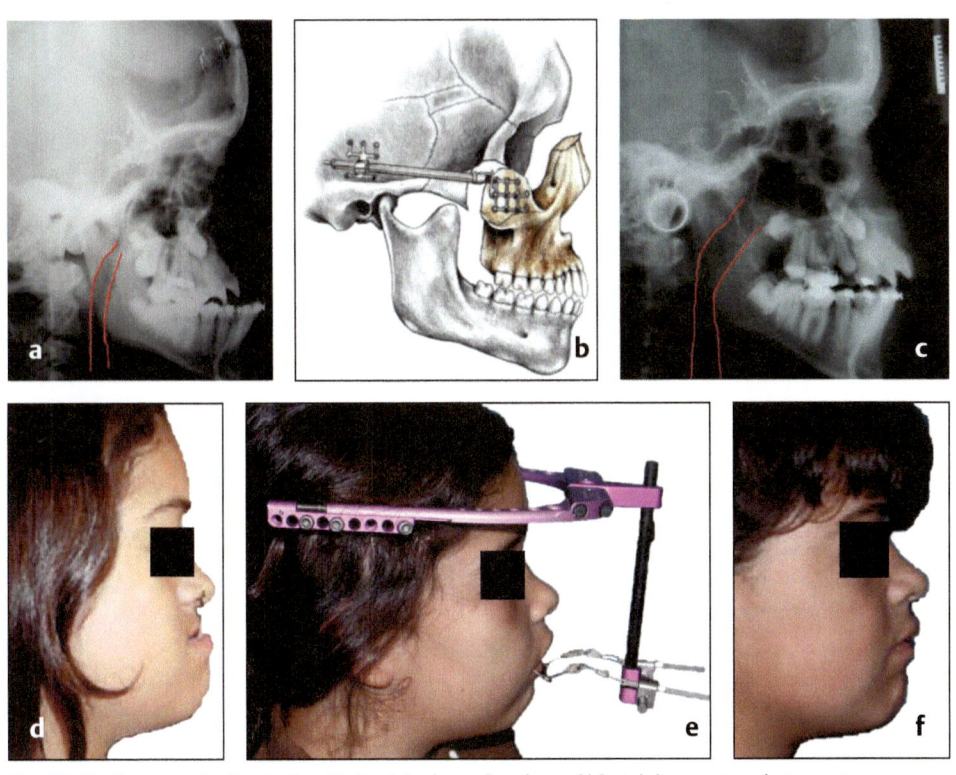

Fig. 20-30. Osteotomia tipo Le Fort III. (a-c) Radiografias de perfil facial demonstrando impacto em ACVAS; ilustração das linhas de osteotomia e posicionamento de distrator interno. (d-f) Aspecto estético pré e pós-operatório após avanço do terço médio da face por meio de distrator externo. (Paciente institucional HC-FMUSP.)

Avanço Frontofacial em Monobloco (ou Avanço Craniofacial Tipo Le Fort IV)

Consiste no avanço simultâneo da fronte, órbitas e terço médio da face, sendo indicado em crianças com retrusão de terço médio facial, distúrbio respiratório, exorbitismo e exposição corneana. Assim como a osteotomia tipo Le Fort III, o avanço frontofacial em monobloco visa a restabelecer a estética craniofacial, além de aumentar a dimensão do SCVAS. Além disso, promove a correção do exorbitismo, protegendo consequentemente a córnea.

A exposição do esqueleto facial consiste na associação do acesso bicoronal e acesso intraoral. Após a remoção do segmento ósseo frontal, a osteotomia supraorbital é estendida horizontalmente para a região da fossa temporal e continua-se inferiormente em direção à base do crânio, prosseguindo caudalmente na parede posterolateral da maxila, até a osteotomia da sutura esfenomaxilar. A sutura frontonasal e a suturas frontozigomáticas são poupadas. Após a osteotomia, o avanço gradual é realizado de forma semelhante à osteotomia tipo Le Fort III, com o auxílio de um distrator (Fig. 20-31).[117]

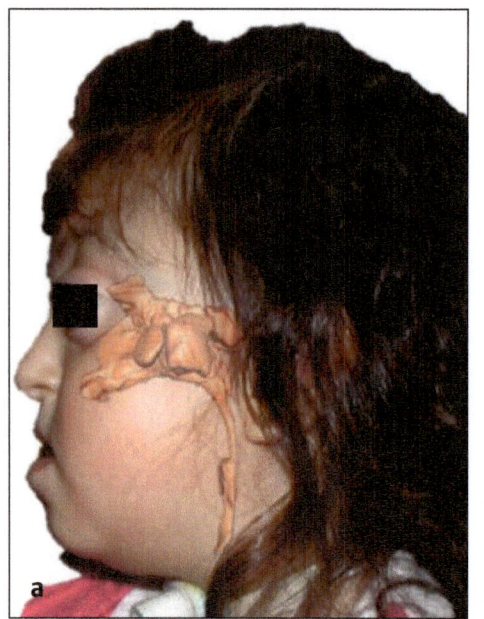

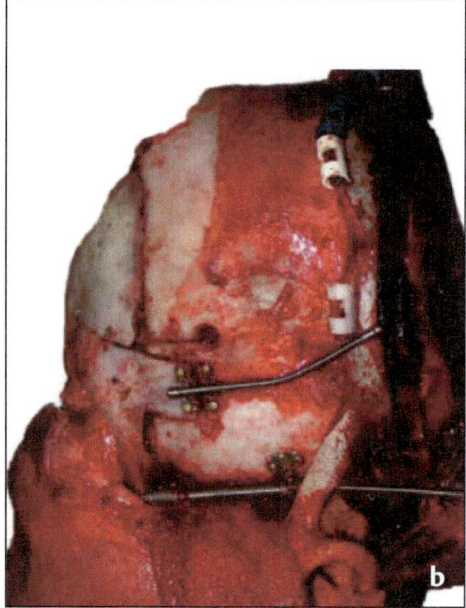

Fig. 20-31. Avanço frontofacial em monobloco. (a) Fotografia de perfil pré-operatório evidenciando retrusão do terço médio facial e exoftalmia, reconstrução tomográfica tridimensional da VAS sobreposta. (b) Fotografia de trans-operatório evidenciando acesso bicoronal, osteotomias e posicionamento dos distratores internos. *(Continua.)*

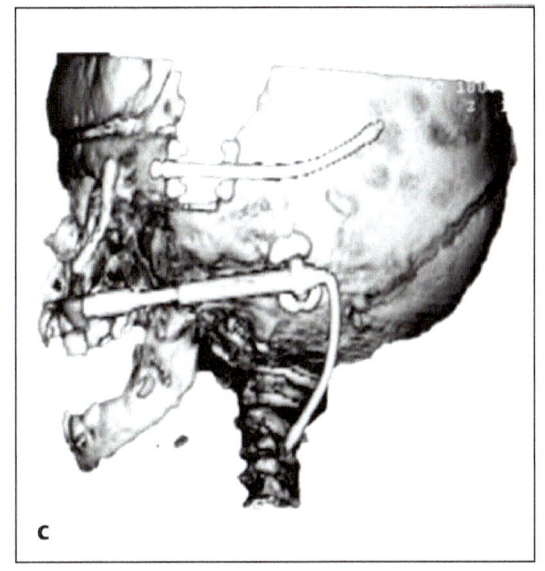

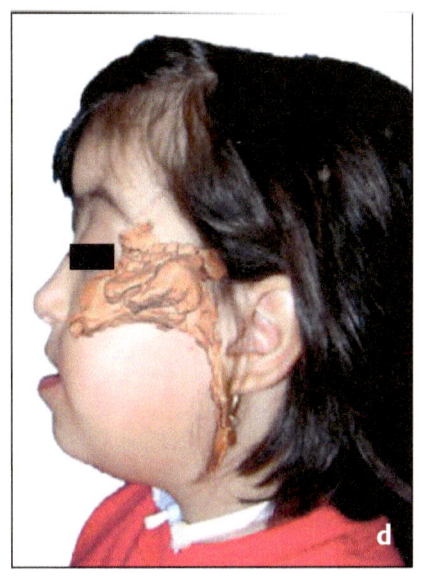

Fig. 20-31. *(Cont.)* (**c**) Reconstrução tomográfica tridimensional óssea da face em fase de consolidação após distração. (**d**) Fotografia de perfil pós-operatório evidenciando posicionamento adequado do terço médio facial e resolução da exoftalmia, reconstrução tomográfica tridimensional da VAS melhorada sobreposta.

REFERÊNCIAS BIBLIOGRÁFICAS

1. Carberry JC, Amatoury J, Eckert DJ. Personalized management approach for OSA. Chest 2018.
2. Watanabe T, Isono S, Tanaka A, et al. Contribution of body habitus and craniofacial characteristics to segmental closing pressures of the passive pharynx in patients with sleep-disordered breathing. American Journal of Respiratory and Critical Care Medicine 2002;165(2):260-5.
3. Lee SH, Choi JH, Shin C, et al. How does open-mouth breathing influence upper airway anatomy? Laryngoscope 2007.
4. Kezirian EJ, Hussey HM, Brietzke SE, et al. Hypopharyngeal surgery in obstructive sleep apnea practice patterns, perceptions, and attitudes. Otolaryngol Head Neck Surg 2012;147(5):964-71.
5. Kezirian EJ, Maselli J, Vittinghoff E, et al. Obstructive sleep apnea surgery practice patterns in the United States: 2000 to 2006. Otolaryngol Head Neck Surg 2010;143(3):441-7.
6. Kim JH, Guilleminault C. The nasomaxillary complex, the mandible, and sleep-disordered breathing. Sleep Breath 2011;15(2):185-93.
7. Carpes AF. Análise volumétrica da via aérea superior. In Pinto JA, Colombini NEP, editors. Ronco e apneia do sono - técnicas avançadas. Rio de Janeiro: Revinter; 2014. p. 101-11.
8. Caples SM, Rowley JA, Prinsell JR, et al. Surgical modifications of the upper airway for obstructive sleep apnea in adults: a systematic review and meta-analysis. Sleep 2010;33(10):1396-407.
9. Navarro J. Anatomia cirúrgica do nariz, dos seios paranasais e da fossa pterigopalatina, com interesse na cirurgia estético funcional. In Colombini N, (ed.) Cirurgia plástica e funcional da face: enfoque maxilofacial e otorrinolaringológico. São Paulo-SP: Revinter; 2002. p. 1057-60.
10. Gardner E, Gray DJ, Rahilly RO. Anatomy: a regional study of human structure. 4th ed. Philadelphia, PA: WB Saunders Company; 1988.

11. Navarro J. Anatomia cirúrgica do palato mole. In Pinto J, editor. Ronco e apnéia do sono. São Paulo-SP: Revinter; 2000. p. 3-8.
12. McWhorter AJ, Rowley JA, Eisele DW, et al. The effect of tensor veli palatini stimulation on upper airway patency. Arch Otolaryngol Head Neck Surg 1999;125(9):937-40.
13. Riley RW, Powell NB, Guilleminault C. Maxillofacial surgery and nasal CPAP: A comparison of treatment for obstructive sleep apnea syndrome. Chest 1990.
14. Riley RW, Powell NB, Guilleminault C. Inferior mandibular osteotomy and hyoid myotomy suspension for obstructive sleep apnea: A review of 55 patients. J Oral Maxillofacial Surg 1989.
15. Benumof JL. Obstructive sleep apnea in the adult obese patient: implications for airway management. J Clin Anesth 2001;13(2):144-56.
16. Mintz SM, Ettinger AC, Geist JR, Ry G. Anatomic relationship of the genial tubercles to the dentition as determined by cross-sectional tomography. J Oral Maxillofacial Surg 1995;53(11):1324-6.
17. Kuna S, Remmers JE. Anatomy and physiology of upper airway obstruction. In Principles and Pratice of Sleep Medicine. Philadelphia, PA: WB Saunders Company; 2000. p. 840-58.
18. Terris DJ. Cosmetic enhancement associated with surgery for obstructive sleep apnea. Laryngoscope 1999;109(7 Pt 1):1045-50.
19. Terris DJ, Good RL. Surgical management of sleep apnea and snoring. New York, NY: Informa Healthcare USA, Inc; 2007.
20. Navarro JA, Filho JL, Zorzetto NL. Anatomy of the maxillary artery into the pterygomaxillopalatine fossa. Anatomischer Anzeiger 1982;152(5):413-33.
21. Huynh NT, Morton PD, Rompre PH, et al. Associations between sleep-disordered breathing symptoms and facial and dental morphometry, assessed with screening examinations. American Journal of Orthodontics and Dentofacial Orthopedics: Official Publication of the American Association of Orthodontists, Its Constituent Societies, and the American Board of Orthodontics 2011;140(6):762-70.
22. Lundstrom F, Lundstrom A. Natural head position as a basis for cephalometric analysis. American Journal of Orthodontics and Dentofacial Orthopedics: Official Publication of the American Association of Orthodontists, Its Constituent Societies, and the American Board of Orthodontics 1992;101(3):244-7.
23. Shapiro PA. Effects of nasal obstruction on facial development. J Allergy Clin Immunol 1988;81(5 Pt 2):967-71.
24. Klocke A, Nanda RS, Kahl-Nieke B. Skeletal Class II patterns in the primary dentition. American Journal of Orthodontics and Dentofacial Orthopedics: Official Publication of the American Association of Orthodontists, Its Constituent Societies, and the American Board of Orthodontics 2002;121(6):596-601.
25. Bishara SE, Peterson LC, Bishara EC. Changes in facial dimensions and relationships between the ages of 5 and 25 years. Am J Orthodont 1984;85(3):238-52.
26. Sarver DM, Rousso DR. Plastic surgery combined with orthodontic and orthognathic procedures. American Journal of Orthodontics and Dentofacial Orthopedics : Official Publication of the American Association of Orthodontists, Its Constituent Societies, and the American Board of Orthodontics 2004;126(3):305-7.
27. da Silva Filho OG, Herkrath FJ, de Queiroz APC, Aiello CA. Padrão facial na dentadura decídua: estudo epidemiológico. Rev Dent Press Ortodont Ortoped Facial 2008;13(4):45-59.
28. Arnett GW, Bergman RT. Facial keys to orthodontic diagnosis and treatment planning--Part II. American Journal of Orthodontics and Dentofacial Orthopedics: Official Publication of the American Association of Orthodontists, Its Constituent Societies, and the American Board of Orthodontics. 1993;103(5):395-411.
29. Sarver DM, Johnston MW. Orthognathic surgery and aesthetics: planning treatment to achieve functional and aesthetic goals. Brit J Orthodont 1993;20(2):93-100.
30. Angle EH. Classification of malocclusion. Dental Cosmos 1899;41:248-64.

31. Burgersdijk R, Truin GJ, Frankenmolen F, et al. Malocclusion and orthodontic treatment need of 15-74-year-old Dutch adults. Commun Dent Oral Epidemiol 1991;19(2):64-7.
32. Proffit WR, Fields HWJ, Moray LJ. Prevalence of malocclusion and orthodontic treatment need in the United States: estimates from the NHANES III survey. Internat J Adult Orthodont Orthognat Surg 1998;13(2):97-106.
33. Betts NJ, Vanarsdall RL, Barber HD, et al. Diagnosis and treatment of transverse maxillary deficiency. Internat J Adult Orthodont Orthognath Surg 1995;10(2):75-96.
34. Phillips C, Medland WH, Fields HWJ, et al. Stability of surgical maxillary expansion. Internat J Adult Orthodont Orthognath Surg 1992;7(3):139-46.
35. Woodson BT, Naganuma H. Comparison of methods of airway evaluation in obstructive sleep apnea syndrome. Otolaryngology--Head and Neck Surgery: J Adult Orthodont Orthognath Surg 1999;120(4):460-3.
36. Fujita S. Obstructive sleep apnea syndrome: pathophysiology, upper airway evaluation and surgical treatment. Ear Nose Throat J 1993;72(1):67-72,75-76.
37. Moore KE, Phillips C. A practical method for describing patterns of tongue-base narrowing (modification of Fujita) in awake adult patients with obstructive sleep apnea. J Oral Maxillofacial Surg 2002;60(3):251-2.
38. Friedman M, Yalamanchali S, Gorelick G, et al. A standardized lingual tonsil grading system: interexaminer agreement. Otolaryngol Head Neck Surg 2015;152(4):667-72.
39. Quo SD, Pliska BT, Huynh N. Oropharyngeal growth and skeletal malformations. In Principles and Practice of SLEEP MEDICINE. 2017. p. 1401-22.
40. Vos W, De Backer J, Devolder A, et al. Correlation between severity of sleep apnea and upper airway morphology based on advanced anatomical and functional imaging. J Biomechan 2007;40(10):2207-13.
41. Sittitavornwong S, Waite PD. Imaging the upper airway in patients with sleep disordered breathing. Oral Maxillofacial Surg Clin North Am 2009;21(4):389-402.
42. Swennen GRJ, Mollemans W, Schutyser F. Three-dimensional treatment planning of orthognathic surgery in the era of virtual imaging. J Oral Maxillofacial Surg 2009;67(10):2080-92.
43. Riley R, Guilleminault C, Powell N, Simmons FB. Palatopharyngoplasty failure, cephalometric roentgenograms, and obstructive sleep apnea. Otolaryngol Head Neck Surg 1985.
44. Adams GL, Gansky SA, Miller AJ, et al. Comparison between traditional 2-dimensional cephalometry and a 3-dimensional approach on human dry skulls. Am J Orthodont Dent Orthoped 2004;126(4):397-409.
45. Hatcher DC. Cone beam computed tomography: craniofacial and airway analysis. Dent Clin North Am 2012;56(2):343-57.
46. Lundström A, Lundström F. The Frankfort horizontal as a basis for cephalometric analysis. Am J Orthodont Dentofacial Orthoped 1995.
47. Abramson Z, Susarla SM, Lawler M, et al. Three-dimensional computed tomographic airway analysis of patients with obstructive sleep apnea treated by maxillomandibular advancement. J Oral Maxillofacial Surg 2011.
48. Li HY, Chen NH, Wang CR, et al. Use of 3-dimensional computed tomography scan to evaluate upper airway patency for patients undergoing sleep-disordered breathing surgery. Otolaryngol Head Neck Surg 2003;129(4):336-42.
49. Chi L, Comyn FL, Mitra N, et al. Identification of craniofacial risk factors for obstructive sleep apnoea using three-dimensional MRI. Eur Respirat J 2011.
50. Kim JH, Guilleminault C. The nasomaxillary complex, the mandible, and sleep-disordered breathing. Sleep Breath 2011.
51. Leighton S, Drake AF. Airway considerations in craniofacial patients. Oral Maxillofacial Surge Clin North Am 2004.
52. Lowe AA, Fleetham JA, Adachi S, Ryan CF. Cephalometric and computed tomographic predictors of obstructive sleep apnea severity. Am J Orthodont Dentofacial Orthoped 1995.

53. Guilleminault Ch, Riley R, Powell N. Obstructive sleep apnea and abnormal cephalometric measurements. Implications for treatment. Chest 1984.
54. Katyal V, Pamula Y, Martin AJ, et al. Craniofacial and upper airway morphology in pediatric sleep-disordered breathing: Systematic review and meta-analysis. Am J Orthodontics and Dentofacial Orthopedics 2013.
55. Horner RL. Neural control of the upper airway: Integrative physiological mechanisms and relevance for sleep disordered breathing. Comprehensive Physiology 2012.
56. Muto T, Takeda S, Kanazawa M, et al. The effect of head posture on the pharyngeal airway space (PAS). Internat J Oral Maxillofacial Surg 2002.
57. Miyamoto K, Özbek MM, Lowe AA, Fleetham JA. Effect of body position on tongue posture in awake patients with obstructive sleep apnoea. Thorax 1997.
58. Tagaito Y, Isono S, Tanaka A, et al. Sitting posture decreases collapsibility of the passive pharynx in anesthetized paralyzed patients with obstructive sleep apnea. Anesthesiology 2010.
59. Prinsell JR. Primary and secondary telegnathic maxillomandibular advancement, with or without adjunctive procedures, for obstructive sleep apnea in adults: A literature review and treatment recommendations. J Oral Maxillofacial Surg 2012;70(7):1659-77.
60. Yucel A, Unlu M, Haktanir A, et al. Evaluation of the upper airway cross-sectional area changes in different degrees of severity of obstructive sleep apnea syndrome: Cephalometric and dynamic CT study. A J Neuroradiol 2005.
61. Avrahami E, Solomonovich A, Englender M. Axial CT measurements of the cross-sectional area of the oropharynx in adults with obstructive sleep apnea syndrome. Am J Neuroradiol 1996.
62. Galvin JR, Rooholamini SA, Stanford W. Obstructive sleep apnea: diagnosis with ultrafast CT. Radiology 2014.
63. Oda M, Suzuka Y, Lan Z, et al. Evaluation of pharyngolaryngeal region with 3-D computed tomography. Int Congress Series 2003;1257:281-7.
64. Croft CB, Pringle M. Sleep nasendoscopy: a technique of assessment in snoring and obstructive sleep apnoea. Clinical Otolaryngology & Allied Sciences 1991.
65. Soares D, Sinawe H, Folbe AJ, et al. Lateral oropharyngeal wall and supraglottic airway collapse associated with failure in sleep apnea surgery. Laryngoscope 2012;122(2):473-9.
66. Pinto J, Ferreira R, Nóbrega M, Zimath P. Somnoendoscopy: a new topodiagnosis method in obstructive sleep apnea. Intl Arch Otorhinolaryngol 2007;11(2):186-90.
67. Riley RW, Powell NB, Guilleminault C. Inferior sagittal osteotomy of the mandible with hyoid myotomy-suspension: a new procedure for obstructive sleep apnea. Otolaryngol Head Neck Surg 2017.
68. Lee NR, Woodson BT. Genioglossus muscle advancement via a trephine osteotomy approach. Operat Technique Otolaryngol Head Neck Surg 2000.
69. Wang YC, Liao YF, Li HY, Chen YR. Genial tubercle position and dimensions by cone-beam computerized tomography in a Taiwanese sample. Oral Surg Oral Med Oral Pathol Oral Radiol 2012.
70. Bell WH, Proffit WR. Surgical correction of dentofacial deformities. Philadelphia: WB Saunders, Inc; 1980.
71. Moraes C. OrtogOnBlender - O que é e aspectos técnicos. Retrieved from 2014.
72. Neruntarat C. Genioglossus advancement and hyoid myotomy: Short-term and long-term results. J Laryngol Otol 2003.
73. Sher AE, Shprintzen RJ, Thorpy MJ. Endoscopic observations of obstructive sleep apnea in children with anomalous upper airways: predictive and therapeutic value. Internat J Pediat Otorhinolaryngol 1986.
74. Frapier L, Picot MC, Gonzales J, et al. Ventilatory disorders and facial growth: Benefits of early genioplasty. International Orthodontics 2011.
75. Silva ADL, Cardim VLN, Dornelles RDFV, Salomons RL. Surgical treatment of compound mouth breather. Rev Soc Bras Cir Craniomaxilofac 2005;8(1):15-23.

76. Miller FR, Watson D, Boseley M. The role of the Genial Bone Advancement Trephine system in conjunction with uvulopalatopharyngoplasty in the multilevel management of obstructive sleep apnea. Otolaryngol Head Neck Surg 2004.
77. Li KK, Riley RW, Powell NB, Troell RJ. Obstructive sleep apnea surgery: Genioglossus advancement revisited. J Oral Maxillofacial Surg 2001.
78. Kuo PC, West RA, Bloomquist DS, McNeil RW. The effect of mandibular osteotomy in three patients with hypersomnia sleep apnea. Oral Surg Oral Med Oral Pathol 1979;48(5):385-92.
79. Faria AC, da Silva-Junior SN, Garcia LV, et al. Volumetric analysis of the pharynx in patients with obstructive sleep apnea (OSA) treated with maxillomandibular advancement (MMA). Sleep & Breathing = Schlaf & Atmung 2013;17(1):395-401.
80. Prinsell JR. Maxillomandibular advancement surgery in a site-specific treatment approach for obstructive sleep apnea in 50 consecutive patients. Chest. 1999.
81. Zaghi S, Holty JEC, Certal V, et al. Maxillomandibular advancement for treatment of obstructive sleep apnea a meta-analysis. JAMA 2016.
82. Bettega G, Pepin JL, Veale D, et al. Obstructive sleep apnea syndrome: Fifty-one consecutive patients treated by maxillofacial surgery. Am J Respirat Critical Care Med 2000.
83. Li KK, Guilleminault C, Riley RW, Powell NB. Obstructive sleep apnea and maxillomandibular advancement: An assessment of airway changes using radiographic and nasopharyngoscopic examinations. J Oral Maxillofacial Surg 2002.
84. Li KK, Powell NB, Riley RW, et al. Long-term results of maxillomandibular advancement surgery. Sleep Breath 2000.
85. Riley RW, Powell NB, Guilleminault C. Obstructive sleep apnea syndrome: A review of 306 consecutively treated surgical patients. Otolaryngol Head Neck Surg 1993.
86. Bell W. Modern practice in orthognatic and reconstructive surgery. In Bell W, editor. Philadelphia, PA: WB Saunders, Inc; 1992.
87. Hochban W, Conradt R, Brandenburg U, et al. Surgical maxillofacial treatment of obstructive sleep apnea. Plastic Reconstruct Surg 1997.
88. Waite PD, Wooten V, Lachner J, Guyette RF. Maxillomandibular advancement surgery in 23 patients with obstructive sleep apnea syndrome. J Oral Maxillofacial Surg 1989;47(12):1256-62.
89. Haddad FBL, editor. Recomendações para o diagnóstico e tratamento da síndrome da apneia obstrutiva do sono no adulto. Retrieved from 2013.
90. Carpes AF. Anatomia cirúrgica das vias aéreas superiores. In Pinto JA, editor. Ronco e apneia do sono. Rio de Janeiro: Revinter; 2010. p. 3-21.
91. Kerstens HC, Tuinzing DB, van der Kwast WA. Temporomandibular joint symptoms in orthognathic surgery. J Cranio-Maxillo-Facial Surg 1989;17(5):215-8.
92. Li KK, Riley RW, Powell NB, et al. Obstructive sleep apnea surgery: Patient perspective and polysomnographic results. Otolaryngol Head Neck Surg 2000.
93. Li KK, Riley RW, Powell NB, Guilleminault C. Maxillomandibular advancement for persistent obstructive sleep apnea after phase I surgery in patients without maxillomandibular deficiency. Laryngoscope 2000.
94. Li KK, Riley RW, Powell NB, et al. Postoperative airway findings after maxillomandibular advancement for obstructive sleep apnea syndrome. Laryngoscope 2000;110(2 Pt 1):325-7.
95. Jedrzejewski M, Smektala T, Sporniak-Tutak K, Olszewski R. Preoperative, intraoperative, and postoperative complications in orthognathic surgery: a systematic review. Clin Oral Investigat 2015;19(5):969-77.
96. Dal Pont G. Retro-molar osteotomy for correction of prognathism. Minerva chirurgica 1959;14:1138-41.
97. Pirelli P, Fanucci E, Giancotti A, et al. Skeletal changes after rapid maxillary expansion in children with obstructive sleep apnea evaluated by low-dose multi-slice computed tomography. Sleep Med 2019;60:75-80.

98. Roland PS, Rosenfeld RM, Brooks LJ, et al. Clinical practice guideline: Polysomnography for sleep-disordered breathing prior to tonsillectomy in children. Otolaryngol Head Neck Surg 2011;145(1 Suppl):S1-15.
99. Machado-Júnior AJ, Zancanella E, Crespo AN. Rapid maxillary expansion and obstructive sleep apnea: A review and meta-analysis. Med Oral Patol Oral Cir Bucal 2016.
100. Lines PA. Adult rapid maxillary expansion with corticotomy. Am J Orthodont 1975;67(1):44-56.
101. Cistulli PA, Palmisano RG, Poole MD. Treatment of obstructive sleep apnea syndrome by rapid maxillary expansion. Sleep 1998.
102. Pirelli P, Saponara M, Guilleminault C. Rapid maxillary expansion (RME) for pediatric obstructive sleep apnea: A 12-year follow-up. Sleep Med 2015.
103. Camacho M, Chang ET, Song SA, et al. Rapid maxillary expansion for pediatric obstructive sleep apnea: A systematic review and meta-analysis. Laryngoscope 2017;127(7):1712-9.
104. Guilleminault C, Monteyrol PJ, Huynh NT, et al. Adeno-tonsillectomy and rapid maxillary distraction in pre-pubertal children, a pilot study. Sleep Breath 2011.
105. Vinha PP, Eckeli AL, Faria AC, et al. Effects of surgically assisted rapid maxillary expansion on obstructive sleep apnea and daytime sleepiness. Sleep Breath 2016;20(2):501-8.
106. Alonso N, Carpes AF, Hallinan MP. Polissonographic findings in patients with Apert and Crouzon syndromes. Rev Bras Cir Craniomaxilofac 2009;12(3):98-104.
107. Carpes AF, Alonso N. Polysomnographic and endoscopic evaluation of children with isolated Robin sequence submitted to cleft palate repair. Universidade de São Paulo – USP; 2015.
108. Erler T, Paditz E. Obstructive sleep apnea syndrome in children: A State-of-the-Art review. Treatments in Respiratory Medicine 2004.
109. McCarthy JG, Schreiber J, Karp N, et al. Lengthening the human mandible by gradual distraction. Plast Reconstruct Surg 1992;89(1):1-10.
110. Rogers G, Lim AAT, Mulliken JB, Padwa BL. Effect of a syndromic diagnosis on mandibular size and sagittal position in robin sequence. J Oral Maxillofacial Surg 2009.
111. Scott AR, Tibesar RJ, Sidman JD. Pierre Robin sequence. Evaluation, management, indications for surgery, and pitfalls. Otolaryngol Clin North Am 2012.
112. da Costa AL, Manica D, Schweiger C, et al. The effect of mandibular distraction osteogenesis on airway obstruction and polysomnographic parameters in children with Robin sequence. J Cranio-Maxillo-Facial Surg 2018;46(8):1343-7.
113. Marques IL, de Sousa TV, Carneiro AF, et al. Clinical experience with infants with Robin sequence: A prospective study. Cleft Palate-Craniofacial J 2001.
114. Alonso N, Carpes AF, Yoshida MM. Distúrbios respiratórios do sono nas anormalidades Craniofaciais. In Pinto J, Colombini N. editors. Ronco e apneia do sono - técnicas avançadas. Rio de Janeiro: Revinter; 2014.
115. Nishikawa H, Pearman K, Dover S. Multidisciplinary management of children with craniofacial syndromes with particular reference to the airway. Internat J Pediat Otorhinolaryngol 2003.
116. Psillakis JM, Godoy R, Cardim VL, et al. Frontoorbital remodeling in congenital craniofacial deformities. Ann Plast Surg 1981;6(6):453-63.
117. Garg RK, Afifi AM, Garland CB, et al. Pediatric obstructive sleep apnea: consensus, controversy, and craniofacial considerations. Plast Reconstruct Surg 2017;140(5):987-97.

SÍNDROME DA APNEIA DO SONO – CIRURGIA ROBÓTICA TRANSORAL NO TRATAMENTO CIRÚRGICO DA APNEIA OBSTRUTIVA DO SONO

Eric Thuler ■ Fabio Augusto Wrincler Rabelo
Mariane Sayuri Yui ■ Quedayr Edna Tominaga
Vanier do Santos Jr.

INTRODUÇÃO
Robótica e Cirurgia Robótica
Inicialmente, é importante mencionar que já entramos na era da robótica e da inteligência artificial. Na medicina, é um processo em desenvolvimento no qual o que chamamos de robô são sensores, câmeras, engrenagens (braços com amplos movimentos, precisão e alcances) e *softwares* (algoritmos) manipulados pelo ser humano (cirurgião), enquanto que, se compararmos com a realidade encontrada nas indústrias, os robôs são representados por um conjunto de sensores e engrenagens controlados por um *software*, exercendo funções automatizas. Esta menção não tem intuito de ofuscar a tecnologia, mas sim de esclarecer o quanto ainda temos a desenvolver e de também situar o conceito de cirurgia robótica que iremos utilizar neste texto.

O sistema robótico mais utilizado atualmente é a plataforma da Vinci®, produzida pela *Intuitive Surgical* (Sunnyvale, CA), que foi desenvolvido na década de 90. Inicialmente o objetivo foi realizar cirurgias em soldados nos locais de guerra, possibilitando que os cirurgiões pudessem estar à distância. Desde então, o aprimoramento é constante, com atualizações frequentes das versões, acrescentando melhorias e novos recursos. As especialidades médicas que mais utilizam o sistema são a urologia, cirurgia do aparelho digestivo, ginecologia, cirurgia cardíaca, cirurgia torácica e otorrinolaringologia/cirurgia de cabeça e pescoço.

Cirurgia Robótica Transoral
A cirurgia robótica transoral (CRT) refere-se a uma variedade de procedimentos realizados através da cavidade oral utilizando a plataforma da Vinci® produzida pela *Intuitive Surgical* (Sunnyvale, CA).

Em linhas gerais, os procedimentos visam a ressecção endoscópica de tecidos da orofaringe, hipofaringe e laringe, utilizando uma plataforma que oferece ao cirurgião um console que possibilita o controle de quatro braços robóticos, um conectado a uma câmera 3D de alta definição e 3 braços conectados a uma variedade de instrumentos articulados.

A CRT foi inicialmente descrita por Weinstein e O'Malley como uma técnica minimamente invasiva para o tratamento de câncer de orofaringe. Aprovada pela FDA em dezembro de 2009 e aceita mundialmente, é considerada a mais eficaz e reprodutível técnica cirúrgica minimamente invasiva disponível para o tratamento desta patologia.

Quando comparada com a cirurgia transoral convencional, por oferecer ao cirurgião a visualização 3D dos tecidos com alta definição aliada à possibilidade de controlar até três braços robóticos conectados a instrumentos articulados com movimentos de amplitude de até 270º, a CRT proporciona maior precisão e destreza na execução da técnica cirúrgica. Numerosos artigos já demonstram que a CRT permite ao cirurgião realizar procedimentos que, de outra forma, só poderiam ser feitos por uma abordagem externa, por meio de cervicotomia e/ou mabibulotomia, reduzindo a morbidade e a mortalidade.[1-3]

Cirurgia Robótica na Apneia do Sono

A apneia obstrutiva do sono (AOS) é o distúrbio respiratório do sono com maior prevalência na população adulta. Trata-se de uma doença progressiva, que eleva o risco de acidentes e de desenvolvimento de doenças metabólicas e cardiovasculares.

A aplicação de pressão positiva contínua nas vias aéreas (CPAP) é o padrão ouro no tratamento da AOS nos casos moderados e severos, mas apresenta baixas taxas de adesão a longo prazo, o que compromete o resultado da terapia e justifica a busca por opções de tratamento cirúrgico.[4]

Por se tratar de uma doença multifatorial, o maior desafio na indicação do tratamento cirúrgico é o de abordar o mecanismo fisiopatológico prevalente em cada indivíduo, uma vez que estão envolvidos fatores que alteram a anatomia da via aérea superior (VAS) e a resistência da parede muscular.[5]

Metanálise realizada em 1996[6] já apontava a falha em identificar e tratar todos os sítios de obstrução como o principal motivo de não se obter ótimos resultados cirúrgicos, motivando a busca por características clínicas capazes de proporcionar melhores taxas de sucesso no tratamento cirúrgico, como o tamanho das tonsilas palatinas, posição palatal (Mallampati modificado) e índice de massa corporal.[7-9]

No entanto, mesmo com os pacientes selecionados segundo estes critérios clínicos, a taxa de sucesso da uvulopalatofaringoplastia ainda é de 45% em média,[10] o que motivou o surgimento das faringoplastias, técnicas cirúrgicas objetivando reposicionar os músculos da parede lateral da faringe.[11]

O benefício adicional destas técnicas é proporcionar aumento da resistência da parede muscular da faringe ao colapso e ganho de espaço na região retropalatal com preservação anatômica do palato mole, o que não compromete a possibilidade de uso futuro do CPAP, caso seja necessário.

Apesar dos melhores resultados, uma porcentagem elevada de pacientes ainda não responde favoravelmente, sendo a obstrução da hipofaringe apontada como a possível causa para o insucesso destas cirurgias.[12-15] Esta hipótese ganhou força nos últimos anos após a publicação de revisões que sugerem melhores resultados no tratamento cirúrgico da AOS com a realização de procedimentos capazes de atuar em múltiplos níveis de obstrução na VAS, tratando, consequentemente, a obstrução na hipofaringe.[16-18]

A utilização da cirurgia robótica transoral (CRT) no tratamento da AOS foi descrita por Vicini *et al.* para o tratamento da obstrução na hipofaringe, principalmente secundário à hipertrofia da base da língua e ao colapso da epiglote.[19,20] A redução da base da língua (RBL) é o foco primário da CRT no tratamento da AOS, correspondendo a uma ressecção que pode incluir a tonsila lingual e, eventualmente, também a musculatura hipertrofiada da base da língua, com volume de tecido ressecado que pode chegar a

20 gramas em casos selecionados adequadamente. A supraglotoplastia (SGP) refere-se ao tratamento adjuvante da obstrução supraglótica, principalmente, causada pelo colapso da epiglote.[21]

INDICAÇÃO

Os pacientes tratados com esta cirurgia apresentam quadro de AOS moderada a grave (índice de apneia e hipopneia maior que 15, e sonolência diurna excessiva) conforme documentado por um escore de escala de sonolência de Epworth maior que 10, intolerantes à terapia com CPAP.

Os candidatos ideais têm obstrução da hipofaringe, principalmente por hipertrofia da tonsila lingual grau 3 ou 4,[22] determinado pelo exame endoscópico em supino e em vigília, ou pela endoscopia do sono induzido por drogas (sonoendoscopia).

A sonoendoscopia (DISE) é capaz de mimetizar o relaxamento muscular ocorrido durante o sono, possibilitando uma avaliação dinâmica e tridimensional do colapso faríngeo na AOS.[23] Utilizando a manobra de elevação do mento (*chin lift*) durante o exame, é possível refinar a seleção de pacientes para CRT, indicando o procedimento apenas nos pacientes com obstrução secundária à hipertrofia tecidual e excluindo pacientes com obstrução da hipofaringe por falta de sustentação muscular.

CONTRAINDICAÇÕES

A cirurgia não deve ser indicada em pacientes com AOS tratada efetivamente de forma não invasiva ou que apresentem condições clínicas nas quais o risco da cirurgia não compense o seu benefício, como em pacientes com elevado risco anestésico (ASA > 2), doença cardiovascular significativa ou instável, AVC, doença neuromuscular progressiva, necessidade crônica de uso de anticoagulantes, etc.

Restrições anatômicas que limitam a exposição da hipofaringe e podem dificultar a realização dos procedimentos, como em pacientes com abertura da boca menor do que 5 cm e impossibilidade de hiperextensão da cabeça, são contraindicações relativas.

Deve-se ter cautela com pacientes com perfil psicológico instável, e com casos que apresentem queixa prévia de disfagia, já que é possível que a RBL e a SGP agravem os sintomas.

AVALIAÇÃO PRÉ-OPERATÓRIA

Inicialmente, é a mesma recomendada para o tratamento cirúrgico da AOS, incluindo um histórico completo do sono com a documentação da sonolência e da qualidade do sono, o que pode incluir a escala de sonolência de Epworth, questionários subjetivos padronizados de qualidade de vida (Berlim, escala de fadiga, Stanford *Sleepiness Scale*), um exame polissonográfico tipo 1 ou 2 e avaliação da saúde clínica geral, que deve incluir o índice de massa corporal.

Quanto à avaliação otorrinolaringológica, devemos ter especial atenção ao tamanho da tonsila palatina (grau 0 a IV), escore de Mallampati modificado (I a IV) e realizar exame abrangente das vias aéreas superiores com nasofibrolaringoscopia, classificando a hipertrofia da tonsila lingual.[9]

A avaliação radiológica não é indispensável, mas optamos por realizar tomografia computadorizada ou ressonância magnética do pescoço na avaliação da hipertrofia da base da língua, já que auxiliam a determinar se o tecido hipertrofiado é predominantemente linfático (tonsila lingual) ou muscular, além da profundidade da artéria lingual e seus ramos.

Plataforma e Instrumentais

A plataforma da Vinci® é composta por um console utilizado pelo cirurgião (Fig. 21-1), um carrinho do paciente e uma torre de controle (Fig. 21-2). A CRT é possível de ser realizada com os modelos Si ou Xi, que oferecem os seguintes recursos:

- Endoscópio de 0° e 30° com 8 ou 10 mm de diâmetro, usualmente conectado ao braço 2 do robô, fornecendo imagem 3D de alta definição com ampliação (*zoom*) de até 10×.
- Braços robóticos 1 e 3 são conectados aos instrumentos articulados (Endo Wrist®), cada um posicionado em cada lado da câmera. O braço 4 não é utilizado na CRT e fica acondicionado na lateral do carrinho do paciente.
- Monitor de vídeo 2D de alta definição para o assistente cirúrgico e pessoal da sala acoplado à torre de controle *(Control Cart)*.

Em nossa rotina, utilizamos a pinça Maryland bipolar de 8 mm para coagulação e preensão, e a pinça espátula monopolar de 8 mm para dissecção e corte (Fig. 21-3). Estes instrumentos oferecem movimento da extremidade distal da pinça de 180° de articulação e de 540° de rotação.

O controle dos instrumentos e dos recursos da câmera é realizado por meio do console do cirurgião, posicionado no interior da sala cirúrgica. Este console possui um conjunto de controles que utilizam um algoritmo (Intuitive® Motion) que reproduz, nas pinças articuladas, os movimentos do pulso e das mãos do cirurgião, acrescentando filtro de tremor, escala de redução da amplitude dos movimentos, permitindo a manipulação precisa dos tecidos e utilizando as duas pinças simultaneamente (bimanual).

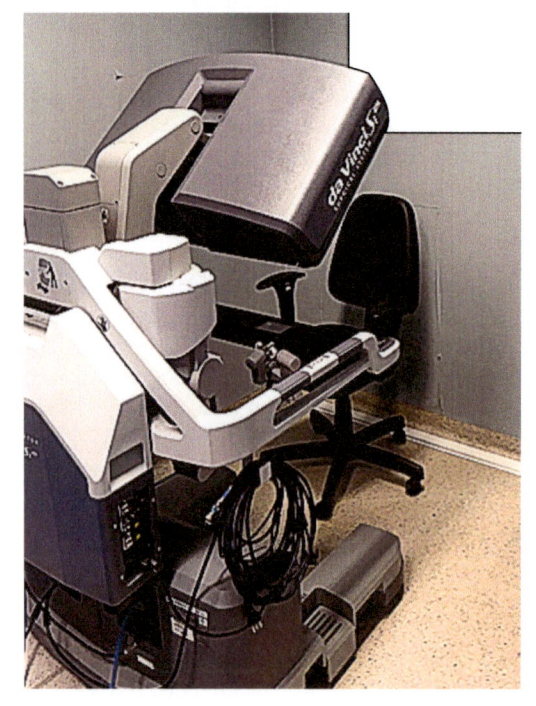

Fig. 21-1. Console utilizado pelo cirurgião.

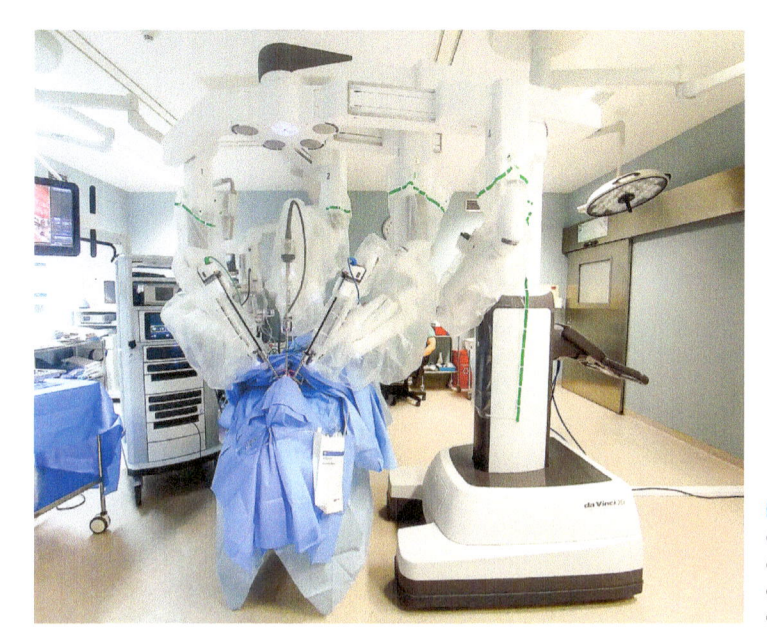

CAPÍTULO 21 ■ SÍNDROME DA APNEIA DO SONO – CIRURGIA ROBÓTICA TRANSORAL ... 321

Fig. 21-2. Carrinho do paciente e torre de controle posicionados deixando a cabeceira desobstruída.

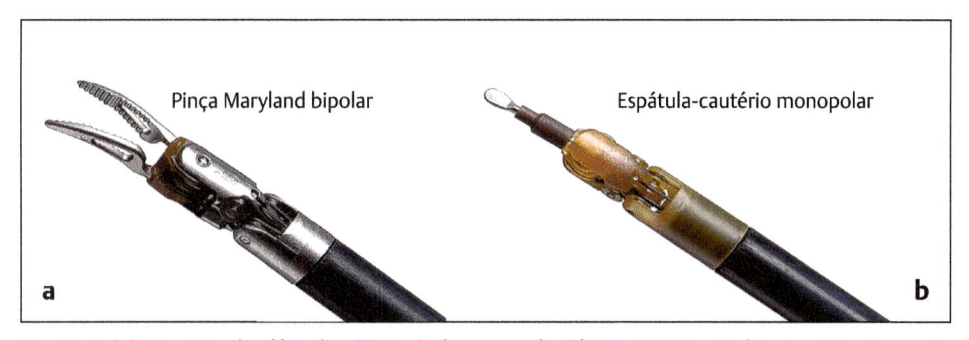

Fig. 21-3. (a) Pinça Maryland bipolar. (b) Espátula monopolar (da Vinci® XI Surgical System™ Instrument & Acessory Catalog – 2015).

Realizamos a exposição da base da língua com o abridor de boca Davis-Meyer® (Karl Storz) ou Dingman, adaptados para possuírem lâminas de diferentes comprimentos e larguras (Fig. 21-4).

Duas ponteiras de sucção Yankauer® de pequeno diâmetro (Storz, cat. 755500) são utilizadas pelo assistente de cabeceira para aspirar a fumaça do campo cirúrgico, funcionando também como retratores para auxiliar na visualização do campo cirúrgico.

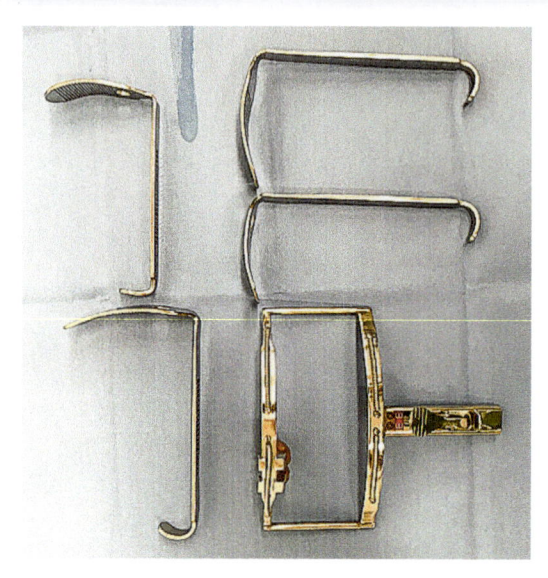

Fig. 21-4. Abridor de boca Mayer-Davis com espátulas adaptadas para CRT.

EQUIPE CIRÚRGICA
Cirurgião
Posicionado no console do robô, normalmente em um dos cantos da sala cirúrgica do mesmo lado onde ficará a cabeça do paciente, fora do campo cirúrgico, mas com visualização deste.

Primeiro Assistente
Atua como segundo cirurgião, posicionado no campo cirúrgico na cabeça do paciente, sendo responsável pela montagem e posicionamento dos braços robóticos, possibilitando acesso ao campo cirúrgico sem a colisão dos mesmos, pela aspiração de fumaça com as ponteiras de sucção, auxiliando também na exposição do campo cirúrgico e controle da hemostasia em caso de um eventual sangramento.

Segundo Assistente
Auxilia o primeiro assistente no posicionamento dos braços robóticos e no posicionamento do abridor de boca, e atua na troca e limpeza das pinças (instrumentação cirúrgica).

ANESTESIA
A equipe anestésica deve estar preparada para uma intubação difícil, o que pode exigir o uso de endoscópio de fibra ótica ou Glidescope. O médico anestesista e os equipamentos necessários para a anestesia ficam posicionados ao pé da mesa cirúrgica, que deve estar com a cabeceira prolongada e desobstruída para permitir o posicionamento do carrinho do paciente e a movimentação dos braços do robô pelos assistentes cirúrgicos (Fig. 21-2).

Na Europa (Vicini *et al.*), é comum a realização de traqueostomia imediatamente após a intubação. Nos Estados Unidos, porém, isso não é preconizado, e a intubação é orotraqueal ou nasotraqueal. Em nossa rotina, a CRT é realizada com intubação nasotraqueal.

EXPOSIÇÃO DA OROFARINGE

O procedimento é realizado com o paciente em posição supina com a cabeça anteriorizada por um suporte elevado de espuma ou silicone, utilizado para intubação difícil (posição de *Sniff*), que permite melhor exposição da base da língua e visualização da epiglote (Fig. 21-5). A arcada dentária superior deve ser protegida de traumas durante o posicionamento do abridor de boca e durante a movimentação dos braços do robô, principalmente o que fica acoplado à câmera. A língua é puxada anteriormente com suturas temporárias; como essa manobra pode resultar na compressão ventral da língua contra os incisivos inferiores, deve-se utilizar uma proteção dentária inferior. A base da língua é exposta usando os abridores de boca mencionados anteriormente, utilizando uma espátula larga o suficiente para não permitir o deslocamento medial da lateral da língua, ao mesmo tempo em que não seja longa demais a ponto de ultrapassar o limite das papilas circunvaladas. A extremidade distal da lâmina deve ficar posicionada na altura do forame cécum (Fig. 21-6).

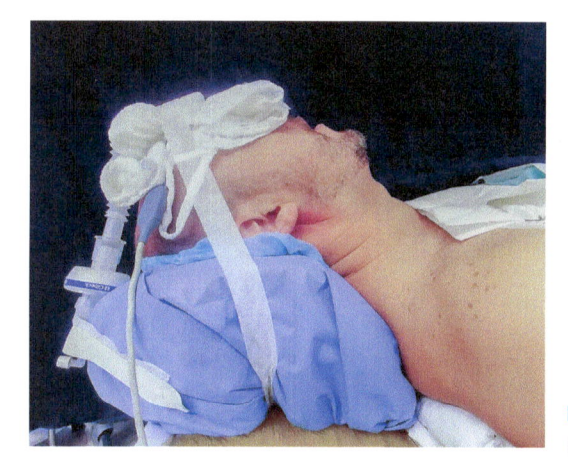

Fig. 21-5. Posicionamento da cabeça do paciente (posição de *sniff*).

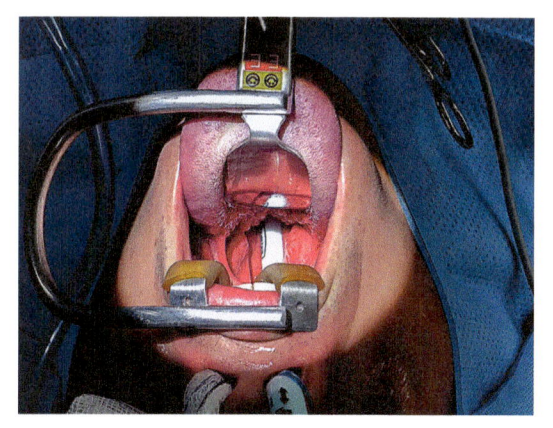

Fig. 21-6. Visão superior do abridor de boca expondo a base da língua.

POSICIONAMENTO DO ROBÔ

O console robótico do paciente (com os braços) é posicionado ao lado da cabeceira do paciente, sendo necessário um angulo de 30° em relação à mesa cirúrgica quando utilizado o sistema SI, para evitar colisão dos braços. No modelo XI, não é necessário angular o console do paciente, já que os braços têm diferentes recursos de posicionamento.

Utilizamos três dos quatro braços disponíveis: um braço é acoplado à ótica de 30°, que é direcionada para a base da língua e posicionada próxima aos incisivos superiores no centro da boca; os outros dois braços são posicionados em cada lado da câmera, utilizando os trocartes para tracionar levemente as rimas bucais, auxiliando na proteção contra eventuais traumas pela movimentação dos braços durante a realização do procedimento (Fig. 21-7).

REDUÇÃO DA BASE DA LÍNGUA (RBL)

A RBL no tratamento da AOS foi inspirada na técnica descrita, em 2006, por O'Malley *et al.* para tratamento do câncer de orofaringe.[24] Por se tratar de doença benigna, sem a necessidade de ressecção com margem de segurança oncológica, o objetivo é ampliar a dimensão do espaço retrolingual e melhorar o posicionamento da epiglote, reduzindo a possibilidade de obstrução da hipofaringe. A ressecção do tecido hipertrofiado estende-se desde o forame cécum até a valécula, incluindo a mucosa que recobre a epiglote e uma pequena porção da cartilagem, quando necessário. O objetivo não é remover um volume predeterminado de tecido, mas melhorar a exposição do espaço glótico. Com o objetivo de prevenir lesão arterial e hemorragias, a ressecção tecidual deve ocorrer principalmente na linha média, com especial cuidado na manipulação das estruturas laterais onde é maior o risco de lesões arteriais.[25]

O tempo para realização deste procedimento é cerca de 30 minutos a 45 minutos, podendo ser didaticamente dividido em três etapas, conforme descrevemos a seguir:

Tonsilectomia Lingual do Lado Direito
- *Braço robótico esquerdo (n° 1)*: pinça espátula monopolar 5 ou 8 mm.
- *Braço robótico central (n° 2)*: endoscópio 30° 10 mm.
- *Braço robótico direito (n° 3)*: pinça Maryland bipolar 8 mm.

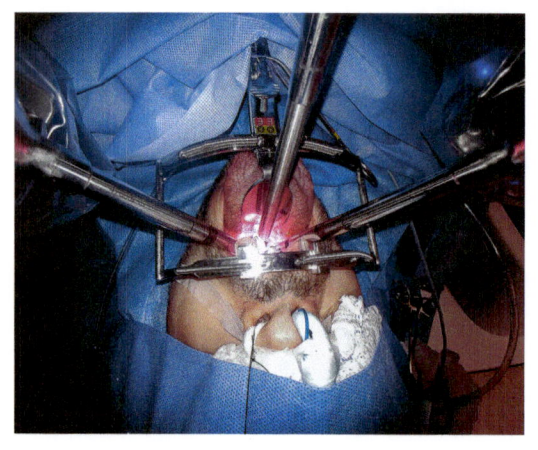

Fig. 21-7. Demonstração do posicionamento dos braços e pinças na cavidade oral.

O endoscópio de 30° é posicionado com a chanfradura voltada para a base da língua (para cima), com a câmera ajustada, inicialmente, com pequeno aumento (*zoom* baixo), fornecendo uma visão panorâmica da base da língua. A imagem pode ser ampliada, conforme a necessidade, durante o procedimento.

A incisão sempre começa na linha média a partir da papila circunvalada, sendo o forame cécum um bom marco para a extensão superior desta incisão, pois é distal às papilas circunvaladas e está posicionado na linha média. O tecido tonsilar lingual é incisado na linha média até o limite com o músculo subjacente (Fig. 21-8).

Seguindo o plano muscular, as bordas da tonsila lingual do lado direito são identificadas e marcadas com cautério para delinear o limite superior (cranial) da ressecção, cujo limite lateral é o sulco formado pelo polo inferior da amigdala palatina e o limite inferior, o sulco glossoepiglótico (Fig. 21-9).

Se a tonsila lingual for muito volumosa e não permitir a visualização destes pontos de referência, a ressecção deve sempre se manter na linha média, dissecando o plano entre o músculo e o tecido linfoide, o que possibilita a remoção em bloco do tecido, com sangramento mínimo.

O assistente de cabeceira deve utilizar os dispositivos de sucção para auxiliar na exposição do plano de dissecção. Pequenos ramos da artéria lingual podem ser encontrados e, em geral, são facilmente cauterizados com a pinça Maryland bipolar. Vasos maiores podem ser ligados (clipados) pelo assistente de cabeceira, se necessário. Por isso, recomendamos a presença da pinça e dos clipes vasculares em sala desde o início do procedimento, apesar de nunca os termos utilizado em nossa casuística.

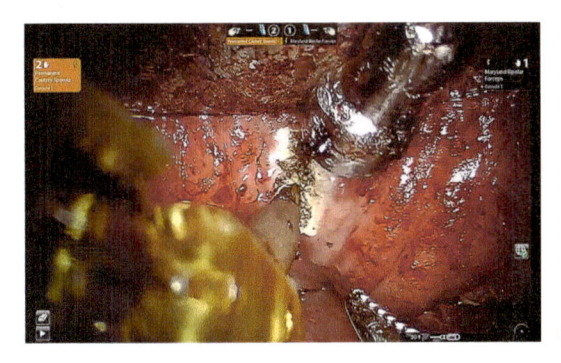

Fig. 21-8. Incisão medial na tonsila lingual.

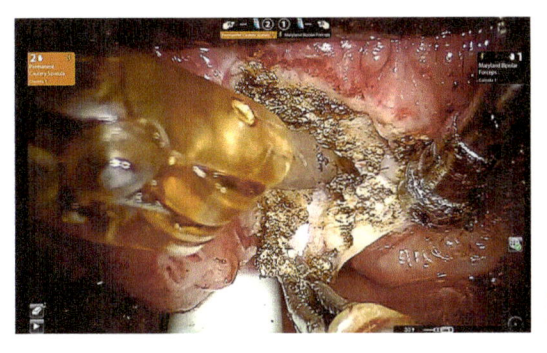

Fig. 21-9. Limite superior da ressecção da tonsila lingual do lado direito.

Tonsilectomia Lingual do Lado Esquerdo
- *Braço robótico esquerdo (nº 1):* pinça Maryland bipolar 8 mm.
- *Braço robótico central (nº 2):* endoscópio 30º 10 mm.
- *Braço robótico direito (nº 3):* pinça espátula monopolar 5 ou 8 mm.

Após a troca de lado dos instrumentos, a tonsilectomia lingual do lado esquerdo é realizada da mesma forma da descrita à direita (Fig. 21-10), com a incisão partindo da linha média. Assim como na etapa anterior, o tecido linfoide deve ser ressecado em bloco, respeitando-se os limites com o músculo.

AVALIAÇÃO DE OBSTRUÇÃO RESIDUAL
Se necessário, pode-se ampliar as margens de ressecção com o objetivo de assegurar a visualização completa da epiglote (Fig. 21-11), o que pode incluir tecido muscular lingual. Segundo estudos com dissecção cadavérica, a ressecção do tecido lingual pode-se estender em até 1 cm de profundidade na região da linha média e em até 1,5 cm lateralmente, região onde evitamos com segurança lesões dos ramos principais da artéria lingual.

SUPRAGLOTTOPLASTIA (SGP)
Este é um passo técnico opcional que pode ser executado imediatamente após a conclusão do TBR. Apenas 10% dos nossos pacientes foram submetidos a este procedimento, em casos que apresentaram colapso primário da epiglote durante a sonoendoscopia. A SGP foi concebida para melhorar o colapso inspiratório da epiglote e não aumenta significativamente o tempo cirúrgico, em média 15 minutos, seguindo os passos técnicos a seguir:

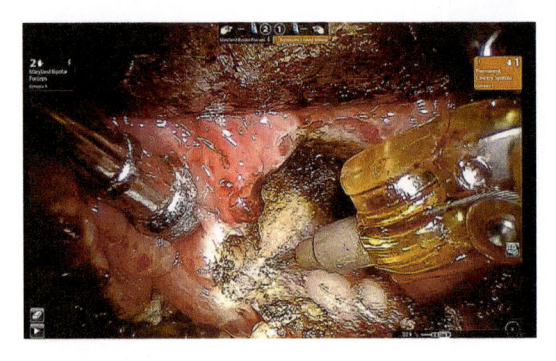

Fig. 21-10. Tonsilectomia lingual do lado esquerdo.

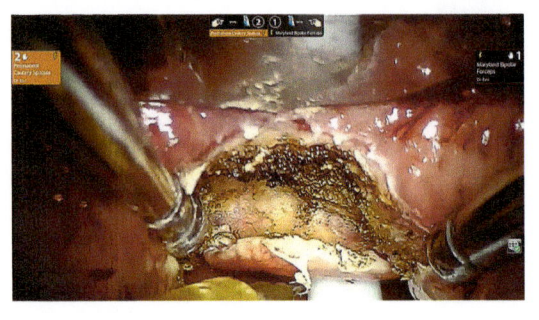

Fig. 21-11. Exposição completa da epiglote após remoção da tonsila lingual.

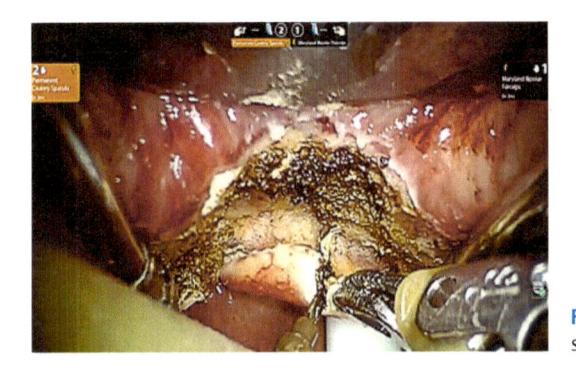

Fig. 21-12. Incisão da epiglote na supraglotoplastia.

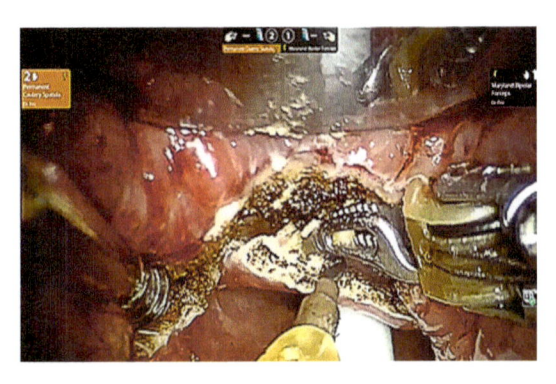

Fig. 21-13. Limite da ressecção com preservação da epiglote.

A epiglote é incisada na linha média, seguindo a prega glossoepiglótica medial (Fig. 21-12). Esta divisão começa na borda da epiglote e estende-se por aproximadamente 5 mm em direção a valécula (Fig. 21-13). Uma quantidade suficiente de epiglote deve ser deixada para evitar o risco de aspiração.

COMPLICAÇÕES

É um procedimento no qual é esperado um nível elevado de dor no pós-operatório. Visando minimizar o risco de sangramento, evitamos o uso de AINEs, o que nos leva a rotineiramente utilizar esquema de analgesia oral contínuo com medicamentos derivados de opioides (Codeína, Oxicodona, Metadona), especialmente nos 5 primeiros dias.

A alimentação e hidratação são os maiores desafios na primeira semana após a cirurgia, e a disfagia prolongada é a principal complicação do procedimento. Segundo revisão sistemática publicada em 2017,[26] 7% dos pacientes apresentam disfagia, algumas vezes com necessidade de internação para hidratação e analgesia endovenosa. Na nossa casuística (121 casos), apenas 3% dos casos necessitaram de reinternação por este motivo.

A segunda complicação mais comum durante a primeira semana de pós-operatório é a hipoestesia da língua, causada pela compressão prolongada durante o procedimento. Em 33% dos pacientes, o sintoma pode-se tornar persistente, estendendo-se por até 1 mês.

Sangramento tardio de pequeno volume foi descrito na literatura em 12,5% dos pacientes, comumente autolimitado, principalmente na segunda semana após a realização do procedimento. Na nossa casuística, 3 pacientes (2,5%) apresentaram sangramento autolimitado, sem necessidade de revisão cirúrgica.

Edema severo pós-operatório, levando à dispneia e à insuficiência respiratória, ocorre em menos de 1% dos casos descritos. É possível ocorrer dano aos dentes, hemorragia por lesão de ramos da artéria lingual, necessidade de revisão da cirurgia por sangramento e até morte, complicações descritas, mas com incidência muito baixa na literatura, que não ocorreram em nenhum dos nossos casos.

CONSIDERAÇÕES FINAIS

É importante reforçar que o colapso ocasionado pelo palato mole e paredes laterais da orofaringe não são devidamente tratados pela RBL e SGP. Quando houver hipertrofia das tonsilas palatinas com colapso do palato e/ou paredes laterais da orofaringe, é indicada a realização da tonsilectomia palatina associada a uma das variações da faringoplastia, procedimento que habitualmente realizamos no mesmo tempo cirúrgico e com o auxílio dos recursos tecnológicos oferecidos pela plataforma da Vinci (Robô), o que torna mais fácil a identificação e a dissecção completa do músculo palatofaríngeo, reduzindo o risco de lesão inadvertida de outros músculos ou vasos, e, consequentemente, reduzindo o risco de complicações.

A CRT associada à faringoplastia expansora promoveu taxa de sucesso cirúrgico de 77% em casos selecionados com sonoendoscopia, com baixas taxas de complicação. Também demonstrou uma forte correlação entre a quantidade de tecido removido e a resposta cirúrgica, com melhores resultados alcançados em ressecções com volume superior a 10 cm^3.[27]

A cirurgia para tratamento da obstrução nasal pode ser realizada no mesmo tempo cirúrgico, mas deve-se levar em conta que a associação de procedimentos pode elevar o potencial de complicações pós-operatórias. Outra desvantagem para a associação dos procedimentos é o fato de a intubação para a CRT ser nasotraqueal, impondo dificuldades técnicas para a cirurgia nasal. Por esses motivos, a nossa preferência é pela realização dos procedimentos em dias diferentes.

REFERÊNCIAS BIBLIOGRÁFICAS

1. Rinaldi V, Pagani D, Torretta S, Pignataro L. Transoral robotic surgery in the management of head and neck tumours. 2013:1-15.
2. Hoffmann TK, Schuler PJ, Bankfalvi A, et al. Comparative analysis of resection tools suited for transoral robot-assisted surgery. Springer Verlag. 2014;271(5):1207-13.
3. Moore EJ, Hinni ML. Critical review : transoral laser microsurgery and robotic-assisted surgery for oropharynx cancer including human papillomavirus e related cancer. Radiat Oncol Biol [Internet] Elsevier Inc 2012.
4. Mokhlesi B, Ayas NT. Cardiovascular events in obstructive sleep apnea — Can CPAP therapy save lives? N Engl J Med [Internet] Massachusetts Medical Society 2016 Aug 28;375(10):994-6.
5. Eckert DJ, White DP, Jordan AS, et al. Defining phenotypic causes of obstructive sleep apnea: Identification of novel therapeutic targets. Am J Respir Crit Care Med 2013;188(8):996-1004.
6. Aurora RN, Casey KR, Kristo D, et al. Practice parameters for the surgical modifications of the upper airway for obstructive sleep apnea in adults. 1996.
7. Friedman M, Ibrahim H, Bass L. Clinical staging for sleep-disordered breathing. Otolaryngol Head Neck Surg 2002;127(1):13-21.
8. Friedman M, Tanyeri H, La Rosa M, et al. Clinical predictors of obstructive sleep apnea. Laryngoscope 1999;109(12):1901-7.
9. Friedman M, Salapatas AM, Bonzelaar LB. Updated Friedman staging system for obstructive sleep apnea. Adv Otorhinolaryngol 2017;80:41-8.
10. Sundaram S, Lim JLT. Surgery for obstructive sleep apnoea/hypopnoea syndrome. Cochrane 2013;(2):15-7.

11. Pang KP, Pang EB, Win MTM, et al. Expansion sphincter pharyngoplasty for the treatment of OSA: a systemic review and meta-analysis. European Archives of Oto-Rhino-Laryngology 2016.
12. Soares D, Sinawe H, Folbe AJ, et al. Lateral oropharyngeal wall and supraglottic airway collapse associated with failure in sleep apnea surgery. Laryngoscope 2012;122(2):473-9.
13. Koutsourelakis I, Saffirudin F, Ravesloot M, Zakynthinos S. Surgery for obstructive sleep apnea : sleep endoscopy determinants of outcome. 2012. p. 1-5.
14. Kezirian EJ. Nonresponders to pharyngeal surgery for obstructive sleep apnea: Insights from drug-induced sleep endoscopy. Laryngoscope 2011;121(6):1320-6.
15. Kavcic P, Koren A, Koritnik B, et al. Sleep magnetic resonance imaging with electroencephalogram in obstructive sleep apnea syndrome. Laryngoscope [Internet] 2015;125(6):1485-90.
16. Kezirian EJ, Goldberg AN. Hypopharyngeal surgery in obstructive sleep apnea: an evidence-based medicine review. Arch Otolaryngol Head Neck Surg 2006;132(2):206-13.
17. Sedlmaier B, Bohlmann P, Jakob O, Reinhardt A. Outpatient diode laser tonsillotomy in children with tonsillar hyperplasia. Clinical results. HNO [Internet] 2010 Mar [cited 2015 May 4];58(3):244-54.
18. Murphey AW, Kandl JA, Nguyen SA, et al. The effect of glossectomy for obstructive sleep apnea: a systematic review and meta-analysis. Otolaryngol Head Neck Surg [Internet] 2015;153(3):334-42.
19. Vicini C, Montevecchi F, Tenti G, et al. Transoral robotic surgery: Tongue base reduction and supraglottoplasty for obstructive sleep apnea. Oper Tech Otolaryngol Neck Surg [Internet] Elsevier 2012 Mar 1 [cited 2016 Aug 11];23(1):45-7.
20. Vicini C, Montevecchi F, Magnuson JS. Robotic surgery for obstructive sleep apnea. 2013;130-6.
21. Torre C, Camacho M, Liu SYC, et al. Epiglottis collapse in adult obstructive sleep apnea: vA systematic review. Laryngoscope 2016;126(2):515-23.
22. Friedman M, Yalamanchali S, Gorelick G, et al. A standardized lingual tonsil grading system: interexaminer agreement. Otolaryngol – Head Neck Surg [Internet] 2015;152(4):667-72.
23. Winckler RFA, Salgado KD, Haueisen SH, et al. A comparison of the Fujita classification of awake and drug-induced sleep endoscopy patients. Braz J Otorhinolaryngol 2013;79(1):100-5.
24. Vicini C, Dallan I, Canzi P, et al. Transoral robotic surgery of the tongue base in obstructive sleep apnea-hypopnea syndrome : anatomic considerations and clinical experience. 2011. p.1-8.
25. Hou T, Shao J, Fang S. The definition of the V zone for the safety space of functional surgery of the tongue. 2012. p. 66-70.
26. Meccariello G, Cammaroto G, Montevecchi F, et al. Transoral robotic surgery for the management of obstructive sleep apnea: a systematic review and meta-analysis. Eur Arch Oto-Rhino-Laryngology 2017;274(2):647-53.
27. Vicini C, Montevecchi F, Gobbi R, et al. Transoral robotic surgery for obstructive sleep apnea syndrome: Principles and technique. World J Otorhinolaryngol – Head Neck Surg [Internet] Elsevier 2017;3(2):97-100.

Parte V Miscelânea

DISTÚRBIOS DO SONO EM CRIANÇAS

CAPÍTULO 22

Renata C. Di Francesco

Quando a respiração da criança é perturbada durante sono, o corpo acha que está se sufocando. Assim há o aumento da frequência cardíaca e da pressão sanguínea, o cérebro desperta e o sono é interrompido. Há queda da saturação de oxigênio. *(American Academy of Otolaryngology Head and Neck Foundation)*

INTRODUÇÃO

A descrição acima traduz claramente o que acontece no distúrbio respiratório do sono (DRS) na criança. Esta situação compreende um espectro de padrões anormais da respiração que se caracterizam pelo esforço respiratório. Dependendo da gravidade a obstrução, pode variar de ronco primário, síndrome da resistência das vias aéreas superiores e apneia obstrutiva do sono.[1]

Problemas do sono são muito frequentes na faixa etária pediátrica e também são queixa frequente no atendimento médico, uma vez que chegam a desestabilizar toda a dinâmica familiar. Em 1 a 5 % das crianças, o quadro está relacionado com a apneia obstrutiva do sono, e, em menor proporção, nas crianças com apneia central ou mista. O ronco primário acomete em torno de 10% das crianças. Se não tratada, a apneia do sono pode levar a sérias sequelas nestas crianças.[2]

Apneia obstrutiva do sono é caracterizada pela obstrução intermitente parcial ou completa da via aérea, com perturbação ou ruptura da ventilação durante o sono, assim como os padrões da arquitetura do sono.[2]

Até 40% das crianças com DRS apresentam comportamento anormal, enurese noturna, hiperatividade, comportamento agressivo, ansiedade e até depressão. Há, ainda, relação com problemas escolares e baixa qualidade de vida, comparável a crianças com condições crônicas, como asma e artrite reumatoide juvenil.[3]

Esta entidade caracteriza-se muito mais como uma síndrome, uma vez que pode ser decorrente de múltiplos fatores etiológicos (Quadro 22-1).[4]

Ainda não se conhece detalhadamente a fisiopatologia dos distúrbios respiratórios do sono, mas sabe-se que há uma complexa interação entre a resistência das vias aéreas, a colapsabilidade da faringe, o tônus dos músculos dilatadores da faringe e a pressão negativa intraluminal gerada pelos músculos da respiração.[5]

A maior causa de desconforto respiratório do sono em crianças é o aumento das tonsilas faríngea e palatina, sendo que a fisiopatologia em crianças está relacionada com a combinação de estreitamento anatômico das vias aéreas e alteração da função neuromuscular (tamanho relativo e estruturação das vias aéreas superiores).[6]

Quadro 22-1. Condições Predisponentes da Apneia Obstrutiva do Sono em Crianças (Adaptado)[4]

A. Tonsilas faríngeas e palatinas aumentadas e rinite alérgica
B. Obesidade
C. Desarmonias ou anomalias craniofaciais como: micro ou retrognatia; complexo nasomaxilar estreito com ou sem atresia do palato duro – acentuada deficiência de desenvolvimento do terço médio da face como nas síndromes de de Crouzon, Apert, Pffeifer ou fissura palatina corrigida
D. Hipoplasia da mandíbula como em sequência de Pierre Robin, Treacher-Collins, Stickler, etc.
E. Controle ou tom neuromotor anormal – doença neuromuscular, paralisa cerebral distrofia de Duchenne, etc.
F. Combinações dos distúrbios anteriormente citados com:
- Síndrome de Down
- Acondroplasia
- Síndrome de Prader-Willi
- Mucopolissacaridose

A rinite alérgica é um fator associado, assim como as infecções das vias aéreas superiores, piorando a qualidade de vida destas crianças.[7] A rinite alérgica reduz o tempo de sono REM em crianças com hipertrofia adenoamigdaliana, mesmo na ausência da apneia obstrutiva do sono.[8]

Além da rinite, desvio septal congênito e traços familiares de desproporção maxilo-mandibular também são fatores piorados do DRS (Quadro 22-1).[4,9]

COMORBIDADES DO DISTÚRBIO RESPIRATÓRIO DO SONO
Déficit de Crescimento
O retardo de crescimento é uma das consequências mais severas da apneia obstrutiva do sono.[10] Há uma menor secreção do GH (hormônio de crescimento), interferindo no crescimento. Há também redução do fator de crescimento *insulina-like* ligado à proteína 3 (IGFBP-3). Acredita-se que uma ruptura na arquitetura do sono das crianças, decorrente dos despertares frequentes em consequência da apneia, ocorre, principalmente, na fase de sono com ondas lentas, sendo o mecanismo responsável pela redução da secreção do GH.[11] Há reversão do quadro após adenotonsilectomia.[12] A apneia obstrutiva do sono deve ser considerada em crianças em investigação do déficit de crescimento.[13]

Distúrbios do Comportamento e Problemas de Aprendizado
Estudos mostram uma alta prevalência (28%) de alterações comportamentais em crianças com distúrbio respiratório do sono,[14] como sintomas de hiperatividade, agressividade e déficit de atenção.[13]

Um grande estudo americano demonstrou apneia obstrutiva do sono em 18% das crianças com 10% das piores notas no primeiro ano escolar (idade de cerca de 6 anos), havendo melhora significante após adenotonsilectomia.[14] Nós encontramos uma alta prevalência de crianças com respiração bucal em defasagens de aprendizagem em crianças da pré-escola.[15]

O déficit nas funções executivas encontrado em crianças com apneia obstrutiva do sono poderia refletir uma disfunção do lobo frontal, apesar de que outras regiões do cérebro também podem ser afetadas.[16] Problemas de memória, atenção seletiva e sustentada[17] são os que mais frequentemente levam ao baixo desempenho escolar.[13]

Os resultados mostram uma melhora da atenção relacionada com os sintomas após a tonsilectomia, e sugerem que a atenção e os problemas de comportamento devem entrar na indicação da cirurgia.[13]

Enurese

É frequente a enurese noturna no distúrbio respiratório do sono, variando de 41[18] até 50%,[13] que pode estar associada a uma secreção irregular do peptídeo atrial natriurético.[18] Após a adenotonsilectomia, há 60 a 75% de chance de se resolver, e 80 a 85% de melhorar significativamente os sintomas de enurese.[19]

Repercussões Cardiopulmonares

Crianças com tonsilas palatinas e faríngeas aumentadas apresentam um menor volume pulmonar e ainda uma menor pressão inspiratória.

Durante o sono com apneia obstrutiva, há hipóxia e hipercarpnia que são o estímulo para a vasoconstrição dos leitos pulmonar e sistêmico, gerando aumento da resistência e da pressão sanguínea, o que se traduz clinicamente em hipertensão pulmonar e sistêmica. O coração então responde a esse aumento de pós-carga com remodelamento de câmaras, que, em último caso, leva à insuficiência cardíaca congestiva.[20]

Se houver predomínio de hipertensão pulmonar e esta causar uma disfunção cardíaca direita, a criança terá remodelamento de ventrículo direito, pressão atrial direita aumentada, retorno venoso diminuído com progressão natural para congestão hepática, edema periférico e ascite. Se a vasculatura sistêmica for a mais acometida pela vasoconstrição e evoluir para uma disfunção de câmaras cardíacas esquerdas, as consequências para o paciente pediátrico serão edema pulmonar e diminuição do débito cardíaco.

Estas crianças merecem cuidados anestésicos especiais, pois pacientes que sofrem SAOS com hipertensão pulmonar e/ou disfunção de ventrículo direito têm um pós-operatório de risco, como, por exemplo, de edema agudo de pulmão. Devem ser monitorizadas no pós-operatório.

ABORDAGEM DA CRIANÇA COM DRS

Anamnese

Avaliar o *status* respiratório destas crianças, com a criança acordada, pode subestimar a gravidade do quadro durante o sono, e, assim, uma história detalhada deve ser feita (Quadro 22-2).[2]

Exame Físico

Ao exame físico, deve-se observar respiração bucal, fácies adenoideana, aumento das tonsilas ou obesidade.

O exame no consultório consiste na avaliação da orofaringe e classificação do tamanho das tonsilas palatinas. A classificação mais comum é a de Brodsky, 1989, na qual os

Quadro 22-2. Sintomas e Sinais da SAOS (Adaptado)[2]

História	Exame físico
▪ Ronco frequente (3 ou mais noites por semana) ▪ Respiração com esforço durante o sono ou ofegante ▪ Enurese noturna ▪ Dormir em posições estranhas, como sentado ou com hiperextensão da cabeça ▪ Cianose ▪ Sonolência diurna maior e agitação durante o dia ▪ Sintomas de desatenção ou hiperatividade ▪ Problemas de aprendizado	▪ Baixo peso/déficit de crescimento ou sobrepeso ▪ Tonsilas aumentadas ▪ Fácies adenoideana ▪ Micro ou retrognatia ▪ Palato estreito ▪ Hipertensão

graus III e IV são considerados obstrutivos. A tonsila faríngea é avaliada pela radiografia de perfil (ou de *cavum*), observando-se o grau de obstrução da nasofaringe. Atualmente o endoscópio flexível é muito usado e pode substituir a radiografia. O exame é bem tolerado quando realizado por um médico treinado e um aparelho com calibre apropriado. Sugere-se de 1,9 a 3,2 mm. O tamanho das tonsilas sozinhas pode não estar correlacionado com a severidade do DRS, entretanto uma análise combinada com a anatomia craniofacial e tônus muscular pode contribuir.[13]

Dentre as características craniofaciais mais importantes, deve-se ter em mente um perfil convexo, com retroposicionamento da mandíbula. o que contribui para mais estreitamento das vias aéreas. Deformidade torácica tipo *pectus escavatum* sugere aumento do esforço respiratório de longa duração.

Diagnóstico

Atualmente, o padrão ouro para o diagnóstico do DRS é a polissonografia realizada em laboratório do sono. Entretanto, a polissonografia é cara e nem sempre é disponível. Outros testes, como oximetria noturna, apresentam baixo valor preditivo.[2] Pode-se utilizar a gravação em vídeo.[13]

Assim, não é necessário o estudo formal do sono antes da adenotonsilectomia para a crianças com obstrução. A polissonografia deve ser indicada principalmente para crianças menores de 2 anos de idade ou na presença de obesidade, síndrome de Down, anomalias craniofaciais, doenças neuromusculares, anemia falciforme ou mucopolissacaridose.[13]

A anamese e a história clínica são os métodos inicias mais importantes associados à avaliação das características craniofaciais e ao grau de obstrução do tecido linfoide.

A polissonografia mostra a gravidade da apneia do sono, sendo considerada anormal com IAH (índice de apneia-hipopneia) maior ou igual a 1. Entretanto não mostra uma associação importante com morbidade neurocomportamental e/ou sua resposta após o tratamento.

A tabulação dos sintomas em questionários direcionados, como o Questionário Pediátrico do Sono (PSQ-Pediatric Sleep Questionnaire), pode ser mais compreensiva em comportamento, qualidade de vida e sintomas.[21]

Tratamento

As revisões sistemáticas nos mostram que realmente a adenotonsilectomia é o tratamento de escolha frente ao aumento das tonsilas palatinas e faríngea nos casos de apneia do sono na criança, tanto em testes objetivos como subjetivos,[13] com importante melhora na qualidade de vida das crianças.[22]

Em crianças com alterações da oclusão dental ou desarmonias do crescimento craniofacial, é necessária a complementação com tratamento ortodôntico,[8] e, nos adolescentes, podem ser necessários outros procedimentos, como uvulopalatofaringoplastia e até avanço maxilomandibular.

Após adenotonsilectomia, há melhora do desenvolvimento ponderoestatural, biomarcadores de crescimento aumentam significativamente após o procedimento[13] em 27 a 62% dos casos,[23] e da enurese noturna.[24]

Uma pesquisa (*CHAT – The Childhood Adenotonsillectomy Trial*) mostra que há melhora significativa no índice de apneia obstrutiva do sono em comparação com crianças em idade escolar e não operadas, e uma melhora significativa nos sintomas neurocomportamentais, inclusive medidos com testes específicos; entretanto, em 7 meses de acompanhamento, não houve significativa melhora dos parâmetros de desempenho escolar.[25] O AHRQ também demonstrou melhora no sono e comportamento em crianças operadas.[13]

O tratamento cirúrgico em crianças pequenas parece evitar os problemas escolares, sendo de 3 a 5 anos um período considerado uma janela de oportunidade para o tratamento da SAOS.[24] Adenotonsilectomia traz melhora da qualidade de vida em crianças com distúrbio respiratório do sono.[22] A frequência de casos de insucesso é muito variável, entretanto deve-se considerar aqui as alterações craniofaciais, doenças neuromusculares, além de hipertrofia de cornetos inferiores, desvio de septo nasal e presença de paredes faríngeas aumentadas. A obesidade é um fator de insucesso da tonsilectomia isolada.[26]

Há melhora importante na qualidade de vida[13] e ainda uma melhora dos índices de custos dos sistemas de saúde utilizados por estas crianças, e, em função da utilização de antibióticos, 40% mais visitas hospitalares, etc.[27] A adenotonsilectomia, mais comumente, é uma cirurgia realizada em hospital-dia, mas devem ser consideradas situações onde o paciente deve permanecer no hospital para monitorização noturna, como, por exemplo, menores de 3 anos, apneia grave, complicações cardíacas da SAOS, déficit de crescimento acentuado, obesidade mórbida, anomalias crianiofaciais e doenças neuromusculares.[2]

O tratamento da rinite alérgica deve ser sempre empregado após a adenotonsilectomia.[7,26] Em situações especiais, deve-se indicar uvulopalatofaringoplastia ou mesmo CPAP.

CONCLUSÕES

O distúrbio respiratório do sono é uma condição relativamente comum na infância, e sua prevalência varia entre 1 a 3%, com pico entre 2 e 8 anos de idade.

A maior causa de desconforto respiratório do sono em crianças é o aumento das tonsilas faríngea e palatina resultando em retardo do crescimento ponderoestatural, *cor pulmonale* e outros acometimentos cardiovasculares, enurese secundária, problemas neurocognitivos e de comportamento, e baixo rendimento escolar.

O tratamento precoce reverte as consequências, melhorando sobremaneira a qualidade de vida destas crianças.

REFERÊNCIAS BIBLIOGRÁFICAS

1. Katz ES, D'Ambrosio CM. Pathophysiology of pediatric obstructive sleep apnea. Proc Am Thorac Soc 2008;5:253-62.
2. Marcus CL, Brooks LJ, Draper KA, et al. Diagnosis and management of childhood obstructive sleep apnea syndrome. Pediatrics 2012; 130:576-84.
3. Stewart MG Witsell DL, Goldstein NA, et al. Otolaryngology – Quality of life outcomes after tonsillectomy – results from the TO TREAT study. Otolaryngol Head Neck Surg 2005:133;2:109-10.
4. Kaditis A, Kheirandish-Gozal L, Gozal L. Algorithm for the diagnosis and treatment of pediatric OSA: A proposal of two pediatric sleep centers. Sleep Medicine 2012;13:217-27.
5. Remmers JE, deGroot WJ, Sauerland EK, Anch AM. Pathogenesis of upperairway occlusion during sleep. J Appl Physiol 1978;44:931-8.
6. Marcus CL. Sleep-disordered breathing in children. Am J Respir Crit Care Med 2001;164:16-30.
7. Kim DK, Han DH. Impact of allergic rhinitis on quality of life after adenotonsillectomy for pediatric sleep-disordered breathing. Int Forum Allergy Rhinol 2015;5:741-6.
8. Di Francesco RC, Alvarez J. Allergic rhinitis affects the duration of rapid eye movement sleep in children with sleep-disordered breathing without sleep apnea. Int Forum Allergy Rhinol 2016;6:465-71.

9. Guilleminault C, Lee JH, Chan A. Obstructive sleep apnea syndrome. Arch Pediatr Adolesc Med 2005;159:775-8.
10. Owen G, Evans A, Canter R, Robinson A. The reproducibility of urinary growth hormone measurement in children undergoing adenotonsillectomy. Clin Otolaryngol 1996;21:549-5.
11. Guilhaume A, Benoit O, Gourmelen M, Ricahrdet JM. Relationship between sleep stage IV and reversible HGH deficiency in psychological dwarfnism. Ped Res. 1982;16:299-303.
12. Di Francesco R, Junqueira PA, Frizzarini R, Zerati FE. Crescimento pôndero-estatural de crianças após adenoamigdalectomia. Rev Bras Otorrinolaringol 2003;69(2):193-6.
13. Mitchell RB, Archer SM, Ishman SL, et al. Clinical practice guideline: tonsillectomy in children (update)-Executive summary. Otolaryngol Head Neck Surg 2019 Feb;160(2):187-205.
14. Ali NJ, Pitson D, Stradling JR. Snoring, sleep disturbance and behaviour in 4-5 year olds. Arch Dis Child. 1993;68:360-6.
15. Chedid KAK, DiFrancesco RC, Junqueira PAS. A influência da respiração oral no processo de aprendizagem da leitura e escrita em crianças pré-escolares. Rev de Psicopedagogia 2004;21(65):157-63.
16. Macey PM, Henderson LA, Macey KE, et al. Brain morphology associated with obstructive sleep apnea. Am J Respir Crit Care Med 2002;166:1382-7.
17. Beebe DW. Neurobehavioral morbidity associated with disordered breathing during sleep in children: acomprehensive review. Sleep 2006;29:1115-34.
18. Brooks LJ, Topol HI. Enuresis in children with sleep apnea. J Pediatr 2003;142:515-8.
19. Basha S, Bialowas C, Ende K, Szeremeta W. Effectiveness of adenotonsillectomy in the resolution of nocturnal enuresis secondary to obstructive sleep apnea. Laryngoscope 2005;115(6):1101-3.
20. Paul GR, Pinto S. Sleep and the cardiovascular system in children. Sleep Med Clin 2017 Jun;12(2):179-91.
21. Rosen CL, Wang R, Taylor HG, et al.Utility of symptoms to predict treatment outcomes in obstructive sleep apnea syndrome. Pediatrics 2015 Mar;135(3):e662-71.
22. Di Francesco RC, Fortes FSG, et al. Melhora da qualidade de vida em crianças após adenoamigdalectomia. Rev Bras ORL 2004;70:748-51.
23. Katz ES, D'Ambrosio CM. Pediatric obstructive sleep apnea syndrome. Clin Chest Med 2010;31:221-34.
24. Jeyakumar A, Rahman SI, Armbrecht ES, Mitchell R. The association between sleep-disordered breathing and enuresis in children. Laryngoscope 2012;122:1873-7.
25. Marcus CL, Moore RH, Rosen CL, et al. A randomized trial of adenotonsillectomy for childhood sleep apnea. Adenotonsillectomy Trial (CHAT). N Engl J Med 2013 Jun 20;368(25):2366-76.
26. Di Francesco RC, Kreibich MS. Is the difference in the volume of the pharyngeal space, as measured by acoustic pharyngometry, before and after tonsillectomy proportional to the volume of the excised tonsils? Clinics 2016;71(5):285-90.
27. Tarasiuk A, Greenberg-Dotan S, Simon-Tuval T, et al. Elevated morbidity and health care use in children with obstructive sleep apnea syndrome. Am J Respir Crit Care Med 2007;175:55-61.

DISTÚRBIOS NÃO RESPIRATÓRIOS DO SONO COMUNS NA PRÁTICA CLÍNICA EM PEDIATRIA

CAPÍTULO 23

Marcia Pradella-Hallinan

INTRODUÇÃO

O sono é um estado fisiológico do organismo. É associado a várias funções importantes para a manutenção do equilíbrio do organismo e, quando se encontra reduzido por privação ou por distúrbios associados à ele, tem como consequências a presença de sonolência, fadiga, redução do desempenho psicomotor, da atenção, da concentração e da memória, alteração do humor com irritabilidade e labilidade emocional. Ainda, alterações do crescimento ponderoestatural, da função metabólica e do sistema imunológico têm sido amplamente descritas como consequências de um sono de má qualidade ou de curta duração.[1]

A Classificação Internacional de Distúrbios do Sono – Terceira Edição (ICSD-3) é o texto clínico de referência para o diagnóstico de distúrbios do sono. Foi atualizada em 2014 e agora também apresenta os códigos de diagnóstico para os correspondentes CID-9 e CID-10 no início de cada seção. Os distúrbios são agrupados em seis categorias principais:

1. Insônia.
2. Distúrbios respiratórios do sono.
3. Hipersonias de origem central.
4. Transtornos do ritmo circadiano.
5. Parassonias.
6. Transtornos do movimento relacionados com o sono.[2]

Quando o pediatra ou o especialista em sono recebem um paciente em que existem queixas relativas ao sono, é importante que conheça os padrões de sono para as diferentes faixas etárias. O padrão de sono está relacionado com a maturação do sistema nervoso e, principalmente, a maturação elétrica cerebral. Entretanto, outros fatores se associam a esta maturação elétrica; por exemplo, o recém-nascido (RN) pode dormir cerca de 16 até 20 horas (no total das 24 horas) e acorda a cada 3 a 4 horas. Estes ciclos de sono e vigília são dependentes da fome e saciedade do bebê e não existem diferenças nos ciclos entre o período do dia ou da noite. Com 2 meses e até 12 meses, os bebês dormem 9 a 12 horas a noite e 2 a 4,5 horas durante o dia. A partir do 3º mês de vida, tem início a secreção de melatonina que vai influenciar a duração dos maiores períodos de sono e de sono contínuo no período da noite. As sonecas diurnas podem variar de 4 episódios nos bebês entre 3 e 6 meses de idade até 1 única soneca naqueles próximos de 1 ano e duram 30 minutos até 2 horas em média. Entre 1 e 3 anos de idade, o sono tem duração de 12-13 horas nas 24 horas e as sonecas diurnas podem ocorrer pela manhã e a tarde nos menores e passa a 1 vez após o almoço nos maiores, podendo persistir ainda nos próximos 2 até 3 anos. Entre 3 até 5 anos, o sono tem duração de 11-12 horas. Com 6 a 12 anos, as crianças dormem em média 10-11 horas. Dos 12 aos 18 anos, a necessidade de sono é de 9-9 ½ horas, entretanto muitos adolescentes não dormem mais que 7-7 ½ horas! Nessa fase do desenvolvimento ocorre um atraso fisiológico do relógio biológico, ou seja, a liberação da melatonina pela glândula pineal pode ocorrer 1 até 2 horas mais tarde comparando-se ao período anterior, e isto vai influenciar a duração do sono em decorrência da dificuldade em dormir e acordar nos horários socialmente mais adequados.[3]

Uma vez conhecidos os padrões de sono, podemos analisar as queixas de sono tendo como base a Classificação Internacional dos Distúrbios do Sono (ICSD-3).[2]

INSÔNIA DA CRIANÇA

É definida como dificuldade para iniciar e/ou manter o sono. A capacidade do bebê encontrar uma maneira de se acalmar e entrar no sono sem ajuda do cuidador deve ser estimulada. Uma vez que a criança comece a ter uma preensão adequada, deve ser introduzido um **amiguinho de dormir**, algo que tenha um interesse tátil para que ela manipule e distraia-se, entrando no sono sem perceber. Quando a criança adormece por estímulos do cuidador, como tomar mamadeira, ser ninada ou balançada, por exemplo, pode desenvolver uma **insônia comportamental** por causa da **associação inadequada** do início do sono com o estímulo que recebe. Mais tarde, pode resistir para ir para a cama ou exigir diferentes coisas até conseguir, finalmente, dormir, retardando muito o horário do sono por **dificuldade na disciplina e falta limites**.[4,5]

Antes de se iniciar o tratamento da insônia comportamental, deve-se atentar para a avaliação de possíveis fatores predisponentes associados, como os fatores ambientais e as doenças clínicas comuns para cada faixa etária. O conhecimento e controle desses fatores vão auxiliar na instituição de um comportamento regrado para facilitar o sono.[6]

As terapias comportamentais utilizadas na prática clínica são técnicas que visam à extinção de um comportamento inadequado e à aquisição de um comportamento regrado e que facilite o sono. A literatura apresenta dados consistentes de resultados duradouros e efetivos, com mudanças tanto na resistência de iniciar o sono como nos despertares noturnos, além dos efeitos positivos de redução de comportamentos diurnos, como choro excessivo, irritabilidade, ansiedade de separação, melhora da autoestima e da labilidade emocional. Um fator de importância nessa aquisição é a melhora do humor, estresse e satisfação conjugal dos pais.[6]

HIPERSONIAS DE ORIGEM CENTRAL

A queixa de sonolência diurna deve ser analisada com cuidado. Os horários de dormir e acordar anotados num diário do sono por, no mínimo, 15 dias auxiliam na observação de ritmos regulares ou irregulares, e diferenças entre dias da semana e finais de semana. Questionamentos do ritmo de sono e ocorrência de sonolência nos períodos de férias também são importantes na anamnese.

A principal causa de sonolência na criança e no adolescente é a privação do sono. Nos dias atuais, sem dúvida, isso é potencializado pelo uso de aparelhos eletrônicos que transmitem filmes, desenhos ou estão conectados na internet, muitas vezes estimulados pelos pais ou cuidadores com o sentido de aquietarem as crianças. Nos adolescentes, o problema maior é o uso de aparelhos celulares em que estão conectados com amigos e trocam mensagens a qualquer hora, chegando a colocar os aparelhos sob o travesseiro para não deixarem de responder a uma mensagem.[7]

Distúrbios respiratórios obstrutivos do sono são a 2ª causa mais frequente de sonolência diurna na criança e no adolescente. A respiração bucal e o ronco habitual, mesmo na ausência de apneias, **são responsáveis por um sono fragmentado que**, associado ao esforço respiratório, provoca um gasto energético referido no dia seguinte como cansaço ou sonolência.[8]

Problemas primários do sono associados à sonolência diurna são raros. A **narcolepsia** é uma doença cuja prevalência é estimada em 0,005% na população geral. Não se conhece a prevalência na infância. É caracterizada por sonolência excessiva diurna, ataques de sono, alucinações no início do sono ou ao acordar, paralisia do sono e sono noturno interrompido. A cataplexia é a perda do tônus muscular subita e, em geral, generalizada, desencadeada principalmente por emoções, e caracteriza a narcolepsia do tipo 1. Nessa condição, os níveis de **hipocretina 1**, um neuropeptídeo produzido no hipotálamo lateral e com função reguladora do sono e da homeostase energética no líquido cefalorraquidiano, estão muito baixos (≤ 110 pg/mL) ou mesmo ausentes. Na narcolepsia tipo 2, os níveis da **hipocretina 1** estão diminuidos, porém menos que no tipo 1, e o paciente não apresenta cataplexia. A avaliação do alelo do antígeno de histocompatibilidade HLA-DQB1*0602, variante do gene HLA-DQB1, está presente em aproximadamente 95% dos indivíduos portadores de narcolepsia tipo 1.[2,9]

O tratamento da narcolepsia é fundamentado em dois tripés: o não farmacológico visa à regularização dos horários de sono noturno e de cochilos programados de curta duração durante o dia, sempre que possível. O tratamento farmacológico utiliza drogas que tratam a sonolência diurna essencialmente com estimulantes do sistema nervoso central, drogas que tratam os sintomas associados ao sono REM (cataplexia, alucinações, paralisia do sono) que são os antidepressivos tricíclicos, os inibidores de receptação da serotonina ou duais (serotonina e noradrenalina) e drogas que auxiliam na manutenção do sono, quando esta for a queixa do paciente ou de sua família.[9]

A **síndrome de Kleine-Levin** é uma doença rara com prevalência estimada de dois casos por um milhão de indivíduos e caracterizada por períodos de sonolência excessiva que são separados por períodos de comportamento do ciclo sono-vigília normais. As crises de sonolência são recorrentes, têm duração variável (12 horas até 4 semanas), e também períodos variáveis entre as mesmas, predominam no sexo masculino e têm início na adolescência, podendo remitir espontaneamente após alguns episódios ou persistir por até 14 anos. O quadro clínico nas crises é bastante polimórfico com manifestações que podem associar, além da sonolência excessiva, apatia, irritabilidade, confusão, sexualidade exacerbada, alucinações, hiperfagia e dificuldade na comunicação. O início dos sintomas tem sido associado a uma infecção viral, traumatismo craniano e uso de álcool ou drogas ilícitas, porém a fisiopatologia não é conhecida e, em alguns casos, nenhum dos fatores citados foi encontrado.[10,11]

Poucas drogas mostraram algum benefício no tratamento dos sintomas da síndrome de Kleine-Levin, mas o lítio parece reduzir o número de episódios e a modafinila encurta a duração dos episódios. Recentemente alguns estudos relataram benefício do uso da claritromicina.[12]

TRANSTORNOS DO RITMO CIRCADIANO

Os ritmos circadianos são gerados por núcleos localizados no sistema nervoso central. O mais importante deles é o núcleo supraquiasmático localizado no hipotálamo. Esses núcleos sofrem a influência de sincronizadores temporais que vão permitir a ocorrência de ritmos biológicos como o do sono-vigília. Vários processos fisiológicos estão envolvidos na regulação dos ritmos de sono-vigília: o **processo C** regula a alternância entre o sono e a vigília, é fortemente sensível à luz e seu principal regulador é o núcleo supraquiasmático. O **processo S** ou da homeostasia do sono é independente da ritmicidade circadiana e induz o sono mais fortemente quanto maior for o tempo que o indivíduo ficou acordado, criando aquilo que é referido na literatura como pressão do sono. Devemos lembrar que a luz é captada pelas células ganglionares da retina que transmitem a informação ao núcleo supraquiasmático. A partir deste a informação caminha até a medula espinhal superior, gânglio cervical superior e finalmente chega à glândula pineal. Se a informação for de luz, não há liberação de melatonina. Caso contrário, esse hormônio é liberado e, dentre suas funções, a manutenção do sono é favorecida.[13]

O **transtorno do atraso da fase de sono** é o distúrbio do ritmo mais frequentemente observado nos adolescentes, podendo acometer entre 5 a 10% destes. É um problema que tem a característica de ocorrer desde o início da puberdade, em geral a partir dos 12 anos nas meninas e dos 14 anos nos meninos, com predominância nos meninos, e pode persistir até os 22-23 anos. A queixa pode ser confundida com insônia, já que o adolescente refere que não consegue dormir nos horários habituais, demorando entre 1 até 2 horas para iniciar o sono, mesmo mantendo o ritual anterior de higiene do sono. Entretanto, em virtude da recente potencialização deste atraso do sono decorrente da maior inibição da liberação da melatonina pela glândula pineal com o uso de monitores eletrônicos, não é raro encontrar jovens que referem só conseguir dormir quando estão exaustos, após as 4-5 horas da manhã. Se isso não for tratado com restrição do uso de monitores e orientação de higiene do sono, o adolescente pode-se habituar com esse ritmo de sono-vigília, ocasionando desajustes sociofamiliares, abstenção e perdas escolares, disturbios do humor, entre outros.[11]

Outros distúrbios do ritmo circadiano, como ritmo sono-vigília irregular ou ritmo sono-vigília não 24 horas, são mais raros e, na maioria dos pacientes, associados a um problema neurológico de base, como as síndromes autísticas, síndrome de Angelman, encefalopatias crônicas e cegueira de nascença, ou problemas agudos, como traumatismo cranioencefálico, tumores do sistema nervoso e perda visual recente.[11]

O tratamento dos distúrbios do ritmo circadiano associados a doenças neurológicas, nas crianças cegas e nos distúrbios de atraso do ritmo do sono, deve ser sempre direcionado para uma boa higiene do sono associada ao uso de melatonina, sempre em doses baixas e tomada 2 horas antes do horário adequado para o início do sono. A exposição à luz solar matinal (exceção feita às crianças cegas) deve ser sempre estimulada para fornecer o contraste luminoso necessário para a inibição da melatonina endógena.

PARASSONIAS

As **parassonias do sono NREM ou parassonias do despertar** são os distúrbios do sono mais frequentes nos primeiros anos de vida. Acometem cerca de 40% das crianças até o 3º-4ºano de vida, 30% das crianças na idade escolar, 15% dos adolescentes e 1% dos adultos jovens.[14,15]

A fisiopatologia dos despertares parciais envolve a maturação do sistema elétrico cerebral e representa uma dificuldade na mudança do padrão elétrico do sono de ondas lentas (N3) para o sono REM ou para um estágio mais superficial do sono NREM. O que ocorre é como se a condução elétrica ficasse engasgada, patinando para sair de um padrão elétrico com ondas de grande amplitude e baixa frequência (ondas delta) para entrar num outro padrão com ondas mais rápidas e de menor amplitude. Comportamentalmente o que se observa são manifestações automáticas relacionadas com o que a criança já sabe fazer ou vivenciou recentemente: resmungos, choro que pode ser forte e inconsolável, sentar na cama-berço, ficar em pé no berço, chamar pelo cuidador, ir até a cama dos pais ou ao banheiro, repetir coisas do dia a dia, etc. Os olhos podem estar abertos, na maioria das vezes estão, ou não, as crianças podem reagir com agressividade às tentativas de acalmá-las e podem acordar durante o episódio, o que principalmente nas menores dificulta a caracterização do episódio. Os episódios predominam na 1ª metade da noite e o distúrbio tem prevalência em famílias.[14,15]

Atualmente, prefere-se utilizar a nomenclatura de despertar parcial, independentemente do tipo de manifestação referida, pois uma mesma criança pode ter, numa mesma noite, mais de um tipo de manifestação comportamental.

No tratamento das parassonias do despertar, **não podemos esquecer das orientações de segurança para evitar acidentes – redes de proteção nas janelas e varandas, trancar objetos cortantes e chaves de portas,** e colocar portão de segurança nas escadas. O tratamento farmacológico recomendado, nos casos mais graves e persistentes ou quando a criança apresenta sintomas diurnos, é o uso de clonazepam em baixas doses, visto que este reduz o sono de ondas lentas (N3) nas primeiras horas de sono reduzindo dessa forma as chances da ocorrência de um episódio de parassonia.[14-16]

Parassonias do Sono REM

O **transtorno comportamental ou motor do sono REM** caracteriza-se pela perda parcial da atonia muscular durante o sono REM. É um problema bastante raro na infância. Nesse transtorno, o paciente faz movimentos abruptos relacionados com os conteúdos dos sonhos, que podem levar a ferimentos na criança ou em quem divide a cama com ela ou naquele que vai atendê-la na crise. A suspensão abrupta de algumas medicações, como benzodiazepínicos, antidepressivos e estimulantes do sistema nervoso central, pode favorecer os episódios, assim como patologias que envolvam os centros que regulam o sono REM no tronco encefálico, como tumores e alterações vasculares. O transtorno motor do sono REM também pode, embora de forma pouco frequente, ser um dos transtornos do sono da narcolepsia.[17]

PESADELOS

O pesadelo é um episódio em que a criança acorda assustada e, a seguir, relata estórias de conteúdo desagradável. O **transtorno do pesadelo** não é comum. Normalmente as crianças fazem referência a um sonho mau ou ruim a partir dos 2 ou 3 anos de idade. Isso é comum e faz parte do amadurecimento e aprendizado da criança que começa a identificar e separar o que gosta ou não. Frente a uma criança que refere um sonho ruim ou que está apresentando sintoma de medo de dormir relacionado com os sonhos, deve-se orientar a família a minimizar e não relembrar ou perguntar sobre o sonho. Normalmente essa é uma fase passageira. Caso, entretanto, a criança faça referência seguida ao mesmo tipo de sonho, mesmos personagens e demonstre mudança de humor ou comportamento, avaliação psicológica se faz necessária, inclusive para avaliar possíveis desencadeadores dos sonhos.[18]

A **enurese noturna** é a perda urinária recorrente e involuntária durante o sono. A enurese noturna pode ser classificada como primária quando o controle do esfíncter vesical não foi atingido, de forma completa, após a idade de 5 anos, afastando-se outros problemas médicos. Na enurese secundária, a perda urinária ocorre após um período de bom controle do esfíncter urinário, e fatores desencadeantes ou associados devem ser então pesquisados, como a ocorrência de obstipação, apneia obstrutiva do sono, epilepsia, infecções do trato urinário, estressores socioambientais.

A prevalência de enurese noturna é cerca de 10% em crianças de 6 anos e diminui progressivamente com a idade. Se os pais tem história pregressa de enurese, há risco aumentado de seus filhos também apresentarem enurese. O tratamento da enurese noturna deve ser multidisciplinar, com medidas comportamentais, de higiene do sono e dos possíveis fatores associados na forma secundária, e, em casos mais graves, pode-se utilizar antidepressivos tricíclicos em baixas doses e o acetato de desmopressina (DDAVP).[19]

TRANSTORNOS DO MOVIMENTO RELACIONADOS COM O SONO

A síndrome das pernas inquietas é caracterizada por um incomodo nas pernas que se manifesta quando a criança está quieta, sentada ou deitada e piora ou surge apenas à noite, dificultando o início do sono. A criança tem movimentos de mexer as pernas com muita frequência, o que alivia os sintomas de forma transitória, e isto pode levar inclusive a diagnósticos errôneos de hiperatividade. Estudos recentes realizados no continente Europeu estimam uma prevalência de 2-4% desta síndrome em crianças, sem predomínio de sexo. A fisiopatologia não é totalmente conhecida e parece envolver os receptores sensoriais periféricos do sistema somatossensorial e o sistema dopaminérgico central. O diagnóstico definitivo necessita que a criança descreva o incômodo que sente com as próprias palavras. Entretanto, na criança pequena, o fato em que o cuidador refere que necessita massagear as perninhas ou apertar as mesmas para que a criança adormeça é um forte indício desse sintoma. Também, deve-se atentar para o fato de que, nas crianças, é frequente ter pelo menos um dos pais com o sintoma desse transtorno.[20-22]

No **transtorno dos movimentos periódicos dos membros,** os movimentos são estereotipados, intermitentes e repetitivos, e deve ser suspeitado quando os pais ou cuidadores referem que a criança apresenta movimentos do tipo chutes enquanto dorme que derrubam as cobertas da cama e que dormir na mesma cama com ela é difícil, pois ela se movimenta com muita frequência. Para esse diagnóstico, é necessário realizar um estudo polissonográfico em que a caracterização das pequenas mioclonias periódicas permitem a classificação do grau de severidade do transtorno.

Para muitas crianças portadoras tanto da síndrome das pernas inquietas como de movimentos periódicos de membros, observa-se baixo nível de ferritina no sangue. Deficiências de vitamina B_{12} e de ácido fólico também foram descritas. O ferro atua como cofator para a tirosina hidroxilase, enzima que entra em reação limitante da velocidade para a síntese de dopamina. É recomendado que a ferritina esteja acima de 50 mcg/L. A suplementação de ferro, quando a ferritina está baixa, costuma tratar com eficácia os transtornos de movimento. Nos casos mais graves, o tratamento farmacológico pode ser necessário e as medicações mais utilizadas para crianças são a Gabapentina, Clonazepam, agonistas dopaminérgicos e a erva-de-são-joão (*Hypericum perforatum*).[20-22]

Bruxismo relacionado com o sono refere-se a períodos repetitivos de apertar e/ou ranger os dentes, geralmente associados a movimentos mastigatórios intercalados por períodos de contração isotônica da musculatura mastigatória. Os pais ou cuidadores podem procurar atendimento em razão do barulho intenso do ranger de dentes, porém algumas crianças/adolescentes chegam para avaliação médica por ocorrência da queixa de enxaqueca, dor na articulação temporomandibular, desgaste ou fratura de dentes e mordeduras da mucosa oral. A maioria dos indivíduos apresenta bruxismo em algum momento da vida (70-90%) e 5% vão ter algum problema decorrente deste sintoma. O bruxismo tem sido associado a diferentes fatores, como ansiedade, oclusão dentária ineficiente, alergias respiratórias, paralisia cerebral, retardo mental, epilepsia, uso de álcool, uso de medicações estimulantes e presença de um distúrbio primário do sono. A avaliação da condição dentária é sempre aconselhável, podendo o profissional orientar o uso de placa de bruxismo (placa acrílica interoclusal) para as crianças maiores e adolescentes ou colocar revestimento de resina com demarcação de pistas que fazem os dentes escorregarem por elas, minimizando o trauma e desgaste, para crianças menores. O acompanhamento multidisciplinar é muitas vezes necessário e a farmacoterapia bastante limitada para crianças.[23,24]

DISTÚRBIOS DO SONO EM CRIANÇAS E ADOLESCENTES PORTADORES DE NECESSIDADES ESPECIAIS

Os distúrbios do sono são muito frequentes em crianças que apresentam atrasos no desenvolvimento e síndromes neurológicas ou psiquiátricas. Faz-se necessário um interrogatório amplo sobre as queixas relativas ao sono, visto que os distúrbios do sono podem ser múltiplos e que existe sempre uma sobreposição que as alterações das doenças de base com os mecanismos do sono seja por comprometimento físico, sensorial, cognitivo ou comportamental.

Alguns distúrbios do sono são mais prevalentes em algumas síndromes, como os distúrbios respiratórios obstrutivos do sono na síndrome de Down, na síndrome de Prader-Willi e nas síndromes associadas a anormalidades craniofaciais, os distúrbios do ritmo circadiano nas crianças cegas ou com encefalopatias crônicas e as alterações ventilatórias levando a hipoventilação alveolar nas crianças com doenças neuromusculares. Algumas síndromes genéticas, como a síndrome de Angelman e as síndromes do espectro autista, podem ter a produção de melatonina reduzida ou ausente, levando a alterações no ritmo e manutenção do sono. Outros problemas são menos específicos, como sono de duração curta, sono irregular e parassonias do despertar.[25]

DISTÚRBIOS DO SONO ASSOCIADOS A TRANSTORNOS PSIQUIÁTRICOS

Dentre os transtornos psiquiátricos mais frequentes na prática clínica, o transtorno do déficit de atenção/hiperatividade (TDAH) é muito comum e os distúrbios do sono nessa população seguem um padrão bidirecional, ou seja, um distúrbio primário do sono, como os distúrbios respiratórios obstrutivos ou os movimentos periódicos de membros inferiores, pode exacerbar os sintomas do TDAH. Por outro lado, a dificuldade em se aquietar pode levar a dificuldades em iniciar e manter o sono, piorando a qualidade deste e eventualmente os sintomas dos distúrbios primários do sono. O tratamento medicamentoso com uso de estimulantes e antidepressivos também pode exacerbar os problemas preexistentes de sono. Por isso, é importante uma anamnese rigorosa em relação aos horários e regularidade de sono, presença de roncos, apneias testemunhadas e comportamentos, como andar, ranger os dentes e de sonolência diurna.[26,27]

Nos distúrbios do humor, a depressão, que nos adultos é caracterizada por uma latência encurtada para o primeiro episódio de sono REM, pode-se apresentar, nas crianças, por dificuldade para iniciar o sono. Sonolência excessiva ou aumento do número de horas de sono pode ocorrer em até 25% dos adolescentes com depressão. Antidepressivos da classe dos inibidores de recaptação da serotonina podem causar fragmentação do sono e, como consequência, levar a sonolência diurna excessiva. Pesadelos podem ser um dos sinais do transtorno bipolar. Sintomas de ansiedade podem estar associados à resistência para dormir e a despertares prolongados e necessitam ser investigados para diferenciar um evento transitório de um quadro de ansiedade generalizada, que vai dificultar o dia a dia da criança/adolescente, necessitando muitas vezes, além de um acompanhamento psicológico, de tratamento farmacológico.[26,27]

DIAGNÓSTICO POLISSONOGRÁFICO

Para alguns distúrbios do sono da criança ou do adolescente, o diagnóstico pode ser firmado do ponto de vista clínico. No entanto, toda vez que houver necessidade de esclarecimento diagnóstico, a polissonografia (PSG) é o exame padrão ouro. Mais recentemente, no nosso meio, temos a possibilidade de utilizar os registros de actigrafia muito úteis para a avaliação do padrão de sono e vigília, duração do sono, despertares e cochilos diurnos. Esse método diagnóstico é muito útil principalmente quando os transtornos de comportamento poderiam dificultar a aceitação dos sensores utilizados no registro polissonográfico. Quando for possível a realização da polissonografia na faixa etária da pediatria, o ideal é que sempre se realize o estudo com registro simultâneo de vídeo, para que possíveis comportamentos anormais ou estereotipados durante o sono possam ser correlacionados com o período do sono em que ocorreram e se houve alteração associada no traçado do eletroencefalograma, eletromiograma dos músculos mastigatórios e/ou de músculos tibiais, no eletrocardiograma, no padrão respiratório e dos gases arteriais. Quando houver suspeita clínica de epilepsia, deve-se realizar a polissonografia com montagem completa de EEG para registro de crises e/ou descargas epileptiformes.

PRINCIPAIS ACHADOS POLISSONOGRÁFICOS NOS DISTÚRBIOS NÃO RESPIRATÓRIOS DO SONO MAIS COMUNS NA CRIANÇA[28]

Movimento Periódico de Membros Inferiores
Série de 4 ou mais episódios de contração muscular (duração: 0,5 a 10 s) separados por intervalo de 20-40 s, muitas vezes acompanhados por microdespertares.

Síndrome das Pernas Inquietas
Movimentos de membros inferiores no início do sono. Movimento periódico de membros inferiores pode estar associado.

Parassonias do Despertar
Nas crianças pequenas, pode-se registrar despertares com choro, resmungos e movimentos como se tentassem afastar-se de alguma coisa, e, nas maiores, presença de movimentos de levantar a cabeça, sentar, tentar se levantar, que ocorrem na transição do sono de ondas lentas (N3) e, com menor frequência, na transição do estágio 2 do sono NREM.

REFERÊNCIAS BIBLIOGRÁFICAS

1. Lopes SFH. Funções do sono. In: Paiva T, Andersen ML, Tufik S. O Sono e a medicina do sono. Barueri: Minha Editora; 2014. p. 5-19.
2. American Academy of Sleep Medicine. International classification of sleep disorders. 3rd ed. (ICSD-3). In: Darien IL. American Academy of Sleep Medicine. 2014.
3. Mindell JA, Owens JA. Sleep in infancy, childhood, and adolescence. In: A clinical guide to pediatric sleep: diagnosis and management of sleep problems. Philadelphia: Lippincott Williams & Wilkins; 2003. p. 22-41.
4. Owens JA, Mindell JA. Pediatric insomnia. Pediatric Clinics of North America 2011;58(3):555-69.
5. Pradella-Hallinan M. Insônia na infância. In: Pessoa JHL, Pereira Jr JC, Alves RSC, editores. Distúrbios do sono na criança e no adolescente: uma abordagem para pediatras. 2.ed. São Paulo: Atheneu; 2015. p. 133-7.
6. Nunes ML, Cavalcante V. Clinical evaluation and treatment of insomnia in childhood. Jornal de Pediatria 2005;81(4):277-86.

7. Millman RP. Excessive sleepiness in adolescents and young adults: causes, consequences and treatment strategies. Pediatrics 2005;115:1774-86.
8. Heussler HS. Common causes of sleep disruptions and daytime sleepiness: childhood sleep disorders II. MJA 2005;182:484-9.
9. Coelho FMS, Pradella-Hallinan M. Características da narcolepsia em crianças e adolescents. In: Narcolepsia. São Paulo: RTM Comunicação e Serviços Editoriais Ltda; 2009. p. 41-5.
10. Masuko AH. Síndrome de Kleine-Levin e Hipersonia Idiopática. In: Pessoa JHL, Pereira Jr JC, Alves RSC, editores. Distúrbios do sono na criança e no adolescente: uma abordagem para pediatras. 2. ed. São Paulo: Atheneu; 2015. p. 207-10.
11. Mindell JA, Owens JA. Delayed sleep phase syndrome. In: A clinical guide to pediatric sleep: diagnosis and management of sleep problems. Philadelphia: Lippincott Williams & Wilkins; 2003. p. 145-55.
12. Rezvanian E, Watson NF. Kleine-Levin syndrome treated with clarithromycin. J Clin Sleep Med 2013;9:1211-2.
13. Pereira Jr JC, Pessoa JHL. Distúrbios do ritmo circadiano do sono. In: Pessoa JHL, Pereira Jr JC, Alves RSC, editores. Distúrbios do sono na criança e no adolescente: uma abordagem para pediatras. 2. ed. São Paulo: Atheneu; 2015. p. 211-33.
14. Mason TBA, Pack AI. Pediatric parasomnias. Sleep 2007;30(2):141-51.
15. Laberge L, et al. Development of parasomnias from childhood to early adolescence. Pediatrics 2000;106:67-74.
16. Pereira Jr JC, Alves RSC, Pradella-Hallinan M. Introdução à farmacologia das drogas que influenciam o sono. In: Pessoa JHL, Pereira Jr JC, Alves RSC, editores. Distúrbios do sono na criança e no adolescente: uma abordagem para pediatras. 2. ed. São Paulo: Editora Atheneu; 2015. p. 257-68.
17. Sheldon SH, Jacobsen J. REM sleep motor disorder in children. J Child Neurol 1998;13:257.
18. Li SX, Yu MWM, Lam SP, et al. Frequent nightmares in children: familial aggregation and associations with parent-reported behavioral and mood problems. Sleep 2011;34(4):487-93.
19. Lopes MC, Alves RSC, Soster LA. Transtornos do sono na população pediátrica. In: Lopes MC, Eckeli AL, Hasan R, editores. Sono e comportamento. 1. ed. Rio de Janeiro: Atheneu; 2019. p. 21-42.
20. Mindell JA, Owens JA. Restless legs syndrome and periodic limb movement disorder. In: A clinical guide to pediatric sleep: diagnosis and management of sleep problems. Philadelphia: Lippincott Williams & Wilkins; 2003. p. 123-34.
21. Picchietti MA, Picchietti D. Advances in pediatric restless legs syndrome: Iron, genetics, diagnosis and treatment. Sleep Medicine 2010;11:643-51.
22. Pereira Jr JC, Pradella-Hallinan M, Alves RSC. Distúrbios dos movimentos relacionados ao sono. In: Pessoa JHL, Pereira Jr JC, Alves RSC, editores. Distúrbios do sono na criança e no adolescente: uma abordagem para pediatras. 2. ed. São Paulo: Atheneu; 2015. p.169-88.
23. Mindell JA, Owens JA. Bruxism. In: A clinical guide to pediatric sleep: diagnosis and management of sleep problems. Philadelphia: Lippincott Williams & Wilkins; 2003. p. 102-105.
24. Dal Fabbro C, Chaves Jr CM. Bruxismo do sono. In: Paiva T, Andersen ML, Tufik S. O sono e a medicina do sono. Barueri: Minha Editora; 2014. p. 563-9.
25. Mindell JA, Owens JA. Sleep in special needs children. In: A clinical guide to pediatric sleep: Diagnosis and management of sleep problems. Philadelphia: Lippincott Williams & Wilkins; 2003. p. 183-90.
26. Mindell JA, Owens JA. Sleep and psychiatric disorders. In: A clinical guide to pediatric sleep: diagnosis and management of sleep problems. Philadelphia: Lippincott Williams & Wilkins; 2003. p. 205-14.
27. Ivanenko A, Johnson K. Sleep disturbances in children with psychiatric disorders. Seminars in Pediatric Neurology 2008;15:70-8.
28. Alves RSC, Cardeal M. Polissonografia normal. In: Pessoa JHL, Pereira Jr JC, Alves RSC, editors. Distúrbios do sono na criança e no adolescente: uma abordagem para pediatras. 2. ed. São Paulo: Atheneu; 2015. p. 31-6.

INFLUÊNCIA DO SONO NA ALIMENTAÇÃO E OBESIDADE

CAPÍTULO 24

José Alexandre Portinho ▪ Hélio Fernando de Abreu

INTRODUÇÃO

De maneira globalizada, houve mudança de comportamento com o estabelecimento de novos hábitos alimentares, influenciados pela industrialização e avanços tecnológicos, que diminuíram o tempo de preparação e consumo das refeições, com redução dos custos dos alimentos refinados e derivados do açúcar, especialmente para as famílias de baixa renda. Com isso, aumentou o consumo de carne processada, refrigerantes, produtos de laticínios com alto teor de gordura, grãos e óleos vegetais refinados. Soma-se a isso a menor ingestão de legumes, verduras e alimentos integrais. Nessa trajetória do estilo de vida ocidental generalizado, são concorrentes outros hábitos de vida inadequados, como ocupações que geram o estresse, sedentarismo, tabagismo e excesso do consumo de bebidas alcoólicas. Todas essas mudanças contribuem para aumentar o risco de ganho de peso e obesidade.[1,2]

Por outro lado, os hábitos de sono também foram modificados, influenciados pelo estilo de vida ocidental, como o trabalho por turno e o atraso na hora de dormir, motivados por inúmeros atrativos tecnológicos que levaram ao aparecimento mais frequente de distúrbios do sono, manifestado pela curta duração do sono, má qualidade do sono, desalinhamento circadiano e insônia, causando impulsos estimulatórios na ingestão de alimentos. Por essa razão, os distúrbios do sono foram incluídos como fator de risco adicional de obesidade e outras doenças metabólicas.[3]

SONO, RITMO CIRCADIANO E COMPORTAMENTO ALIMENTAR

O relógio biológico evoluiu ao longo de milhões de anos para trazer um mínimo de previsibilidade as atividades do dia a dia. Basicamente, nesse mecanismo, o dia de 24 horas é dividido em períodos ideais para comer e digerir o alimento, evitando impulsos biológicos durante a fase do sono, para nos manter saudáveis. Antes do despertar pela manhã, o relógio biológico começa a preparar o corpo por meio da regulagem de genes para o estresse do início do dia. O sistema de controle dessa engrenagem tem início no núcleo supraquiasmático do hipotálamo, que sincroniza milhares de genes controlados pelo relógio biológico expressos nas células em todo o corpo, do cérebro até a pele, que contribuem para a função biológica e metabólica.[4,5] Na verdade, para se adaptar às condições ambientais, o relógio biológico depende de estímulos, como luz, temperatura e momento adequado de alimentação.[5]

Nesse sentido, o comportamento e a fisiologia do nosso corpo são delineados e sincronizados de acordo com a rotação da Terra ao redor do eixo. Esse sistema circadiano biológico ajuda os humanos na adaptação das transformações no meio ambiente e antecipa mudanças na disponibilidade de alimentos. Sem esse relógio circadiano endógeno, o *Homo sapiens* não seria capaz de otimizar o gasto energético e a fisiologia interna do corpo.[3,6] Com hábitos de vida adequados, o sistema do relógio biológico funciona com harmonia, não havendo motivo de preocupação.[7]

Entretanto, com certa frequência, o sistema circadiano é perturbado pelas demandas trabalhistas e sociais de nossa moderna sociedade industrializada. A grande exposição à luz artificial durante a noite tem alterado muito os limites impostos pelo ciclo dia-noite, ocasionando modulações do comportamento circadiano de pessoas que vivem em vias urbanas.[3] Por causa disso, aparecem os distúrbios do sono, que, muitas vezes, são negligenciados pelas pessoas em relação à repercussão desse problema, justamente por não saberem que são manifestações típicas relacionadas com o ritmo circadiano ao desalinhamento entre a linha do tempo do sono e o ciclo ambiental físico e social de 24 horas.[6]

De uma maneira mais ampla, as alterações no ritmo circadiano podem levar a implicações graves em múltiplos órgãos incluindo os sistemas imune, reprodutivo, gastrointestinal, esquelético, endócrino, renal e cardiovascular. Basicamente existe um mecanismo primário de controle do sistema nervoso central sincronizado com sistemas periféricos localizados em vários órgãos e também a fatores como os horários das refeições. Como o ritmo circadiano otimiza o gasto energético por meio da regulação metabólica, o ciclo de sono-vigília pode influenciar hábitos alimentares, digestão, temperatura corporal, liberação de hormônios e outras funções corporais.[6] As pessoas com grande variabilidade do sono podem ter padrões alimentares irregulares em decorrência da variação do seu padrão de sono-vigília, contribuindo assim para alterações na sincronização entre alimentação e a duração do sono.[8]

Como exemplo de distúrbio do sono, podemos citar o transtorno de trabalho que ocorre quando as pessoas têm turnos matinais, noturnos ou rotativos que perturbam seu ciclo normal de sono e vigília de 24 horas. Esses indivíduos experimentam extrema fadiga, ficando em maior risco de acidentes no local de trabalho além do possível comprometimento cognitivo, por ocorrência da redução do tempo de sono. Muitas vezes, viagens realizadas por vários fusos horários podem alterar o relógio interno em relação ao tempo ambiental e resultar no que é conhecido como *jet lag*. De modo geral, a iluminação artificial de computadores, televisões, telefones celulares e outros dispositivos eletrônicos também interferem na capacidade do corpo manter equilibrado os ritmos circadianos.[9] Portanto, consequências fisiológicas adversas podem ocorrer, à medida que as agendas sociais e o trabalho desafiam o nosso sistema de cronometragem endógena que se adaptou perfeitamente ao dia de 24 horas, ao longo de milhões de anos de evolução.[3]

IMPORTÂNCIA DA MELATONINA

A melatonina é o principal hormônio secretado pela glândula pineal com a função de regular os ritmos circadianos, como o dormir e acordar, o sistema neuroendócrino e a temperatura corporal. Outros locais de produção de melatonina incluem a retina, células da medula óssea, plaquetas, pele, linfócitos, cerebelo e principalmente no trato gastrointestinal. Entretanto, é no trato gastrointestinal que a liberação de melatonina na circulação parece seguir a periodicidade do consumo de comidas, particularmente com a ingestão de alimentos que contenham triptofano. Cabe frisar, que a concentração de melatonina no trato gastrointestinal é muito maior, superando os níveis sanguíneos entre 10 a 100 vezes, havendo, pelo menos, 400 vezes mais melatonina nessa região do que na glândula pineal. Quando ingerida, a melatonina induz fadiga, sonolência e diminuição da latência do sono. Após a administração oral de 1 a 5 mg de melatonina, o pico no plasma acontece em 60 minutos, podendo aumentar entre 10 a 100 vezes mais do que o pico noturno fisiológico. O retorno basal no plasma ocorre entre 4 e 8 horas. A melatonina é formada a partir do aminoácido triptofano, que se transforma em serotonina e depois melatonina. A síntese e secreção de melatonina é aumentada pela escuridão e inibida pela luz. Possui a capacidade de sincronizar os osciladores periféricos para proporcionar a adaptação do indivíduo ao seu ambiente interno e externo. Por exemplo, os efeitos sincronizados da melatonina no cortisol e na secreção de insulina permitem que o indivíduo esteja totalmente acordado às 8 horas de manhã, com capacidade de iniciar o dia comendo e recebendo energia da ingestão de alimentos.[10]

Além disso, a melatonina está envolvida na regulação da pressão arterial, resposta autonômica, sistema imunológico e também em vários processos fisiológicos, tais como funções retinianas, desintoxicação de radicais livres e ação antioxidante sobre os receptores MT3, que protegem o cérebro do estresse oxidativo. Por meio da ação antioxidante, a melatonina também protege o trato gastrointestinal de ulcerações, pela redução da secreção de ácido clorídrico e dos efeitos da oxidação dos ácidos biliares sobre o epitélio intestinal, além do aumento da secreção de bicarbonato na mucosa duodenal, pela ação nos receptores MT2. No sistema imunológico, a melatonina estimula a produção de citocinas e, mais especificamente, interleucinas (IL-2, IL-6, IL-12), além de aumentar as respostas imunitárias T auxiliares. De maneira mais ampla, as ações antioxidantes da melatonina contribuem para o fortalecimento dos efeitos imunológicos e redução da formação de óxido nítrico, favorecendo a diminuição da resposta inflamatória. Somado a tudo isso, a melatonina tem uma importante ação na regulagem do gasto energético, no aumento da gordura corporal com o passar da idade, tendo ainda influência nas massas óssea e corporal. Esses efeitos são mediados por receptores MT2 no tecido adiposo.[10]

DURAÇÃO DO SONO, SONOLÊNCIA DIURNA EXCESSIVA E OBESIDADE

Existe uma relação transversal entre duração do sono, sonolência diurna e índices de obesidade. Independente de outros fatores relacionados com o estilo de vida, dormir menos de 7 horas por noite aumenta o risco de sobrepeso-obesidade, enquanto a sonolência diurna excessiva parece estar associada à obesidade central.[11] A duração ideal do sono é controversa, mas um consenso da Academia Americana de Medicina do Sono define curta duração do sono como menor que 8 horas em adolescentes e menor que 7 horas em adultos com idade entre 18 e 60 anos. A insônia é caracterizada pela dificuldade em iniciar, manter o sono e despertar no início da manhã, pelo menos três vezes por semana, levando ao comprometimento das funções durante o dia seguinte. O sono não reparador é considerado um subtipo de insônia. Com grande frequência, os distúrbios do sono causam uma série de consequências adversas para a saúde a longo prazo, incluindo hipertensão, dislipidemia, doença cardiovascular, síndrome metabólica, diabetes tipo 2 e obesidade. Em todos os grupos etários existe uma associação entre sono de curta duração e obesidade. Mais especificamente, a associação da perda de sono e sonolência diurna excessiva com obesidade é caracterizada pela superestimulação simpática no hipotálamo, causando desequilíbrio hormonal, inflamação e estímulo da lipogênese.[12]

Um dos mecanismos mais prováveis pelo qual o sono causa aumento da incidência de sobrepeso e obesidade é pela influência sobre a massa corporal e seu impacto no balanço energético. Desse modo, a restrição do sono estimula o consumo calórico durante a noite, principalmente de alimentos altamente palatáveis, com alto teor de gorduras e de carboidratos. Além disso, os indivíduos que dormem menos, ou têm um tempo de sono mais tardio, tendem a se engajar em outros comportamentos não saudáveis, como fumar, ficar sedentário e aumentar o consumo de álcool. Geralmente essas pessoas com hábitos noturnos são mais propensas ao estresse psicológico, que está ligado à alimentação emocional. Apesar disso, a relação entre sono e peso pode existir em algumas pessoas, mas não em outras.[13]

Portanto, a redução noturna do sono e a sonolência diurna excessiva produzem profundo impacto no bem-estar, com aumento da mortalidade por todas as causas. Embora os adultos precisem de mais ou menos 7 horas de sono por noite para manter o bem estar e a saúde, é preocupante que, nas últimas duas décadas, a duração do sono tenha diminuído em mais de 1 hora em muitos países.[11] Havendo piora na qualidade do sono, fica mais propensa a ocorrência de alterações no comportamento da fome, com desinibição de comer mais na presença de alimentos saborosos. Por outro lado, condutas que melhorem a qualidade do sono podem favorecer a perda de peso, ajudando a reduzir a suscetibilidade do indivíduo de comer em excesso.[14] Portanto, essas descobertas sugerem que aumentar a duração do sono pode melhorar a qualidade do sono, prevenir a sonolência diurna excessiva e ajudar na prevenção ou redução do excesso de peso e obesidade central, independentemente de outros fatores riscos. Nesse sentido, são necessárias novas estratégias para restaurar a duração do sono na faixa saudável de sete a nove horas por noite, para ajudar no combate da pandemia da obesidade.[15]

HORMÔNIOS REGULADORES DO APETITE

A leptina é um hormônio peptídeo liberado pelo tecido adiposo, que promove a saciedade. As concentrações circulantes de leptina levam a rápido declínio, em resposta à escassez calórica aguda ou elevação, na maior disponibilidade calórica. Durante o dia, os níveis de leptina sofrem grande variação, enquanto, à noite, os níveis são máximos e consistentes. Geralmente, a elevação da leptina é proporcional ao aumento da massa gordurosa, atuando como um hormônio antiobesidade. Entretanto, o excesso persistente de leptina pode desencadear resistência à leptina, bloqueando o efeito antiobesidade.[16, 17] Em determinadas situações, a restrição do sono pode diminuir os níveis séricos de leptina, levando ao aumento simultâneo da fome e do apetite, especialmente para alimentos com alto teor calórico, potencializando o risco de ganho de peso e obesidade.[18] Em média a leptina diminui 26%, após a restrição do sono, em comparação com a extensão do sono. A explicação para a redução da leptina pode ser em virtude da restrição do sono alterar a capacidade da leptina de sincronizar com precisão o balanço energético, ou a leptina poderia representar uma adaptação normal em resposta ao aumento da necessidade calórica de vigília prolongada.[19]

A grelina, hormônio produzido nas glândulas oxínticas do estômago, exerce efeito orexígeno. Paradoxalmente, o excesso de peso e a obesidade estão associados a menores níveis de grelina. Em condições normais, as concentrações de grelina são rapidamente suprimidas após a ingestão da refeição e, em seguida, eleva-se, paralelamente, ao aumento da fome. Durante o início da noite, os níveis de grelina ficam elevados, provavelmente por causa do efeito rebote após o jantar. O início do sono interrompe esse efeito, com declínio dos níveis de grelina para os valores do jejum matinal.[16] Além da leptina e da grelina,

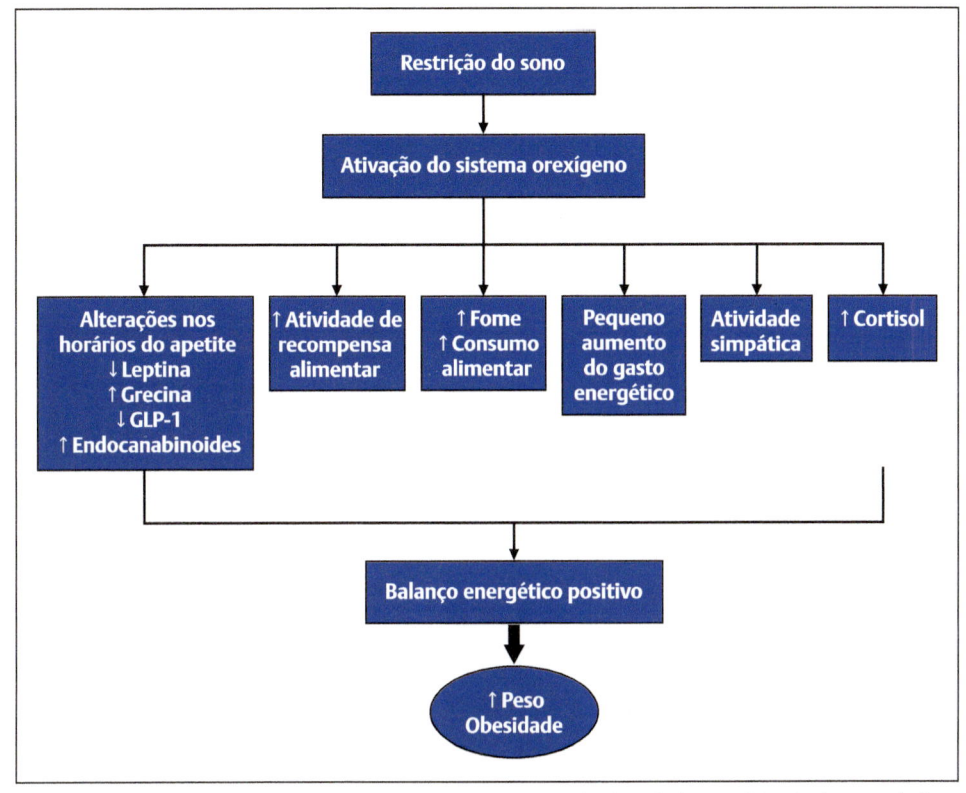

Fig. 24-1. Vias que correlacionam a restrição do sono ao risco de obesidade. (Modificada de Reutrakul S et al.)[16]

outros hormônios atuam na regulação do apetite, incluindo o peptídeo 1 semelhante ao glucagon (GLP-1), o peptídeo tirosina (PYY) e o sistema endocanabinoide. O GLP-1 é um peptídeo produzido no intestino que retarda o esvaziamento gástrico e promove a saciedade. O PYY é outro hormônio intestinal secretado em resposta à ingestão de refeições e exerce efeitos anorexígenos. O sistema endocanabinoide pode ser uma das vias pelas quais a restrição do sono promove a ingestão excessiva de alimentos e a obesidade. Os estudos ainda são conflitantes em relação a ação do PYY na restrição do sono (Fig. 24-1).[16] O sono de curta duração noturno está associado à redução da leptina e à elevação da grelina. Essa associação provavelmente leva ao aumento do apetite, o que explica a elevação do índice de massa corporal, observado em pessoas que passam noites sem dormir. Nessa situação, o aumento do índice de massa corporal também está diretamente relacionado com o desenvolvimento da apneia obstrutiva do sono.[20]

FOME E CONSUMO ENERGÉTICO

Em resposta a restrição do sono, ocorre aumento da fome, do apetite e da ingestão de alimentos, com elevação dos índices de fome de 14 a 30%, após o jantar.[16] Nos períodos prolongados de vigília durante a noite, não há grandes mudanças no gasto energético total, e ainda existe uma tendência de diminuição da atividade física. Assim, o aumento da ingestão calórica parece exceder muito mais do que o pequeno aumento do gasto energético demonstrado em alguns estudos, justificando, então, a elevação do peso com a restrição do sono. Nesse sentido, o sono insuficiente pode comprometer o esforço para o emagrecimento de indivíduos com excesso de peso.[21]

De acordo com a severidade da redução do sono, a mudança do comportamento alimentar pode ter variação individual com estímulo do sistema neural que causa a fome hedônica e preferências por alimentos altamente palatáveis, o que leva a ingestão energética excessiva em longo prazo. Com isso, a vigília noturna prolonga-se, promovendo comportamento obesogênico caracterizado por ingestão tardia de alimentos, após às 20 horas, corte de refeições, lanches frequentes e aumento da ingestão de dieta com baixa qualidade nutricional.[22]

EIXO HIPOTÁLAMO-HIPÓFISE ADRENAL E ATIVIDADE DO SISTEMA NERVOSO SIMPÁTICO

Fisiologicamente, o início do sono está associado à diminuição da liberação de catecolaminas, atingindo um nadir noturno em uma hora de sono. O cortisol atinge nível de pico 30 a 45 minutos após o despertar, seguido por um declínio acentuado nas 3 horas seguintes e mais gradual durante o resto do dia até atingir o nadir durante a primeira metade do ciclo do sono. Nos pacientes com sono curto, ocorre desalinhamento do eixo hipotálamo-hipófise adrenal, causando a elevação patológica na secreção de noradrenalina e adrenalina durante o despertar precoce no início da manhã.[22] Além disso, a baixa qualidade do sono e insônia ativam a secreção de cortisol, elevando a glicose e a insulina com decréscimo dos níveis de adiponectina.[22,23] Nesse processo, a desregulação do eixo hipotálamo-hipófise adrenal aumenta a atividade do sistema nervoso simpático e da inflamação, o que eleva o risco de hipertensão, doença coronária, síndrome coronária aguda e falência cardíaca.[23]

Nesse contexto, a atividade do sistema nervoso simpático desempenha um papel importante na secreção de insulina e glucagon, na resistência à insulina muscular e função dos adipócitos. Por outro lado, a ativação do eixo hipotálamo-hipófise adrenal também pode ser um fator contribuinte de elevação do cortisol nos períodos vespertino e noturno, o que foi observado em vários estudos de restrição do sono. Essas elevações também contribuem para a resistência à insulina. Nessa sequência, ocorre a secreção prolongada do hormônio de crescimento noturno após a restrição do sono, corroborando com o aumento da resistência à insulina pela manhã. Com a restrição de sono e os efeitos metabólicos adversos decorrentes, ocorre alteração da função dos adipócitos. Nesse sentido, tanto a ativação do eixo hipotálamo-hipófise adrenal quanto o aumento da atividade simpática são provavelmente responsáveis por essa disfunção nos adipócitos que agrava a resistência à insulina.[16]

Com essa abordagem, verificamos que as pessoas com redução de sono ficam mais propensas a diminuição do gasto energético, aumento do apetite, dislipidemia aterogênica e resistência insulínica. Quando a obesidade se instala, pode haver um ciclo vicioso decorrente das complicações, já que as comorbidades associadas à obesidade, como a apneia obstrutiva do sono, podem comprometer ainda mais a qualidade do sono nos indivíduos afetados. Em conjunto, as evidências, até o momento, sugerem que a redução do sono altera a resiliência da resposta neuro-hormonal ao estresse e predispõe a distúrbios metabólicos, com possível risco cardiovascular em longo prazo.[22]

APNEIA OBSTRUTIVA DO SONO, ALIMENTAÇÃO E OBESIDADE

Atualmente, está bem documentada a existência de uma associação entre obesidade, mais especificamente gordura visceral e aumento da circunferência do pescoço, com apneia obstrutiva do sono. Embora geralmente seja aceito que a obesidade é um pré-requisito importante para a apneia obstrutiva do sono (AOS), os mecanismos hipotéticos pelos quais a obesidade contribui para a AOS variam amplamente. De fato, as contribuições relativas do peso físico *versus* a fisiologia metabólica de um indivíduo no desenvolvimento da AOS ainda não são definitivas. Apesar disso, muitas pessoas com apneia do sono apresentam favoritismo de consumo alimentar à noite. Tradicionalmente, a forte associação entre obesidade e AOS levou muitos cientistas a concluírem que a AOS ocorre em razão do aumento da massa gordurosa que restringe mecanicamente o fluxo aéreo. Especificamente, o aumento dos depósitos de gordura na língua e/ou no tecido faríngeo maior poderia aumentar o peso levando a uma obstrução das vias aéreas e apneia. Ao mesmo tempo, o aumento dessa massa física também altera a mecânica pulmonar, reduzindo a capacidade residual funcional e o volume corrente.[17]

Entretanto, focar apenas no peso corporal como um mecanismo subjacente à AOS não explica por que apenas alguns indivíduos obesos têm apneia do sono. O peso corporal tampouco explica por que alguns indivíduos magros desenvolvem apneia do sono. No entanto, a associação entre obesidade e AOS sugere que essas variáveis possam estar relacionadas entre si, além do peso físico da gordura. Existem duas explicações alternativas para a forte associação entre obesidade e AOS. A primeira delas é que a AOS causa obesidade e disfunção metabólica. De fato, a hipóxia intermitente, associada à AOS e à fragmentação do sono, induz e exacerba a doença cardiometabólica. Existe uma segunda possibilidade em que a fisiologia obesa e não o peso físico leva ao desenvolvimento de AOS.[17]

Por outro lado, os componentes fisiológicos da obesidade, incluindo a glicemia, a ação da insulina e da leptina, contribuem para o desenvolvimento da AOS. Nesse sentido, a atividade da insulina no metabolismo da glicose está estritamente ligada à obesidade. Nessa condição, a AOS está correlacionada com maior risco de diabetes tipo 2, e, na população diagnosticada com AOS, até 30% apresentam sintomas de diabetes. Dentro da população com diabetes, até 86% dos indivíduos também apresentam AOS. Além disso, em indivíduos com diabetes, foi evidenciada uma correlação dose-dependente entre o agravamento do controle glicêmico e da AOS, independente da obesidade. Se a neuropatia autonômica estiver presente nos pacientes com diabetes, aumenta ainda mais o risco de eventos apneicos em deocorrência da degradação dos neurônios respiratórios.[17]

Tanto nos indivíduos diabéticos quanto nos não diabéticos, a resistência à insulina parece estar mais intimamente ligada à AOS do que à hiperglicemia de jejum ou à variabilidade da glicose. Desse modo, foi evidenciado que a resistência à insulina é independentemente associada à AOS. Além dos indivíduos com diabetes, outros estados de doença associados à resistência à insulina têm risco aumentado de desenvolver distúrbios respiratórios. Seguindo esse raciocínio, mulheres com síndrome dos ovários policísticos (SOP) apresentam resistência à insulina e são 30 vezes mais propensas a ter AOS em comparação com mulheres sem SOP. Além disso, a resistência à insulina em indivíduos com SOP prediz AOS independentemente da obesidade. De modo geral, amplas evidências demonstram que a resistência à insulina está associada à AOS, independente da obesidade, e que as crises cíclicas de hipóxia dos indivíduos com AOS podem exacerbar ainda mais a resistência à insulina.[17]

SONO E SÍNDROME DA FOME NOTURNA

A síndrome da fome noturna ou síndrome da alimentação noturna é um distúrbio alimentar com características clínicas de anorexia matinal, hiperfagia noturna e insônia com despertares, seguida de ingestão noturna de alimentos. O consumo de alimentos é reduzido na primeira metade do dia e aumenta consideravelmente na segunda metade do dia, e, desse modo, o sono é interrompido, seguido da ingestão de alimentos. Essa síndrome pode ser distinguida da bulimia nervosa e do transtorno da compulsão alimentar periódica pela falta de comportamentos compensatórios associados ao momento da ingestão de alimentos e pelo fato da quantidade de alimento ingerido ser menor, correspondendo a lanches repetidos em vez de compulsões verdadeiras.[24]

O maior risco relacionado com a síndrome da fome noturna é a ocorrência de transtornos associados e suas consequências: obesidade, transtorno da compulsão alimentar periódica, bulimia nervosa, transtornos afetivos ou distúrbios do sono. Além disso, a presença da doença dificulta o tratamento da obesidade. A prevalência da síndrome da fome Noturna pode variar de 1,5% na população em geral, 14% entre os obesos e até 42% nas pessoas com indicação para a cirurgia bariátrica. Entretanto, esses percentuais se elevam, progressivamente, em proporção ao aumento do tecido gorduroso no corpo.[25]

IMPACTO METABÓLICO DE COMER A NOITE

Comer a noite, especialmente antes de dormir, tem recebido considerável atenção por causar distúrbios do sono e problemas digestivos, como má digestão, refluxo, tosse, náuseas e vômitos. Além disso, por estar relacionado com o aumento da incidência de obesidade e outras doenças crônicas. De fato, os resultados negativos com aumento da morbidade aparecem em resposta a grandes refeições mistas em populações que consomem a maioria de sua ingestão diária de alimentos durante a noite. Por causa disso, a proposta estratégica para perda de peso com melhora da saúde e da composição corporal é limitar os alimentos antes do sono noturno, por meio da redução da quantidade de calorias durante a noite, com o jantar sendo realizado no máximo até às 20 horas. Essa conduta não é prejudicial e pode ser benéfica para a síntese de proteína muscular e melhora da saúde cardiometabólica.[26]

EXTENSÃO DO SONO E RISCO DE OBESIDADE

De acordo com estudo clínico realizado, o aumento da duração e a melhora da qualidade do sono em indivíduos com restrição do horário de dormir ou com menor qualidade de sono pode ser benéfico na manutenção do peso e facilitar a perda de peso. O ganho de 1,6 hora de sono por noite, em pacientes com redução do tempo de sono, favoreceu a redução do apetite em 14% e a diminuição no desejo por alimento doces e salgados em 62%. Portanto, realizar mudanças no estilo de vida para aumentar a duração do sono, mantendo um nível saudável e ajustando a qualidade do sono, dá mais consolidação a um plano alimentar para emagrecimento.[16]

DIETA E SONO NO CURSO DA VIDA

A complexa relação entre dieta, sono e fatores de risco para doença crônica torna-se evidente no início da vida e continua ao longo do seu curso. O impacto da composição dietética sobre padrões de sono foi observado na primeira infância. Em crianças de 1 e 2 anos, o maior consumo de alimentos energéticos durante o jantar foi associado a maior duração do sono. O impacto dos fatores de risco biológico relativo à leptina demonstrou que a curta duração do sono foi associada a níveis mais baixos de leptina na infância. Nesse sentido, crianças que fazem lanche entre as refeições ou depois do jantar demonstram diminuição da duração e da qualidade do sono e apresentam maior risco de obesidade.[23]

Semelhante ao padrão observado em crianças pequenas, adolescentes que relatam curta duração do sono apresentam níveis elevados de grelina e relativamente baixos de leptina. Atualmente a prevalência de sono insuficiente em adolescentes é de 68,9%. Vários fatores de risco comportamentais podem explicar esses achados, incluindo aumento do uso de dispositivos eletrônicos e dietas insalubres. Quase um quarto dos adolescentes relata o uso de um dispositivo eletrônico **constantemente** e 72% informam levar seus celulares aos seus quartos e usá-los ao tentar adormecer. O aumento do tempo de tela tem sido associado a pior qualidade do sono, comportamentos alimentares pouco saudáveis e diminuição atividade física. Além disso, adolescentes que apresentam sono de curta duração comem significativamente menos porções de frutas e legumes, mas ingerem mais *fast food*, em relação a adolescentes que dormem 8 horas por noite. Para agravar ainda mais esse processo, os adolescentes são frequentemente o público-alvo para a comercialização de alimentos e bebidas de elevado teor energético e pobre em nutrientes. Portanto, a combinação de sono de curta duração e ambiente obesogênico contribui para o desenvolvimento de comportamentos e escolhas alimentares que aumentam ainda mais o risco de novos distúrbios do sono e doenças crônicas. De fato, a privação de sono em adolescentes tem associação com maior risco de obesidade, diminuição da sensibilidade a insulina e hipertensão. Entre os idosos, a má qualidade do sono tem sido associada a obesidade, hipertensão, síndrome metabólica e diabetes tipo 2.[23]

ALIMENTOS E NUTRIENTES QUE INTERFEREM NA PROMOÇÃO E RESTRIÇÃO DO SONO

Determinados alimentos e nutrientes podem interferir na duração, qualidade e comportamento do sono de maneira bidirecional. Como vimos, as interações da dieta inadequada com distúrbios do sono, adicionadas a alterações de fatores biológicos, têm como consequência o maior risco de desenvolver doenças crônicas. Com base em evidências, a ingestão de alimentos com pouca fibra, elevado teor de gordura saturada e açúcar foi associada com sono mais leve, menos restaurador.[27] Mas, o consumo de triptofano na dieta durante a noite, em adultos com distúrbios do sono, melhora o estado de alerta pela manhã, provavelmente como resultado da melhora da qualidade do sono (Fig. 24-2).[28,29]

Determinados micronutrientes também interagem nos padrões de sono. Nesse sentido, as deficiências em vitamina B1, folato, fósforo, magnésio, ferro, zinco e selênio causam redução na duração do sono. Na sequência, a falta de alfacaroteno, selênio e cálcio leva a dificuldade de adormecer, enquanto a diminuição na ingestão de vitamina D e licopeno interfere na manutenção do sono. Além disso, a redução no consumo de cálcio e vitamina C causa sono não restaurador. Pacientes com insônia podem melhorar a qualidade do sono com a ingestão de melatonina, magnésio e zinco. O uso de suplemento de vitamina D melhora da qualidade, latência e duração do sono em adultos com distúrbios do sono. Os alimentos com maior quantidade de zinco melhoraram a latência do início do sono e a eficiência do sono.[23]

Outros nutrientes, como a cafeína e a teobromina, são antagonistas competitivos da adenosina, um hormônio que regula os ciclos sono-vigília. Tanto a cafeína quanto a teobromina fornecem energia imediata após o consumo e apresentam efeito mais duradouro, que altera os padrões de sono por muitas horas após a ingestão, incluindo latência pro-

SLEEP

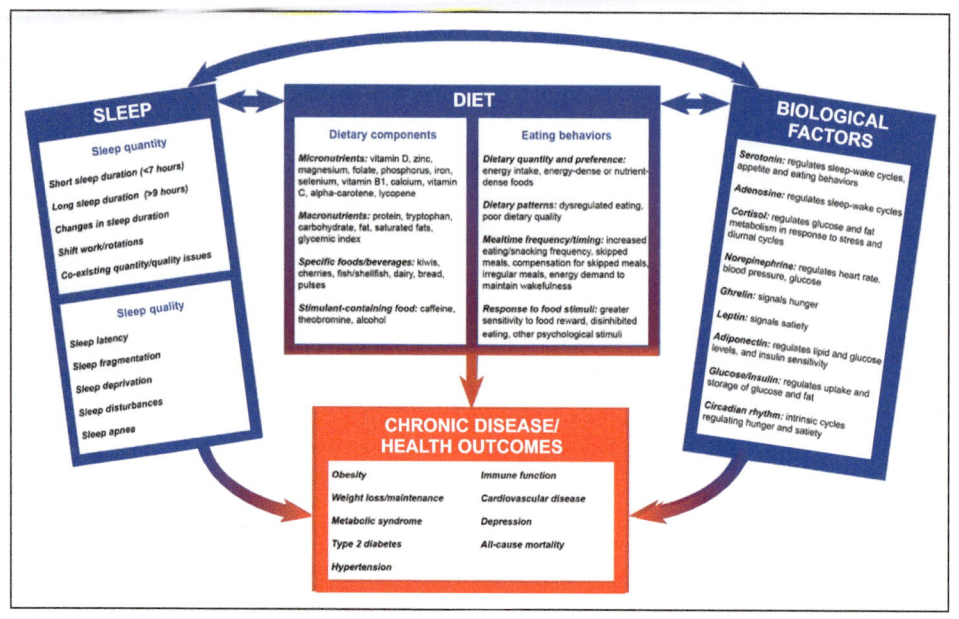

Sleep quantity
- Short sleep duration (<7 hours)
- Long sleep duration (>9 hours)
- Changes in sleep duration
- Shift work/rotations
- Co-existing quantity/quality issues

Sleep quality
- Sleep latency
- Sleep fragmentation
- Sleep deprivation
- Sleep disturbances
- Sleep apnea

DIET

Dietary components

Micronutrients: vitamin D, zinc, magnesium, folate, phosphorus, iron, selenium, vitamin B1, calcium, vitamin C, alpha-carotene, lycopene

Macronutrients: protein, tryptophan, carbohydrate, fat, saturated fats, glycemic index

Specific foods/beverages: kiwis, cherries, fish/shellfish, dairy, bread, pulses

Stimulant-containing food: caffeine, theobromine, alcohol

Eating behaviors

Dietary quantity and preference: energy intake, energy-dense or nutrient-dense foods

Dietary patterns: dysregulated eating, poor dietary quality

Mealtime frequency/timing: increased eating/snacking frequency, skipped meals, compensation for skipped meals, irregular meals, energy demand to maintain wakefulness

Response to food stimuli: greater sensitivity to food reward, disinhibited eating, other psychological stimuli

BIOLOGICAL FACTORS

Serotonin: regulates sleep-wake cycles, appetite and eating behaviors

Adenosine: regulates sleep-wake cycles

Cortisol: regulates glucose and fat metabolism in response to stress and diurnal cycles

Norepinephrine: regulates heart rate, blood pressure, glucose

Ghrelin: signals hunger

Leptin: signals satiety

Adiponectin: regulates lipid and glucose levels, and insulin sensitivity

Glucose/Insulin: regulates uptake and storage of glucose and fat

Circadian rhythm: intrinsic cycles regulating hunger and satiety

CHRONIC DISEASE/HEALTH OUTCOMES

- Obesity
- Weight loss/maintenance
- Metabolic syndrome
- Type 2 diabetes
- Hypertension
- Immune function
- Cardiovascular disease
- Depression
- All-cause mortality

Fig. 24-2. Interconexões entre dieta, fatores biológicos, sono e doença. A complexa relação bidirecional entre os componentes do sono, composição da dieta, fatores comportamentais e fatores biológicos pode influir no desenvolvimento de doenças crônicas e outros problemas de saúde. A ingestão de nutrientes e alimentos assim como os comportamentos dietéticos estão correlacionados com a qualidade e a quantidade do sono. Os componentes dietéticos e comportamentais em relação aos alimentos são regulados por fatores biológicos, que, por sua vez, podem interagir com o estado nutricional. Da mesma forma, a quantidade e a qualidade do sono resultam em modulação de fatores biológicos e vice-versa. Os componentes da dieta, do sono e fatores biológicos têm efeitos subsequentemente independentes, assim como interativos sobre os desequilíbrios da saúde. Esta interação multifacetada é evidenciada em todas as fases de vida (modificada).[23]

longada do sono, redução do tempo de sono, ineficiência do sono, piora na qualidade do sono percebido e distúrbio comportamental do sono REM. Além disso, o consumo de álcool, que muitas vezes é considerado um sedativo, na verdade diminui a latência do sono e pode interromper o sono prolongado, em razão de sua capacidade de alterar os níveis de serotonina e noradrenalina.[23]

De acordo com as novas evidências, a relação entre sono e dieta é potencialmente bidirecional. O fato de dormir mais tarde está associado a comportamentos inadequados de comer e beber, incluindo o consumo de bebidas energéticas e adoçadas, *fast food* e pular o café da manhã. As bebidas com cafeína, como refrigerantes e energéticos, bloqueiam os receptores de adenosina, impedindo os efeitos promotores do sono, levando a redução da duração do sono. Por outro lado, a redução do tempo de sono também pode influenciar a dieta, proporcionando maior oportunidade para comer e beber, e alterando as concentrações de hormônios que influenciam o apetite, como a leptina e a grelina.[30]

Nessa sequência, o maior consumo de alimentos de confeitaria e macarrão foi associado à má qualidade do sono. Na verdade, existe uma tendência significativa de piora da qualidade do sono com o aumento da ingestão de carboidratos simples. A dieta mediterrânea foi associada à melhor qualidade do sono em idosos. Com base em questionários autorrelatados avaliando a qualidade do sono, fatores de estilo de vida e consumo alimentar, a dieta mediterrânea foi inversamente associada a sintomas de insônia (dificuldade de iniciar o sono, dificuldade para manter o sono, acordar de manhã cedo) em mulheres, mas não em homens.[31] Dentre os alimentos promotores do sono, o leite é considerado uma bebida tranquilizante com capacidade de induzir o sono, contendo vários nutrientes com essa propriedade, incluindo triptofano (TRP) e vitaminas do complexo B. Outros alimentos que promovem o sono incluem peixe com maior teor de ômega 3, produtos a base de plantas e algumas frutas, como cereja e *kiwi*, além do chá de camomila. Na verdade, uma dieta equilibrada e variada contendo frutas frescas, vegetais, grãos integrais e fontes de proteína com baixo teor de gordura (todos os quais contêm bastante TRP, assim como vitaminas do grupo B, minerais e carboidratos complexos) ajudam na melhora do sono.[32]

Na abordagem das vitaminas do complexo B, a cianobobalamina (B_{12}) contribui para secreção de melatonina e a niacina (B_3) é biosintetizada na dieta de TRP via quinurenina. Diante disso, a administração de niacina resulta em aumento de nicotinamida adenina dinucleotide, a qual pode reduzir a quantidade de TRP convertido para niacina, liberando com isso TRP para síntese de serotonina e melatonina. A piridoxina (B_6) é necessária para a síntese de serotonina do TRP. Deficiências de magnésio e vitaminas do complexo B podem impedir o sono, mas a suplementação de vitaminas B e magnésio melhora a qualidade do sono por meio da mediação de neurotransmissores por interação na síntese de serotonina e melatonina. Muitas substâncias promotoras do sono foram identificadas e divididas em dois grupos: fatores neuroquímicos promotores do despertar, incluindo noradrenalina, serotonina, acetilcolina, histamina e orexina, e promotores do sono, como ácido gama-aminobutírico (GABA), adenosina e óxido nítrico.[32]

Nesse momento, é de grande importância detalharmos um pouco mais o mecanismo de ação do TRP na melhora da qualidade do sono. Por meio da disponibilidade na dieta, o transporte de TRP para o cérebro pela barreira hematoencefálica é favorecida por uma concentração plasmática mais elevada de triptofano que compete com outros aminoácidos compostos por tirosina, fenilalanina, leucina, isoleucina, valina e metionina (LNAAs do inglês, *large neutral amino acids*).[32,33] A concentração da taxa TRP/LNAAs é influenciada tanto pela dieta de carboidrato quanto de proteínas. Proteínas com alta concentração de TRP, como alfa-albumina, aumentam a taxa no plasma de TRP/LNAAs em até 130%, o que leva ao aumento da concentração de serotonina no cérebro. Portanto, se a dieta contém alta concentração de LNAAs, o transporte de TRP através da barreira hematoencefálica fica reduzido (Fig. 24-3).[32]

Na presença de carboidratos no lúmen intestinal, ocorre maior liberação de insulina do pâncreas. Essa elevação da insulina pós-prandial favorece o transporte de TRP para o cérebro, porque, sendo um agente anabólico poderoso, a insulina tanto inibe a liberação de aminoácidos periféricos quanto promove a recaptação periférica de outros LNAAs. Portanto, em resposta a um aumento da concentração de glicose plasmática, após o consumo de carboidrato, a insulina controla a recaptação de LNAAs para o músculo, mas não o TRP, o qual é largamente ligado a albumina plasmática. Consequentemente, a taxa TRP/LNAAs permanece alta, e a concentração de outros LNAAs competitivos ficam reduzidos. Entretanto, refeições com alto teor de proteínas usualmente resultam em menor aumento da insulina pós-prandial do que com alto teor de carboidrato.[33,34]

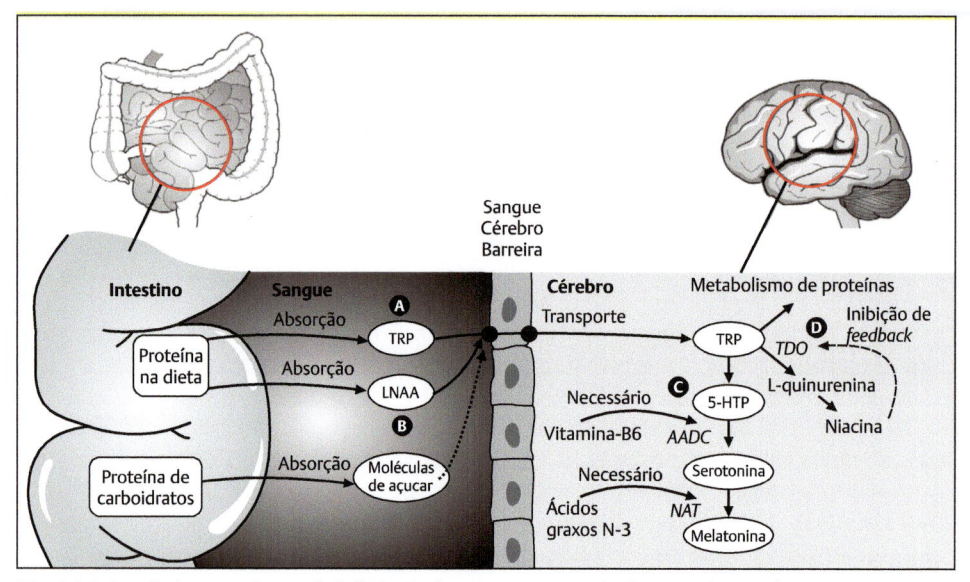

Fig. 24-3. Possíveis mecanismos de influência dos componentes da dieta na síntese de serotonina e melatonina. *A.* O TRP da dieta é metabolizado no cérebro ao longo de diferentes vias para a serotonina e melatonina. *B.* Influência da dieta no transporte de TRP para o cérebro: outros componentes da dieta, como carboidratos e LNAAs, alteram a quantidade de TRP no cruzamento da barreira hematoencefálica. *C.* Para a síntese de serotonina e melatonina, o 5-hidroxitriptofano (5-HTP) é convertido em serotonina por uma enzima, l-aminoácido aromático descarboxilase (AADC), que necessita de piridoxina (vitamina B6), a enzima arilalquilamina-N-acetiltransferase (NAT) e os ácidos graxos ômega 3. *D.* Para haver disponibilidade de TRP para a síntese de serotonina e melatonina, é preciso a ação da triptofano 2,3 deoxigenase (TDO), que é uma enzima que catalisa a reação química do TRP à formilquinurenina, convertendo rapidamente em quinurenina e, finalmente, a niacina que, por sua vez, suprime a atividade do TDO, deixando assim mais TRP para ser usado na síntese de serotonina (modificada).[32]

SONO, MICROBIOTA INTESTINAL E OBESIDADE

Os mecanismos subjacentes às interações metabólicas-circadianas podem-se estender além das células e órgãos do nosso corpo. Nessa interação, participam os microrganismos que vivem no trato gastrointestinal, abrangendo milhares de espécies microbianas e milhões de genes de grande importância fisiológica. Essa microbiota é altamente dinâmica e sensível a modulações dietéticas, com participação nas funções digestivas, metabólicas, neurocomportamentais e imunitárias. Em particular, os achados de que o transplante de microbiota fecal de indivíduos obesos para magros carreiam os fenótipos de adiposidade nos receptores demonstraram o papel fundamental da microbiota intestinal no metabolismo do hospedeiro e regulação do peso corporal.[3]

A composição microbiana do intestino apresenta variações diurnas, que são reguladas pelo relógio circadiano do hospedeiro e pelo horário das refeições. Perturbações do relógio circadiano podem desequilibrar a composição da microbiota intestinal e levar à disbiose. Além disso, o consumo de alimentos com alto teor de gordura, em horários mais tardios, implica em disfunções metabólicas causadas pelo efeito de comer a comida inadequada no horário errado. Portanto, existe uma coordenação circadiano-metabólica por meio de interações entre hospedeiro e a microbiota intestinal, que deve ser levada em consideração na abordagem clínica de pacientes com distúrbios de sono e obesidade.[3]

CONCLUSÃO

A relativa ineficácia das intervenções nutricionais e farmacológicas, utilizadas atualmente para a prevenção e tratamento da obesidade, demonstra a importância e a urgência em compreender os sistemas complexos que permitem a sobreposição do controle de outros fatores relacionados com o risco de obesidade. O sono de qualidade é fundamental na manutenção da saúde e da homeostase energética. Nesse contexto, vários fatores de mudanças sociais contribuem para a redução da duração do sono e outros distúrbios do sono, incluindo as crescentes demandas de atividades escolares, de trabalho e lazer, juntamente com o uso predominante da internet e dispositivos eletrônicos, em decorrência de um fenômeno de transformação que atinge toda a sociedade, englobando crianças, adolescentes e adultos.

Nesse sentido, os distúrbios do sono são relacionados com o estilo de vida noturno com a substituição das refeições por lanches e o consumo mais frequente de alimentos muito calóricos no fim da tarde e à noite. Assim, essas mudanças são associadas a perda de apetite pela manhã e corte da refeição do café da manhã, além da associação frequente com outros comportamentos não saudáveis, como tabagismo, sedentarismo e aumento do consumo de bebidas alcoólicas. Dessa forma, existe uma tendência mundial de diminuição do tempo de sono e má qualidade do sono, causando uma série de consequências adversas a saúde, com impacto negativo no metabolismo energético, e contribuindo com o aumento da epidemia de obesidade. Portanto, atuar na melhora da qualidade do sono, com base nos fatores de riscos modificáveis, como o sono ineficiente e desalinhamento do ciclo circadiano, será um grande avanço na luta de prevenção e tratamento da obesidade. Por isso, as campanhas de promoção da saúde devem incluir, nas estratégias convencionais, o papel fundamental da melhora do ambiente do sono, para conter a epidemia de obesidade.

REFERÊNCIAS BIBLIOGRÁFICAS

1. Rodriguez-Castaño GP, Caro-Quintero A, Reyes A, Lizcano F. Advances in gut microbiomae research, opening new strategies to cope with a western lifestyle. Frontiers in Genetics 2017.
2. Broussard Jl, Cauter EV. Disturbances of sleep and circadian rhythms: novel risk factors for obesity. Curr Opin Diabetes Obes 2016;23(5):353-9.
3. Jiang P, Turek FW. Timing of meals: when is a critical as what and how much. Am J Physiol Endocrinol Metab 2017;312:369-80.
4. Buhr ED, Takahashi JS. Molecular components of the Mammalian circadian clock. Handb Exp Pharmacol 2013;217:3-27.
5. Jagannath A, Taylor L, Wakaf Z, et al. The genetics of circadian rhythms, sleep and health. Hum Mol Genet 2017;26:R128-R138.
6. Reddy S, Sharma S. Physiology, circadian rhythm. [Updated 2018 Oct 27]. In: StatPearls [internet]. Treasure Island (FL): StatPearls Publishing; 2018.
7. Luyster FS, Strollo Jr PJ, Zee PC, Walsh JK. Boards of Directors of the American Academy of Sleep Medicine and the Sleep Research Society. Sleep: a health imperative. Sleep. 2012;35:727-34.
8. Patel SR, Hayes AL, Blackwell T, et al. The association between sleep patterns and obesity in older adults. Int J Obes (Lond) 2014;38(9):1159-64.
9. Bass J, Takahashi JS. Circadian rhythms: Redox redux. Nature 2011;469(7331):476-8.
10. Tordjman S, Chokron S, Delrme R, et al. Melatonin: pharmacology, functions and therapeutic benefits. Current Neuropharmacology 2017;15:434-43.
11. Maugeri A, Medin-Inojosa JR, Kunzova S, et al. Nutrients 2018;sep 3:10(9):E1219.
12. Darien IL. International classification of sleep disorders. American Academy of Sleep Medicine 2014.
13. Chan WS. Daily asssociations between objective sleep and consumption of highly palatable food in free-living conditions. Obesity Science & Practice 2018;4(4):379-86.

14. Blumfiled ML, Bel B, Zimberg IZ, Cain SW. Dietary desinhibition mediates the relationship between poor sleep quality and body weight. 2018;1(120):602-8.
15. Watson NF, Badr MS, Belendy G, et al. Recommended amount of sleep for a healthy adult: a joint consensus statement of american academy of sleep medicine and sleep research society. J Clin Sleep Med 2015;11:591-2.
16. Reutrakul S, Cauter EV. Sleep influences on obesity, insulin resistance, and risk of type 2 diabetes. Metabolism Clinical and Experimental 2018;84:56-66.
17. Framnes SN, Arble DM. The bidirectional relationship between obstrutive sleep apnea and metabolic disease. Frontiers in Endocrinology 2018;6(9):440.
18. Spiegel K, Tasali E, Penev P, Cauter EV. Brief communication: sleep curt ailment in healthy young men is associated with decreased leptin levels, elevated ghrelin levels, and increased hanger and apetite. Ann Intern Med 2004;141(11):846-50.
19. Spiegel K, Leproult R, L'Hermite-Balériaux M, et al. Liptin levels are dependent on sleep duration: relationships with sympathovagal balance, carbohydrate regulation, cortisol, and thyrotropin. J Clin Encrinol Metabol 2004;89(11):576-5771.
20. Brinkman JE, Sharma S. Physiology, Sleep. [Updated 2018 Dec 17]. In: StatPearls [internet]. Treasure Island (FL): StatPearls Publishing; 2018.
21. Nedeltcheva AV, Kilkus JM, Imperial J, et al. Insufficient sleep undermines dietary efforts to reduce adiposity. Ann Intern Med 2010;153(7):435-41.
22. Ding C, Lim LL, Xu L, Kong APS. Sleep and obesity. J Obesit Metabol Syndrome 2018;27:4-24.
23. Frank S, Gonzalez K, Lee-Ang L, et al. Diet and sleep physiolgy: public health and clinical implications. Frontiers in Neurology 2017;11(8):393.
24. O`Reardon JP, Peshek A, Allison KC. Night eating syndrome. Therapy in Practice 2005;19(12):997-1008.
25. Olejniczak D, Bugajec D, Staniszewska A, et al. Risks assessment of night-eating syndrome occurrence in women in Poland, considering the obesity factor in particular. Neuropsychiatr Dis Teat 2018;14:1521-6.
26. Kinsey AW, Ormsbee MJ. The health impact of nighttime eating: old and new perspectives. Nutrients 2015;7:2648-62.
27. St-Onge M, Roberts A, Shechter A, Choudhury AR. Fiber and saturated fat are associated with sleep arousals and slow wave sleep. J Clin Sleep Med 2016;12(1):19-24.
28. Silber B, Schmitt J. Effects of tryptophan lading on human cognition, mood, and sleep. Neurosci Biobehav Rev 2010;34(3):387-407.
29. Markus C, Jonkman I, Lammers J, et al. Evening intake of α-lactalbumin increases plasma tryptophan availability and improves morning alertness and brain measures of attention. Am J Clin Nutr 2005;81(5):1026-33.
30. Ogilvie RP, Lutsey PL, Widome R. Laska MN, Larson N, Neymark-Sztainer. Sleep indices and eating behaviors in young adults: findings form project eat. Public Health Nutr 2018;21(4):689-701.
31. St-Onge MP, Mikic A, Pietrolungo CE. Effects of diet on quality. Advances in Nutrition 2016;7(5):938-49.
32. Peuhkuri, Sihvola N, Korpela R. Diet promotes sleep duration and quality. Nutr Res 2012;32(5):309-19.
33. Wurtman RJ, Wurtman JJ, Regan MM, et al. Effects of normal meals rich in carbohydrates or proteins on plasma tryptophan and tyrosine rations. Am J Clin Nutrit 2003;77(1):128-32.
34. Hudson C, Hudson SP, Hecht T, Mackenzie J. Protein source tryptophan versus pharmaceutical grade tryptophan as an efficacious treatment for chronic insomnia. Nutritional Neuroscience 2005;8(2):121-7.

O SONO NAS FASES DE VIDA DA MULHER

CAPÍTULO 25

José Alexandre Portinho

INTRODUÇÃO

Cada vez mais o sono é reconhecido como determinante da saúde e do bem-estar das mulheres, particularmente no contexto do ciclo menstrual, gravidez, menopausa e maturidade. Está bem estabelecido que os distúrbios do sono sejam mais frequentes no sexo feminino. Mas, tanto nas mulheres quanto nos homens, os distúrbios do sono contribuem ou estão associados a alterações de saúde, incluindo doenças cardiovasculares, hipertensão, disfunção do metabolismo da glicose, obesidade, depressão e ansiedade. Especificamente nas mulheres, os distúrbios do sono são frequentes na disforia pré-menstrual, na gravidez, na depressão pós-parto e na transição da menopausa.[1,2] Em toda a fase reprodutiva, da menarca à menopausa, as mulheres apresentam variações mensais nos hormônios que regulam não só a reprodução, mas, também, o humor, temperatura corporal, respiração, sistema nervoso autônomo e o sono.[3]

Todas as modificações hormonais de cada fase de vida ou de doenças específicas da mulher vão atuar nos receptores de estrogênio e progesterona que estão amplamente distribuídos por todo o sistema nervoso central, incluindo o prosencéfalo basal, o hipotálamo, o núcleo dorsal da rafe e o *locus coeruleus*. Essas áreas também estão envolvidas na regulação do sono, e modificações nos esteroides ovarianos ao longo do ciclo menstrual podem modular o sono. Os hormônios produzidos pelos ovários também influenciam os ritmos circadianos, incluindo a atividade sono-vigília, por meio de efeitos diretos ou indiretos sobre o principal marca-passo: o núcleo supraquiasmático. Resumidamente, existe uma estrutura, no sistema nervoso central, receptiva às mudanças relacionadas com os hormônios reprodutivos, que atuam não só no ciclo menstrual, mas também no sono e ritmos circadianos.[3]

SONO NA INFÂNCIA

No neonato, a estrutura do sono é imatura e desorganizada quando comparada ao sono das crianças, pois as estruturas cerebrais subjacentes e os sistemas reguladores do sono ainda não estão completamente desenvolvidos. Durante a infância, três estados de sono podem ser identificados: sono ativo, que é o precursor do sono do movimento rápido dos olhos (REM); sono tranquilo, que, em um momento posterior, se diferenciará em três estágios do sono de movimentos oculares não rápidos (NREM); e sono indeterminado. Os neonatos passam dormindo aproximadamente 15 horas do período de 24 horas, metade do qual é gasto no sono ativo.[4]

Embora as alterações da arquitetura do sono nos primeiros meses de vida sejam semelhantes nos dois sexos, algumas diferenças na qualidade e quantidade do sono existem, sugerindo uma maturação mais tardia do sistema nervoso central em bebês do sexo masculino. Além disso, eles são mais facilmente estimulados por sono tranquilo, mas não por sono ativo, quando comparados com crianças do sexo feminino.[5]

Durante os primeiros três meses pós-termo, o eletroencefalograma do sono diferencia-se gradualmente do padrão neonatal em relação ao padrão infantil: a proporção de sono ativo diminui e, no sono tranquilo, as características dos três estágios do sono NREM tornam-se visíveis. Somente após os primeiros três meses, o sono começa a se consolidar com períodos mais longos, ocorrendo principalmente à noite.[4]

O processo evolutivo, nos primeiros anos da infância, é caracterizado por rápidos avanços de crescimento, cognição, comportamentos e alterações do sono. A proporção de sono REM continua a diminuir durante a infância, para atingir o nível adulto de 20-25% do tempo total de sono aos cinco anos de idade. Nessa fase, o horário de dormir muda continuamente: entre as idades de um e quatro anos, as crianças continuam a tirar cochilos diurnos para atingir suas necessidades de sono até os cinco anos de idade, quando o cochilar durante o dia cessa e a duração do sono noturno diminui gradualmente.[6]

Também, nessa fase, as diferenças sexuais do sono são muito difíceis de detectar, uma vez que os padrões de sono-vigília são influenciados por uma interação complexa entre processos biológicos, fatores ambientais, comportamentais e sociais. Entretanto, as diferenças sexuais na qualidade do sono são mais evidentes na puberdade, quando os hormônios sexuais começam a interagir na arquitetura do sono. Além disso, nesse período de vida, a anatomia das vias aéreas superiores estão bem definidas, quando as diferenças na colapsibilidade dessas vias, na resposta do despertar ao aumento da resistência inspiratória e no controle ventilatório, contribuem para explicar as diferenças sexuais nos distúrbios respiratórios do sono.[4]

MUDANÇAS DO SONO POR MEIO DOS CICLOS MENSTRUAIS

As principais diferenças entre sexo masculino e feminino relativas ao sono surgem a partir do primeiro ciclo menstrual. Com a menarca, a função ovariana aumenta e os hormônios femininos (estradiol e progesterona) são liberados ciclicamente na corrente sanguínea regulando várias funções homeostáticas, envolvendo os sistemas cardiocirculatório, respiratório e metabólico, bem como o ciclo sono-vigília. Todas essas transformações biológicas podem alterar a arquitetura do sono, mas fatores psicológicos, que são comuns nessa fase, também podem interferir no sono, fazendo com que as mulheres tenham duas vezes mais chances de ter transtornos de humor e 28% mais risco de insônia do que os homens.[4]

Entretanto, existe uma variabilidade individual em relação ao efeito do ciclo menstrual na qualidade do sono, porque essa associação não ocorre em todas as mulheres. Em decorrência disso, foram identificados três padrões de sono nas mulheres:

1. Sem alteração do sono;
2. Maior dificuldade de dormir no meio do ciclo;
3. Maior dificuldade de dormir na fase pré-menstrual.

Por outro lado, a presença de ansiedade, depressão, dores de cabeça, cãibras e sensibilidade mamária, em qualquer fase do ciclo menstrual, é um agravante à dificuldade em dormir. Além disso, mulheres com ciclos irregulares apresentam maior risco de distúrbios do sono.[3] Nesse contexto, o ciclo menstrual de mulheres saudáveis é caracterizado por mudanças cíclicas na produção de estradiol, progesterona, hormônio luteinizante, hormônio folículo-estimulante, prolactina e hormônio do crescimento. Esses hormônios regulam a função reprodutiva durante o ciclo menstrual, mas também influenciam o sono e os ritmos circadianos.[7] De maneira geral, os distúrbios do sono são mais comumente relatados por mulheres durante a fase lútea, principalmente nos dias anteriores e no início da menstruação.[3]

SONO NA TENSÃO PRÉ-MENSTRUAL E NO TRANSTORNO DISFÓRICO PRÉ-MENSTRUAL

Com frequência, as mulheres que apresentam tensão pré-menstrual (TPM) se queixam de sintomas emocionais, comportamentais, físicos e distúrbios do sono, como insônia, sonhos perturbadores, má-qualidade do sono, sonolência diurna e fadiga. Entretanto, todos esses sintomas são mais exuberantes no transtorno disfórico pré-menstrual (TDPM).[3] Ao mesmo tempo, algumas mulheres podem apresentar estresse, que é comumente descrito como um fator de risco importante para distúrbios do sono. O estresse crônico e os distúrbios do sono relacionados ao estresse podem prejudicar a saúde por alterar as funções dos sistemas neurais, cardiovasculares, metabólicos e imunológicos.[8]

Além dos distúrbios do sono é frequente ocorrer humor depressivo, ansiedade, choro repentino, irritabilidade, sensibilidade nas mamas e edema. Os sintomas mais comuns de TDPM são cansaço (84%), humor depressivo (72,3%), choro (70,3%), ansiedade (70%), dor lombar (69%) e problemas de sono (66%). Sintomas mais graves, como ataques de raiva, depressão grave e pensamentos suicidas, requerem atenção especial.[2] Essas condições clínicas ocorrem na fase pré-menstrual (fase lútea tardia) do ciclo menstrual, com resolução no início ou logo depois da menstruação. A grande maioria das mulheres em idade reprodutiva apresenta algum sintoma pré-menstrual, mas, em até 8% delas, os sintomas são clinicamente relevantes a ponto de interferir com a atividade diária. A associação dos distúrbios do sono com outros sintomas característicos desses transtornos piora ainda mais a qualidade do sono dessas mulheres.[7]

O aparecimento dos sintomas, no final da fase lútea, coincide com o aumento do nível de progesterona e diminuição do seu metabólito alopregnenalona, que pode estar relacionado com o aumento dos distúrbios sono. Em mulheres com TDPM, a concentração de alopregnenalona diminui ainda mais nessa fase, o que causa aumento dos níveis de ácido gama-aminobutírico (GABA) que são responsáveis por distúrbios do sono e do humor, além de ansiedade e depressão. Independente de a mulher apresentar TPM ou TDPM, as alterações hormonais da fase lútea influenciam o estágio 2 do sono no período reprodutivo. Além disso, verificou-se que o NREM 2 aumenta e o REM diminui durante a fase lútea média, em comparação com a fase folicular inicial. Por outro lado, foi evidenciado que as mulheres com TDPM apresentam resposta diminuída à melatonina na fase lútea, aumentando o sono de ondas lentas em comparação com a fase folicular do ciclo menstrual. Portanto, os distúrbios do sono e a diminuição das secreções de melatonina em decorrência de flutuações hormonais durante a fase lútea podem estar relacionados com as queixas de sono do TDPM.[2]

SONO NA SÍNDROME DOS OVÁRIOS POLICÍSTICOS

A síndrome dos ovários policísticos (SOP) é um distúrbio endócrino que incide em até 20% das mulheres na idade reprodutiva. Existem três tipos de SOP representados pelo excesso de androgênios com disfunção ovariana, excesso de androgênios com morfologia dos ovários policísticos e disfunção ovariana com morfologia ovariana policística. Na SOP, é comum a presença de altos níveis de testosterona, sinais clínicos de hiperandrogenismo e ciclos menstruais irregulares, entretanto ovários policísticos podem ou não estar presentes. A alteração dos níveis séricos de estrogênios e progesterona, que é comum nessa síndrome, leva frequentemente a ciclos menstruais irregulares e anovulatórios, ocasionando infertilidade. Em consequência ao aumento da testosterona, pode aparecer acne, hirsutismo e alopecia.[3] Além de interferir na saúde reprodutiva, a SOP também leva a distúrbios do sono, apneia obstrutiva do sono, sonolência diurna excessiva e alterações metabólicas. Vários fatores psicológicos e comportamentais contribuem para distúrbios do sono (Fig. 25-1).[9]

Nesse sentido, a SOP reduz a qualidade e o tempo do sono, o que leva a sonolência diurna em até 84% das mulheres. Por outro lado, a incidência de roncos pode chegar a 78% dessas mulheres. Existe uma correlação bidirecional entre distúrbios do sono com função

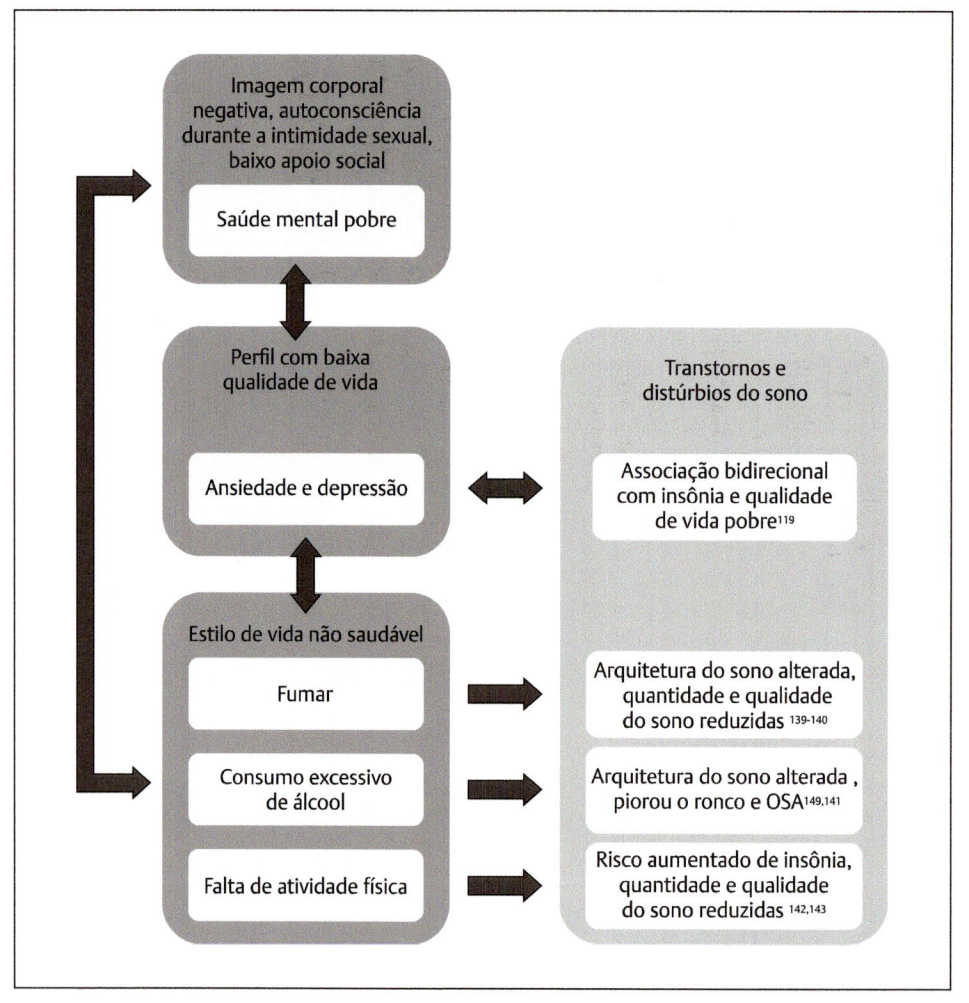

Fig. 25-1. Resumo de fatores psicossociais e comportamentais que são comuns entre mulheres com SOP e sua contribuição potencial para os distúrbios do sono (Modificada).[9]

reprodutiva e SOP em que o sono interrompido está associado a ciclos menstruais alterados, o que interfere com a função reprodutiva.[3] Com isso, a fisiopatologia da SOP envolve hiperandrogenemia, resistência à insulina, e alterações na secreção de cortisol e melatonina, refletindo, possivelmente, alteração da função hipotálamo-hipófise-adrenal, que levam a ciclos menstruais irregulares. Nesse mecanismo, as vias psicológicas e comportamentais, como a ansiedade, a depressão, o tabagismo, o uso de álcool e a falta de atividade física, frequentemente encontradas nas mulheres com SOP, também são susceptíveis de desempenhar agravamento dos distúrbios do sono, em resposta aos sintomas angustiantes que experimentam. Tanto a SOP como os distúrbios do sono estão associados à deterioração da saúde cardiometabólica em longo prazo e ao aumento do risco de diabetes tipo 2 (Fig. 25-2).[9]

Uma grande preocupação das mulheres com SOP é a tendência a sobrepeso e também a obesidade que pode chegar a 60%.[3] De modo geral, a restrição do sono contribui para o aumento do apetite levando ao maior consumo de alimentos, excedendo assim a quantidade de energia necessária para atender às exigências de vigília prolongada e, portanto, resultando em ganho de peso. Para piorar ainda mais, essas mulheres apresentam menor capacidade de perder gordura corporal quando fazem restrição alimentar. Independente de ter ou não excesso de peso, as mulheres com SOP, em geral, apresentam resistência à insulina de forma intrínseca e estresse metabólico grave. Essa anormalidade parece ser exclusiva da SOP e não foi observada em outras condições de resistência à insulina, incluindo obesidade e diabetes tipo 2.[9]

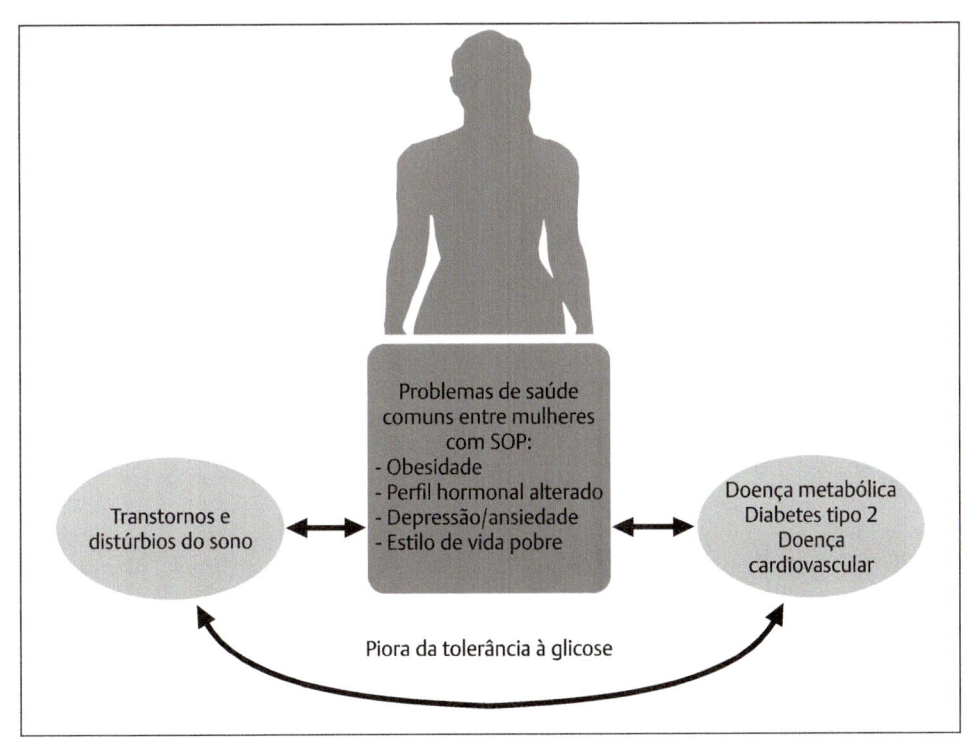

Fig. 25-2. Resumo das vias bidirecionais por meio das quais a SOP interage com os distúrbios do sono, com efeitos potencialmente prejudiciais à saúde cardiometabólica em longo prazo (Modificada).[9]

SONO E DOR CRÔNICA

Até 90% das pessoas com dor crônica queixam-se de distúrbios do sono. Em geral, a dor de forte intensidade reduz o tempo de sono, aumenta a latência do sono, causa sonolência diurna e fadiga, além de aumentar a incidência de apneia do sono e síndrome das pernas inquietas.[10] As cólicas menstruais são queixas frequentes das mulheres no período reprodutivo. A característica principal da dismenorreia é a presença de cólicas menstruais dolorosas de origem uterina. Quando a dor menstrual não for associada à doença orgânica, é considerada dismenorreia primária. Se alguma doença estiver relacionada com a dor, a dismenorreia é classificada como secundária, como, por exemplo, endometriose e doença inflamatória crônica. A dismenorreia, principalmente se for acentuada, interfere negativamente com o sono, as atividades durante o dia e o humor.[3]

Em comparação com os homens, as mulheres apresentam maior vulnerabilidade às doenças que causam dor crônica. Em muitas condições clínicas que a dor crônica se manifesta nas mulheres, os distúrbios do sono estão presentes. A conexão entre dor e sono é evidente e a prevalência de distúrbios do sono é descrita nas síndromes funcionais da dor pélvica crônica (50-90%), endometriose (64,8%),[10,11] dismenorreia primária (45-95%), fibromialgia (70%), além das condições autoimunes do lúpus eritematoso sistêmico (55-85%), artrite reumatoide (61-78,6%) e esclerose múltipla (57%).[10]

COMO O SONO INTERFERE NA INFERTILIDADE

A correlação entre distúrbios do sono e infertilidade também é de natureza bidirecional, com possibilidade de interferência em várias etapas da capacidade reprodutiva, incluindo os problemas com fertilidade, concepção, implantação, gestação, parto e saúde neonatal.[1] Estima-se que 15,5% das mulheres se queixa de infertilidade por causa de várias razões.[12] A depressão e principalmente a ansiedade são formas comuns de sofrimento psicológico nas mulheres com infertilidade, que podem estar associados a distúrbios do sono. Na verdade, o estresse psicológico que envolve a infertilidade pode ser intenso, levando ao questionamento se o próprio sofrimento do estresse possa estar contribuindo para a infertilidade e possa perturbar a continuidade do sono. A infertilidade também pode ser atribuída a fatores como anovulação e obstrução tubária, além de iatrogenia por efeitos adversos de quimioterapia ou radiação e estilo de vida inadequado, como aumento de peso, desnutrição e uso de substâncias tóxicas. Os distúrbios do sono podem interferir na infertilidade por meio da ativação do eixo hipotálamo-pituitária-adrenal (HPA), da alteração da duração ou continuidade do sono e da disritmia circadiana (Fig. 25-3).[1]

Uma via independente desencadeante da desregulação do sono, que pode alterar a capacidade reprodutiva, é por meio da ativação do eixo HPA. Várias vias neurobiológicas demonstram como o estresse aumenta o risco de infertilidade da mulher. Nesse sentido, o eixo HPA exerce efeito direto sobre os hormônios reprodutivos e potencialmente interfere no desenvolvimento folicular normal, na menstruação e na fecundidade. Na verdade, o estresse pode alterar a secreção de progesterona, levando ao aumento do risco de aborto, além de aumentar os níveis de melatonina de forma aguda, o que pode provocar amenorreia, supressão de GnRH e distúrbios na ovulação. O estresse também reduz a inervação dos órgãos reprodutivos, altera o tamanho dos ovários e dos folículos e diminui a probabilidade de concepção pela limitação da receptividade uterina.[1]

Por outro lado, os distúrbios do sono podem ativar o eixo HPA, levando à hipersecreção de neuro-hormônios relacionada ao estresse, que pode ser causa de infertilidade. A desregulação do sono pode alterar a concepção por alteração dos hormônios reprodutivos.

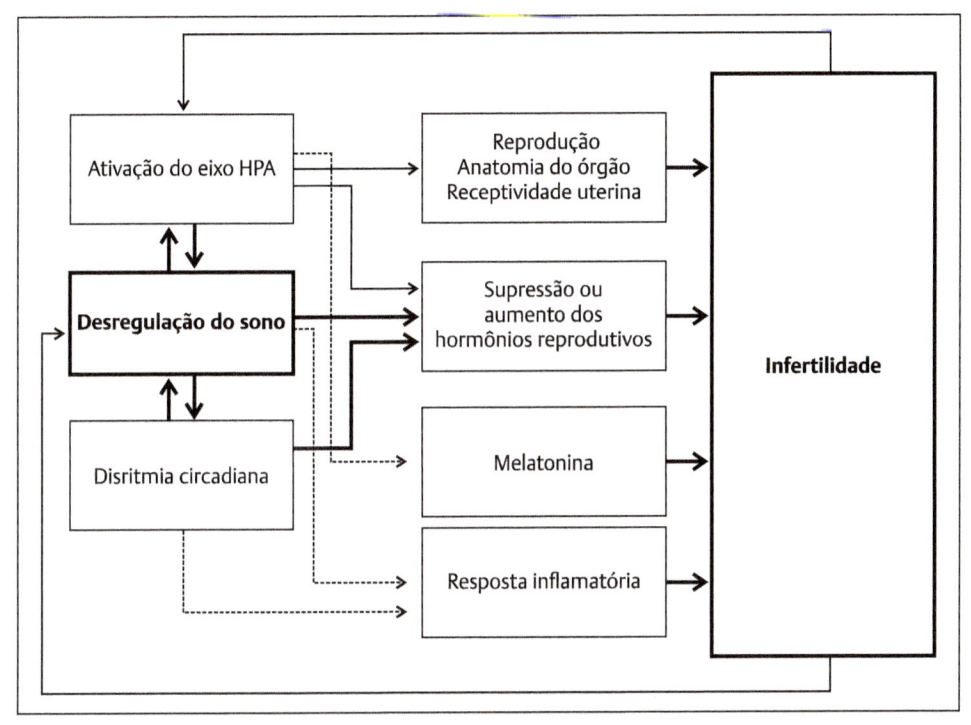

Fig. 25-3. Estresse, desregulação do sono e disritmia circadiana como vias potenciais para a infertilidade (modificada).[1]

Nesse sentido, os distúrbios do sono, a privação do sono e ou fatores circadianos podem estar associados à capacidade reprodutiva em geral e a fertilidade em específico. Portanto, o sono equilibrado mantém níveis hormonais saudáveis, enquanto o sono alterado desequilibra os hormônios, podendo causar infertilidade.[1]

Já foi demonstrado que a elevação dos níveis do hormônio estimulante da tireoide (TSH), como observado no hipotireoidismo, pode causar anovulação, abortos recorrentes, amenorreia e irregularidades menstruais, além de aumentar a prolactina, o que também pode levar à infertilidade. Fisiologicamente, o TSH aumenta antes do início do sono e continua a se elevar durante o período de sono noturno, diminuindo durante o dia. Havendo privação aguda de sono, o TSH aumenta, enquanto, com a privação prolongada de sono, o TSH pode diminuir. Alterações dos níveis normais de TSH estão associados a distúrbios do sono.[1]

Cabe observar que o sono interage com a fase do ciclo menstrual, determinando a modulação nos pulsos e amplitude de secreção do hormônio luteinizante (LH). Normalmente, durante o sono, ocorre diminuição da frequência e amplitude dos pulsos de LH na fase folicular precoce e, ao despertar, aumenta a amplitude do pulso do LH. Havendo a privação do sono, ocorre aumento mantido da amplitude do LH. Níveis elevados de FSH durante o começo da fase folicular são considerados um indicador de diminuição da reserva ovariana e envelhecimento reprodutivo. Por outro lado, níveis diminuídos de FSH podem indicar disfunção hipotalâmica ou pituitária levando a ciclos irregulares ou amenorreia. Dentre as mulheres que dormem pouco, o FSH é 20% menor quando comparado com mulheres que dormem 8 ou mais horas por noite.[1]

Nas mulheres, a prolactina estimula a lactação e, também, tem importância na reprodução. Normalmente é comum haver picos de prolactina no começo do sono que é máximo através da noite. A prolactina é inibida pelo despertar transitório, ficando bastante reduzida na privação do sono. Indivíduos com síndrome do comer noturno têm aumento de prolactina, enquanto mulheres com narcolepsia apresentam níveis baixos de prolactina durante o sono. Outro hormônio importante na ovulação é o estradiol que tende a aumentar com a privação do sono. Altos níveis de estradiol foram associados com menor qualidade de sono. Portanto, para o sucesso da ovulação, concepção e implantação, é necessário sincronia de vários hormônios. A perda de sono ou a insônia, porém, podem interferir na concepção por meio do comprometimento da imunidade. Nesse sentido, foi observado que a citocina e as respostas imunoinflamatórias marcadas por TNF e IL-6 aumentam sob condições de baixa qualidade de sono.[1]

Por último, a disritmia circadiana tem potencialidade de afetar a infertilidade por meio dos hormônios reprodutivos e melatonina. Os hormônios relacionados com a fertilidade têm um padrão circadiano. Em trabalhadores de turno, foi observado aumento do LH e FSH durante o sono diurno, comparado ao sono noturno, mas permaneceram inalterados mesmo no sono noturno das folgas. Comparativamente, LH, FSH e prolactina apresentam níveis séricos mais elevados em trabalhadores de turno, quando confrontados com trabalhadores de turnos diurnos. Essas modificações hormonais demonstram a evidência da influência circadiana na reprodução. Além disso, as mulheres que trabalham em turno apresentam, com mais frequência, irregularidades menstruais, dismenorreia, infertilidade, abortos espontâneos e parto prematuro. A disritmia circadiana pode resultar em infertilidade por meio de resistência à insulina e/ou aumento da inflamação. A melatonina, apesar de estar primariamente relacionada com a função circadiana, interfere em várias funções biológicas, incluindo o sistema reprodutivo. Níveis elevados de melatonina podem causar anovulação, amenorreia e hipogonadismo hipotalâmico funcional.[1]

SONO NA GRAVIDEZ

A gravidez está associada a alterações fisiológicas dinâmicas que interferem no sono, incluindo nocturia, contrações uterinas, movimentos fetais, cãibras e dores abdominais. Essas mudanças vão desde alterações anatômicas que têm o potencial de impactar a duração do sono e fragmentá-lo, até alterações metabólicas que aumentam o risco de síndrome das pernas inquietas. Por exemplo, o refluxo gastroesofágico geralmente piora com a progressão da gravidez, podendo atrapalhar o sono de 75% das grávidas. A micção noturna relacionada com um aumento na excreção de sódio durante a noite é outro fator que leva à fragmentação do sono. A modificação do sistema musculoesquelético é outro fator que atrapalha o sono em razão do crescimento do útero e o parto. Todas as mulheres, após o parto, apresentam contrações uterinas por estímulo da ocitocina. Dependendo da intensidade dessas contrações durante a noite, elas podem interromper o sono. Além disso, alterações hormonais na gravidez, incluindo aumento dos estrogênios e da progesterona, contribuem para alterar o sono, interferindo na regulagem circadiana e homeostática do sono.[4]

Em comparação com mulheres não grávidas, o sono piora progressivamente com as mudanças dinâmicas da gravidez do primeiro para o terceiro trimestre. Além disso, as mulheres grávidas com mais idade tendem a dormir menos tempo que as mais jovens. Os transtornos do sono evidenciados pela baixa qualidade do sono, menor duração do sono e distúrbios respiratórios do sono estão independentemente associados ao aumento do risco de diabetes gestacional, distúrbios hipertensivos da gravidez e nascimento prematuro. Em suma, durante a gravidez, o sono altera significativamente, causando várias implicações na saúde perinatal.[4]

SONO NA PERI E PÓS-MENOPAUSA

Durante a transição da menopausa e pós-menopausa é frequente ocorrer dificuldade de adormecer, acordar várias vezes durante a noite e levantar-se mais cedo pela manhã do que o desejado. A má qualidade e a duração inadequada do sono estão associadas a outras doenças frequentes nessa fase de vida, como obesidade, câncer, diabetes, depressão e doença cardiovascular.[13] Soma-se a isso o quadro clínico da síndrome da menopausa caracterizado por vários sintomas, como fogachos, suores, palpitação e transtornos do humor, que funcionam como gatilho dos distúrbios do sono. Esses sintomas são desencadeados por alterações hormonais decorrentes principalmente da redução dos estrogênios. Outros fatores associados à menopausa incluem anormalidade do ritmo circadiano, apneia obstrutiva do sono e a síndrome das pernas inquietas que podem piorar ainda mais a qualidade do sono.[14]

Os sintomas vasomotores (fogachos, suores e palpitação) têm a potencialidade de desencadear os distúrbios do sono, principalmente quando ocorrem durante a noite.[4,15] Quanto mais tempo durarem os episódios de sintomas vasomotores no período da noite, maior a incidência de distúrbios do sono caracterizados pela fragmentação do sono, início tardio do sono REM e sono leve.[4]

Independente do período da menopausa, o próprio envelhecimento é caracterizado por modificações do sono, com diminuição do tempo total de sono, maior frequência de despertares e piora na eficiência do sono. Outro agravante está relacionado com a produção de melatonina, que geralmente reduz com o passar da idade, mas diminui especificamente no período da menopausa.[16] Essa observação leva a suposição de que a melatonina pode ter um efeito direto nos sintomas da transição da menopausa, principalmente porque a diminuição da melatonina pode contribuir na produção de ondas de calor por levar a irregularidades na produção de GnRH e LH.[17]

Estima-se que o distúrbio do sono ocorra em 16-42% das mulheres na pré-menopausa, 39-47% na perimenopausa e 35-60% na pós-menopausa. Essa incidência mais elevada dos distúrbios do sono na pós-menopausa ocorre por várias razões, mas principalmente em razão do aparecimento de fogachos, além de sintomas do trato urinário inferior, como noctúria e perda de urina aos esforços.[18] Na verdade, a incontinência urinária que pode ocorrer em qualquer fase da vida da mulher, inclusive durante a gestação, tem efeito negativo na qualidade do sono.[19] Entretanto, quando as mulheres no período reprodutivo são submetidas à histerectomia com a retirada dos ovários (menopausa cirúrgica), os distúrbios do sono são mais acentuados do que na menopausa natural.[20]

CONCLUSÃO

Os desafios que as mulheres enfrentam ao longo da vida são distintos daqueles dos homens. A maior incidência de distúrbios do sono nas mulheres é caracterizada por mudanças que ocorrem nos ciclos biológicos de vida, protagonizados principalmente pelo estilo de vida e pelas transformações hormonais que influenciam a regulagem do sono desde a infância e a puberdade, passando pela gravidez até a menopausa, e seguindo através da maturidade. As mulheres correm maior risco de distúrbios do sono nos períodos em que as mudanças hormonais são mais marcantes, pois os ciclos menstruais estão associados a mudanças nos ritmos circadianos e a arquitetura do sono. Nesse sentido, na fase secretora, principalmente na semana que antecede a menstruação, assim como na transição da menopausa, os transtornos do sono são mais intensos. Portanto, ao longo da vida, o risco de distúrbios de sono tende a aumentar de maneira única principalmente quando ocorrem condições patológicas específicas, caracterizadas por desequilíbrios hormonais, como TPM, SOP, infertilidade, alteração do humor, obesidade e doenças que causam dor crônica, o que pode exigir um manejo de abordagem propedêutica individual para cada mulher.

REFERÊNCIAS BIBLIOGRÁFICAS

1. Kloss JD, Perlis M, Zamzow J, et al. Sleep, sleep disturbance and fertility in women. Sleep Med Rev 2015;22:78-87.
2. Jehan S, Auguste E, Hussain M, et al. Sleep and premenstual syndrome. J Sleep Med Disord 2016;3(5):1061.
3. Baker FC, Lee KA. Menstrual cycle effects on sleep. Sleep Med Clin 2018;13:283-94.
4. Pengo M, Won C, Bourjeily G. Sleep in women across the lifespan. Chest 2018;154(1):196-206.
5. Thordstein M, Lofgren N, Flisberg A, et al. Sex diferences in electrocartical activity in human neonates. Developmental Neuroscience 2006;17(11):1166-8.
6. Iglowstein I, Jenni OG, Molinari L, Largo RH. Sleep duration from infancy to adolescence: Reference values generational trends. Pediatrics 2003;11(2):302-7.
7. Nowakowski S, Meers J, Heimbach E. Sleep and womens`s health. Sleep Med Res 2013;4(1):1-22.
8. Hall MH, Casement MD, Troxel WM, et al. Chronic stress is prospectively associated with sleep in midlife woman: the SWAN sleep study. Sleep 2015;38(10):1645-54.
9. Fernandez RC, Moore VM, Ryswyk EMV, et al. Sleep disturbances in women with polycystic ovary syndrome: prevalence, pathophysiology, impact and management strategies. Nature and Science of Sleep 2018;10:45-64.
10. Shaver JL, Icovides S. Sleep in women with cronic pain and autoimmune conditions. Sleep Med Clin 2018;13:375-94.
11. Maggiore ULR, Bizzarri N, Scala C, et al. Symptomatic endometriosis of the posterior cul-de-sac is associated with impaired sleep quality, excessive daytime sleepiness and insomnia: a case-control study. Eur J Obstet Gynecol Reprod Biol 2017;209:39-43.
12. White ND. Influence of sleep on fertility in women. American Journal of Lifestyle Medicine 2016;10(4):239-41.
13. Kim MJ, Yim G, Park HY. Vasomotor and physical menopausal symptoms are associated with sleep quality. PLoS ONE 2018;13(2):e0192934.
14. Jehan S, Masters IA, Salifu I, et al. Sleep disorders in postmenopausal women. J Sleep Disord Ther 2015;4(5):1000212.
15. Jehan S, Jean LG, Zizi F, et al. Sleep, melatonin, and menopausal transition: what are the link? Sleep Sci 2017;10(1):11-8.
16. Gursoy AY, Kiseli M, Caglar GS. Melatonin in aging women. Climateric 2015;18(6):790-6.
17. Chen WY, Giobbie HA, Gantman K, et al. A randomized, placebo-controlled trial of melatonin on breast cancer survivors: impact on sleep, mood, and hot flashes. Breast Cancer Res Treat 2014;145(2):381-8.
18. Jones JH, Zak R, Lee KA. Sleep disturbances in midlife women at the cusp of the menopausal transition. J Clin Sleep Med 2018;14(7):1127-33.
19. Moreno CRC, Santos JLF, Lebrão ML, et al. Sleep disturbances in older adults are associated to female sex, pain and urinary incontinence. Rev Bras Epidemiol 2018:21(suppl 2):E180018.
20. Baker FC, Zambotti M, Colrain IM, Bei B. Sleep problems during the menopausal transition: prevalence, impact, and management chalenges. Nature and Science of Sleep 2018;10:73-95.

SONO E VOZ

CAPÍTULO 26

Seção I
ABORDAGEM OTORRINOLARINGOLÓGICA

Jeferson Sampaio d'Avila

INTRODUÇÃO
Abordar a relação entre a voz e o sono faz-nos reportar aos princípios de entendimento anatômico e funcional, inicialmente.

VOZ
A laringe apresenta funções muito bem definidas, dentre as quais se sobressai, de maneira evidente, a função respiratória. Essa função é primordial e fundamental para a vida, dentre outras, como a de proteção das vias aéreas inferiores, de deglutição e de fonação.

Abordando a função respiratória, a laringe faz parte da via aérea superior com grande importância no transporte de ar inspiratório e ar expiratório, como sendo um canal permeável, dando continuidade à faringe. Apresenta destaque especial o seu aspecto musculocartilaginoso, que promove rigidez e sustentabilidade das estruturas anatômicas, e desfavorece o colabamento da via aérea neste setor anatômico, ao contrário da faringe, que é um conduto musculomembranoso, mais susceptível à aproximação de estruturas anatômicas e mais favorecedor de decorrentes estreitamentos.

A função de proteção laríngea é fundamental, pois evita que partículas e substâncias diversas, inclusive corpos estranhos, alcancem os brônquios e os pulmões.

A deglutição acontece com o papel crucial de participação da laringe, que atua em uma especial dinâmica de orientar e permitir que o bolo alimentar siga o seu caminho digestivo desde a faringe até o esôfago. Acontece elevação deste órgão com oclusão, e com orientação dinâmica e sincrônica para harmonia deste processo, neste primeiro tempo deste momento fisiológico.

Apesar de ser, para certos autores, a função fonatória uma função parasitária, a mesma é a maior caraterística de diferenciação da raça humana. Permite, por meio de um processo altamente diferenciado e dinâmico, a produção da voz humana e linguagem.

A terminologia clássica e literária para este processo é fonação. Para entendê-la, é necessário dividir didaticamente o aparelho fonador em quatro complexos.

O produtor – este é o primeiro e inicial, permitindo a passagem do ar inspiratório e expiratório desde o nariz até os pulmões, com certa participação mista da boca como porta alternativa e fisiológica em alguns momentos. Na verdade, é o condutor do ar. Quando este alcança os pulmões de forma plena, encerra-se o ato da inspiração. A partir deste instante, este mesmo ar toma sentido inverso para saída fisiológica pelo nariz, mediado por mecanismos específicos e harmônicos respiratórios.

O ativador – acontece com a movimentação de elevada diferenciação das pregas vocais, para originar por meio da adução das mesmas a emissão do tom puro, no momento da expiração. O fluxo aéreo associado à força mioelástica são coordenados pelo sistema nervoso central de forma a acontecer a formação da voz.

O ressoador – é responsável pela acústica do som já produzido e orientado para o exterior. Os seus mais importantes componentes são as cavidades das vias aéreas superiores, como o nariz, seios paranasais, o conduto faríngeo e a própria laringe.

O articulador – tem responsabilidade de organização dos harmônicos para elaboração da fala. As estruturas anatômicas mais importantes nesta fisiologia são língua, lábios, palato mole, faringe, dentes e palato duro. São, portanto, estruturas moles e duras que se organizam em perfeita engrenagem funcional.

SONO

O sono normal é o principal mecanismo regulador das demais funções orgânicas. Estrategicamente elaborado para cumprir as necessidades do indivíduo e promover oxigenação suficiente, o sono normal é fator importante e crucial para a o exercício da função fonatória.

Para que exista o sono sem alterações, é fundamental que todo o processo respiratório durante este período seja eficiente e funcional. Este controle central inconsciente fica demonstrado em ensaios clínicos pertinentes.[1]

A espontânea geração de palavras, decorrente de alterações na articulação das mesmas, gera importantes alterações na vocalização e na comunicação dos pacientes com privação do sono.[2]

O sono não fisiológico pode influenciar de forma indireta na voz humana. O funcionamento da estrutura musculocartilaginosa da laringe depende do comando central. O sono não reparador implica em alteração da função fonatória de diversas formas. A fadiga vocal torna-se evidente na conversação do indivíduo que não teve o sono apropriado. A voz alterada apresenta-se como cansada, lenta e até com determinado grau de disfonia.[3]

Foi realizada análise incluindo um subconjunto de oito recursos (razão sinal-disperiodicidade, uma medida de nasalidade, razão harmônico-ruído, *jitter*, diferença entre o terceiro e o segundo formante em uma vogal específica, duração de duas frases e a porcentagem de silêncio em uma das frases). Este modelo foi testado em um banco de dados separados contendo 20 indivíduos saudáveis e 20 apneicos, produzindo uma sensibilidade de 85% e uma especificidade de 75%, com uma medida F1 de 81%. Esses resultados indicam que o método proposto, exigindo apenas alguns minutos para gravar e analisar a voz do paciente durante a visita ao especialista, poderia ajudar no desenvolvimento de uma técnica de triagem não invasiva, rápida e conveniente, e complementar para diagnóstico da síndrome da apneia do sono.[4]

Portanto o mecanismo de adução e abdução das pregas vocais promove falta adequada de sincronia, favorecendo esforços vocais compensatórios. Esta ação deletéria da laringe gera não coordenação dos mecanismos fonatórios regulares e promove o fonotrauma. Este como sendo o principal agente causador das disfonias funcionais inicialmente e progressivamente as disfonias organofuncionais.

A avaliação da voz pode funcionar como parâmetro indicador importante para os diversos graus de síndrome da apneia do sono.[5]

A análise de ressonância anormal da fala, articulação e fonação pode identificar apneia obstrutiva do sono ou fornecer informações sobre sua patologia.[6]

As doenças orgânicas mais comuns decorrentes do fonotrauma são os nódulos, pólipos, cistos e reações nodulares. Estas são benignas. Porém, doenças pré-malignas podem estar associadas ao mau funcionamento respiratório no momento da fonação, como as leucoplasias das cordas vocais, especialmente se associadas à doença do refluxo, alcoolismo, tabagismo e abuso vocal.

Portanto, fica evidente a grande importância do sono adequado e reparador como profilático de importantes doenças laríngeas relacionadas com a voz.

Vale ressaltar a influência de fatores obstrutivos mecânicos na via respiratória como promotores da roncopatia e da síndrome da apneia obstrutiva do sono. Este quadro patológico gera ressecamento importante da via aérea e consequentemente da região glótica, onde se localizam as pregas vocais, que também ressecadas são fatores de promoção de processo fonatório irregular e gerador de fonotrauma.

REFERÊNCIAS BIBLIOGRÁFICAS

1. Castaldo V, Holzman PS. The effects of hearing one's own voice on sleep mentation. Journal of Nervous and Mental Disease 1967;144(1):2-13.
2. Harrison Y, Horne JA. Sleep, Sleep deprivation affects speech. 1997.
3. Bagnall AD, Dorrian J, Fletcher A. Some vocal consequences of sleep deprivation and the possibility of "fatigue proofing." The voice with Voicecraft® voice training. Journal of Voice, Elsevier 2011.
4. Benavides AM, Pozo RF, Toledano DT. Analysis of voice features related to obstructive sleep apnoea and their application in diagnosis support. Comput Speech & Lang, Elsevier 2014.
5. Solé-Casals J, Munteanu C, Martín OC, Barbé F. Detection of severe obstructive sleep apnea through voice analysis. Applied Soft, Elsevier 2014.
6. Fox AW, Monoson PK, Morgan CD. Speech dysfunction of obstructive sleep apnea: a discriminant analysis of its descriptors. Chest, Elsevier 1989.

Seção II
ABORDAGEM FONOAUDIOLÓGICA

Nina Pancevski

INTRODUÇÃO

O fonoaudiólogo é parte integrante da equipe interdisciplinar constituída por otorrinolaringologista, ortodontista, ortopedista, alergista, nutricionista, entre outros, que se empenha em buscar soluções tanto medicamentosas, cirúrgicas ou terapêuticas para eliminar ou minimizar os efeitos negativos decorrentes da SAHOS (síndrome da apneia/hipopneia obstrutiva do sono).

Sabemos a importância do recondicionamento físico e psíquico que ocorre durante uma boa noite de sono. Enquanto acontecem as fases do sono NREM (sonolência, sono intermediário e sono de ondas lentas) e do REM (movimentos oculares rápidos), o organismo relaxa e recicla-se, desde o nível mitocondrial, para ter condições de ofertar a demanda energética e a funcional requeridas no dia seguinte. Quando dormimos **mal**, fraccionamos o período de repouso noturno em microdespertares ocasionados por eventos apneicos, onde o cérebro é "acordado em alerta" por uma série de eventos derivados da queda de saturação da oxi-hemoglobina, como a hipercapnia (excesso de CO_2 no sangue) e o aumento do pH sanguíneo, tóxicos à saúde. O organismo paga esta conta no dia seguinte, apontando uma série de disfunções e desequilíbrios, como irritabilidade, lapsos de memória e de atenção, diferentes graus de sonolência diurna, hipertensão, problemas respiratórios, arritmias cardíacas e até isquemia cerebral ou cardíaca. Ou seja, a falta de qualidade de sono se traduz em diversos prejuízos tanto de ordem social (por exemplo, falta de elã nas atividades diárias, sonolência na direção podendo causar acidentes) como de ordem emocional (vergonha de incomodar outros com o ronco) e, principalmente, de ordem física (organismo extenuado e saúde ameaçada como um todo).

A atuação do fonoaudiólogo depende de um diagnóstico preciso revelado por diversos exames solicitados pelos médicos especialistas e pela anamnese detalhada do paciente. Basicamente, a fonoaudiologia oferece um tratamento complementar ao proposto pela equipe médica (que pode optar pela adesão medicamentosa e até pela cirurgia), com base em exercícios de motricidade oromiofuncional. O fonoaudiólogo atua na SAHOS de forma preventiva e intervencional, trabalhando no sentido de tonificar as estruturas flácidas e hipofuncionais dentro do quadro do ronco e da apneia, de aumentar os espaços das VAS (vias aéreas superiores) para a passagem de ar e de relaxar tensões antagônicas à respiração, incluindo corrigir hábitos posturais deletérios.

A fonoaudiologia entende o ronco como um ruído fricativo, produzido pela vibração de partes moles naso-orofaríngeas. Entre as estruturas flácidas que participam mais comumente do bloqueio da passagem de ar, identificamos o palato mole, a úvula, os pilares das tonsilas e tonsilas palatinas, a epiglote, a base da língua, e as paredes faríngeas, principalmente as laterais. Para montar o plano terapêutico que irá trabalhar estas estruturas, entre outras, o fonoaudiólogo precisa das informações contidas nos exames e na anamnese detalhada, como já foi mencionado.

Segue a citação de alguns exames importantes para a fundamentação e o sucesso da terapia, onde se destaca, como padrão ouro, a polissonografia. Diversos exames, como o

EEC (eletrocardiograma), o EEG (eletroencefalograma), a EMG (eletromiografia) e o EOG (eletro-oculograma), dão informações sobre o esforço e a frequência respiratória, a oximetria de pulso, o pH esofagiano e os gases sanguíneos. Os resultados destes exames revelam as dimensões do quadro apneico (leve, moderado ou severo) e os problemas subliminares que têm de ser abordados. Ao ficar ciente da quantidade de eventos constritores que ocorrem com o paciente a cada hora do sono (a partir de 5 apneias/h já é identificado como SAHOS e com 44 microacordares é classificado como apneia severa) e ao constatar uma diminuição da saturação do oxigênio, o fonoaudiólogo já conta com informações que começam a definir a escolha terapêutica do paciente. A escala de Epsworth, com pontuação da sonolência de 0 a 3, também constitui um material importante de dados para a elaboração do tratamento.

Um exame que identifica as determinantes anatômicas craniofaciais envolvidas na disfunção faríngea durante o sono é a cefalometria. A radiação neste exame é mínima, com visualização bidimensional das estruturas anatômicas.

A fibronasolaringoscopia, solicitada pelo otorrinolaringologista, permite-nos visualizar a situação interna das estruturas naso-orofaríngeas e o aspecto da mucosa, sujeita ou não a edemas, eritemas ou tecidos gordurosos.

A telerradiografia de norma lateral mostra o posicionamento dos tecidos moles da orofaringe, hipofaringe e paredes faríngeas.

A avaliação do padrão facial e das simetrias é de suma importância para o trabalho da terapia fonoaudiológica, em conjunto com a avaliação ortodôntica e ortopédica.

A avaliação miofuncional promovida pelo fonoaudiólogo consiste basicamente em: observar as posturas do corpo e da cabeça em atividade ou não, as possíveis tensões cervicais resultantes de vícios posturais e as assimetrias musculoesqueléticas envolvendo músculos da bochecha, tais como o masseter, o bucinador e o temporal, que interferem nas forças de contração, como na mastigação e na tonificação postural da mandíbula; verificar se ocorre rigidez da musculatura supra-hióidea e elevação do osso hioide; examinar o formato e a força da língua, com ênfase em dorso médio e posterior, assim como o nível de tensão e relaxamento em posições de cabeça ereta, angulada e deitada; constatar o comprimento, a mobilidade e a velocidade de contração do palato mole e úvula e a distância entre eles; examinar a musculatura orofaríngea e testar os parâmetros de tonicidade e de força; rastrear possíveis anormalidades na laringe e os seus componentes e avaliar a qualidade da voz e da fala, assim como a abertura da boca e a mobilidade da cabeça; identificar a existência ou não de tonsilas palatinas volumosas, macroglossia, adenoide aumentada, velo faríngeo alongado ou espesso, retrognatismo, vias respiratórias estreitas herdadas, corpo mandibular menor que o normal, má oclusão dentária, principalmente a Classe II, lordose, assimetrias craniofaciais e fisiologia cervical alterada. Todas estas particularidades podem contribuir para diversos tipos de obstrução do ar.

O profissional ainda pode contar com a ajuda da classificação de Malampati. Ela ajuda a categorizar, em quatro classes, o grau de obstrução da via aérea superior pela anatomia própria das estruturas, e, a partir apenas da visualização da abertura bucal do paciente, observa-se se o palato mole e as estruturas adjacentes estão ou não em posição de impedir o fluxo de ar.

Como uma das causas da apneia é o sobrepeso, a avaliação antropométrica, como o IMC (índice de massa corporal), e os exames clínico-laboratoriais, também fornecidos pelo nutricionista, constituem dados importantes para a intervenção fonoaudiológica.

Os exames supracitados e a avaliação miofuncional, associados a uma anamnese detalhada, constituem a base do plano terapêutico fonoaudiológico. Eles vão apontar as prováveis causas da apneia/hipopneia e ajudar a direcionar a terapêutica.

Essas causas podem ser múltiplas: por exemplo, se um paciente com um contorno abdominal avantajado se queixa deste sobrepeso involuntário adquirido num determinado período e relata que começou a roncar depois de ter engordado, pode-se cogitar de que o tecido adiposo que ele adquiriu se instalou também em nível parafaríngeo, podendo diminuir a luz laringofaríngea, causando espessamento e dificuldade para a passagem de ar. Se o profissional também detém a informação a respeito dos hábitos deletérios do paciente, que incluem desde o consumo de drogas, de fumo, de álcool, de medicamentos disfuncionais à nutrição desregrada e ao sedentarismo, ele pode agir com mais precisão na escolha dos exercícios. As posturas incorretas também devem ser anotadas, pois podem representar compensações intraorais, como a simples inclinação anteriorizada da cabeça que provoca tensão cervical e uma desorganização das estruturas orofaríngeas.

A literatura aponta uma maior incidência de ronco e apneia em homens com faixa etária a partir dos 50 anos; devemos eventualmente associar estas informações ao déficit neuromuscular em sarcopenia. O envelhecimento atinge a tonicidade das estruturas orofaríngeas, que ganham labilidade e perdem a força de sustentação. Os tecidos moles então, sem estrutura de sustentação, cedem para a gravidade e ocupam espaços que deveriam estar desimpedidos, facilitando o ronco. Por isso, a idade é mais uma consideração importante na SAHOS.

Uma simples posição equivocada de dormir pode ser outra causa que esteja acentuando o ronco e a apneia. Nestes casos, o decúbito dorsal (dormir de barriga para cima) não é aconselhável. Posição supina com o travesseiro baixo aumenta a posição de relaxamento do dorso lingual, do velo, da úvula, aumentando a obstrução orofaríngea. As posições em decúbito lateral são as mais indicadas, com o corpo em linha discretamente sinuosa e travesseiros respeitando a anatomia do pescoço e da coluna. Se não for possível evitar a posição supina, então é aconselhável colocar travesseiros triangulares embaixo dos joelhos, a fim de descansar a coluna e alinhar as estruturas orofaríngeas.

Por fim, informações relevantes para o fonoaudiólogo, que vão ajudar a definir o tipo de terapia a ser abordada e aplicada, são fornecidas pelo otorrino, que vai estipular se há a necessidade de cirurgias (septoplastia, adenoidectomia, uvulopalatofaringoplastia), com possível intervenção fonoaudiológica pré e pós-operatória; também devemos ficar a par do tratamento medicamentoso recomendado e a indicação do uso de aparelhos, como o CPAP (*Continuous Positive Airway Pressure*), ou dispositivos intraorais, como placas dentais, linguais e mandibulares. O fonoaudiólogo promove adaptação das estruturas orofaríngeas para estes aparelhos aumentando a sua funcionalidade.

O rastreamento das possíveis causas da SAHOS pela anamnese, exames clínicos, com ou sem aparelhos, exames físicos e laboratoriais, observações sobre a fisiologia de cada paciente, avaliações pontuadas por diversos especialistas e seus pontos de vista, somados dentro da equipe profissional, todos estes fatores vão dar um norte para o profissional de fonoaudiologia, que poderá montar, com segurança, um plano terapêutico eficiente.

Veremos a seguir, algumas intervenções e exercícios de motricidade orofacial retirados de planos terapêuticos, que mostram objetivos bem definidos a serem alcançados no tratamento.

Se for constatada uma tensão cervical ou um posicionamento alto do osso hioide no paciente, é recomendada a aplicação de massagens para o alongamento das fibras musculares em estruturas associadas a essas tensões, como o platisma, por exemplo, o esternocleidomastóideo, o esterno-hióideo e o omo-hióideo. A massoterapia, administrada na região supra-hióidea, laríngea e cervical, objetiva a diminuição de tensões e o abaixamento do hioide, com predominância de movimentos mais lentos e firmes (verificar sempre a origem e a inserção de cada músculo para conseguir o alongamento das fibras) no sentido inserção-origem das fibras musculares.

O fonoaudiólogo pode contar com o reforço de alguns recursos técnicos e aparelhos utilizados sempre em conjunto com exercícios terapêuticos, como as bandagens (*therapy taping*) aderidas estrategicamente por tempo determinado em regiões a serem estimuladas ou relaxadas, a eletroestimulação e o *laser*. Os três podem ser usados em diversas situações de aplicação. A eletroestimulação e o *laser*, posicionados nos pontos de interesse a serem trabalhados, podem promover relaxamento, retirada de algum tipo de dor e de tensão, podem reduzir edemas e desconfortos, mas também ativam as fibras contráteis, estimulando o trabalho muscular. A ação vai depender do objetivo terapêutico.

É importante lembrar que os recursos tecnológicos devem estar sempre associados a exercícios fonoaudiológicos com objetivos terapêuticos definidos; os aparelhos apoiam a terapia, mas não a substituem.

A seguir, serão apresentadas algumas abordagens da prática fonoaudiológica, que trabalham diversas estruturas comprometidas e hipofuncionais na SAHOS.

Além das indicações de desobstrução das vias aéreas superiores que o otorrino e o alergista recomendam para os pacientes que apresentam constante obstrução nasal, o fonoaudiólogo pode propor a administração da massagem digital no ponto lateral em cada uma das asas do nariz, mais precisamente no grupo ganglionar nasogeniano, logo após a introdução do soro fisiológico, para a limpeza nasal.

São estes os passos para realizar a lavagem, recuperar a mucosa e desobstruir:

- Introduzir gentilmente o soro fisiológico na narina direita até sentir que ocupou todo o compartimento nasal, com a cabeça inclinada para trás;
- Devolver a cabeça para a posição usual e massagear com o dedo médio o ponto nasogeniano ao lado da aba do nariz, com pequenos movimentos circulares, por pelo menos 30 segundos, sentindo o deslocamento interno do soro;
- Tampar a narina contralateral e assoar a narina massageada;
- Repetir todo o procedimento com a narina esquerda;
- Introduzir novamente o soro, desta vez com certa veemência, em jato, na narina direita, com a cabeça inclinada pra trás, e imediatamente fazer um movimento rotatório para posicionar a cabeça para o lado esquerdo e tendendo para baixo, esperando a solução nasal descer pela narina esquerda;
- Assoar as duas narinas e repetir a operação com o lado contralateral.

No ronco, os músculos e estruturas localizadas no dorso da garganta relaxam, perdendo o tônus e o suporte; estamos falando basicamente do palato mole, da úvula, das tonsilas, do arco palatoglosso e do dorso da língua, que acabam por obstruir a orofaringe. Então, são necessárias estratégias para incitar estes músculos para as contrações funcionais. Os exercícios podem ser exclusivos para uma só estrutura, ou acionar duas ou mais estruturas ao mesmo tempo.

Antes de administrar exercícios para a flacidez da língua, por exemplo, é recomendada a escovação anteroposterior em alguns pontos linguais, com o propósito de conscientizar o paciente sobre as áreas a serem trabalhadas na sessão dos exercícios. Os movimentos da escovação são pequenos e devem ser aplicados nas regiões medial, medial posterior, lateral superior e lateral inferior dos dois lados da língua.

Em relação aos exercícios de tonificação lingual, estímulos isotônicos devem ser promovidos visando principalmente ao hioglosso, ao genioglosso, ao estiloglosso, ao supralongitudinal e ao infralongitudinal.

Para trabalhar a tonificação da língua, do orbicular e dos músculos das bochechas, alguns exercícios de articulação pelo uso da rolha fonoaudiológica são recomendados em pacientes que não apresentam problemas com a ATM (articulação temporomandibular). A rolha é colocada de frente e horizontalmente entre os incisivos, sem cravar os dentes, e, nesta posição, promove-se tanto a fala espontânea, a leitura de um texto ou a execução de exercícios específicos, como os "trava-línguas". Este processo deve durar, no mínimo, dois minutos, de preferência com velocidade reduzida durante a articulação dos fonemas, para obter um trabalho muscular mais eficaz e consciente. Só se aconselha retirar a rolha para deglutir a saliva. Este exercício "destrava" os articuladores, em especial a língua. Se não possuir rolha fonoaudiológica, pode-se dispor de uma rolha de cortiça para gargalos de azeite; se não possuir nenhuma rolha, dobrar o polegar (ou o indicador) em posição horizontal e colocá-lo entre os incisivos durante a fonação. Além do trabalho articulatório de estimulação das estruturas orofaríngeas, este exercício promove o alongamento e a tonicidade de músculos, como o bucinador e o masseter, que acabam melhorando o posicionamento do arcabouço mandibular, não deixando a mandíbula se soltar durante o sono.

Antes de providenciar outro exercício de estimulação lingual, é importante alongar o músculo genioglosso, responsável pela protrusão e abaixamento linguais. Para tal, deve-se esticar a língua para frente por 3 segundos, produzindo o som /e/, devolvê-la à sua posição de repouso, e, em seguida, esticá-la para baixo por 3 segundos, produzindo concomitantemente o som /a/.

Para trabalhar diversos músculos intrínsecos e extrínsecos linguais e soltar a base da língua, o exercício de rotação desta, passando por cima dos dentes frontais e mantendo-se atrás do orbicular, três vezes no sentido horário e três vezes no sentido anti-horário, é muito recomendado.

O exercício a seguir tonifica principalmente o ápice lingual e é considerado um dos mais importantes para reverter o processo da flacidez da língua durante o ronco e a apneia:

Antes de dormir, com a boca fechada e os dentes cerrados, deve-se formar uma pressão negativa intraoral com a ponta da língua se alargando e empurrando para cima a região anterior do palato duro, logo atrás dos alvéolos superiores; após efetuar esta pressão por 6 segundos, descansar outros 6 segundos e tornar a pressionar com vigor, e assim sucessivamente, por duas séries de 8 vezes. Como resultado, pode-se experimentar uma melhor fixação da língua na cavidade oral e a redução da possibilidade da sua queda na direção orofaríngea.

Outro exercício de tonificação da ponta da língua é o estalar dela na região anterior do palato duro; é necessária a execução por 8 vezes com intervalos rítmicos, para que a língua possa relaxar completamente antes da próxima contração.

Para trabalhar o dorso lingual, que geralmente se encontra hipotônico em casos de apneia e ronco, é interessante intercalar os seguintes exercícios:

- O primeiro consiste em colocar o ápice lingual atrás dos dentes incisivos, fonando em /ë/ e, nesta posição, subir e descer o dorso da língua. Quando o dorso sobe, ele produz o som /ng/ por 2 segundos e, quando ele desce, teremos um som gutural parecido com /ë/ alemão, que deve durar também 2 segundos. Executar duas sequências de 8 vezes;

- Neste segundo exercício, a ponta da língua encontra-se no assoalho da boca; enquanto se promove a fonação do /â/ constante, levantar o dorso lingual passando a produzir o som /ng/ por 2 segundos e recolocar o dorso para baixo, segurando-o por 2 segundos em /â/, por uma sequência de 8 vezes.

Intercalar as sequências dos dois exercícios por, pelo menos, 2 minutos. Espera-se como resultado uma base de língua bem mais tonificada e um espaço orofaríngeo aumentado. Até a voz se beneficia com este treinamento, ganhando mais harmônicos graves e corpo vocal.

Para aumentar o espaço faríngeo com o abaixamento do dorso lingual e a subida do palato mole e úvula, proporcionando uma melhor fluência do ar respirado durante o sono, usam-se os seguintes exercícios:

- Abrir a boca na intenção de bocejar e parar em posição de abertura mandibular, sem precisar completar o bocejo. Manter a posição, contando mentalmente até quatro e relaxar pelo mesmo tempo. Prestar atenção na descida da laringe e do dorso da língua, mantendo aberto o espaço retropalatal. Se chegar a completar o bocejo, emitir, como um acabamento, o som /âââ/;
- O *Fry* é um exercício multifuncional, cuja emissão é um ruído na glote que lembra um arroto áfono contínuo; ele beneficia a descida da laringe e da língua, porém serve também para relaxar estruturas laríngeas, massagear as pregas vocais, aumentar a qualidade das notas graves e ajudar a deslocar o pigarro, entre outras ações. Ele deve ser executado sem denotar esforço de emissão, por cerca de um minuto;
- O exercício da varredura da língua no palato duro também trabalha a descida laríngea aumentando o espaço faríngeo, além de tonificar a língua. Consiste em formar uma ponta lingual atrás dos alvéolos dos incisivos superiores e escorregar com este ápice lingual pelo palato duro, no sentido anteroposterior. Pode ser executado com ou sem som;
- Imitar a tradicional exclamação do papai Noel /hôu, hôu, hôu/ descendo proeminentemente a mandíbula; é um exercício recomendado tanto para a descida da língua e da laringe como para o levantamento do palato mole e da úvula, de novo na intenção também de abrir o espaço faríngeo para a passagem de ar;
- Produzir um /sh/ contínuo, com ênfase, tem a intenção de trabalhar a subida do velo e, desta maneira, aumentar a tonificação do palato mole para que este se mantenha alto; a cinta diafragmática e o aparato respiratório também trabalham neste exercício de expiração em /sh/ longo, como suportes para a coluna de ar.

A manobra de Shaker é sugerida para trabalhar o tônus dos músculos faríngeos, mantendo o tubo faríngeo mais aberto durante a respiração noturna. É executada com o paciente deitado em posição supina, sem travesseiro, na missão de levantar a cabeça e olhar para os pés, sem levantar os ombros.

No ronco, a hipotonia orbicular também é comum e, por isso, o vedamento dos lábios fica prejudicado, colaborando para deixar a mandíbula solta para se deslocar durante o sono. São necessários então exercícios para tonificar o orbicular e o bucinador que tendem a atuar em sincronia.

Dar beijinhos barulhentos no ar, contrair o orbicular imitando o /ü/ francês, protruir o "cone" com o orbicular ou levar os lábios cerrados em bico, para o lado direito e depois para o esquerdo, são alguns exemplos do grupo de exercícios isométricos que trabalham os lábios e as bochechas. Encher balão e sugar em canudo de calibre fino também fortalecem as bochechas, que se encontram flácidas durante o sono perturbador da SAHOS.

Estudos recentes revelam que cantar diversas vezes por dia pode minimizar a hipotonia marcante no ronco, pois o aparelho fonador é acionado como um todo e diversas estruturas se beneficiam. Um estudo curioso promovido pelo *British Medical Journal* revela, também, que tocar o instrumento de sopro australiano de 1,30 m, com calibre de 4 cm, chamado Didgeridoo, melhora substancialmente os episódios de apneia, ronco e obstrução das vias aéreas superiores, pois trabalha com pressão negativa, sopro, três ciclos de técnicas respiratórias, além da tonificação das bochechas e da cinta diafragmática.

Como dificilmente teremos acesso a este instrumento para o tratamento, aqui só fica a dica divertida de que existem até opções artísticas quanto aos exercícios oromiofuncionais para minimizar a SAHOS.

BIBLIOGRAFIA

Bagnall A D, Dorrian J, Fletcher A. Journal of Voice, Some vocal consequences of sleep deprivation and the possibility of fatigue proofing the voice with Voicecraft® voice training. J Voice 2011.

Benavides A M, Pozo R F, Toledano D T. Computer speech: analysis of voice features related to obstructive sleep apnoea and their application in diagnosis support. Elsevier. 2014.

Castaldo V, Holzman P S. Journal of Nervous and Mental Disease, The effects of hearing one's own voice on sleep mentation. J Nervous Mental Dis 1967.

Fox A W, Monoson P K, Morgan C D. Speech dysfunction of obstructive sleep apnea: A discriminant analysis of its descriptors, Chest. Elsevier. 1989.

Harrison Y, Horne J A. Sleep deprivation affects speech. Sleep. 1997.

Solé C J, Munteanu C, Martín O C, Barbé F. Applied soft: detection of severe obstructive sleep apnea through voice analysis. Elsevier. 2014.

AVALIAÇÃO E TRATAMENTO FONOAUDIOLÓGICO NOS DISTÚRBIOS RESPIRATÓRIOS DO SONO

CAPÍTULO 27

Giovana Diaféria ■ Silvana Bommarito

AVALIAÇÃO FONOAUDIOLÓGICA NOS DISTÚRBIOS RESPIRATÓRIOS DO SONO

A avaliação das estruturas e funções miofuncionais orofaciais são de fundamental importância para o diagnóstico e a reabilitação fonoaudiológica dos distúrbios respiratórios do sono. A princípio, destacamos a multidisciplinaridade como abordagem *sine qua non* nesta patologia.

A polissonografia é considerada o exame **padrão ouro** para o diagnóstico dos distúrbios respiratórios do sono. Desta forma, é aconselhável analisar a polissonografia do paciente antes mesmo de iniciar a avaliação fonoaudiológica, a fim de compreender a arquitetura do sono e principalmente os eventos respiratórios presentes no exame.

Inicialmente, a avaliação miofuncional orofacial é realizada a partir de uma anamnese especificamente elaborada com objetivo de obter um histórico de informações de todos os sintomas narrados pelo paciente sobre seu distúrbio do sono. Além das informações habituais que toda anamnese miofuncional orofacial aborda, tais como dados de identificação pessoal, alimentação atual e preferências alimentares, queixa, a história pregressa da queixa e o histórico de doenças respiratórias, como rinite, sinusite, bronquite e resfriados constantes, ela deve conter alguns aspectos específicos diretamente relacionados com os distúrbios respiratórios do sono:

- A descrição detalhada de como é a rotina do paciente antes de se deitar para dormir;
- A descrição do sono do paciente;
- A valorização das informações sobre o sono referidas por seu companheiro ou, se for o caso, acompanhante;
- Se ronca, tentar descrever a intensidade: leve, moderado ou intenso;
- Durante o sono, se apresenta baba;
- Se faz uso frequente de cafeína ou substâncias que contenham inibidores de sono.

Além dessas informações, são realizadas avaliações subjetivas por meio de escalas para compreensão de diferentes aspectos relacionados com os distúrbios do sono e suas consequências. A escala de sonolência de Epwort (ESE), Johns, é utilizada para avaliar os prejuízos associados à insônia. É uma escala simples e investiga a sonolência excessiva subjetiva pela avaliação de oito situações cotidianas. O paciente pontua cada situação de acordo com a possibilidade de cochilar seguindo o seguinte critério:[1] 0 (zero) = corresponde a nenhuma possibilidade de cochilar, 1 = pequena, 2 = moderada e 3 = grande.

A soma total desta pontuação pode variar de zero a 24 pontos, e uma pontuação acima de 10 pontos indica sonolência excessiva.[1,2]

Outra escala frequentemente utilizada na prática clínica fonoaudiológica é a escala subjetiva do ronco que tem como objetivo avaliar subjetivamente a intensidade e a frequência do ronco.

A intensidade é avaliada segundo a modalidade que mais se enquadra no quadro atual do ronco do paciente, podendo ser classificada como:

- Leve, quando o ronco se confunde com sons ambientes;
- Moderada, quando o ronco é audível somente dentro do quarto;
- Alta, quando o ronco é audível em outro ambiente da casa, com a porta do quarto aberta;
- Muito alta, quando o ronco é audível em outro ambiente da casa, mesmo com a porta do quarto fechada.

Com relação a frequência, esta pode ser classificada em:

- Ronca todos os dias;
- Ronca quase todos os dias (3-4 vezes na semana);
- Ronca eventualmente (1-2 vezes na semana);
- Quase nunca ou nunca ronca (uma ou nenhuma vez na semana).

Para compreendermos as alterações envolvidas num paciente que apresenta um distúrbio respiratório do sono (DRS), é de fundamental importância a realização de um exame físico específico.

Avaliação Antropométrica
Medidas Específicas de Circunferência Cervical e Abdominal

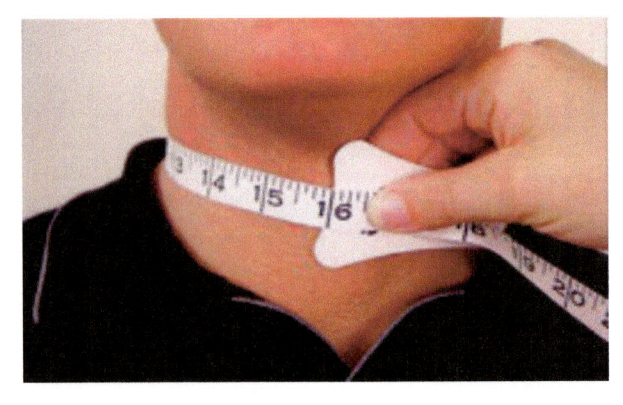

A mensuração da circunferência cervical reflete o acúmulo de gordura na região do pescoço, podendo esta influenciar a passagem de ar das vias aéreas superiores nos pacientes com distúrbios respiratórios do sono. Segundo Pinto et al.,[3] a circunferência cervical é o melhor preditor antropométrico avaliado da gravidade dos distúrbios respiratórios do sono. A medida é realizada com o indivíduo em pé, e o examinador deve passar uma fita métrica em volta do pescoço, posicionando-a sobre a borda superior da cartilagem cricotireoídea. Segundo Ward Flemons e McNicholas,[4] a circunferência cervical média, nos homens, é de 43 cm e, nas mulheres, 38 cm, e acima destes valores oferece risco aumentado para apneia obstrutiva do sono (Fig. 27-1).

Fig. 27-1. Avaliação da circunferência cervical.

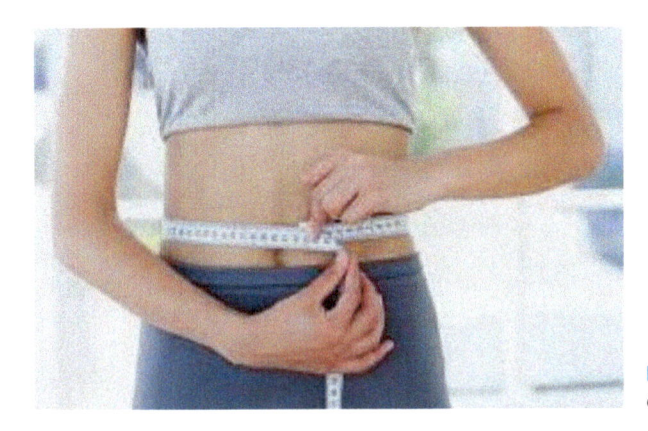

Fig. 27-2. Avaliação da circunferência abdominal.

A mensuração da circunferência abdominal reflete a gordura visceral e associa-se a importantes alterações metabólicas. É realizada com o indivíduo sem cinto ou certifique-se que esteja frouxo. Posteriormente, passe uma fita métrica em torno do abdômen, na borda inferior das costelas e na borda superior do osso do quadril (na altura do umbigo), e peça que o paciente relaxe o abdômen e expire no momento da mensuração. Toda a fita deve estar na mesma altura, não estando enrolada em nenhuma parte. A medida saudável da circunferência abdominal, segundo Canoy et al.,[5] é de até 102 cm para homens e até 88 cm para mulheres (Fig. 27-2).[6]

Índice de Massa Corporal (IMC)
Avaliação do Índice de Massa Corporal (IMC)

É fundamental a obtenção deste índice pela fisiopatologia dos distúrbios respiratórios do sono estar intimamente relacionada com a obesidade. Estudos referem que 60% a 90% desses indivíduos têm IMC > 29 kg/m², além de haver relação direta entre a SAHOS e as classes de obesidade.[7-10] O IMC corresponde a mensuração do peso em quilo dividido pela altura em metros ao quadrado, como na fórmula a seguir:

$$IMC = \frac{Peso\,(Kg)}{Altura\,(m)^2}$$

A Figura 27-3 possui a classificação do IMC. A altura é obtida com uso de uma fita métrica, e o peso por meio de uma balança. O paciente deve ser posicionado com a coluna ereta, tronco perpendicular ao plano horizontal, pés paralelos, sem calçados e calcanhares

IMC	CLASSIFICAÇÃO
< 18,5	Peso baixo
18,5-24,9	Peso normal
25,0-29,9	Sobrepeso
30,0-34,9	Obesidade (grau I)
35,0-39,9	Obesidade severa (grau II)
≥ 40,0	Obesidade mórbida (grau III)

Fig. 27-3. Classificação do IMC (adaptada).[6]

unidos. A cabeça deve estar orientada com o plano horizontal de Frankfurt, paralelo ao solo, e plano sagital mediano, perpendicular ao plano horizontal.

Avaliação Prosopométrica
Índice Facial

A avaliação do tipo facial é fundamental para entendermos o comportamento das estruturas miofuncionais orofaciais, assim como de suas funções. Dependendo das características faciais podemos compreender por que determinados pacientes apresentam maior ou menor tendência a adaptações musculares e funcionais, presença de alterações, assim como para o estabelecimento do prognóstico terapêutico.

O índice facial, segundo Martin,[11] refere-se à relação centesimal entre a altura e a largura facial ou, conforme descrito posteriormente por Ávila, em 1958, o índice morfológico da face é obtido pela relação centesimal entre a altura morfológica da face e a respectiva largura.

Para esta mensuração é utilizado um paquímetro antropométrico da marca CESCORF® que é indicado para medidas antropométricas e craniométricas.

A padronização da medida é estabelecida posicionando o paciente sentado, com os pés apoiados sobre o solo. A coluna deve estar ereta com o tronco perpendicular ao plano horizontal e a cabeça orientada ao plano horizontal de Frankfurt, paralelo ao solo, e, no plano sagital mediano, perpendicular ao solo. Durante as mensurações o paciente deve realizar máxima intercuspidação habitual, ou seja, encostando os dentes da arcada dentária superior nos da arcada inferior.

A obtenção da altura facial é realizada pela medida da distância em linha reta entre o ponto anatômico násio, localizado no encontro da sutura internasal com a sutura frontonasal, que corresponde à raiz do nariz, e o ponto anatômico gnátio, localizado no rebordo anterior da mandíbula e que mais se projeta para baixo no plano sagital mediano. Esses pontos são encontrados por meio de palpação e medidos com o paquímetro posicionado perpendicularmente ao solo. A largura facial ou diâmetro bizigomático corresponde a largura máxima da face, representada pela distância em linha reta que vai do ponto anatômico *zygion* do lado direito ao *zygion* esquerdo. O *zygion* é o ponto que mais se projeta lateralmente no arco zigomático. A largura facial é calculada com o paquímetro posicionado paralelamente ao solo e posicionado bem justo entre os dois pontos mais laterais e proeminentes dos arcos zigomáticos.[11-13]

Desta forma, índice morfológico da face é calculado pela altura facial, dividida pela largura facial e multiplicada por 100, conforme fórmula apresentada a seguir.

$$\text{Índice Morfológico da Face} = \frac{\text{Altura morfológica}}{\text{Diâmetro bizigomático}} \times 100$$

Cabe ressaltar que os pacientes com distúrbios respiratórios do sono geralmente apresentam sobrepeso e consequentemente aumento de tecido adiposo na face, o que pode gerar um aumento na obtenção do diâmetro bizigomático (largura da face) e gerar algum viés na obtenção da medida (Quadro 27-1 e Fig. 27-4).

Pacientes com distúrbios respiratórios do sono geralmente apresentam sobrepeso e, desta forma, ocorre aumento do tecido adiposo em todas as estruturas do corpo, em especial a região faríngea.[14-18] Este aumento de tecido adiposo promove uma diminuição do diâmetro faríngeo, ou da área velofaríngea, favorecendo o colapso das vias aéreas

Quadro 27-1. Classificação do Tipo Facial

Tipo facial	Índice
Hipereuriprósopo	≤ 78,9
Euriprósopo	79,0 – 83,9
Mesoprósopo	84,0 – 87,9
Leptoprósopo	88,0 – 92,9
Hiperleptoprósopo	≥ 93,0

Fonte: Martin, 1928.

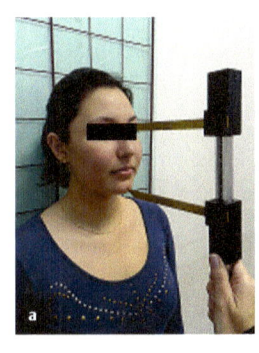

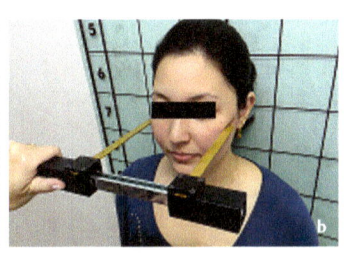

Fig. 27-4. Método prosopométrico de mensuração para determinação do índice morfológico facial. Medições da altura facial (a) e da largura facial (b).

Quadro 27-2. Características das Cavidades Orais e do Deslocamento da Língua de Acordo com o Tipo Facial

Tipo facial	Cavidade	Língua
Euriprósopo	Diâmetro maior	Menor deslocamento
	Larga e curta	Horizontal
Mesoprósopo	Mediana	Mediano
	Sem predominância	Sem predominância
Leptoprósopo	Diâmetro menor	Maior deslocamento
	Estreita e alongada	Horizontal

superiores.[15,19,20] Além disso, o tecido adiposo causa uma reação endócrina que aumenta os níveis de ácidos graxos livres acumulados nos músculos esqueléticos, reduzindo a força muscular,[21,22] assim como a precisão articulatória da fala.

A partir da avaliação do tipo facial é possível hipotetizar relações com outras estruturas fundamentais na avaliação miofuncional orofacial, como descrito no Quadro 27-2.

Ângulo Goníaco

O ângulo da mandíbula, denominado ângulo goníaco, fica localizado na bissetriz do ângulo da mandíbula que corresponde ao encontro do bordo inferior do corpo da mandíbula com

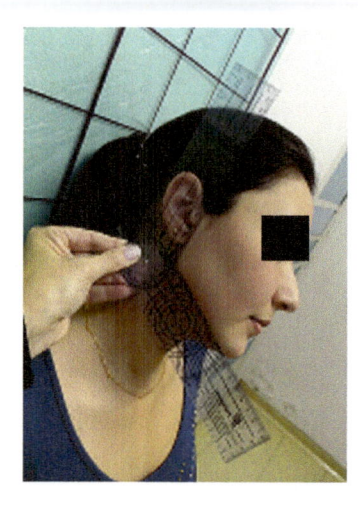

Fig. 27-5. Medição do ângulo goníaco.

o bordo posterior do ramo ascendente. Inicialmente, ele deve ser localizado pela palpação. Com a utilização de um goniômetro aberto, deve-se posicionar uma extremidade tangente à margem inferior do corpo da mandíbula e a outra tangente à margem inferior do corpo da mandíbula. A medida do ângulo goníaco é obtida pelas tangentes das bordas posterior do ramo e inferior do corpo da mandíbula. A sua obtenção contribui na análise do tipo facial, uma vez que um ângulo mais fechado é indicativo de menor crescimento vertical da face e um ângulo mais aberto, encontrado em paciente de face longa, indica maior crescimento vertical. De acordo com Izard,[23] os tipos de ângulo goníaco são classificados como aberto (> 130º), normal (120º-130º) e fechado (< 120°), e, para Björk,[24] o ângulo normal varia de 123º a 137 º; fechado < 123 º e aberto > 137 º (Fig. 27-5).

Avaliação Miofuncional Orofacial

A avaliação miofuncional orofacial é ampla e pode ser dividida em avaliação das estruturas miofuncionais orofaciais e funções do sistema estomatognático. As estruturas avaliadas são: lábios, língua, bochechas, freio labial superior e inferior, freio lingual, e palato mole em repouso e em movimento.

Cabe ressaltar que tem sido utilizada a avaliação do Índice de Mallampati,[25] que relaciona o tamanho da língua ao tamanho da faringe, classificado em quatro classes numeradas de I a IV e modificado por Chaves Jr. *et al.*,[26] denominado índice de Mallampati modificado (IMM). Neste caso, o objetivo é avaliar desproporções da cavidade bucal, sejam anatômicas (hipodesenvolvimento maxilomandibular) ou musculares (aumento volume da língua). Este índice pode ser classificado de I a IV, de acordo com a visualização maior ou menor do bordo livre do palato mole em relação à base da língua:

- *Classe I*: visualiza-se toda a parede posterior da orofaringe, o polo inferior das tonsilas palatinas;
- *Classe II*: visualiza-se parte da parede posterior da orofaringe;
- *Classe III*: visualiza-se a inserção da úvula e o palato mole, não sendo possível evidenciar-se a parede posterior da orofaringe;
- *Classe IV*: visualiza-se somente parte do palato mole e o palato duro.

É fundamental avaliar todas as estruturas miofuncionais orofaciais quanto ao aspecto, postura, tônus, mobilidade e praxia. Também são avaliados palato duro e oclusão dentária, e constatada presença ou ausência de tonsilas palatinas, e perguntado ao paciente ou acompanhante se foi realizada cirurgia para remoção de tonsilas palatinas e faríngeas. As funções do sistema estomatognático avaliadas são: respiração, sucção, mastigação, deglutição e fonoarticulação. Esta avaliação é comumente realizada na prática clínica, devendo o profissional dar preferência ao uso de protocolos validados para a obtenção de parâmetros passíveis de comparações, como é caso do **Protocolo de Avaliação Miofuncional Orofacial com Escores Expandidos** (**AMIOFE-E**), validado para adultos com AOS.[27] Esta avaliação é realizada por inspeção visual e posteriormente complementada pela análise das imagens registradas em vídeo, de acordo com a metodologia previamente descrita.[28] Serão avaliados os componentes do sistema estomatognático, sendo atribuídos escores para aparência e condição postural/posição de lábios, mandíbula, bochechas, face, língua, e palato duro; mobilidade de lábios, língua, mandíbula e bochechas; funções de respiração, deglutição e mastigação. A partir da somatória dos escores atribuídos a cada item, é obtido o grau da condição miofuncional orofacial geral.

As alterações miofuncionais orofaciais que podem ser encontradas nos pacientes com SAOS são: dorso elevado de língua, flacidez do arco palatoglosso com alongamento do palato mole e úvula; flacidez da mímica facial; tônus muscular diminuído de lábios e bochechas; mastigação predominantemente unilateral, respiração oronasal e ineficiência do músculo bucinador, e deglutição com predomínio da musculatura peribucal, conforme referem-se Guimarães,[29] e Diaféria et al.[30] A prática clínica tem demonstrado uma maior frequência de ocorrência de **índice de Mallampati classe IV** nesses pacientes. São considerados fatores de risco para AOS a presença de maior volume e comprimento do palato mole, parede lateral da faringe espessa em região retropalatal e retrodistal, aumento do músculo genioglosso, e aumento da língua e tecidos moles.[31-33]

Avaliação da Oclusão Dentária

A avaliação da oclusão dentária deve ser realizada, uma vez que está intimamente relacionada com a posição da língua e a configuração palatina, geralmente caracterizada por atresia maxilar transversa, comum na AOS. Será considerada oclusão normal quando, no eixo laterolateral, as cúspides palatinas dos dentes superiores ocluírem no sulco central dos dentes inferiores e as cúspides vestibulares dos dentes inferiores ocluírem no sulco central dos dentes superiores. Segundo Angle,[34] as maloclusões podem ser divididas em:

- *Classe I*: ocorre de acordo com a relação dos primeiros molares, sem alteração no sentido Anteroposterior;
- *Classe II*: a cúspide do molar superior fica para a frente do sulco do molar inferior e será divisão 1ª quando os incisivos superiores aumentarem sua inclinação para frente ou divisão 2ª quando os incisivos superiores estiverem inclinados para trás;
- *Classe III*: quando a cúspide do molar superior ocluir para trás do sulco do inferior (prognatismo mandibular).

Além da classificação de Angle,[34] faz-se necessária a avaliação das más oclusões nos eixos sagitais (Classe II com envolvimento mandibular), verticais (mordidas abertas anteriores ou laterais) e nas transversais (mordidas cruzadas uni ou bilaterais). É fundamental uma observação detalhada da oclusão, principalmente se o paciente apresentar perdas e falhas dentárias, assim como uso de próteses dentárias. Esta avaliação também auxiliará na compreensão do comportamento da língua na cavidade oral.

Avaliações Complementares

O uso de avaliações objetivas (instrumentais) tem sido frequente tanto nas pesquisas científicas quanto na complementação diagnóstica realizada na prática clínica fonoaudiológica.

Sabemos que o uso isolado destes exames não é indicativo de diagnóstico, porém, como complementação diagnóstica, tem sido de grande valia, assim como para acompanhamento da evolução terapêutica. A fim de compreender melhor a dinâmica e o funcionamento do sistema estomatognático, a fonoaudiologia tem-se utilizado outros dois métodos de avaliações: Eletromiografia e Termografia facial.

Eletromiografia

A eletromiografia de superfície corresponde à captação da atividade elétrica dos músculos, em especial, masseteres, temporais e supra e infra-hióideos que contribui para compreensão do comportamento muscular facial de maneira relativamente simples e eficiente, por meio de uma análise não invasiva e de baixo custo (Fig. 27-6). Durante o sono de pacientes com SAOS, podem ocorrer contrações musculares da musculatura orofacial em associação a eventos de apneia e hipopneia. Desta forma, é possível hipotetizar que tais contrações dos músculos masseteres produzam uma carga mecânica sobre as estruturas orais e dentais, as quais foram consideradas manifestações motoras não específicas da resposta dos despertares.[35] Para Ma et al.,[36] a baixa atividade muscular dos músculos elevadores da mandíbula pode comprometer a estabilidade mandibular que preveniria o colapso das vias aéreas superiores.

Termografia Facial

A termografia por imagem infravermelha é um método de imagem de diagnóstico não invasivo, não radioativo e de baixo custo, que permite analisar mudanças fisiológicas relacionadas com o controle da temperatura da pele e a distribuição da temperatura cutânea em tempo real, compreendendo os sistemas vascular, nervoso e musculoesquelético.[37-40] Por meio da termografia, é possível detectar as regiões e/ou pontos hiper-radiantes e hiporradiantes. O exame de termografia facial deve ser realizado no período que considere o ciclo circadiano e previamente as avaliações clínicas, a fim de evitar qualquer manipulação na face e, assim, interferir na temperatura facial.

As imagens termográficas devem ser realizadas de acordo com a padronização da Associação Brasileira de Termologia (ABRATERM) e em condições preconizadas pela Academia Americana de Termologia (AAT). A sala deve ser bem iluminada e com temperatura ambiente controlada com média de 22ºC. As imagens devem ser registradas após 15 minutos de

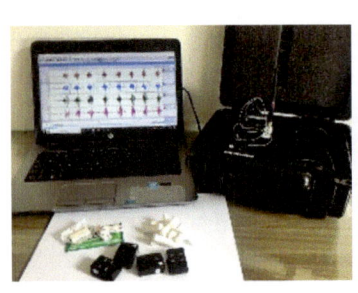

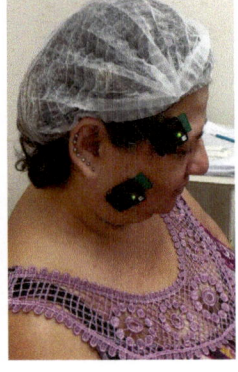

Fig. 27-6. Trigno EMG Delsys DSY-SP-W02, Natick, Massachusetts, EUA.

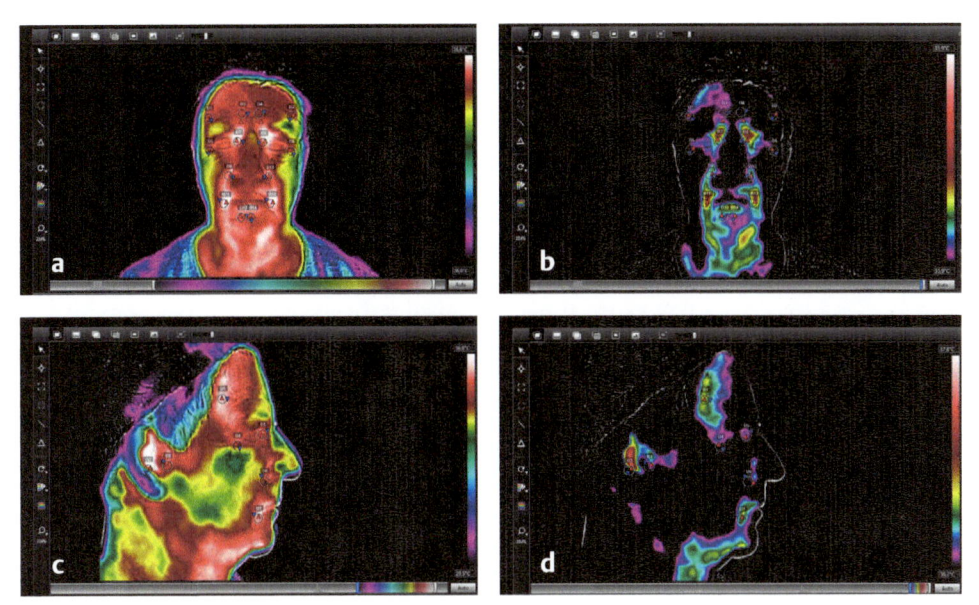

Fig. 27-7. Sequência de termogramas com mudanças na janela térmica para a identificação dos pontos de referência termoanatômicos. (a, b) Vista frontal. (c, d) Vista lateral.

permanência do paciente na sala, para permitir que o mesmo entre em equilíbrio térmico com a temperatura do ambiente. São obtidas imagens frontais da região cervical com o paciente posicionado em posição natural e outras com hiperextensão cervical. A câmera termográfica é fixada em um tripé, e sua lente posicionada paralelamente a região que se pretende fotografar, devendo todas as obtenções fotográficas permitir o enquadramento da vista frontal da região cervical (Fig. 27-7).

Avaliação Objetiva da Pressão de Lábios e Língua

É realizada por meio de diferentes instrumentos como *Biofeedback* Pró-Fono: Pressão de Lábios e de Língua (PLL Pró-Fono) ou *Iowa Oral Pressure Instrument* (IOPI).[41] Sua função é obter uma medida objetiva da força da língua, tanto no sentido axial, cranial ou lateral como para mensurar a força labial. A força empregada na protrusão da língua pode ser um fator preditivo da patência das vias aéreas durante o sono em pacientes com distúrbios respiratórios do sono (Fig. 27-8).[42]

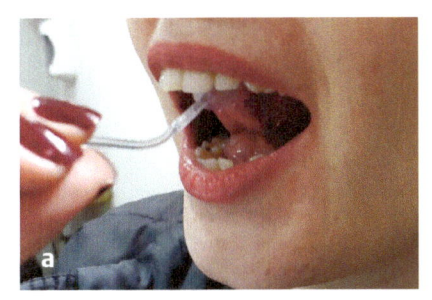

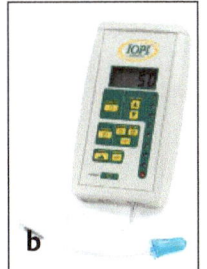

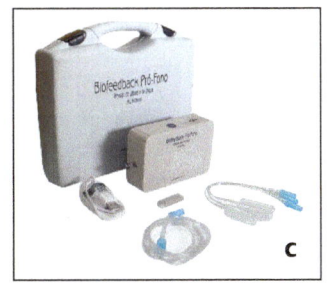

Fig. 27-8. (a) Bulbo de ar – PLL posicionado na região palatina com pressionamento da ponta de língua. (b) *Iowa Oral Pressure Instrument* (IOPI). (c) *Biofeedback* pró-fono: pressão de lábios e de língua.

Avaliação da *Performance* Mastigatória

A função mastigatória comumente alterada nos pacientes com distúrbios respiratórios do sono pode ser investigada por meio de diferentes métodos. Um método simples e prático pode ser realizado utilizando goma de mascar com mudança de cor, *Masticatory Performance Evaluating Gum Xylitol*, Lotte, Japão,[43-46] porém depende de importação. (Fig. 24-9a). Pode ser analisado por meio de uma escala visual desenvolvida especificamente para a avaliação das mudanças de coloração do chiclete de amarelo-esverdeada a vermelha (Fig. 27-9).[45] E para maior confiabilidade dos resultados, após cada paciente mascar a goma por 1 minuto,[47] esta será analisada por meio do colorímetro digital (Fig. 27-10) projetado para avaliar a cor de objetos, especialmente com superfícies em condições mais suaves ou com variação de cor mínima. Ele identifica com precisão as características de cor, determina as diferenças de cor entre os objetos, sendo um instrumento confiável e de alta precisão, e auxilia os usuários a controlar a qualidade de cor, consistência e aparência de suas amostras, em um processo simplificado mais eficiente internamente.

Vale ressaltar que esses exames analisados isoladamente não configuram a presença dos distúrbios respiratórios do sono, devendo ser realizados a análise completa da anamnese, uso de escalas, avaliação física, avaliação miofuncional orofacial e as demais avaliações complementares que poderão ser realizadas para contribuir para cada caso especificamente.

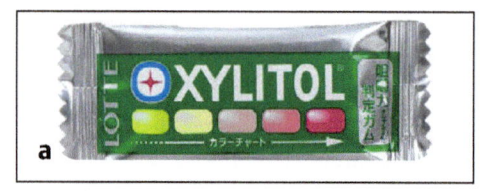

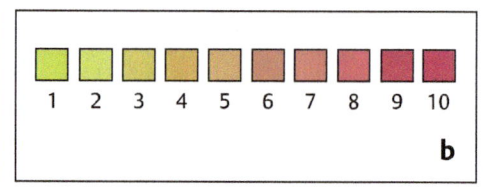

Fig. 27-9. (a) Goma de mascar (*Masticatory Performance Evaluating Gum Xylitol*, Lotte, Japão). (b) Escala de cor visual com coloração amarelo-esverdeada a vermelha.[45]

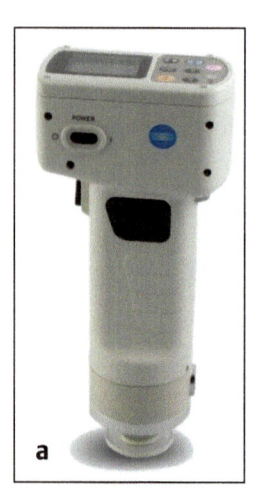

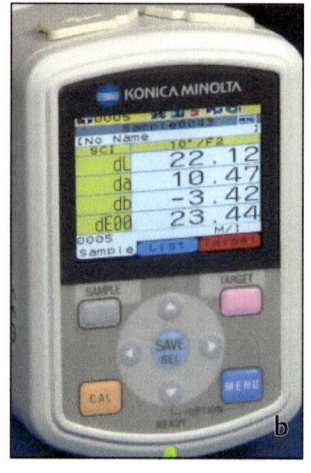

Fig. 27-10. (a) Colorímetro. (b) Visor do colorímetro.

TRATAMENTO FONOAUDIOLÓGICO NOS DISTÚRBIOS RESPIRATÓRIOS DO SONO

A síndrome de apneia obstrutiva do sono (SAOS), por ser uma doença multifatorial, apresenta vários tratamentos para seu controle.

Medidas comportamentais, como perda de peso, retirada de drogas (benzodiazepínicos, barbitúricos e narcóticos), diminuição do consumo de álcool e a mudança da posição do corpo durante o sono (evitando decúbito dorsal), podem ser eficazes, revertendo as apneias e hipopneias, em alguns pacientes, e devendo ser incentivadas, sempre que possível.[48-50]

Alguns tratamentos farmacológicos, como a reposição hormonal em pacientes que apresentam acromegalia ou hipotireoidismo associados à SAOS, podem ser benéficos.[51] Outros agentes farmacológicos são utilizados ocasionalmente na SAOS, pois apresentam baixa eficácia e efetividade.[52]

O uso de aparelhos intraorais (AIO) tem como objetivo aumentar o volume da VAS por meio de uma manobra mecânica, sendo a tração anterior da mandíbula ou da língua o mecanismo mais utilizado para aumento do diâmetro da VAS. Os AIO são indicados para ronco primário e SAOS leve. Atualmente os AIO mais utilizados são os retentores de língua e o reposicionador de mandíbula, sendo este último o mais eficaz.[53,54]

Diversos tratamentos cirúrgicos têm sido propostos e podem tanto envolver a correção de alterações anatômicas encontradas na faringe, conforme descrevem Vilaseca *et al.*,[55] Sher *et al.*,[56] Lauretano,[57] Troell *et al.*[58] e Blumen *et al.*,[59] na cavidade nasal, segundo Verse *et al.*,[60] e na base da língua, Vilaseca *et al.*,[55] Riley *et al.*[61] e Santos Junior *et al.*,[62] como a correção de alterações do esqueleto craniofacial, Riley *et al.*[61] e Goodday *et al.*[63] A literatura é controversa e normalmente a indicação dos procedimentos cirúrgicos está relacionada com a gravidade da SAOS e as alterações encontradas na VAS e no esqueleto facial, Vilaseca *et al.*,[55] Verse *et al.*[60] e Goodday *et al.*[63]

Apesar da variedade de opções de tratamento, o uso de aparelho de pressão aérea positiva contínua (CPAP) tem sido o tratamento de escolha para SAOS, em especial para os quadros moderados e graves.[64] Os benefícios do uso do CPAP consistem na abolição dos eventos obstrutivos,[52] correção da saturação de oxi-hemoglobina (SpO_2) noturna e diminuição dos despertares relacionados com os eventos respiratórios.[65,66] Como consequência, há diminuição da queixa de sonolência excessiva,[67] além de resultados controversos nos benefícios para as funções cognitivas, distúrbios do humor[68] e da qualidade de vida destes pacientes.[69] Além disso, há evidências de melhora de comorbidades cardíacas nos pacientes com SAOS em tratamento com CPAP, porém falta estudo de intervenção para comprovar esse efeito conforme referem-se os estudos de Kato *et al.*[35] e Butt *et al.*[70]

A terapia com CPAP é segura e os principais efeitos colaterais são relacionados com o uso da máscara nasal, como vazamento de ar e ulcerações da pele.[71] Alguns autores descreveram que, em pacientes em tratamento com CPAP, 38% apresentam queixas de rinite, 34% têm queixas de desconforto por causa da máscara, 33% referem ressecamento nasal e 31% apresentam queixas de sono fragmentado.[72] A despeito do fato de que o tratamento com CPAP é efetivo e de que são poucos os seus efeitos colaterais, os pacientes apresentam dificuldade em aderir ao tratamento.[73]

Alguns autores sugerem que o CPAP deveria ser usado por mais de quatro horas por noite, em mais de 70% das noites da semana.[74] Outro estudo, realizado por Weaver *et al.*,[75] sugere que o CPAP deveria ser usado por, pelo menos, quatro horas por noite para melhorar a sonolência excessiva subjetiva avaliada pela escala de sonolência de Epworth,[1] usado por, pelo menos, 6 horas por noite para melhoria da sonolência excessiva medida objetivamente pelo Teste das Latências Múltiplas do Sono, e por mais de 7,5 horas por noite para melhoria da qualidade de vida avaliada pelo *Functional Outcomes of Sleep Questionnaire (FOSQ)*.[76]

Entretanto, quando avaliada objetivamente, a adesão ao uso do CPAP varia entre 40 a 46%.[77,78] O acompanhamento rigoroso do tratamento, o uso de umidificadores e um programa educacional sistemático sobre SAOS e CPAP podem aumentar a adesão ao tratamento,[64,79,80] que é o principal problema associado à indicação dessa modalidade de tratamento da SAOS.

No tratamento fonoaudiológico, são propostos exercícios na região da orofaringe, os quais são isométricos (trabalham a tensão muscular) ou isotônicos (trabalham a mobilidade) e tendem a aumentar o tônus muscular dos tecidos moles, como língua, faringe e palato mole, e podem, assim, reduzir o ronco e melhorar a SAOS.[29,81] Carrera *et al*.[82] realizaram um estudo comparando 16 pacientes com SAOS (nove deles com diagnóstico de SAOS sem tratamento e sete com SAOS utilizando CPAP por pelo menos um ano) com 11 pacientes do grupo-controle sem SAOS. Foi realizada biópsia do genioglosso e os fragmentos foram estimulados por meio de eletrodos de platina. Foram obtidas as seguintes medidas: máxima tensão da contração muscular, tempo de contração muscular, tempo parcial de relaxamento, relação entre frequência-força e resposta quanto à fadiga. A porcentagem de fibras musculares do tipo I (**lenta contração muscular**) e tipo II (**rápida contração muscular**) foi também quantificada. Os pacientes com SAOS mostraram maior aumento da fatigabilidade do genioglosso do que no grupo-controle. Essa anormalidade foi completamente corrigida com o uso do CPAP. Além disso, a porcentagem das fibras do tipo II foi significativamente menor em pacientes com SAOS (59 ± 4%) do que no grupo-controle (39 ± 4%). Estes resultados mostraram que a função e a estrutura do genioglosso estão inadequadas em pacientes com SAOS. A observação da correção destas anormalidades com o uso do CPAP sugere que as fibras musculares sofreriam as consequências, mas não seriam a causa da doença.

No estudo desenvolvido por Randerath *et al.*, em 2004, os autores relataram a eficácia do treinamento muscular da língua por neuroestimulação elétrica dos músculos da VAS como uma terapia alternativa para a SAOS. O estudo foi randomizado, duplo-cego e avaliou 67 pacientes com IAH entre 10 a 40 eventos por hora, divididos em dois grupos: grupo em tratamento com neuroestimulação elétrica, composto por 33 pacientes que realizaram o treino muscular da língua (diariamente por 20 minutos, duas vezes por dia, durante oito semanas) e grupo placebo, composto por 34 pacientes que fizeram uso de aparelho de estimulação elétrica sem impulso elétrico. A eficiência do tratamento foi avaliada pela PSG. Após o treino, pacientes com ronco sem SAOS melhoraram o ronco (registro basal apresentou 63,9 épocas por hora contra 47,5 épocas por hora após treino) (P < 0,05). Porém, não houve diferença no IAH dos pacientes com SAOS (registro basal com IAH = 24,7 e IAH = 25,3 após o treino), nem no grupo placebo (registro basal com 62,4 eventos de ronco por hora e IAH = 27 *versus* 62,1 eventos de ronco por hora e IAH = 27,9 após tratamento placebo). Os autores concluíram que o treinamento do músculo da língua não pode ser recomendado para o tratamento da SAOS, mas que o método pareceu ser eficiente no tratamento do ronco.

Outros autores investigaram se os exercícios de canto poderiam ser usados como uma forma de tratamento de ronco, não invasiva, simples e segura para aumentar o tônus muscular dos tecidos moles da orofaringe (língua, faringe e palato mole). Segundo Ojay e Ernst,[83] os exercícios de canto ajudam no desenvolvimento do controle muscular do palato mole e orofaringe, sendo o treinamento vocal uma ferramenta usada como tonificador destes músculos contra o ronco. O estudo incluiu 17 pacientes (6 mulheres), com idade entre 36 e 62 anos, submetidos a sessões individuais com exercícios específicos de escalas musicais, com uso de folhetos e fitas *playback*. Os exercícios foram realizados em casa, diariamente, por 20 minutos, durante 3 meses. Além disso, os indivíduos receberam visitas em casa para acompanhamento (uma vez por semana) e supervisão por telefone. Foi observada redução do ronco em 90% dos pacientes que não tinham sobrepeso e não apresentavam problemas nasais, e que realizaram os exercícios corretamente e constantemente.

Em um estudo de caso realizado por Oliveira *et al.*,[84] foi avaliado um paciente que apresentava queixa de ronco sem SAOS, com hipotonia de base de língua e palato mole. Foram realizados exercícios mioterápicos (isométricos e isotônicos) para a musculatura posterior de língua e do esfíncter velofaríngeo e adequação das funções neurovegetativas (respiração, sucção, mastigação e deglutição). Após o tratamento, observou-se 60% de melhora do ronco, melhora do tônus muscular, da mobilidade e das funções de mastigação e deglutição, sugerindo que o tratamento fonoterápico propiciaria o aumento do tônus e a diminuição do ronco.

Um estudo avaliando o uso de um instrumento de sopro chamado *Didgeridoo*, que mede, em média, 1,30 metros, com diâmetro de 4 cm, construído em acrílico, observou redução do ronco e o colabamento da VAS em pacientes com SAOS moderada. Nesse estudo, o instrutor solicitou diariamente, por 20 minutos, o treino de força inspiratória e expiratória, com objetivo de treinar inspirações prolongadas e expiração, ou seja, o próprio sopro, mantendo assim o fluxo aéreo. Os pacientes foram acompanhados durante 4 meses. Essa técnica habilitou o fôlego instrumental para manter o som, por períodos longos de tempos, aspirando direto do nariz, mantendo a fluência aérea no instrumento e usando as bochechas como fole, no intuito, nesse caso, de treinar a abertura da VAS. Nesse estudo, o uso regular do *Didgeridoo* mostrou-se eficiente, podendo ser considerado como tratamento alternativo para SAOS moderada, uma vez que houve melhora dos sintomas, da qualidade de vida e nos dados de PSG.[85]

Em outro estudo, foram tratados 31 pacientes com SAOS de grau moderado. Do total de pacientes, 16 fizeram os exercícios orofaríngeos (na região da língua, palato mole e faringe), durante 3 meses, com séries diárias de 30 minutos, e os outros 15 sujeitos fizeram exercícios não específicos para a área. Os resultados mostraram redução significativa da gravidade e nos sintomas da SAOS, além da melhora na qualidade do sono, na sonolência excessiva, redução na intensidade do ronco e na circunferência cervical, representando um tratamento promissor para SAOS de grau moderado, e, além disso, houve uma associação moderada entre mudanças na circunferência do pescoço com mudanças no IAH, sugerindo que os exercícios podem induzir a remodelagem da VAS aumentando a sua permeabilidade durante o sono.[81]

Outros estudos já mostraram que a fonoterapia isolada em pacientes com SAOS melhora o ronco e o IAH.[81,86] Um estudo realizado por Dantas *et al.*[87] apresentou a comparação dos componentes da matriz extracelular na musculatura da parede lateral da faringe, em pacientes com e sem SAOS, por meio da análise histológica do músculo da faringe. Os autores observaram aumento do colágeno tipo I nos pacientes com SAOS, comparados ao grupo-controle, apresentando maior presença de colágeno tipo III. Foi hipotetizado que o atraso da resposta de contração e relaxamento da musculatura da faringe, na transição da fase expiratória-inspiratória, levaria ao aumento da colapsibilidade dessa região da VAS.

Os exercícios localizados na região da orofaringe podem reduzir a colapsibilidade dos músculos da VAS, em decorrência de uma maior tensão nos músculos da orofaringe, no reposicionamento da língua em tensão anteroposterior. Indiretamente observamos uma melhora na classificação do índice de Malampatti modificado (IMM), que se correlaciona com o aumento de força de língua e palato mole durante avaliação fonoaudiológica na vigília. Esses achados poderiam, durante a noite de sono, ser os responsáveis pela melhora dos parâmetros objetivos do sono e da qualidade de vida que encontramos nos pacientes com SAOS avaliados.

O estudo de Diaféria et al.[88] demonstrou que os tratamentos com fonoterapia, isolada ou associada ao CPAP, e com CPAP foram significativamente efetivos na melhora da sonolência subjetiva logo no primeiro mês de tratamento (4 sessões presenciais). A sonolência excessiva tem sido considerada resultado da fragmentação do sono em virtude dos despertares recorrentes de que precedem a retomada da ventilação nos pacientes com SAOS. Além disso, a fonoterapia reduziu significantemente o IAH e a sonolência, podendo ser considerada como uma alternativa ao tratamento da SAOS. A avaliação subjetiva da intensidade e frequência do ronco mostrou melhora significativa nos grupos Fonoterapia, CPAP e CPAP + FONO, comparados ao grupo Placebo. Os resultados desse estudo são concordantes com as evidências prévias da literatura. É amplamente documentada a abolição do ronco pelo tratamento com CPAP.[64] Também tem sido relatada a melhora subjetiva do ronco pelo uso de exercícios que aumentam o tônus muscular da VAS.[81,83-86,89,90] Entretanto, observamos que após aproximadamente três semanas sem qualquer um dos tratamentos, o grupo Fonoterapia foi mais efetivo em manter a melhora subjetiva do ronco, apesar de que, nos grupos CPAP e CPAP + FONO, a redução da frequência e intensidade do ronco ter sido maior. Seria de fácil entendimento supor que o grupo CPAP não apresentasse melhora do ronco após a retirada do tratamento, uma vez que não recebeu treinamento muscular específico.

Um dos objetivos do estudo de Diaféria et al.[88] foi a avaliação do efeito dos tratamentos fonoaudiológico e CPAP nos parâmetros objetivos do sono. Como esperado, ambos os tratamentos, associados ou não, resultaram em queda significante do IAH, comparados ao grupo Placebo. Os resultados reforçam os efeitos positivos no IAH com o tratamento com CPAP[64] e com fonoterapia, conforme se referem Guimarães et al.[81] e Pitta et al.,[89] avaliados isoladamente.

No tratamento fonoaudiológico são realizados exercícios de resistência muscular localizada, visando a tonificar os grupos musculares na região da orofaringe, otimizando a tensão muscular e a mobilidade, além de adequar a postura dos tecidos moles (palato mole, músculos constritores da faringe, músculos supra-hióideos, ponta e base de língua, bochechas, e lábios) e da adequação das funções orofaciais da mastigação, sucção, deglutição e respiração, conforme se referem Fujiu e Logemann,[91] Logemann et al.,[92] Furkin,[93] Furkin e Santini,[94] Ferraz,[95] Krakauer et al.,[96] Carvalho,[97] Marchesan,[98] Burger et al.[99] e Guimarães et al.[81] Segue a descrição da sequência de exercícios.

Primeiramente, a terapia fonoaudiológica consiste em conscientização e propriocepção do paciente em relação a sua respiração. Para tanto, é explicado verbalmente ao paciente a anatomia e a fisiologia da cavidade nasal (via aérea superior) e dos órgãos fonoarticulatórios (lábios, língua, bochechas, dentição, mandíbula, palato mole e duro). No trabalho de propriocepção, o paciente deve autoperceber o uso incorreto da sua respiração pela cavidade oral e corrigir-se. Em seguida, deve trabalhar o restabelecimento da respiração nasal, por meio da medição com espelho de Glatzel (utilizado para avaliar a permeabilidade nasal, ou seja, aeração nasal), quer dizer, assim que o paciente chegar a cada sessão de terapia fonoaudiológica, ele realiza inspirações e expirações pelo nariz com cavidade oral ocluída, deixando marcada a superfície do espelho. Os exercícios fonoaudiológicos abrangem cada grupo muscular, que os pacientes executam durante as 12 sessões de tratamento, tais como: Exercícios dos músculos supra-hióideos e da língua, pois são realizados para trabalhar a mobilidade (exercício isotônico) e tensão (exercício isométrico) dos músculos supra-hióideos (milo-hióedo, gênio-hióideo, digástrico e tireóideo) e da língua (genioglosso, hioglosso, palatoglosso, estiloglosso e longitudinal superior e transverso). O paciente é orientado a colocar a ponta da língua apoiada na papila incisiva, abrir e fechar a cavidade oral, fazendo força com a língua sem projetar a mandíbula para frente. Ele também pode realizar este exercício com a cabeça inclinada para trás numa frequência de 10 séries de 5 repetições, três vezes ao dia, no período da manhã, tarde e noite, todos os dias da semana (Fig. 27-11).[100]

O treino com exercícios dos músculos da língua que tem como objetivo trabalhar tensão (exercício isométrico) e resistência (exercício de duração contra uma resistência) dos músculos genioglosso, hioglosso, palatoglosso, estiloglosso, e longitudinal superior e transverso. O paciente mantém os lábios abertos e empurra a membrana de látex (bexiga) com a ponta da língua e mantém esta postura por 20 segundos, numa frequência de 5 repetições, três vezes ao dia, no período da manhã, tarde e noite, todos os dias da semana (Fig. 27-12).[101]

- Para reduzir as demarcações dos dentes na língua, pois é necessário realizar exercícios de contração das laterais da língua, controlando a musculatura transversa da língua. O paciente estreita a língua com uso de um afilador lingual, contraindo com força sem apoiá-la

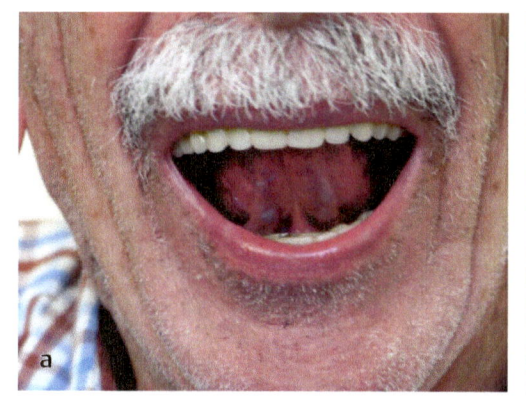

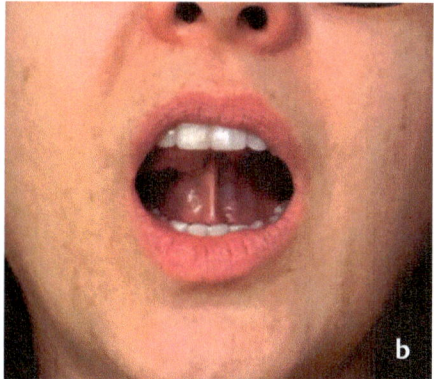

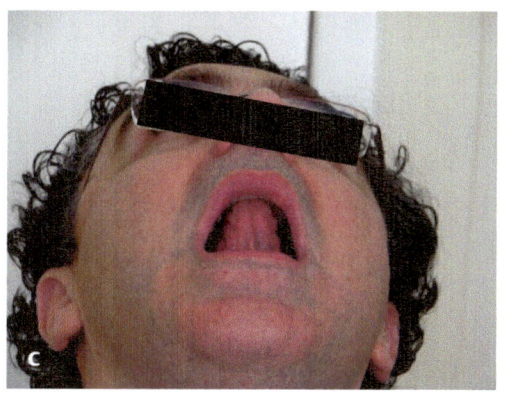

Fig. 27-11. (**a, b**) Pacientes realizando exercício de músculos supra-hióideos e de língua.
(**c**) Paciente realizando exercício dos músculos supra-hióideos e da língua com a cabeça inclinada para trás.

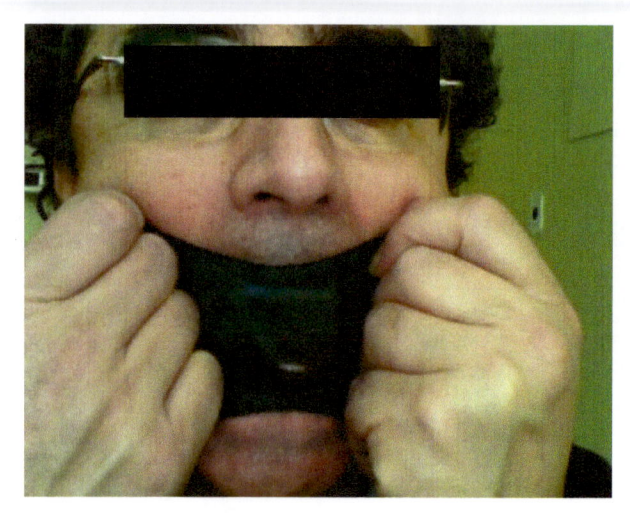

Fig. 27-12. Paciente realizando exercício dos músculos da língua.

nos lábios ou nos dentes e sem movimentá-la para trás ou para frente, por 7 segundos. Em seguida, alarga (relaxa) a língua, por 3 segundos, e inicia novamente a contração, numa frequência de 3 séries de 5 repetições, três vezes ao dia, no período da manhã, tarde e noite, todos os dias da semana (Fig. 27-13).[96]

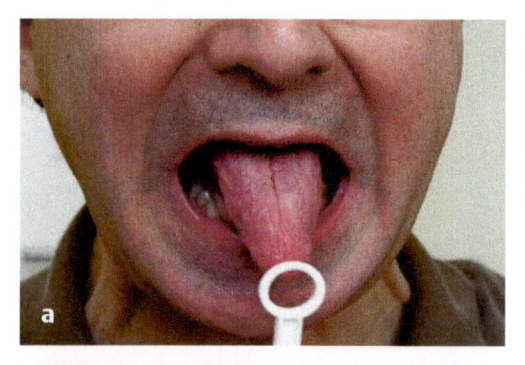

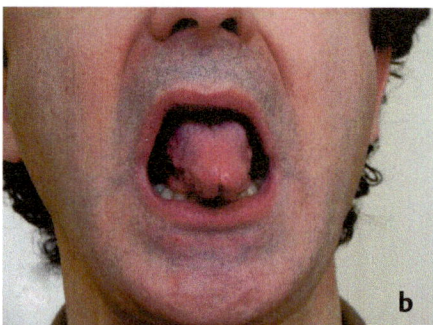

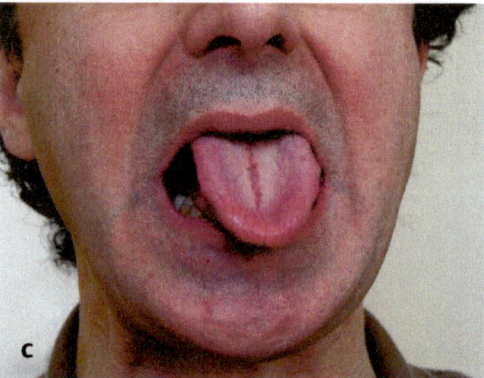

Fig. 27-13. (a) Paciente afilando a língua (contração de língua) com uso do afilador lingual. (b) Paciente realizando exercício de contração de língua. (c) Paciente realizando exercício de relaxamento de língua.

- Outro exemplo de exercícios dos músculos da língua, com o objetivo de trabalhar a tensão/contração (exercício isométrico) e a mobilidade (exercício isotônico) de ponta e base de língua, é o uso do canudo dobrado ao meio com introdução de um elástico ortodôntico (diâmetro 05/16 Marca Morelli ref. 60.01.205) até a sua parte central. O paciente é orientado a introduzir o elástico na ponta da língua até a base da língua (ou até a parte mediana) e tentar, com movimentos de protrusão e retração da língua, soltar o elástico, sem ajuda dos dentes e/ou lábios. Os exercícios são realizados numa frequência de 10 vezes, três vezes ao dia, no período da manhã, tarde e noite, todos os dias da semana (Fig. 27-14).[102]

Os exercícios dos músculos faciais, com o objetivo de aumentar a tensão (exercício isométrico) e movimento contra a resistência (exercício isocinético) dos músculos orbiculares dos lábios, transversos, angulares e verticais. O paciente oclui os dentes com a arcada superior sob arcada inferior com os lábios fechados e protrai e contrai os lábios formando um bico contra a membrana de látex, mantendo tensionados por 15 segundos, numa frequência de 2 séries de 10 repetições, três vezes ao dia, no período da manhã, tarde e noite, todos os dias da semana (Fig. 27-15).[103]

Os exercícios dos músculos da faringe, com o objetivo de trabalhar a tensão (exercício isométrico) dos músculos constritores da faringe e elevação do véu palatino. O paciente inspira profundamente com a cavidade oral abduzida e boceja com a língua baixa sem som

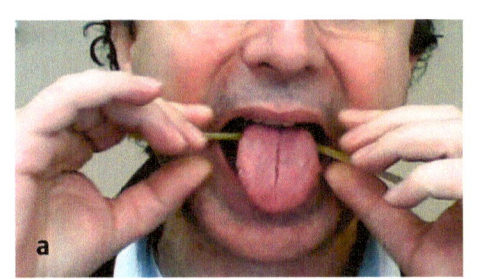

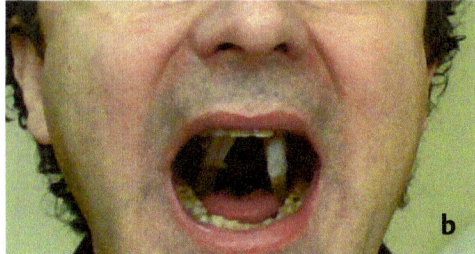

Fig. 27-14. (a) Paciente introduzindo o elástico ortodôntico. (b) Paciente realizando o exercício com o elástico ortodôntico.

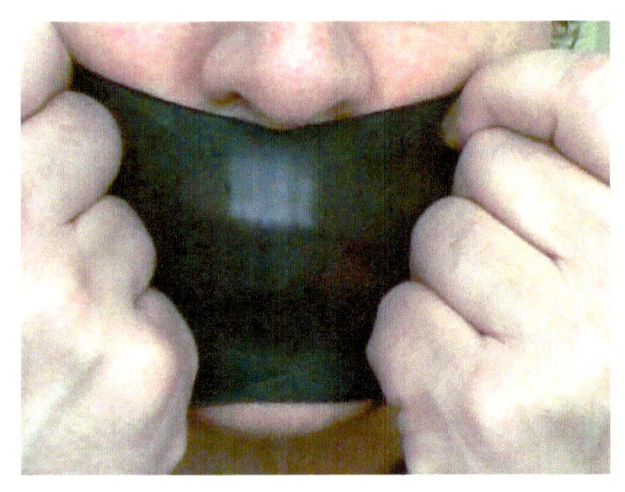

Fig. 27-15. Paciente realizando exercício de orbicular dos lábios superior e inferior.

por 10 segundos. Os exercícios são realizados em frente ao espelho, para que o paciente visualize a abertura da região orofaríngea durante o exercício. Devem ser realizados numa frequência de 5 repetições, três vezes ao dia, no período da manhã, tarde e noite, todos os dias da semana (Fig. 27-16).[104]

Os exercícios dos músculos do palato mole, que têm como objetivo trabalhar a mobilidade (exercício isotônico), tensão (exercício isométrico) e resistência muscular (exercício isocinético) dos músculos palatofaríngeo, úvula, tensor e levantador do véu palatino. O paciente é orientado a:

a) Abduzir a cavidade oral, posicionar a língua contra o assoalho da boca e sonorizar o som aberto da vogal /a/ abrupta e intermitente com elevação do véu palatino intermitente (exercício isotônico) em uma frequência de 3 séries de 10 repetições;
b) Permanecer com o véu palatino elevado e contraído, emitindo a vogal sustentada /a/ com a língua baixa, encostando com força no assoalho da boca (exercício isométrico e isocinético), por 15 segundos em cada emissão da vogal sustentada /a/, numa frequência de 10 repetições, três vezes ao dia, no período da manhã, tarde e noite, todos os dias da semana (Fig. 27-17).[81,105]

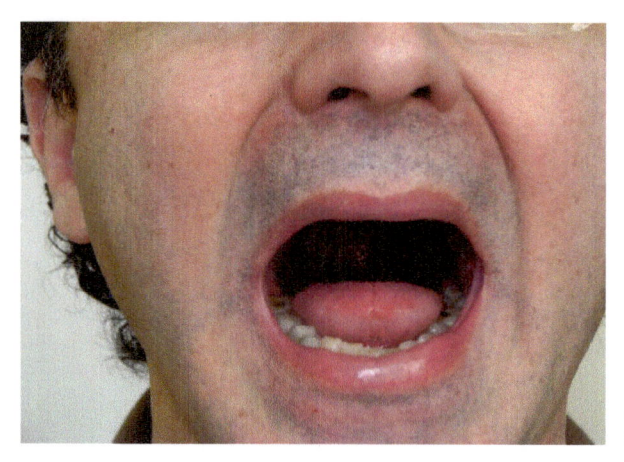

Fig. 27-16. Paciente realizando bocejo forçado com a língua em assoalho da cavidade oral sem sonoridade.

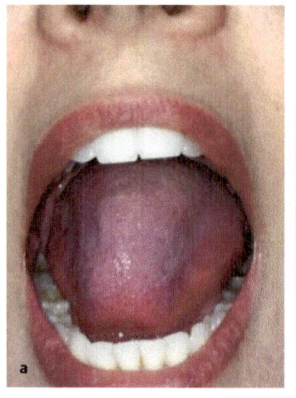

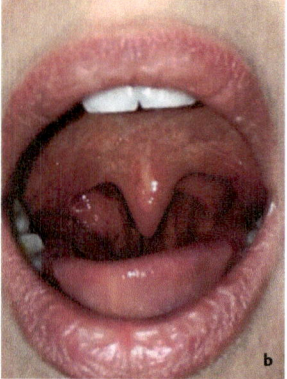

Fig. 27-17. (**a**) Paciente em pré-exercício. (**b**) Paciente realizando exercício dos músculos do palato mole.

Os exercícios dos músculos faciais, que têm por objetivo adequar a mobilidade (exercícios isotônicos) e a resistência (exercício isocinético) dos músculos faciais (bucinadores, quadrado do lábio superior e inferior, zigomático, triangular, canino e incisivo do lábio inferior e superior). Com o dedo indicador com uma luva de látex, o terapeuta deve empurrar a bochecha do paciente para fora, e o paciente deve contrair as bochechas não permitindo que o terapeuta realize esse movimento. Esse exercício deve ser realizado pelo paciente em casa com uso da espátula de madeira. Executar numa frequência de 5 vezes de cada lado, três vezes ao dia, no período da manhã, tarde e noite, todos os dias da semana (Fig. 27-18).[96]

Além do treino muscular miofuncional orofacial são realizados exercícios de trato vocal semiocluído (ETVSO), pois têm por objetivo aumentar o espaço faríngeo, remodelando a forma circular para a elíptica laterolateral, o que a tornaria menos susceptível ao colapso das IVAS e, por este motivo, têm sido utilizados na SAOS e na presença do ronco primário.

Os exercícios de trato vocal semiocluído (ETVSO) trazem diversos benefícios aos pacientes da clínica de voz, pois facilitam a interação fonte e filtro, reduzindo os riscos de trauma durante a vibração das pregas vocais, uma vez que a energia retroflexa, gerada por tais exercícios, propicia o afastamento das pregas vocais durante a vibração. Os ETVSO têm sido foco de diversos estudos, principalmente nos últimos anos, que buscam esclarecer os efeitos e o tempo de execução necessário para promover benefícios na musculatura orofaríngea dos pacientes com SAOS e ronco primário.[106-110]

Seguem alguns exemplos de treino com ETVSO com uso de tubo de silicone (LAX VOX®), copo de isopor com pequeno orifício em seu fundo e máscara de inalação (Fig. 27-19).

A combinação dos exercícios fonoaudiológicos com a estimulação elétrica neuromuscular (EENM), que consiste na passagem de pulsos elétricos que estimulam as fibras musculares, tem sido utilizada na reabilitação miofuncional orofacial, a fim de otimizar o ganho do tônus muscular, pois tem por objetivo estimular eletricamente o aporte neuromuscular. A estimulação elétrica funcional (FES), no inglês *functional electrical stimulation*, tem como objetivo promover contração das fibras musculares do tipo I (tônicas), tipo I e II (mistas) e do tipo II (fásicas), com utilização de eletrodos posicionados nos músculos do palato mole, base e ponta de língua, bucinadores e orbicular de lábios. A EENM em SAOS na sua aplicabilidade ainda é escassa na literatura. Seguem alguns exemplos de aplicação na musculatura orofaríngea (Fig. 27-20).

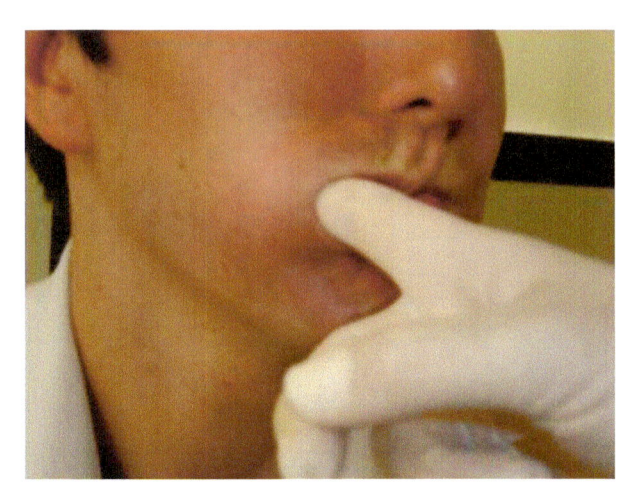

Fig. 27-18. Paciente realizando exercício dos músculos faciais.

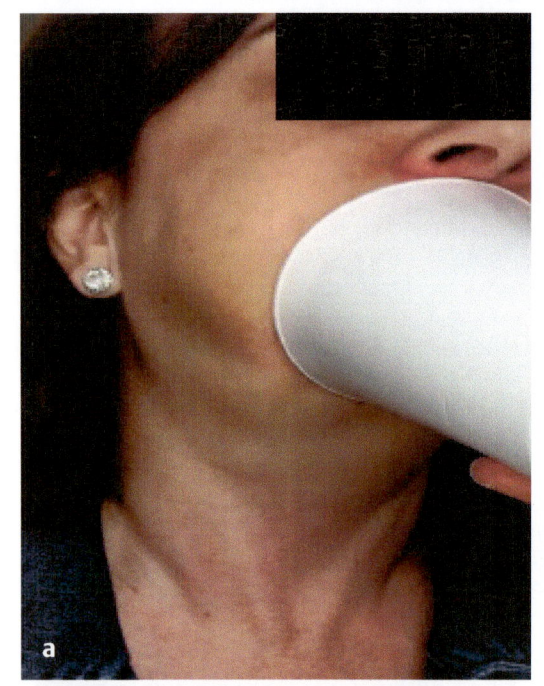

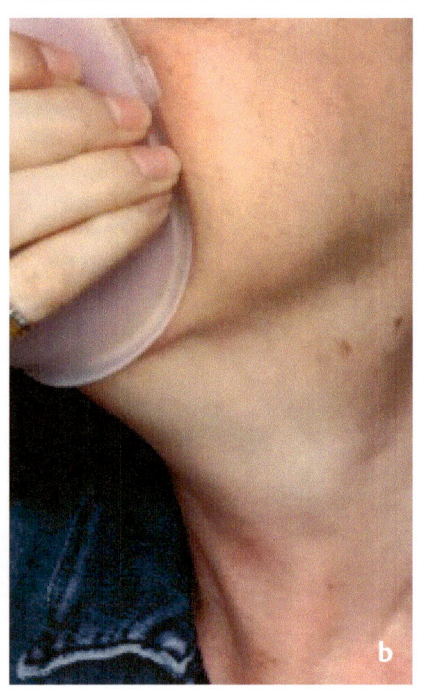

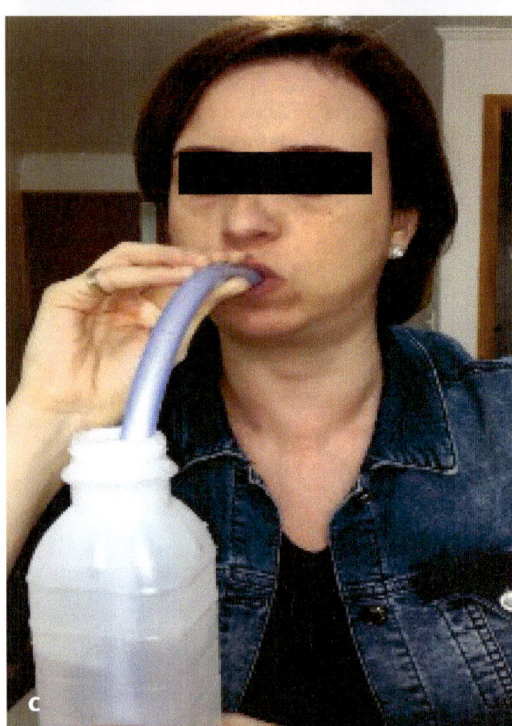

Fig. 27-19. (a-c) Variáveis da aplicação do ETVSO.

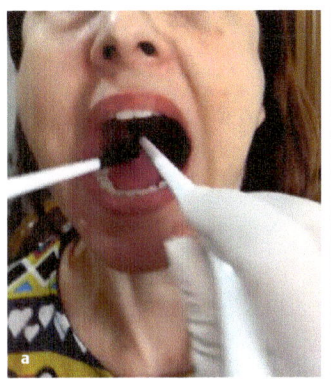

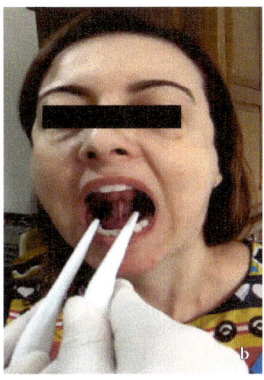

Fig. 27-20. (a, b) Aplicação EENM em paciente com SAOS.

O laserterapia é uma fonte de radiação eletromagnética, modificada pelos avanços tecnológicos para o uso terapêutico. **O *laser* de baixa potência tem a propriedade de irradiar a energia da luz em um ponto específico, em potência reduzida. Essa irradiação provoca efeitos fotofísicos, fotoquímicos e fotomecânicos nas células dos tecidos tratados. Exatamente, por isso, pode estimular o processo de cicatrização e regeneração natural do organismo humano.** Seus benefícios no treino muscular potencializam a terapia miofuncional, acelerando o ganho de força muscular, reduzindo os níveis de fadiga e melhorando o desempenho dos músculos durante a execução de diversas funções estomatognáticas. Dessa forma, é um adequado recurso a ser utilizado em pacientes com ronco primário e SAOS. A terapia com *laser* de baixa potência, ainda pouco conhecida no Brasil, é uma alternativa moderna para o tratamento fonoterápico em SAOS. O tratamento fonoaudiológico em pacientes com SAOS é considerado um tratamento alternativo e uma estratégia de intervenção coadjvante na adesão ao uso do CPAP e AIO. Selecionamos alguns exercícios fonoterápicos, neste capítulo, como sugestão, porém o ideal é o paciente procurar atendimento especializado para melhor resultado e sucesso terapêutico.

CONSIDERAÇÕES FINAIS

A atuação fonoaudiológica tem ganhado destaque nos últimos anos no tratamento dos DRS em pacientes com indicações precisas, como alteração da postura e tônus da língua, lábios, faringe e alterações da função respiratória. Suas técnicas englobam exercícios com mínimo risco, não invasivos e de baixo custo, o que permite sua aplicação nos diferentes centros de atendimento, seja no público ou privado, fornecendo resultados satisfatórios e com melhores desfechos clínicos combinados no tratamento dos distúrbios respiratórios do sono.

REFERÊNCIAS BIBLIOGRÁFICAS

1. Johns MW. A new method for measuring daytime sleepiness: the Epworth sleepiness scale. Sleep 1991 Dec;14(6):540-5.
2. Bertolazzi NA, Fagondes SC, Hoff LS, et al. Validação da escala de sonolência de Epworth em português para uso no Brasil. J Bras Pneumol 2009;35(9):70-5.
3. Pinto JA, Godoy LB, Marquis VW, et al. Anthropometric data as predictors of Obstructive Sleep Apnea Severity. Braz J Otorhinolaryngol English, Portuguese 2011 Jul-Aug;77(4):516-21.
4. Ward FW, McNicholas WT. Clinical prediction of the sleep apnea syndrome. Sleep Med Rev 1997 Nov;1(1):19-32.

5. Canoy D, Boekholdt SM, Wareham N, et al. Body fat distribution and risk of coronary heart disease in men and women in the European Prospective Investigation into Cancer and Nutrition in Norfolk cohort: a population-based prospective study. Circulation 2007 Dec 18;116(25):2933-43.
6. World Health Organization – WHO. Global database on body mass index [Internert]. Génova; 2004.
7. Strohl KP, Redline S. Recognition of obstructive sleep apnea. Am J Respir Crit Care Med 1996 Aug;154(2 Pt 1):279-89.
8. Willett WC, Dietz WH, Colditz GA. Guidelines for healthy weight. N Engl J Med 1999 Aug 5;341(6):427-34.
9. Daltro CHC, Fontes FHO, Santos-Jesus R, et al. Síndrome da apnéia e hipopnéia obstrutiva do sono: associação com obesidade, gênero e idade. Arq Bras Endocrinol Metab 2006;50:74-81.
10. Gregório PB, Athanazio RA, Bitencourt Almir GV, et al. Apresentação clínica de pacientes obesos com diagnóstico polissonográfico de apneia obstrutiva do sono. Arq Bras Endocrinol Metab [Internet] 2007 Oct;51(7):1064-8.
11. Martin R. Anthropometry: The individual and the population. In: Ulijaszek SJ, Mascie-Taylor CGN, editors. Cambridge University Press; 1928.
12. Ávila JB. Antropologia física: Introdução. Rio de Janeiro: Agir; 1958. p. 324.
13. Vieira MM. Avaliação da face: prosopometria. São Paulo: Atheneu; 2014.
14. Shelton KE, Woodson H, Gay S, Suratt PM. Pharyngeal fat in obstructive sleep apnea. Am Rev Respir Dis 1993 Aug;148(2):462-6.
15. Mortimore IL, Marshall I, Wraith PK, et al. Neck and total body fat deposition in nonobese and obese patients with sleep apnea compared with that in control subjects. Am J Respir Crit Care Med 1998 Jan;157(1):280-3.
16. Halum SL, Postma GN, Johnston C, et al. Patients with isolated laryngopharyngeal reflux are not obese. Laryngoscope. 2005 Jun;115(6):1042-5.
17. da Cunha MG, Passerotti GH, Weber R, et al. Voice feature characteristic in morbid obese population. Obes Surg 2011 Mar;21(3):340-4.
18. Souza LB, Pereira RM, Santos MM, Godoy CM. Frequência fundamental, tempo máximo de fonação e queixas vocais em mulheres com obesidade mórbida. ABCD Arq Bras Cir Dig 2014;27(1):43-6.
19. Horner RL, Mohiaddin RH, Lowell DG, et al. Sites and sizes of fat deposits around the pharynx in obese patients with obstructive sleep apnoea and weight matched controls. Eur Respir J 1989 Jul;2(7):613-22.
20. Pham LV, Schwartz AR. The pathogenesis of obstructive sleep apnea. J Thorac Dis 2015 Aug;7(8):1358-72.
21. Eckardt K, Taube A, Eckel J. Obesity-associated insulin resistance in skeletal muscle: role of lipid accumulation and physical inactivity. Rev Endocr Metab Disord 2011 Sep;12(3):163-72.
22. Stenholm S, Sallinen J, Koster A, et al. Association between obesity history and hand grip strength in older adults--exploring the roles of inflammation and insulin resistance as mediating factors. J Gerontol A Biol Sci Med Sci 2011 Mar;66(3):341-8.
23. Izard, G. Ortodontie. Paris: Masson et Cie. Edit. 1950.
24. Björk A. Prediction of mandibular growth rotation. Am J Orthod 1969 Jun;55(6):585-99.
25. Friedman M, Tanyeri H, La Rosa M, et al. Clinical predictors of obstructive sleep apnea. Laryngoscope 1999 Dec;109(12):1901-7.
26. Chaves Jr CM, Dal-Fabbro C, Bruin VMS, et al.Consenso brasileiro de ronco e apneia do sono – aspectos de interesse aos ortodontistas. Dental Press J Orthod 2011;16(1):34.e1-10.
27. Folha GA, Valera FC, de Felício CM. Validity and reliability of a protocol of orofacial myofunctional evaluation for patients with obstructive sleep apnea. Eur J Oral Sci 2015 Jun;123(3):165-72.
28. de Felício CM, Folha GA, Ferreira CL, Medeiros AP. Expanded protocol of orofacial myofunctional evaluation with scores: Validity and reliability. Int J Pediatr Otorhinolaryngol 2010 Nov;74(11):1230-9.

29. Guimarães K. Alterações no tecido mole de orofaringe em portadores de apnéia do sono obstrutiva. Monografia de especialização em Fonoaudiologia Clínica - Motricidade Oral. Botucatu (SP): CEFAC; 1999.
30. Diaféria GLA, Truksinas E, Haddad FML, et al. Phonoaudiological assessment of patients with obstructive sleep apnea. Sleep Sci 2011;4(1):1-7.
31. Schwab RJ, Pasirstein M, Pierson R, et al. Identification of upper airway anatomic risk factors for obstructive sleep apnea with volumetric magnetic resonance imaging. Am J Respir Crit Care Med 2003 Sep 1;168(5):522-30.
32. Abramson ZR, Susarla S, Tagoni JR, Kaban L. Three-dimensional computed tomographic analysis of airway anatomy. J Oral Maxillofac Surg 2010 Feb;68(2):363-71.
33. Barbosa LDR. Aspectos fonoaudiólogos do tratamento. In: Maahs MAP, de Almeida ST. Respiração oral e apneia obstrutiva do sono: integração no diagnóstico e tratamento. Rio de Janeiro: Revinter. 2017:375-82.
34. Angle EH. Classification of malocclusion. Dent Cosmos1899;(41):248-64.
35. Kato T, Katase T, Yamashita S, et al. Responsiveness of jaw motor activation to arousals during sleep in patients with obstructive sleep apnea syndrome. J Clin Sleep Med 2013 Aug 15;9(8):759-65.
36. Ma SY, Whittle T, Descallar J, et al. Association between resting jaw muscle electromyographic activity and mandibular advancement splint outcome in patients with obstructive sleep apnea. Am J Orthod Dentofacial Orthop 2013 Sep;144(3):357-67.
37. Brioschi ML, Macedo JF, Macedo RAC. Termometria cutânea infravermelha de alta sensibilidade (TIAS) – Definição, aplicações e especificações. Rev Med Paraná 2001;59:56-63.
38. Brioschi MI, Macedo JF, Macedo RAC. Termometria cutânea: novos conceitos. J Vasc Bras 2003;2(2):151-60.
39. Haddad DS, Brioschi ML, Vardasca R, et al. Thermographic characterization of masticatory muscle regions in volunteers with and without myogenous temporomandibular disorder: preliminary results. Dentomaxillofac Radiol 2014;43(8):20130440.
40. Haddad DS, Brioschi ML, Baladi MG, Arita ES. A new evaluation of heat distribution on facial skin surface by infrared thermography. Dentomaxillofac Radiol 2016;45(4):20150264.
41. Clark HM, Henson PA, Barber WD, et al. Relationships among subjective and objective measures of tongue strength and oral phase swallowing impairments. Am J Speech Lang Pathol 2003 Feb;12(1):40-50.
42. Kanezaki M, Ogawa T, Izumi T. Tongue protrusion strength in arousal state is predictive of the airway patency in obstructive sleep apnea. Tohoku J Exp Med 2015 Aug;236(4):241-5.
43. Ishikawa Y, Watanabe I, Hayakawa I, et al. Evaluations of masticatory performance of complete denture wearers using color-changeable chewing gum and other evaluating methods. J Med Dent Sci 2007 Mar;54(1):65-70.
44. Kamiyama M, Kanazawa M, Fujinami Y, Minakuchi S. Validity and reliability of a self-implementable method to evaluate masticatory performance: use of color-changeable chewing gum and a color scale. J Prosthodont Res 2010;54:24-8.
45. Hama Y, Kanazawa M, Minakuchi S, et al. Reliability and validity of a quantitative color scale to evaluate masticatory performance using color-changeable chewing gum. J Med Dent Sci 2014 Mar 19;61(1):1-6.
46. Tarkowska A, Katzer L, Ahlers MO. Assessment of masticatory performance by means of a color-changeable chewing gum. J Prosthodont Res 2017 Jan;61(1):9-19.
47. Pedroni-Pereira A, Marquezin MCS, Araujo DS, et al. Lack of agreement between objective and subjective measures in the evaluation of masticatory function: A preliminary study. Physiol Behav 2018 Feb 1;184:220-5.
48. Issa FG, Sullivan CE. Alcohol, snoring and sleep apnea. J Neurol Neurosurg Psychiatry 1982;45:353-9.
49. Jokic R, Klimaszewski A, Crossley M, et al. Positional treatment vs continuous positive airway pressure in patients with positional obstructive sleep apnea syndrome. Chest 1999;115:771-81.

50. Chan ASL, Lee RWW, Cistulli PA. Non-positive airway pressure modalities. Mandibular advancement devices/ positional therapy. Proc Am Thorac Soc. 2008;5:179-84.
51. Wiegand L, Zwillich CW. Obstructive sleep apnea. Dis Mon 1994;40(4):197-252.
52. Sanders MH. Nasal CPAP effect on patterns of sleep apnea. Chest. 1984 Dec;86(6):839-44.
53. Aubert G. Alternative therapeutic approaches in sleep apnea syndrome. Sleep 1992;15(6):S69-S72.
54. Strollo PJ, Rogers RM. Obstructive sleep apnea. N Engl J Med 1996;334(4):99-104.
55. Vilaseca I, Morelló A, Montserrat JM, et al. Usefulness of uvulopalatopharyngoplasty with genioglossus and hyoid advancement in the treatment of obstructive sleep apnea. Arch Otolaryngol Head Neck Surg 2002 Apr;128(4):435-40.
56. Sher AE, Schechtman KB, Piccirillo JF. The efficacy of surgical modifications of the upper airway in adults with obstructive sleep apnea syndrome Sleep 1996;19(2):156-77.
57. Lauretano AM. Uvulopalatoplasty using laser-assisted techniques. Operative techniques in otolaryngology. Head Neck Surg 2000;11(1):7-11.
58. Troell RJ, Li KK, Powell NB, Riley RW. Radiofrequency of the soft palate in snoring and sleep-disordered breathing. Operative techniques in otolaryngology. Head Neck Surg 2000;11(1):21-3.
59. Blumen MB, Dahan S, Fleury B, et al. Radiofrequency ablation for the treatment of mild to moderate obstructive sleep apnea. Laryngoscope 2002 Nov;112(11):2086-92.
60. Verse T, Maurer JT, Pirsig W. Effect of nasal surgery on sleep-related breathing disorders. Laryngoscope 2002 Jan;112(1):64-8.
61. Riley RW, Powell NB, Guilleminault C. Obstructive sleep apnea syndrome: a review of 306 consecutively surgical patients. Otolaryngol Head Neck Surg 1993;108(2):117-25.
62. Santos Jr J, Zonato AI, Martinho FL, et al. Mandibular anterior osteotomy whit chin advancement for treatment of obstructive sleep apnea syndrome in patients whit mandibular retrognathism: report a case. Hypnos 2001;2:29-33.
63. Goodday RHB, Precious DS, Morrison AD, Robertson CG. Obstructive sleep apnea syndrome: diagnosis and management. J Am Dent Assoc 2001;67(11):652-8.
64. Kushida CA, Littner MR, Hirshkowitz M, et al. Practice parameters for the use of continuous and bilevel positive airway pressure devices to treat adult patients with sleep-related breathing disorders. Sleep 2006;29(3):375-80.
65. Rapoport DM, Sorkin B, Garay B, et al. Reversal of the Pickwickian Syndrome by long-term use of nocturnal nasal-airway pressure. N Engl J Med 1982;307:931-3.
66. Diafèria G, Badke L, Santos-Silva R, et al. Effect of speech therapy as adjunct treatment to continuous positive airway pressure on the quality of life of patients with obstructive sleep apnea. Sleep Med 2013;14(7):628-35.
67. Montserrat JM, Ferrer M, Hernandez L, et al. Effectiveness of CPAP treatment in daytime function in sleep apnea syndrome: a randomized controlled study with an optimized placebo. Am J Respir Crit Care Med 2001;164:608-13.
68. Alchanatis M, Zias N, Deligiorgis N, et al. Sleep apnea-related cognitive deficits and intelligence: an implication of cognitive reserve theory. J Sleep Res 2005;14:69-75.
69. Barnes M, Houston D, Worsnop C J, et al. A randomized controlled trial of continuous positive airway pressure in mild obstructive sleep apnea. Am J Respir Crit Care Med 2002 Mar 15;165(6):773-80.
70. Butt M, Dwivedi G, Khair O, Lip GYH. Obstructive sleep apnea and cardiovascular disease. International Journal of Cardiology 2010;139(1):7-16.
71. Nino MG, Crowe McCann C, Bliwise DL, et al. Compliance and side effects in sleep apnea patients treated with nasal continuous positive airway pressure. West J Med 1989;150:165-9.
72. Zierska A, Pietrzyk A, Plywaczewski R, Zielinski J. Compliance to treatment recommendations in patients with obstructive sleep apnoea at least one year after diagnosis. Pneumonol Alergol Pol 2002;68:11-20.
73. Engleman H, Wild MR. Improving CPAP use by patients with the sleep apnoea/hypopnoea syndrome (SAHS). Sleep Medicine Reviews 2003;7(1):81-99.

74. Campos RF, Peña GN, Reyes NN, et al. Mortality in obstructive sleep apnea-hypopnea patients treated with positive airway pressure. Chest 2005;128:624-33.
75. Weaver TE, Maislin G, Dinges DF, et al. Relationship between hours of CPAP use and achieving normal levels of sleepiness and daily functioning. Sleep 2007 Jun 1;30(6):711-9.
76. Weaver TE, Laizner AM, Evans LK, et al. An instrument to measure functional status outcomes for disorders of excessive sleepiness. Sleep 1997;20:835-43.
77. Krieger J, Kurtz D, Petiau C, et al. Long-term compliance with CPAP therapy in obstructive sleep apnea patients and in snorers. Sleep. 1996;19:136-43.
78. Kribbs NB, Pack AI, Kline LR, et al. Objective measurement of patterns of CPAP use by patients with obstructive sleep apnea. Am Rev Respir Dis 1993;147:887-95.
79. Mador MJ, Krauza M, Pervez A, et al. Effect of heated humidification on compliance and quality of life in patients with sleep apnea using nasal continuous positive airway pressure. Chest 2005;128(4):2151-8.
80. Rueda AD, Santos SR, Togeiro SM, et al. Improving CPAP compliance by a basic educational program with nurse support for Obstructive Sleep Apnea Syndrome patients. Sleep Sci 2009;2(1):8-13.
81. Guimarães KC, Drager LF, Genta PR, et al. Effects of oropharyngeal exercises on patients with moderate obstructive sleep apnea syndrome. Am J Respir Crit Care Med 2009 May 15;179(10):962-6.
82. Carrera M, Barbé F, Sauleda J, et al. Patients with obstructive sleep apnea exhibit genioglossus dysfunction that is normalized after treatment with continuous positive airway pressure. Am J Respir Crit Care Med 1999 Jun;159(6):1960-6.
83. Ojay A, Ernst E. Can singing exercises reduce snoring? A pilot study. Complement Ther Med 2000 Sep;8(3):151-6.
84. Oliveira MFR, Souza TGG, Campiotto AR. Contribuição da fonoaudiologia no tratamento de indivíduos roncadores: relato de um caso. In: Marchesan IQ, Zorzi JL, Gomes ICD. Tópicos em fonoaudiologia. São Paulo: Lovise; 1997. p. 489-501.
85. Puhan MA, Suarez A, Lo Cascio C, et al. Didgeridoo playing as alternative treatment for obstructive sleep apnoea syndrome: randomised controlled trial. BMJ 2006 Feb 4;332(7536):266-70.
86. Valbuza JS, de Oliveira MM, Conti CF, et al. Methods for increasing upper airway muscle tonus in treating obstructive sleep apnea: systematic review. Sleep Breath 2010 Dec;14(4):299-305.
87. Dantas DA, Mauad T, Silva LF, et al. The extracellular matrix of the lateral pharyngeal wall in obstructive sleep apnea. Sleep 2012 Apr 1;35(4):483-90.
88. Diaféria G, Santos SR, Truksinas E, et al. Myofunctional therapy improves adherence to continuous positive airway pressure treatment. Sleep Breath 2017;21(2):387-95.
89. Pitta DBS, Pessoa AF, Sampaio ALL, et al. Terapia miofuncional oral aplicada a dois casos de síndrome da apnéia obstrutiva do sono grave. Arq Int Otorrinolaringol 2007;11(3):350-4.
90. Randerath WJ, Galetke W, Domanski U, et al. Tongue-muscle training by intraoral electrical neurostimulation in patients with obstructive sleep apnea. Sleep 2004 Mar 15;27(2):254-9.
91. Fujiu M, Logemann JA. Effect of a tongue-holding maneuver on posterior pharyngeal wall movement during deglutition. Am J Speech-Language Pathol 1996;5(1):23-30.
92. Logemann JA, Pauloski BR, Rademaker AW, Colangelo LA. Speech and swallowing rehabilitation for head and neck cancer patients. Oncology 1997;11(5):651-64.
93. Furkin AM. Fonoterapia nas disfagias orofaríngeas neurogênicas. In: Furkim AM, Santini CS. Disfagias orofaríngeas. São Paulo: Pró-Fono; 1999. p. 229-58.
94. Furkin AM, Santini CS. Disfagias orofaríngeas. São Paulo: Pró-Fono; 1999.
95. Ferraz MCA. Manuel prático de motricidade oral: Avaliação e tratamento. Rio de Janeiro: Revinter; 2001.
96. Krakauer LH, Di Francesco RC, Marchesan IQ. Respiração oral: abordagem interdisciplinar. São José dos Campos: Pulso; 2003.
97. Carvalho GD. SOS Respirador bucal - uma visão funcional e clínica da amamentação. São Paulo: Lovise; 2003.

98. Marchesan I. Comitê de motricidade orofacial da Sociedade Brasileira de Fonoaudiologia. São Paulo: Pulso; 2004.
99. Burger RCP, Caixeta EC, Dininno CQMS. A relação entre apnéia do sono, ronco e respiração oral. Rev CEFAC 2004;6(3):266-71.
100. Ferreira TS, Mangilli LD, Sassi FC, et al. Fisiologia do exercício fonoaudiológico: uma revisão crítica da literatura. J Soc Bras Fonoaudiol 2011;23(3):288-96.
101. Marchesan I. Fundamentos em fonoaudiologia: aspectos clínicos da motricidade orofacial. Rio de Janeiro: Guanabara Koogan; 1998.
102. Jardini RSR. A adequação dos músculos orofaciais com o uso dos exercitadores. Barueri (SP): Pró-Fono; 2007.
103. Pernambuco LA. Atualidades em motricidade orofacial. Rio de Janeiro: Revinter; 2012.
104. Zemlin WR. Princípios de anatomia e fisiologia em fonoaudiologia. 4. ed. Porto Alegre: Artes Médicas Sul; 2000.
105. Furia CLB. Reabilitação fonoaudiológica das resseções de boca e orofaringe. In: Carrara-de Angelis E, Furia CLB, Mourão LF, Kowalski LP. A atuação da fonoaudiologia no câncer de cabeça e pescoço. São Paulo: Lovise; 2000.
106. Sampaio M, Oliveira G, Behlau M. Investigação de efeitos imediatos de dois exercícios de trato vocal semiocluído. Pró-Fono 2008;20(5):261-7.
107. Schwarz K, Cielo CA. Modificações laríngeas e vocais produzidas pela técnica de vibração sonorizada de língua. Pró-Fono 2009;21(2):161-8.
108. Azevedo LL, Passaglio KT, Rosseti MB, et al. Avaliação da performance vocal antes e após a vibração sonorizada de língua. Rev Soc Bras Fonoaudiol 2010;15(3):343-8.
109. Guzmán M, Higueras D, Fincheira C, et al. Efectos acústicos inmediatos de una secuencia de ejercicios vocales con tubos de resonancia. Rev CEFAC 2011.
110. Menezes MH, Ubrig-Zancanella MT, Cunha MG, et al. The relationship between tongue trill performance duration and vocal changes in dysphonic women. J Voice 2011 Jul;25(4):e167-75.

ÍNDICE REMISSIVO

Entradas acompanhadas por um *f* ou *q* em itálico indicam figuras e quadros, respectivamente.

A

AASM (Academia Americana de Medicina do Sono/*American Academy of Sleep Medicine*), 15
Acromegalia
  SDE por, 63
ACVAS (Área Colapsável das Vias Aéreas Superiores), 255
  medida da, 258*f*
    referência para, 258*f*
Adolescente(s)
  distúrbios do sono em, 345
    portadores de necessidades especiais, 345
AGG (Avanço Genioglosso), 286, 288*f*
AIDS (Síndrome da Imunodeficiência Adquirida)
  SDE por, 66
AIO (Aparelhos Intraorais)
  tratamento da AOS com, 154
    preditores cefalométricos para, 154
      de sucesso, 154
    estabilidade oclusal e, 154
      acompanhamento da, 154
        cefalometria no, 154
  tratamento da SAOS com, 177-196
    atuação, 178
    características, 178
    casos clínicos, 192
      CPAP/DAM, 192
      DAM, 195
    contraindicações, 183
    DAM, 183, 188
      fatores que contraindicam, 188
      sistema PPV de, 188
      DTM e, 183
    efeitos adversos, 184
    eficiência do DAM, 185
    versus CPAP, 185
    evolução, 177
    histórico, 177
    indicações, 182
    limitações, 183
    objetivos, 182
    perfil de efetividade, 186*f*
    prognóstico, 187
      fatores indicativos do, 187
    sistema PPV, 191
      eficácia, 191*f*
      eficiência, 191
    tipos, 178
      DAM, 179
      retentores linguais, 178
Álcool
  SDE por, 67
Alimentação
  influência do sono na, 349-361
    alimentos que interferem, 357
      na promoção, 357
      na restrição, 357
    AOS e, 355
    atividade do sistema nervoso simpático, 354
    comportamento alimentar, 349
    dieta e sono, 356
    eixo hipotálamo-hipófise adrenal, 354
    fome 353
      e consumo energético, 353
      importância da melatonina, 350
    ritmo circadiano, 349
    síndrome da fome noturna, 356
Alimento(s)
  que interferem no sono, 357
    na promoção, 357
    na restrição, 357

ALMA (Ativação Alternada da Musculatura de Pernas/*Alternate Leg Muscle Ativation*), 23
Alteração(ões)
 de sono, 9q
  nas diferentes idades, 9q
Alzheimer
 doença de, 64
  SDE por, 64
AMM (Avanço Maxilomandibular), 292
 impacto do, 293f
  na VAS, 293f
 manejo pós-operatório, 299
 planejamento para, 298f
  virtual, 298f
   componentes, 298f
 técnica cirúrgica, 298, 300f
Análise
 facial, 297f
  de Arnett *et al.*, 297f
  pelo plano de Frankfurt, 297f
 na PSG, 120, 125, 127, 130
  das consequências gasométricas, 130
   das apneias, 130
  de dados respiratórios, 131
  do esforço respiratório, 127
   eletromiografia diafragmática, 128
   motilidade toracoabdominal, 127
   pressão esofágica, 129
  do fluxo de ar, 126
   capnografia, 126
   pletismografia por indutância, 127
   pneumotacografia, 127
   sons traqueais, 127
   termopar, 126
  neurofisiológica, 120
   de dados do sono, 123
   precauções preliminares, 120
   recomendações, 124
   registrando procedimentos, 121
    e parâmetros, 121
  respiratória, 125
Anatomia
 cirúrgica, 237, 258
  da língua, 237
  e técnicas esqueléticas, 258
   faringe, 258
   língua, 263
   mandíbula, 265
   maxila, 268
   osso hioide, 265
Anestesia
 na CRT, 322

Ângulo
 goníaco, 387
  medição do, 388f
  na avaliação prosopométrica, 387
  no DRS, 387
Antagonista
 do receptor, 54
  de orexina, 54
   insônia e, 54
Antidepressivo(s)
 sedativos, 54
  insônia e, 54
AOS (Apneia Obstrutiva do Sono), 199
 cirurgia na, 318
  robótica, 318
 e alimentação, 355
 e obesidade, 355
 em crianças, 334q
  condições predisponentes, 334q
 tratamento com AIO da, 154
  preditores cefalométricos para, 154
   de sucesso, 154
APAP (Pressão Positiva Automática nas Vias Aéreas), 201
Aparelho(s) Pressórico(s)
 tratamento da SAS com, 199-209
  acompanhamento do paciente, 207
  adesão, 205
  APAP, 201
  BPAP, 201
  com PAP, 199
   adaptação, 206
   clínica, 206
   educação, 206
   escolha, 203
   exemplo de relatório, 208f
  CPAP, 200
  desconforto nasofaríngeos, 204
  higienização, 207
   da máscara, 207
   do arnês, 207
   do circuito, 207
  horas de uso, 207
  manuseio, 206
  máscara, 201
   escolha da, 203
  particularidades, 206
  queixeira, 204
  tolerância do, 207
  troca de filtro, 207
  uso de rampa, 204

ÍNDICE REMISSIVO

vida útil, 207
    de aparelho, 207
    de componentes, 207
Apetite
    hormônios reguladores do, 351
Apneia(s)
    consequências gasométricas das, 130
        analise na PSG, 130
            oximetria transcutânea, 131
            pressões parciais transcutâneas, 131
    do sono, 315
        teste portátil de, 135
            modificado, 135
APP (Aparelho de Pressão Positiva), 163
Aprendizado
    problemas de, 334
        DRS e, 334
Área(s)
    de colapso, 234
        na base da língua, 234
            avaliação das, 234
            classificações das, 234
Arnês
    higienização, 207
Arnett *et al.*
    análise facial de, 297*f*
        pelo plano de Frankfurt, 297*f*
Assoalho
    da boca, 241*f*
    língua e, 241*f*
Avaliação(ões)
    nos DRS, 383-403
        fonoaudiológica, 383
            antropométrica, 384
            complementares, 390
            da oclusão dentária, 389
            da performance mastigatória, 392
            miofuncional orofacial, 388
            objetiva da PLL, 391
            prosopométrica, 386
Avanço
    craniofacial, 310
        tipo Le Fort IV, 310
    facial, 309
    frontofacial, 310
        em monobloco, 310
AVC (Acidente Vascular Cerebral)
    SDE por, 64

B

Boca, 262*f*
    abridor de, 322*f*
        Mayer-Davis, 322*f*
    assoalho da, 241*f*
    língua e, 241*f*
BPAP (Pressão Positiva nas Vias Aéreas em Dois Níveis - Bi Nível), 200, 201
Bruxismo, 22

C

Cãibra(s)
    noturnas, 22
CAP (*Ciclic Alterniting Pattern*/Padrão Cíclico Alternante), 87, 89*f*
Capnografia
    na PSG, 126
Catalepxia
    narcolepsia com, 61
        critérios diagnósticos, 61
            SDE e, 61
Cavidade
    oral, 260*f*
        vista superior da, 260*f*
CEBL (Cirurgia Endoscópica de Base de Língua)
    instrumental para, 248*f*
        básico, 248*f*
    técnica cirúrgica, 247
    visão transoperatória de, 251*f*
Cefalometria, 43, 44*f*, 147-155
    e SAOS, 152, 277
    no acompanhamento, 154
        da estabilidade oclusal, 154
        na AIO, 154
    técnica radiográfica, 148
        da telerradiografia, 148
            para fins cefalométricos, 148
    traçado cefalométrico, 149
        estruturas anatômicas, 149
            desenho das, 149
    tratamento da AOS, 154
        com AIO, 154
            preditores de sucesso cefalométricos, 154
Célula(s)
    falciformes, 66
        doença das, 66
        SDE por, 66
Ciclo(s) Menstrual(is)
    mudança nos, 364
    do sono, 364
Circuito
    higienização, 207
Circunferência
    medidas específicas de, 384
        abdominal, 384
        cervical, 384

Cirurgia(s)
  faríngea, 215f
    melhor candidato à, 215f
  robótica, 247f, 317, 318
    CRT, 317
    na AOS, 318
    sala dedicada a, 247f
      disposição em, 247f
        de equipamentos, 247f
        de pessoal, 247f
  SAOS e, 213-220, 233-311
    da faringe, 213-220
      cuidados perioperatórios, 215
      faringoplastias, 216
        barbada, 218
        com TPA, 217
        expansora funcional, 217
        FE, 216
        FL, 216
      histórico, 213
      indicação cirúrgica, 214
      procedimentos palatais, 218
      sucesso cirúrgico, 215
      UPFP, 213
    de base de língua, 233-252
      anatomia cirúrgica, 237
      áreas de colapso, 234
        avaliação das, 234
        classificações das, 234
      técnicas cirúrgicas, 241
        CEBL, 247
        linha do tempo das, 244f
    esqueléticas, 255-311
      anatomia cirúrgica, 258
        faringe, 258
        língua, 263
        mandíbula, 265
        maxila, 268
        osso hioide, 265
      avaliação da VAS, 268
        análise facial, 270
        cefalometria, 277
        DISE, 282
        NFL, 277
        radiografias dentais, 278
        sonoendoscopia, 282
        viés de aquisição, 280
      DOG, 304
      expansão rápida da maxila, 302
      procedimentos, 283
        mandibulares, 292
        maxilares, 292
        mentonianos, 283
      topografia da obstrução, 256

conceitos sobre, 256
Cochilo(s)
  registros de, 132
    para gravação poligráfica, 132
    do sono, 132
Comer
  a noite, 356
    impacto de, 356
    metabólico, 356
Comorbidade(s)
  do DRS, 334
    em crianças, 334
      déficit de crescimento, 334
      distúrbios do comportamento, 334
      enurese, 335
      problemas de aprendizado, 334
      repercussões cardiopulmonares, 335
Comportamento
  alimentar, 349
    sono e, 349
    e ritmo circadiano, 349
  do sono, 79-110
    distúrbios relacionados, 79-110
      DCSR, 95
      epilepsia, 83
      SD, 94
Consumo Energético
  fome e, 353
Corpo
  posição do, 122
    na PSG, 122
CPAP (Aparelho de Pressão Contínua), 51, 182
  no tratamento da SAOS, 185, 195, 200
    eficiência do DAMs versus, 185
    perfil de efetividade, 186f
    positiva, 200
    severa, 195
      DAM e, 195
Criança(s)
  AOS em, 334q
    condições predisponentes, 334q
  distúrbios do sono em, 333-337, 345
    DRS, 334
      abordagem, 335
      comorbidades, 334
    portadoras de necessidades especiais, 345
    SAOS, 335q
      sinais da, 335q
      sintomas da, 335q
  insônia da, 340
    na prática clínica, 340
    em pediatria, 340

CRT (Cirurgia Robótica Transoral)
  SAOS e, 317-328
    anestesia, 322
    avaliação pré-operatória, 319
      instrumentais, 320
      plataforma, 320
    complicações, 327
    contraindicações, 319
    equipe cirúrgica, 322
      cirurgião, 322
      primeiro assistente, 322
      segundo assistente, 322
    exposição da orofaringe, 323
    indicação, 319
    obstrução residual, 326
      avaliação de, 326
    posicionamento do robô, 324
    RBL, 324
      tonsilectomia, 324, 326
    SGP, 326

D

Dado(s)
  análise de, 123, 131
    na PSG, 123, 131
      do sono, 123
      respiratórios, 131
DAE (Drogas Antiepiléticas)
  e sono, 89
  efeito das, 90q
  no sono, 90q
DAM (Dispositivo de Avanço Mandibular), 179
  forças inerentes, 185f
  no tratamento da SAOS, 177
    DTM e, 183
    eficiência do, 185
      versus CPAP, 185
    fatores que contraindicam, 188
    severa, 192, 195
      e CPAP, 195
    sistema PPV de, 188
DCSR (Distúrbio Comportamental do Sono REM)
  aspectos históricos, 95
  característica sintomática, 100
  definição, 97
  diagnóstico diferencial, 102
  epidemiologia, 98
  finalidade de diagnosticar, 102
  fisiopatogenia, 97
  métodos de investigação, 100
  sono REM, 96
    controle do, 98f
    fenômenos fisiológicos do, 97f

fisiologia, 96
fisiopatologia do, 99f
funções do, 96f
tratamento, 103
videopolissonografia, 100
  análise da, 100
Deficiência(s)
  de ferro, 66
    SDE por, 66
  maxilares, 276f
Déficit
  de crescimento, 334
    DRS e, 334
Desconforto
  nasofaríngeo, 204
    PAP e, 204
Desencadeador(es)
  do sono, 13
Desordem
  clínica, 23
    distúrbios de movimento por, 23
      não classificados em outra parte, 23
Dexmedetomidina
  na DISE, 165
Diabete(s)
  SDE por, 64
Diagnóstico
  dos distúrbios do sono, 25-115
    comportamento do sono, 79-110
    e o movimento, 79-110
    e ritmos circadianos, 75-78
    insônia, 49-55
    SAOS, 27-46
    SDE, 57-70
Dieta
  e sono, 356
    no curso da vida, 356
DISE (Drug-Induced Sleep Endoscopy), 163, 233
  classificações, 169
  contraindicações, 167
  desvantagens, 170
  e SAOS, 282
  fármacos para, 165
    dexmedetomidina, 165
    midazolam, 165
    propofol, 165
  indicações, 167
    sítios de obstrução, 167
      identificação dos, 167
  métodos de avaliação, 169
  perspectivas futuras, 170
  vantagens, 170

Disfunção
    hepática, 65
        SDE por, 65
Distrofia
    miotônica, 64
        SDE por, 64
Distúrbio(s) do Sono
    diagnóstico dos, 25-115
        comportamento do sono, 79-110
        e o movimento, 79-110
        e ritmos circadianos, 75-78
        insônia, 49-55
        SAOS, 27-46
        SDE, 57-70
    em crianças, 333-337
        DRS, 334
            abordagem, 335
            comorbidades, 334
    exames complementares dos, 117-173
        cefalometria, 147-155
        PSG, 119-138
        sonoendoscopia, 163-171
        TLMS, 143-145
        videonasofibrolaringoscopia, 157-160
    não respiratórios, 339-346
        na prática pediátrica, 339-346
            insônia, 340
            hipersonias de origem central, 340
            e transtornos, 341, 344
                do movimento, 344
                do ritmo circadiano, 341
                psiquiátricos, 345
            parassonias, 342
            pesadelos, 343
            portadores de necessidades
                especiais, 345
            diagnóstico polissonográfico, 346
            achados polissonográficos, 346
    nova classificação dos, 15-24
        do movimento, 21
        hipersonias, 17
        insônias, 15
        outros, 24
        parassonias, 19
        respiratórios, 16
        ritmo circadiano, 18
    tratamento do, 175-329
        SAOS, 177-209
            AIO, 177-196
            aparelhos pressóricos, 199-209
            cirurgia(s), 233-311
                de base de língua, 233-252
                esqueléticas, 255-311

cirurgias da faringe, 213-220
CRT, 317-328
faringoplastias, 229-232
FL, 223-228
Distúrbio(s)
    comportamental, 20
        do sono REM, 20
    da alimentação, 20
    do comportamento, 334
        DRS e, 334
    do movimento, 21
        relacionados ao sono, 21
    do ritmo circadiano, 70
        SDE por, 70
DMPMS (Distúrbio dos Movimentos
    Periódicos dos Membros durante
    o Sono), 104, 106
    achados polissonográficos, 108
    diagnóstico diferencial, 109
        com sintomas isolados, 109
        com variações da normalidade, 109
    documentação diagnóstica, 108
        formas de, 108
    fatores predisponentes, 107
    fisiopatogenia, 108
    prevalência, 107
    tratamento, 109
Doença(s)
    SDE por, 58q, 62, 63
        de Klein-Levin, 62
        endócrinas, 63
            acromegalia, 63
            diabetes, 64
            hipotireoidismo, 63
        médicas, 58q, 65
            álcool, 67
            cardiovascular, 65
            distúrbios do ritmo circadiano, 70
            estados psicofisiológicos, 67
            ginecológicas, 67
            hematológicas, 66
                das células falciformes, 66
                deficiência de ferro, 66
            infecciosas, 66
                AIDS, 66
                pelo vírus Epstein-Barr, 66
            parasitárias, 66
                do sono, 67
                tripanossomíase africana, 67
            psiquiátricas, 67
            refluxo, 67
            respiratórias, 66

reumatológicas, 66
úlceras pépticas, 67
neurológicas, 64
AVC, 64
EM, 64
encefalites, 64
encefalopatias metabólicas, 65
disfunção hepática, 65
insuficiência renal, 65
enxaquecas, 65
neurodegenerativas, 64
de Alzheimer, 64
de Parkinson, 64
neurogenéticas, 65
neuromusculares, 64
distrofia miotônica, 64
esclerose lateral amiotrófica, 65
miastenia gravis, 65
neurossarcoidose, 64
síndromes pós-infecciosas, 64
tumores, 64
psiquiátricas, 58q
sistêmicas, 65
inflamação sistêmicas, 66
DOG (Distração Osteogênica), 304
avanço, 309, 310
craniofacial, 310
tipo Le Fort IV, 310
facial, 309
frontofacial, 310
em monobloco, 310
do terço médio da face, 308
mandibular, 306
Dor
crônica, 368
sono e, 368
na mulher, 368
Droga(s)
insônia e, 53
nos antagonista, 54
do receptor de orexina, 54
nos receptores, 53, 54
de melatonina, 54
GABA-A, 53
DRRS (Distúrbios Respiratórios Relacionados com o Sono), 107
DRS (Distúrbios Respiratórios do Sono), 177, 255
avaliação(ões), 383-403
fonoaudiológica, 383
antropométrica, 384
complementares, 390
da oclusão dentária, 389
da *performance* mastigatória, 392
miofuncional orofacial, 388

objetiva da PLL, 391
prosopométrica, 386
características relacionadas aos, 278f
craniofaciais, 278f
em crianças, 334
abordagem, 335
anamnese, 335
diagnóstico, 336
exame físico, 335
tratamento, 336
comorbidades, 334
déficit de crescimento, 334
distúrbios do comportamento, 334
enurese, 335
problemas de aprendizado, 334
repercussões cardiopulmonares, 335
tratamento nos, 383-403
fonoaudiológico, 383-403
DTM (Disfunção Temporomandibular)
e DAM, 183

E

EEG (Eletroencefalograma), 38
na PSG, 121
nos estágios do sono, 11f
complexos K, 12f
delta, 12f
fusos do sono, 12f
N1, 11f
N2, 12f
N3, 12f
REM, 12f
sonolência, 11f
vigília, 11f
registrando, 121
parâmetros, 121
procedimentos, 121
EEOS (Epilepsia com Espícula-Onda Lenta Contínua durante o Sono), 86
Eixo
hipotálamo-hipófise adrenal, 354
e atividade, 354
do sistema nervoso simpático, 354
Eletrocardiograma
na PSG, 122
Eletromiografia
diafragmática, 128
na PSG, 128
no DRS, 390
ELT (Epilepsias de Lobo Temporal) 85
EM (Esclerose Múltipla)
SDE por, 64

Encefalite(s)
    SDE por, 64
Encefalopatias(s)
    metabólicas, 65
        SDE por, 65
Enurese
    DRS e, 335
Enxaqueca(s)
    SDE por, 65
EOG (Eletro-Oculograma)
    na PSG, 121
EPAP (Pressão Expiratória Positiva nas Vias Aéreas), 201
Epiglote
    incisão da, 327*f*
        na SGP, 327*f*
    sistema de classificação da, 235*f*
        de Moore, 235*f*
            para SAOS, 235*f*
Epilepsia(s)
    e sono, 83, 84*q*
        comportamento das, 85
        DAE e, 89
        efeito das, 85
    em sono, 81*q*
        com espícula-onda lenta 86
        parassonias NREM *versus*, 81*q*
    hipermotora, 90
        sono-relacionada, 90
    sono nas, 87
        microestrutura do, 87
            análise da, 88*f*
Epstein-Barr
    vírus, 66
        infecções pelo, 66
            SDE por, 66
Equipamento
    disposição de, 247*f*
        em sala dedicada, 247*f*
            a cirurgia robótica, 247*f*
Equipe
    cirúrgica, 322
        na CRT, 322
            cirurgião, 322
            primeiro assistente, 322
            segundo assistente, 322
Esclerose
    lateral amiotrófica, 65
        SDE por, 65
ESE (Escala de Sonolência de Epwort), 383
    e SAOS, 32
Esforço
    respiratório, 127
        análise na PSG, 127

eletromiografia diafragmática, 128
motilidade toracoabdominal, 127
pressão esofágica, 129
Espícula-Onda
    lenta, 86
        epilepsia com, 86
        em sono, 86
Estabilidade Oclusal, 154
    e AIO, 154
        acompanhamento da, 154
        cefalometria no, 154
Estadiamento
    de Friedman, 214*q*
    pela UNIFSP, 214*q*
Estado(s)
    psicofisiológicos, 67
        SDE por, 67
Estágio(s)
    do sono, 10
        EEG nos, 11*f*
            complexos K, 12*f*
            delta, 12*f*
            fusos do sono, 12*f*
            N1, 11*f*
            N2, 12*f*
            N3, 12*f*
            REM, 12*f*
            sonolência, 11*f*
            vigília, 11*f*
Estudo(s)
    da noite dividida, 132
        para gravação poligráfica, 132
    do sono, 132
Estudo(s)
    polissonográficos, 37
        tipos de, 37
            1, 38
            2, 38
            3, 39
            4, 39
Exame(s) Complementar(es)
    dos distúrbios do sono, 117-173
Expansão
    da maxila, 302
        rápida, 302
            ERM, 302, 303*f*
            ERMAC, 304

F

Faringe
    anatomia cirúrgica, 258
        e técnicas esqueléticas, 258

Faringe, 262f
  cirurgias da, 213-220
    SAOS e, 213-220
      cuidados perioperatórios, 215
      faringoplastias, 216
        barbada, 218
        com TPA, 217
        expansora funcional, 217
        FE, 216
        FL, 216
      histórico, 213
      indicação cirúrgica, 214
      procedimentos palatais, 218
      sucesso cirúrgico, 215
      UPFP, 213
  peças anatômicas de, 238f
    frescas, 238f
Faringoplastia(s)
  SAOS e, 216, 229-232
    barbada, 218
    com TPA, 217
    e variantes, 229-232
      FL expansiva, 230
      barbed, 231
    expansora, 216
      aspecto final da, 216f
      funcional, 217
    FE, 216
    FL, 216
Fármaco(s)
  para DISE, 165
    dexmedetomidina, 165
    midazolam, 165
    propofol, 165
Fase(s) de Vida
  da mulher, 363-372
    sono nas, 363-372
      e dor crônica, 368
      mudança nos ciclos menstruais, 364
      na gravidez, 370
      na infância, 363
      na infertilidade, 368
      na peri-menopausa, 371
      na pós-menopausa, 371
      na SOP, 365
      na TDPM, 365
      na TPM, 365
FE (Faringoplastia Expansiva)
  SAOS e, 216
Ferro
  deficiência de, 66
    SDE por, 66

FL (Faringoplastia Lateral)
  SAOS e, 223-228, 230
    contraindicações, 224
    expansiva, 230
      técnica da, 230f
    indicações, 224
    técnica cirúrgica, 224
Fluxo
  de ar, 126
    análise na PS, 126
      capnografia, 126
      pletismografia por indutância, 127
      pneumotacografia, 127
      sons traqueais, 127
      termopar, 126
  inspiratório, 129
    limitação do, 129
      na PSG, 129
Fome
  e consumo energético, 353
  noturna, 356
    síndrome da, 356
FOSQ-10
  questionário, 34
    e SAOS, 34
      adaptado, 35f
Frankfurt
  plano de, 297f
    análise facial pelo, 297f
      de Arnett *et al.*, 297f
Friedman
  classificação de, 31q
    e SAOS, 31q
  estadiamento de, 214q
  hipertrofia de, 252f, 236f
    de tonsila lingual, 252f
    grau 4, 252f
    para tonsila lingual, 236f
Fujita
  classificação de, 40f
    e SAOS, 40f
Função(ões)
  fisiológicas, 13
    no sono, 13
      comportamento das, 13

G

GH (Hormônio do Crescimento), 75
GLM (Glossectomia de Linha Média)
  técnica cirúrgica, 243
Glossectomia
  submucosa, 246f
    em anestesia geral, 246f
      com intubação oral, 246f

Gravação Poligráfica
  do sono, 131
    condições para, 131
      estudos da noite dividida, 132
      monitoramento portátil, 133
      noite da habituação, 131
      posição durante o sono, 132
      registros de cochilos, 132
      split-night, 132
Gravação
  contínua, 135
    de parâmetros, 135
      bio simples, 135
      dupla, 135
Gravidez
  sono na, 370
Guilleminault
  Christian, 5*f*

H

HI (Hipersonia Idiopática)
  SDE por, 61
Higienização
  da máscara, 207
  do arnês, 207
  do circuito, 207
Hiperpigmentação
  da fronte, 28*f*
  e SAOS, 28*f*
Hipersonia(s), 17
  de origem central, 340
    na prática clínica, 340
      em pediatria, 340
  SDE por, 62
    por medicação, 62
    por substâncias ilícitas, 62
Hipertrofia
  de tonsila lingual, 252*f*
    grau 4, 252*f*
    de Friedman, 252*f*
Hipnograma
  do sono normal, 10*f*
Hipofaringe
  tipo B, 252*f*
  de Moore, 252*f*
Hipoplasia
  de mandíbula, 29*f*
  e SAOS, 29*f*
Hipotireoidismo
  SDE por, 63
Hormônio(s)
  reguladores, 352
    do apetite, 352

I

IAH (Índice de Apneia-Hipopneia), 17, 36, 200
IMC (Índice de Massa Corporal)
  avaliação do, 385
    no DRS, 385
  classificação do, 385*f*
Impacto
  de comer a noite, 356
    metabólico, 356
Impedância
  das VAS, 130
  na PSG, 130
Implante(s)
  palatais, 218
Índice
  facial, 386
    na avaliação prosopométrica, 386
    no DRS, 386
Infância
  mioclonia benigna da, 23
    do sono, 23
  sono na, 363
    da mulher, 363
Infecção(ões)
  pelo vírus Epstein-Bar, 66
    SDE por, 66
Infertilidade
  na mulher, 368
    como o sono interfere na, 368
Inflamação(ões)
  sistêmicas, 66
    SDE por, 66
Influência
  do sono, 349-361
    na alimentação, 349-361
      alimentos que interferem, 357
        na promoção, 357
        na restrição, 357
      AOS e, 355
      atividade do sistema nervoso
        simpático, 354
      comportamento alimentar, 349
      dieta e sono, 356
      eixo hipotálamo-hipófise adrenal, 354
      fome 353
        e consumo energético, 353
      importância da melatonina, 350
      ritmo circadiano, 349
      síndrome da fome noturna, 356
    na obesidade, 349-361
      AOS e, 355
      duração, 351
      hormônios reguladores do apetite, 352

impacto de comer a noite, 356
   metabólico, 356
   microbiota intestinal, 360
   risco de, 356
   SDE, 351
Injeção
   roncoplástica, 219
Insônia(s), 15, 49-55
   avaliação, 50
      actigrafia, 51
      PSG, 51
      questionários, 51
      registro do sono, 51
         diário, 51
      trabalho de laboratório, 50
   consequências, 50
   da criança, 340
   epidemiologia, 49
   etiologia, 50
   fisiopatologia, 50
   manejo, 52
   tratamento, 52
      terapêutica, 52
         farmacológica, 53
         não farmacológica, 52
Instrumental(is)
   básico, 248*f*
      para CEBL, 248*f*
   na CRT, 320
Insuficiência
   maxilar, 29*f*
      e SAOS, 29*f*
   renal, 65
      SDE por, 65
IPAP (Pressão Inspiratória Positiva nas Vias Aéreas), 201

J
Jet Lag, 19

K
Klein-Levin
   doença de, 62
      SDE por, 62
Kleitman
   Nathaniel, 4*f*

L
Laringe
   peças anatômicas de, 238*f*, 239*f*, 248*f*
      frescas, 238*f*, 239*f*, 248*f*
Língua
   anatomia cirúrgica, 263
      e técnicas esqueléticas, 263
         musculatura da, 264*f*

base de, 233-252
   ressecções de, 248*f*
      área de segurança para, 248*f*
   SAOS e cirurgia de, 233-252
      anatomia cirúrgica, 237
      áreas de colapso, 234
         avaliação das, 234
         classificações das, 234
      técnicas cirúrgicas, 241
         CEBL, 247
      sistema de classificação da, 235*f*
         de Moore, 235*f*
   e assoalho da boca, 241*f*
   humana, 239*f*, 242*f*
      mapa dos nervos da, 242*f*
         da distribuição, 242*f*
         da ramificação, 242*f*
      músculos da, 239*f*
   peças anatômicas de, 238*f*, 239*f*, 248*f*
      frescas, 238*f*, 239*f*, 248*f*
Linha Média
   da VAS, 259*f*
   maxilomandibular, 239*f*
      corte sagital em, 239*f*

M
Mallapmati
   classificação de, 30*f*
      modificada, 30*f*
      e SAOS, 30*f*
Mandíbula
   anatomia cirúrgica, 265
      e técnicas esqueléticas, 265
      reconstrução tomográfica da, 267*f*
         volumétrica, 267*f*
   hipoplasia de, 29*f*
      e SAOS, 29*f*
Máscara
   higienização da, 207
   na SAOS, 201
      escolha da, 203
      tipos de, 202
         nasal, 202
         oronasal, 202
Maxila
   anatomia cirúrgica, 268
      e técnicas esqueléticas, 268
Mayer-Davis
   abridor de boca, 322*f*
      com espátulas, 322*f*
         adaptadas para CRT, 322*f*
Medicação
   hipersonia por, 62
      SDE por, 62

Medicamento(s)
  sonolência diurna por, 63q
  como efeito adverso, 63q
Medicina
  do sono, 3-7
    introdução à, 3-7
      Christian Guilleminault, 5f
      Nathaniel Kleitman, 4f
Medida(s)
  específicas, 384
    de circunferência, 384
      abdominal, 384
      cervical, 384
Melatonina
  importância da, 350
  receptores de, 54
    drogas que atuam nos, 54
    insônia e, 54
Membro(s)
  inferiores, 63
    movimentos periódicos dos, 63
      SDE por, 63
    movimento dos, 122
      na PSG, 122
Mentoplastia
  de avanço muscular, 283, 284f
Miastenia
  gravis, 65
    SDE por, 65
Microbiota
  intestinal, 360
  e obesidade, 360
  sono e, 360
Midazolam
  na DISE, 165
Mioclonia
  benigna, 23
    do sono, 23
      da infância, 23
  proprioespinal, 23, 94
  no início do sono, 23
Miscelânea, 331-408
  distúrbios do sono, 333-337
    em crianças, 333-337
    não respiratórios, 339-346
      na prática pediátrica, 339-346
  DRS, 383-403
    avaliação(ões), 383-403
      fonoaudiológica, 383
        antropométrica, 384
        complementares, 390
        da oclusão dentária, 389
        da performance mastigatória, 392

        miofuncional orofacial, 388
        objetiva da PLL, 391
        prosopométrica, 386
      tratamento fonoaudiológico, 383-403
  influência do sono, 349-361
    na alimentação, 349-361
    na obesidade, 349-361
  sono, 363-382
    e voz, 373-382
      abordagem, 373-382
        fonoaudiológica, 376-382
        otorrinolaringológica, 373-375
    nas fases de vida, 363-372
      da mulher, 363-372
MM (Manobra de Müller), 158, 159f
Monitor(es)
  portáteis, 134
    na PSG, 134
    classificação dos, 134
Monitoramento Portátil
  para gravação poligráfica, 132
    do sono, 132
      classificação dos monitores, 134
      confiabilidade, 136
      indicações, 136
      métodos para marcar eventos, 135
      resumo dos parâmetros, 137q
      sensores, 133
      sinais registrados, 133
        outros, 134
        registro eletrofisiológico, 134
        respiratórios, 133
        saturação de oxigênio, 134
Moore
  hipofaringe de, 252f
    tipo B, 252f
  sistema de classificação de, 235f
    para SAOS, 235f
      da base de língua, 235f
      da epiglote, 235f
Motilidade
  toracoabdominal, 127
    na PSG, 127
MOTN (Tratamento de Despertares no Meio da Noite), 54
Movimento(s)
  distúrbios do, 21, 79-110
    não classificados em outra parte, 23
      por desordem clínica, 23
      por uso de substâncias, 23
    relacionados ao sono, 21, 79-110
      bruxismo, 22
      cãibras noturnas, 22

DMPMS, 106
mioclonia, 23, 94
   benigna da infância, 23
   proprioespinal, 23, 94
parassonias NREM, 79
PMLD, 22
rítmico, 23
SPI, 22, 103
transtorno rítmicos, 93
dos membros, 122
   na PSG, 122
periódicos, 63
   dos membros inferiores, 63
   SDE por, 63
transtornos, 344
   relacionados com sono, 344
   na prática pediátrica, 344
MPMS (Movimentos Periódicos dos Membros durante o Sono), 103
Mulher
   sono nas fases de vida da, 363-372
      e dor crônica, 368
      mudança nos ciclos menstruais, 364
      na gravidez, 370
      na infância, 363
      na infertilidade, 368
      na perimenopausa, 371
      na pós-menopausa, 371
      na SOP, 365
      na TDPM, 365
      na TPM, 365
Músculo(s)
   da língua, 239f
   humana, 239f

N
N1
   no sono, 11f
      3 a 7 cps, 11f
         EEG, 11f
N2
   no sono, 12f
      EEG, 12f
         complexos K, 12f
         fusos de sono, 12f
N3
   no sono, 12f
      1/2 a 2 cps, 12f
         EEG, 12f
NAPA (Noturnal Airway Patency Appliance), 177
Narcolepsia(s)
   SDE por, 60
      com cataplexia, 61
         critérios diagnósticos, 61

secundárias, 61
   causas de, 61
Nasofibrolaringoscopia, 40
Neurossarcoidose
   SDE por, 64
NFL (Nasofibrolaringoscopia), 157, 159f, 277f
   desvantagens, 160
   SAOS e, 277
   vantagens da, 160
Noite
   de habituação, 131
      para gravação poligráfica, 131
         do sono, 131
   dividida, 132
      estudos da, 132
         para gravação poligráfica do sono, 132
NREM (Non Rapid Eye Movement), 10
NSQ (Núcleo Supraquiasmático), 75

O
Obesidade
   influência do sono na, 349-361
      AOS e, 355
      duração, 351
      hormônios reguladores do apetite, 352
      impacto de comer a noite, 356
         metabólico, 356
      microbiota intestinal e, 360
      risco, 356
      SDE, 351
   risco de, 353f
      vias que correlacionam ao, 353f
         a restrição do sono, 353f
Obstrução
   completa, 168f
      em velofaringe, 168f
   em orofaringe, 252f
      retrolingual, 252f
   faríngea, 217f
      padrões de, 217f
   residual, 326
      avaliação de, 326
   sítios de, 167
      identificação dos, 167
         DISE na, 167
   topografia da, 256
      novos conceitos sobre, 256
         hipofaringe, 258
         níveis, 257
         SCVAS, 257
         sítios, 257
         supraglote, 258

Oclusão
  dentária, 389
    avaliação da, 389
    no DRS, 389
Orexina
  receptor de, 54
    antagonista do, 54
    insônia e, 54
Orofaringe
  exposição da, 323
    na CRT, 323
  retrolingual, 252f
    obstrução em, 252f
  vista superior da, 260f
Osso
  hioide, 265
    anatomia cirúrgica, 265
    e técnicas esqueléticas, 265
Osteotomia
  tipo Le Fort III, 309f
Oxigênio
  saturação de, 134
    na PSG, 134
Oximetria
  transcutânea, 131
    na apneia, 131

P

Paciente
  acompanhamento do, 207
    periódico, 207
      intervalos, 209
Palato, 262f
  RF de, 218
Pálpebra(s)
  pendentes, 29f
  e SAOS, 29f
PAP (Pressão Aérea Positiva)
  acompanhamento do paciente, 207
    intervalos, 209
      em curto prazo, 209
      em longo prazo, 209
      em médio prazo, 209
  adaptação, 206
    programa de, 206
  adesão, 205
    alivio da pressão, 206
      na vigília, 206
    alivio expiratório, 205
    sensawake, 206
  clínica de, 206
  desconfortos nasofaríngeos, 204
  educação, 206
  escolha, 203
  exemplo de relatório, 208f
  higienização, 207
    da máscara, 207
    do arnês, 207
    do circuito, 207
  horas de uso, 207
  manuseio, 206
  particularidades, 206
  queixeira, 204
  relatório, 208f
    exemplo de, 208f
  tipos, 200
    APAP, 201
      automática, 201
    BPAP, 201
      bi nível, 201
    CPAP, 200
      contínua, 200
  tolerância, 207
  troca de filtro, 207
  uso de rampa, 204
  vida útil, 207
    de aparelho, 207
    de componentes, 207
Paralisia
  isolada, 21
    recorrente, 21
    do sono, 21
Parâmetro(s)
  na PSG, 121, 135
    gravação contínua de, 135
      bio simples, 135
      dupla, 135
    procedimentos e, 121
      EEG, 121
      eletrocardiograma, 122
      EOG, 121
      movimento dos membros, 122
      pH esofágico, 123
      posição do corpo, 122
      registro do tônus muscular, 122
      temperatura corporal, 122
Parassonia(s)
  distúrbios da alimentação, 20
  do despertar, 346
    na criança, 346
  na prática clínica, 342
    em pediatria, 342
    do sono REM, 342
  NREM, 79
    principais, 81q
      características, 81q

diferenças, 81q
versus epilepsias, 81q
outras, 21
sono, 19, 20
não REM, 19
despertares confusionais, 20
sonambulismo, 20
terrores noturnos, 20
REM, 20
distúrbio comportamental do, 20
paralisia isolada recorrente, 21
pesadelos, 21
PAS (Espaço Aéreo Posterior), 255
Peça(s) Anatômica(s)
frescas, 238f, 239f, 248f
humana, 238f, 239f, 248f
de faringe, 238f
de laringe, 238f, 239f, 248f
de língua, 238f, 239f, 248f
Performance
mastigatória, 392
avaliação da, 392
no DRS, 392
Perimenopausa
sono na, 371
Perna(s)
inquietas, 63
SDR por, 63
Pesadelo(s), 21
em pediatria, 343
do sono REM, 343
pH
esofágico, 123
na PSG, 123
Plano
de Frankfurt, 297f
análise facial pelo, 297f
de Arnett *et al.*, 297f
Plataforma
na CRT, 320
Pletismografia
da indutância respiratória, 134
na PSG, 134
por indutância, 127
na PSG, 127
PLL (Pressão de Lábios e Língua)
avaliação objetiva da, 391
no DRS, 391
PLM (Movimentos Periódicos dos Membros), 51
inferiores, 346
na criança, 346

PLMD (Distúrbio do Movimento Periódico dos Membros Inferiores/*Periodic Leg Movement Disorder*), 21, 22
Pneumotacografia
na PSG, 127
Posição
do corpo, 122
na PSG, 122
durante o sono, 132
para gravação poligráfica, 132
do sono, 132
Pós-Menopausa
sono na, 371
PPV
em acetato, 190f
em acrílico, 189f, 193f
sistema, 188
de DAM, 188
eficiência do, 191
Prática Clínica
em pediatria, 339-346
distúrbios do sono, 339-346
não respiratórios, 339-346
Pressão(ões)
esofágica, 129
na PSG, 129
parciais, 131
transcutâneas, 131
na apneia, 131
Privação
do sono, 59
e SDE, 59
Problema(s)
de aprendizado, 334
DRS e, 334
Procedimento(s)
e parâmetros, 121
na PSG, 121
EEG, 121
eletrocardiograma, 122
EOG, 121
movimento dos membros, 122
pH esofágico, 123
posição do corpo, 122
registro do tônus muscular, 122
temperatura corporal, 122
mandibulares, 292
e maxilares, 292
AMM, 292
mentonianos, 283
AGG, 286
complicações, 291
mentoplastia, 283, 284f
de avanço muscular, 283, 284f

palatais, 218, 219q
  implantes, 218
  injeção roncoplástica, 219
  RF, 218
  sling surgery, 219
  suspensão palatal, 219
Promoção
  do sono, 357
    alimentos que interferem na, 357
Propofol
  na DISE, 165
PSG (Polissonografia), 35, 119-138, 167
  análise, 120, 125, 127, 130
    das consequências gasométricas, 130
      das apneias, 130
    de dados respiratórios, 131
    do esforço respiratório, 127
      eletromiografia diafragmática, 128
      motilidade toracoabdominal, 127
      pressão esofágica, 129
    do fluxo de ar, 126
      capnografia, 126
      pletismografia por indutância, 127
      pneumotacografia, 127
      sons traqueais, 127
      termopar, 126
    neurofisiológica, 120
      de dados do sono, 123
      precauções preliminares, 120
      recomendações, 124
      registrando procedimentos, 121
        e parâmetros, 121
    respiratória, 125
  definições, 119
  gravação poligráfica, 131
    condições para, 131
      estudos da noite dividida, 132
      monitoramento portátil, 133
      noite da habituação, 131
      posição durante o sono, 132
      registros de cochilos, 132
      split-night, 132
  portátil, 134
    abrangente, 134
  técnicas recentes, 129
    fluxo inspiratório, 129
      limitação do, 129
    TTP, 130
    VAS, 130
      impedância das, 130
  tipos de estudos, 37
    1, 38
    2, 38
    3, 39
    4, 39

Q

QB (Questionário de Berlim)
  e SAOS, 32
  tradução do, 33*f*
Questionário(s)
  na SAOS, 32
    FOSQ-10, 34
      adaptado, 35*f*
    QB, 32, 33*f*
      tradução do, 33*f*
    STOP-Bang, 34*f*
      tradução do, 34*f*

R

Radiografia(s)
  dentais, 278
  e SAOS, 278
RBL (Redução da Base da Língua)
  tonsilectomia lingual, 324
    do lado, 324
      direito, 324
      esquerdo, 326
Receptor(es)
  de melatonina, 54
    insônia e, 54
  de orexina, 54
    antagonista do, 54
      insônia e, 54
  GABA-A, 53
    insônia e, 53
Refluxo
  SDE por, 67
Registro
  do tônus muscular, 122
    na PSG, 122
Registro
  eletrofisiológico, 134
    na PSG, 134
REM (Movimento Rápido dos Olhos/*Rapid Eye Movement*), 9*q*, 10
  EEG no, 12*f*
  sono, 20, 96
    controle do, 98*f*
    distúrbio comportamental do, 20
    fenômenos fisiológicos do, 97*f*
    fisiologia, 96
    fisiopatologia do, 99*f*
    funções do, 96*f*
    paralisia isolada recorrente, 21
    pesadelos, 21
  sono não, 19
    despertares confusionais, 20
    sonambulismo, 20
    terrores noturnos, 20

ÍNDICE REMISSIVO

Repercussão(ões)
  cardiopulmonares, 335
    DRS e, 335
Restrição
  do sono, 357
    alimentos que interferem na, 357
Retentor(es)
  linguais, 178
RF (Radiofrequência)
  de palato, 218
Ritmo(s) Circadiano(s)
  distúrbios do, 18, 70
    atraso de fase, 18
    avanço de fase, 18
    dos trabalhadores de turno, 19
    jet lag, 19
    não específicos, 19
    padrão irregular do sono-vigília, 18
    SDE por, 70
  e distúrbios do sono, 75-78
    neurotransmissores, 76
      do ciclo sono-vigília), 76
    SAFS, 77
    síndrome, 77
      do avanço de fase, 77, 78
  sono e, 349
    e comportamento alimentar, 349
  transtornos do, 341
    na prática clínica, 341
    em pediatria, 341
Robô
  posicionamento do, 324
    na CRT, 324
Robótica
  e cirurgia robótica, 317
RP (Ronco Primário), 255

S

SAFS (Síndrome do Atraso de Fase)
  ritmo circadiano e, 77
SAOS (Síndrome da Apneia Obstrutiva do Sono), 27-46
  aplicativos, 45
  cefalometria, 43
  e cirurgias, 213-220, 233-311
    da faringe, 213-220
      cuidados perioperatórios, 215
      faringoplastias, 216
        barbada, 218
        com TPA, 217
        expansora funcional, 217
        FE, 216
        FL, 216

histórico, 213
indicação cirúrgica, 214
procedimentos palatais, 218
sucesso cirúrgico, 215
UPFP, 213
de base de língua, 233-252
  anatomia cirúrgica, 237
  áreas de colapso, 234
    avaliação das, 234
    classificações das, 234
  técnicas cirúrgicas, 241
    CEBL, 247
esqueléticas, 255-311
  anatomia cirúrgica, 258
    faringe, 258
    língua, 263
    mandíbula, 265
    maxila, 268
    osso hioide, 265
  avaliação da VAS, 268
    análise facial, 270
    cefalometria, 277
    DISE, 282
    NFL, 277
    radiografias dentais, 278
    sonoendoscopia, 282
    viés de aquisição, 280
  DOG, 304
  expansão rápida da maxila, 302
  procedimentos, 283
    mandibulares, 292
    maxilares, 292
    mentonianos, 283
  topografia da obstrução, 256
    conceitos sobre, 256
e CRT, 317-328
  anestesia, 322
  avaliação pré-operatória, 319
    instrumentais, 320
    plataforma, 320
  complicações, 327
  contraindicações, 319
  equipe cirúrgica, 322
    cirurgião, 322
    primeiro assistente, 322
    segundo assistente, 322
  exposição da orofaringe, 323
  indicação, 319
  obstrução residual, 326
    avaliação de, 326
  posicionamento do robô, 324
  RBL, 324
    tonsilectomia, 324, 326
  SGP, 326

e faringoplastias, 229-232
  e variantes, 229-232
    barbed, 231
    FL expansiva, 230
e FL, 223-228
  contraindicações, 224
  indicações, 224
  técnica cirúrgica, 224
e outros sintomas, 59
  além da SDE, 59
em crianças, 335q
  sinais, 335q
  sintomas, 335q
exame, 28, 44
  de imagem, 44
    tomografia, 45f
  físico, 28
    classificação de Mallapmati, 30f
      modificada, 30f
    hipoplasia de mandíbula, 29f
    insuficiência maxilar, 29f
    tonsilas palatinas, 31f
      graduação das, 31f
nasofibrolaringoscopia, 40
  classificação de Fujita, 40f
pacientes com, 28f
  classificação de Friedman, 31q
  hiperpigmentação em, 28f
    da fronte, 28f
  pálpebras pendentes, 29f
  sobrancelhas arqueadas, 29f
PSG, 35
quadro clínico, 28
questionários, 32
  FOSQ-10, 34
    adaptado, 35f
  QB, 32, 33f
    tradução do, 33f
  STOP-Bang, 34f
    tradução do, 34f
sintomas associados, 28q
sonoendoscopia, 40
  classificação de VOTE, 43q
  exame de, 42f
  indicações, 41
  sala de, 43f
    disposição da, 43f
  técnica, 41
tratamento, 177-209
  com AIO, 177-196
    atuação, 178
    características, 178
    casos clínicos, 192
      CPAP/DAM, 192

DAM, 195
contraindicações, 183
DAM, 183, 188
  DTM e, 183
  fatores que contraindicam, 188
  sistema PPV de, 188
efeitos adversos, 184
eficiência do DAMs, 185
  versus CPAP, 185
eficiência do sistema, 191
evolução, 177
histórico, 177
indicações, 182
limitações, 183
objetivos, 182
prognóstico, 187
  fatores indicativos do, 187
tipos, 178
com aparelhos pressóricos, 199-209
  acompanhamento do paciente, 207
  adesão, 205
  APAP, 201
  BPAP, 201
  com PAP, 199
    adaptação, 206
    clínica, 206
    educação, 206
    escolha, 203
    exemplo de relatório, 208f
  CPAP, 200
  desconfortos nasofaríngeos, 204
  higienização, 207
    da máscara, 207
    do arnês, 207
    do circuito, 207
  horas de uso, 207
  manuseio, 206
  máscara, 201
    escolha da, 203
  particularidades, 206
  queixeira, 204
  tolerância, 207
  troca de filtro, 207
  uso de rampa, 204
  vida útil, 207
    de aparelho, 207
    de componentes, 207
Saturação
  de oxigênio, 134
  na PSG, 134
SD (*Status Dissociatus*), 94
SDE (Sonolência Diurna Excessiva), 18, 21, 28
  avaliação clínica, 58

causas, 57-70
  doenças, 58q, 62, 63
    de Klein-Levin, 62
    endócrinas, 63
    médicas, 58q, 65
    neurológicas, 64
    psiquiátricas, 58q
    sistêmicas, 65
  HI, 61
  hipersonia, 62
    por medicação, 62
    por substâncias ilícitas, 62
  movimentos periódicos, 63
    dos membros inferiores, 63
  narcolepsia, 60
  pernas inquietas, 63
  SAOS, 59
  sintomas além, 59
  sono, 59
    insuficiente, 59
    privação do, 59
  como efeito adverso, 63q
    de medicamentos, 63q
  diagnóstico(s) diferencial(is), 57-70
    principais, 68q
  e obesidade, 351
    duração do sono e, 351
  epidemiologia, 58
  questionário sobre, 59
  testes adicionais, 59
    de manutenção da vigília, 59
    PSG, 59
    TLMS, 59, 70q
SGP (Supraglottopastia), 326
  incisão na, 327f
    da epiglote, 327f
Sihler
  coloração de, 242f
    mapa dos nervos da língua por, 242
      da distribuição, 242f
      da ramificação, 242f
Sinal(is)
  na PSG, 133
    outros, 134
    registro eletrofisiológico, 134
    respiratórios, 133
      fluxo, 133
      pletismografia, 134
        da indutância respiratória, 134
      saturação de oxigênio, 134
Síndrome(s)
  da fome noturna, 356
    sono e, 356

do avanço de fase, 77
  ritmo circadiano e, 77
pós-infecciosas, 64
  SDE por, 64
Sistema(s)
  de classificação, 235f
    de Moore, 235f
      da base de língua, 235f
      da epiglote, 235f
  do sono, 13
  nervoso simpático, 354
    atividade do, 354
      eixo hipotálamo-hipófise adrenal e, 354
  PPV, 188
    de DAM, 188
    eficiência do, 191
SLK (Síndrome de Landau-Kleffner), 86
Sobrancelha(s)
  arqueadas, 29f
  e SAOS, 29f
SOL (Latência do Início do Sono), 52
Som(ns)
  traqueais, 127
    na PSG, 127
Sono
  apneia do, 315
    teste portátil de, 135
      modificado, 135
  comportamento do, 79-110
    distúrbios relacionados, 79-110
      DCSR, 95
      epilepsia, 83
      SD, 94
  dados do, 123
    analise de, 123
    na PSG, 123
  DAE e, 89
  distúrbios do, 15-24, 25-329, 333-337
    diagnóstico dos, 25-115
      comportamento do sono, 79-110
      e o movimento, 79-110
      e ritmos circadianos, 75-78
      insônia, 49-55
      SAOS, 27-46
      SDE, 57-70
    em crianças, 333-337
      DRS, 334
        comorbidades, 334
        abordagem, 335
    exames complementares dos, 117-173
      cefalometria, 147-155
      PSG, 119-138
      sonoendoscopia, 163-171

TLMS, 143-145
videonasofibrolaringoscopia, 157-160
não respiratórios, 339-346
   na prática pediátrica, 339-346
nova classificação dos, 15-24
   do movimento, 21
   hipersonias, 17
   insônias, 15
   outros, 24
   parassonias, 19
   respiratórios, 16
   ritmo circadiano, 18
tratamento, 175-329
   SAOS, 177-209
      AIO, 177-196
      aparelhos pressóricos, 199-209
      cirurgia de base de língua, 233-252
      cirurgias da faringe, 213-220
      cirurgias esqueléticas, 255-311
      CRT, 317-328
      faringoplastias, 229-232
      FL, 223-228
doença do, 67
   SDE por, 67
e a idade, 11f
e voz, 373-382
   abordagem, 373-382
      fonoaudiológica, 376-382
      otorrinolaringológica, 373-375
efeito no, 90q
   das DAE, 90q
gravação poligráfica do, 131
   condições para, 131
      estudos da noite dividida, 132
      monitoramento portátil, 133
      noite da habituação, 131
      posição durante o sono, 132
      registros de cochilos, 132
      split-night, 132
influência do, 349-361
   na alimentação, 349-361
      alimentos que interferem, 357
         na promoção, 357
         na restrição, 357
      AOS, 355
      atividade do sistema nervoso simpático, 354
      comportamento alimentar, 349
      dieta e sono, 356
      eixo hipotálamo-hipófise adrenal, 354
      fome 353
         e consumo energético, 353
      importância da melatonina, 350
      ritmo circadiano, 349
      síndrome da fome noturna, 356
   na obesidade, 349-361
      AOS, 355
      duração, 351
      hormônios reguladores do apetite, 352
      impacto de comer a noite, 356
         metabólico, 356
      microbiota intestinal, 360
      risco, 356
      SDE, 351
insuficiente, 59
   SDE por, 59
medicina do, 3-7
   introdução à, 3-7
      Christian Guilleminault, 5f
      Nathaniel Kleitman, 4f
microestrutura do, 87
   nas epilepsias, 87
      análise, 88f
não REM, 19
   despertares confusionais, 20
   sonambulismo, 20
   terrores noturnos, 20
nas fases de vida, 363-372
   da mulher, 363-372
      e dor crônica, 368
      mudança nos ciclos menstruais, 364
      na gravidez, 370
      na infância, 363
      na infertilidade, 368
      na perimenopausa, 371
      na pós-menopausa, 371
      na SOP, 365
      na TDPM, 365
      na TPM, 365
normal, 9-13
   alterações de, 9q
      nas diferentes idades, 9q
   desencadeadores, 13
   estágios do, 10
      EEG nos, 11f
      nº 1, 11
      nº 2, 11
      nº 3, 12
      REM, 12
   funções fisiológicas no, 13
      comportamento das, 13
   hipnograma do, 10f
   sistemas do, 13
privação do, 59
   SDE por, 59
REM, 20, 96

controle do, 98f
distúrbio comportamental do, 20
fenômenos fisiológicos do, 97f
fisiologia, 96
fisiopatologia do, 99f
funções do, 96f
paralisia isolada recorrente, 21
pesadelos, 21
restrição do, 353f
vias que correlacionam a, 353f
e obesidade, 353f
TLMS, 70q
principais achados, 70q
Sonoendoscopia, 40, 163-171, 277f
classificação de VOTE, 43q
descrição, 163
da técnica, 163
do exame, 163
DISE, 167
classificações, 169
contraindicações, 167
desvantagens, 170
indicações, 167
identificação dos sítios de obstrução, 167
métodos de avaliação, 169
perspectivas futuras, 170
vantagens, 170
e SAOS, 282
equipamentos, 164
exame de, 42f
indicações, 41
indução do sono, 164
drogas na, 164
fármacos, 165
técnicas de sedação, 165
local de realização, 164
manobras terapêuticas, 166
observação do exame, 166
período de, 166
participantes, 164
posicionamento, 166
do paciente, 166
sala de, 43f
disposição da, 43f
sedação, 166
avaliação da, 166
técnica, 41
Sonolência
diurna, 63q
como efeito adverso, 63q
por medicamentos, 63q

estágios do sono, 11f
EEG, 11f
Sono-Vigília
padrão do, 18
irregular, 18
SOP (Síndrome do Ovário Policístico)
sono na, 365
SPI (Síndrome das Pernas Inquietas), 21, 22, 103
diagnóstico, 105
exames auxiliares ao, 105
evolução clínica, 105
fatores epidemiológicos, 104
fisiopatogenia, 105
gravidade da, 104
medida de, 104
na criança, 346
tratamento, 106
farmacológico, 106
não farmacológico, 106
SREM (Movimento Oculares Lentos), 11
SRVAS (Síndrome de Resistência das Vias Aéreas Superiores), 182, 255
STOP-Bang
questionário, 34f
e SAOS, 34f
tradução, 34f
Substância(s)
ilícitas, 62
hipersonia por, 62
SDE por, 62
Suspensão
palatal, 219

T

TCCi (Terapia Cognitiva Comportamental para Insônia), 52
TDPM (Transtorno Disfórico Pré-Menstrual)
sono no, 365
Técnica(s) Cirúrgica(s)
FL, 224
para base da língua, 241
CEBL, 247
Telerradiografia
técnica radiográfica da, 148
para fins cefalométricos, 148
Temperatura
corporal, 122
na PSG, 122
Termografia
facial, 390
no DRS, 390
Termopar
na PSG, 126

TLMS (Teste de Latência Múltipla do Sono), 18, 143-145
  indicações, 143
  interpretação, 145
    dos dados, 145
  laudo, 145
  principais achados, 70q
  protocolo, 143
    montagem, 144
    realização do exame, 144
  validade, 145
    condições que podem afetar a, 145
Tolerância
  do aparelho pressórico, 207
    horas de uso e, 207
      aumento das, 207
Tonsila(s)
  lingual, 236f, 252f
    classificação para, 236f
    de Friedman, 236f
    hipertrofia de Friedman, 252f
      grau 4, 252f
  palatinas, 31f
    graduação das, 31f
    e SAOS, 31f
Tonsilectomia
  bilateral, 224f
    aspecto após a, 224f
  lingual, 324, 326f
    do lado, 324, 326f
      direito, 324
      esquerdo, 326
Tônus Muscular
  registro do, 122
  na PSG, 122
TORS (Cirurgia Robótica Transoral)
  técnica cirúrgica, 245
TPA (Avanço Transpalatino)
  faringoplastia com, 217
TPM (Tensão Pré-Menstrual)
  sono na, 365
Trabalhador(es)
  de turno, 19
    distúrbios dos, 19
Transtorno(s)
  de movimentos, 93
    rítmicos, 93
      em sono, 93
  na prática clínica, 341, 344
    em pediatria, 341, 344
      do movimento, 344
      do ritmo circadiano, 341
      psiquiátricos, 345

TRD (*Tongue Retaining Device*/Aparelho Retentor Lingual), 178
Tripanossomíase
  africana, 67
    SDE por, 67
TS (Transtorno de Sono), 83
TTP (Tempo de Trânsito do Pulso)
  na PSG, 130
TTS (Tempo Total de Sono), 52
Tumor(es)
  SDE por, 64

U

Úlcera(s)
  pépticas, 67
    SDE por, 67
UNIFESP
  estadiamento pela, 214q
UPFP (Uvulopalatofaringoplastia), 159, 163, 237
  SAOS e, 213
    aspecto final da, 213f
Uso de Substância(s)
  distúrbios de movimento por, 23
    não classificados em outra parte, 23

V

VACVAS (Volume da Área Colapsável das Vias Aéreas Superiores), 258f
VAS (Via Aérea Superior), 29, 157, 163, 255, 266f
  avaliação da, 268
    análise facial, 270
  impacto, 293f
    do AMM, 293f
  impedância, 130
    na PSG, 130
  linha média da, 259f
  obstruída, 202f
    pela apneia, 202f
  segmento colapsável da, 234f
    medida do, 234f
Velofaringe
  obstrução em, 168f
    completa, 168f
Via
  aérea, 45f
    na SAOS, 45f
      avaliação da, 45f
Vida Útil
  de aparelho, 207
  e componentes, 207
Videonasofibrolaringoscopia, 157-160

Vigília
  no sono, 11f
    EEG, 11f
VIP (Peptídeo Intestinal Vasoativo), 75
Vírus
  Epstein-Barr, 66
    infecções pelo, 66
      SDE por, 66
VLPO (Núcleo Ventrolateral Pré-Óptico), 76

VOTE
  classificação de, 43q, 237q
    e SAOS, 237q
    e sonoendoscopia, 43q
VRH (Via Retino-Hipotalâmica), 76

W

WASO (Vigília Após o Início do Sono), 51, 52